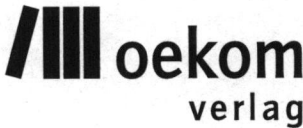

Bibliographische Information der Deutschen Bibliothek

Die Deutsche Bibliothek verzeichnet diese Publikation in der Deutschen
Nationalbibliographie; detaillierte bibliographische Daten sind im Internet
über http://dnb.d-nb.de abrufbar.

© 2007 oekom, München
oekom verlag, Gesellschaft für ökologische Kommunikation mbH
Waltherstrasse 29, 80337 München

Umschlaggestaltung: Sandra Filic
Umschlagabbildung: www.fotolia.de

Druck: DIP – Digital-druck Witten
Dieses Buch wurde auf FSC-zertifiziertem Papier gedruckt.
FSC (Forest Stewardship Council) ist eine nichtstaatliche,
gemeinnützige Organisation, die sich für eine ökologische und
sozialverantwortliche Nutzung der Wälder unserer Erde einsetzt.

ISBN 978-3-86581-072-4

Brigitte Biermann

Nachhaltige Ernährung

Netzwerk-Politik auf dem Weg zu
nachhaltiger Gemeinschaftsverpflegung

Vorwort

Das Konzept der Nachhaltigkeit wird heute breit als neue Handlungsmaxime akzeptiert, an der sich Politik und gesellschaftliches Handeln, in welchem Handlungskontext auch immer, zu orientieren habe, um sich als zukunftsfähig zu erweisen. Im Allgemeinen bleibt es jedoch bei schönen Worten. Um dem anlässlich der Rio-Konferenz 1992 gebilligten Prinzip doch wenigstens minimale Taten folgen zu lassen, wurde gleichfalls in Rio die „Agenda 21" als „verbindliches" Aktionsprogramm verabschiedet. Mit der Agenda 21 wurde ein neues Politikfeld, die Nachhaltigkeitspolitik, kreiert, dessen komplexe und spannungsreiche Aufgabe darin bestehen soll, sowohl den zukünftigen Generationen Lebenschancen zu erhalten als auch den gegenwärtig lebenden Generationen bessere und sozial gerechtere Entwicklungsmöglichkeiten zu eröffnen. Wie sich diese Zielsetzung, also der Ausgleich zwischen kurzfristigen und längerfristigen ökonomischen und sozialen Interessen sowie ökologischer Stabilität, bewerkstelligen lässt, ist bis heute wissenschaftlich und politisch höchst umstritten.

Die Vorgaben der Agenda 21 müssen im lokalen Raum umgesetzt werden. Reibungsverluste gegenüber den hehren Zielsetzungen sind daher vorprogrammiert. In der vorliegenden Arbeit wird untersucht, wie es trotz aller Implementationshindernisse gelingen kann, Nachhaltigkeitsprojekte auf der kommunalen Ebene erfolgreich durchzuführen. Im Zentrum des Interesses stehen drei Fallstudien zu Gemeinschaftsküchen in Wien, Ferrara und Bremen, in denen nachhaltig hergestellte Nahrungsmittel den KlientInnen angeboten werden. Am Beispiel der Einführung eines Angebots nachhaltig erzeugter Nahrungsmittel wird ermittelt, welche inhaltliche Ausfüllung das Konzept der Nachhaltigkeit auf lokaler Ebene erfährt und welche politischen Prozesse stattfanden, damit sich der Anteil nachhaltig produzierter Nahrungsmittel im Essensangebot erhöhte.

Eine Untersuchung von Fallbeispielen mit dieser Stoßrichtung setzt erstens eine inhaltliche Klärung des Nachhaltigkeitskonzepts sowie zweitens die Generierung eines methodischen Instrumentariums, das sich zur Analyse von Nachhaltigkeitspolitik auf lokaler Ebene eignet, voraus. In beiden, stark interdependenten Forschungsfeldern betritt die Studie von Brigitte Biermann Neuland. Politikwissenschaftliche Untersuchungen, die das Konzept der Nachhaltigkeit politikwissenschaftlich ausleuchten, liegen bislang nicht vor. Die prozedurale Dimension von Nachhaltigkeit wird aus dieser Forschungsperspektive gegenüber der materiellen Dimension, die in der Debatte über nachhaltige Entwicklung dominiert, aufgewertet und als gleichrangig eingestuft. Nicht nur aus politikwissenschaftlicher Perspektive macht diese Aufwertung der prozeduralen Dimension Sinn.

Die Arbeit stellt ein Forschungsinstrumentarium für politikwissenschaftlich ausgerichtete Nachhaltigkeitsanalysen zusammen und greift dabei auf die Policy-, Netzwerk- und Innovationsforschung zurück. Dieses Instrumentarium, das sich zur Analyse der prozeduralen wie auch der materiellen Dimension von Nachhaltigkeit heranziehen und sich problemlos mit den Ansätzen lokaler Netzwerkforschung verbinden lässt, ist höchst innovativ. Das von Brigitte Biermann entwickelte Instrumentenset zur Untersuchung von Nachhaltigkeitspolitik wurde zwar „nur" im Bereich der Erzeugung und des Konsums nachhaltiger Nahrungsmittel erprobt, dürfte aber zur Analyse jedweder Nachhaltigkeitsprojekte auf lokaler Ebene verwendbar sein. Der Studie ist daher nicht nur eine aufmerksame Leserschaft zu wünschen, sondern, um die Sache der Nachhaltigkeit zu befördern, eine umfängliche Rezeption ihres Werkzeugkastens.

Georg Simonis, Hagen, 03.05.2007

Danksagung

Der Berg ist erklommen! Die Bergsteigerin steht auf dem Gipfel und blickt zurück. Die meisten Etappen hat sie allein zurückgelegt, wie sie das in den Bergen vorzugsweise tut. Und doch sind viele wichtige Anregungen und Hilfestellungen im Laufe der Tour von anderen Menschen erfolgt.

Allen voran danken möchte ich meinem Erstgutachter und Betreuer Prof. Dr. Georg Simonis, der immer ansprechbar und interessiert war und mir wegweisende Hinweise gab. Mein Dank gilt ebenfalls meinem Zweitgutachter Prof. Dr. Uwe Schimank, von dem wertvolle Anregungen kamen.

Mein größter persönlicher Dank gilt Dr. Christa Larsen für ihre kontinuierliche motivierende und scharfsinnige Unterstützung von Beginn des Weges an bis hin zum Erkennen neuer Horizonte.

Ich danke Privatdozent Dr. Stephan Bröchler sehr für den stärkenden und immer gewinnbringenden Austausch zu meiner Orientierung an den wichtigsten Wegkreuzungen.

Ohne die Gesprächsbereitschaft, das Interesse und die aktive Unterstützung durch meine InterviewpartnerInnen auf meinen Stationen in Wien, Ferrara und Bremen hätte diese Arbeit keine neuen Erkenntnisse liefern können. Ihnen bin ich zu Dank verpflichtet und hoffe, dass die Ergebnisse dieser Arbeit ihr Engagement in Sachen Nachhaltigkeit unterstützen werden.

Wichtig waren zudem die Etappen des Weges, die mir den wissenschaftlichen Austausch auf Tagungen ermöglichten. Dort traf ich auch die, die ich nicht nur zitieren durfte, sondern die mir zudem persönlich wertvolle Hinweise gaben, insbesondere Dr. Simone Maier und Prof. Dr. Karl-Michael Brunner.

Ich danke meinem Gefährten Hans-Josef Hartmann, der mich durch seinen Humor und seine Zuneigung aus Tälern führte und mir über steinige Stellen hinweghalf. Auch stärkten mir insbesondere Christa Biermann und Claudia Cserni immer wieder den Rücken, wenn der Weg steil oder der Pfad im Nebel war. Mein Dank gilt auch den geduldigen weiteren Menschen in meinem Familien- und FreundInnenkreis, für die ich auf diesem Weg oft gern mehr Zeit gehabt hätte.

Zum Schluss gebührt mein Dank denen, die mir durch ihre Korrekturvorschläge den letzten Abschnitt des Weges ebneten, wieder allen voran Dr. Christa Larsen, sodann Manfred Biermann, Franka Hesse, Dr. Holger Huget, Paolo Finesso und Dr. Eva Ochs.

Die lange und anstrengende Bergtour hat mir an vielen Stellen große Freude gemacht. Nun locken die nächsten Gipfel!

Die vorliegende Arbeit wurde 2006 im Fach Politikwissenschaft im Fachbereich Kultur- und Sozialwissenschaften der FernUniversität in Hagen als Dissertation im Rahmen meines Promotionsverfahrens zur Doktorin der Philosophie angenommen.

Inhaltsübersicht

Inhaltsverzeichnis

1 Einleitung

Der Begriff der Nachhaltigkeit wird häufig undifferenziert und stark normativ verwendet. Um ihn ranken sich z.B. Unternehmensziele und politische Auseinandersetzungen; verschiedene Forschungsrichtungen arbeiten, meist ausgehend von Umweltthemen, als Nachhaltigkeitswissenschaften gemeinsam an der Lösung weltweiter Probleme. Diese Arbeit geht von den normativen politischen Vorgaben der Agenda 21 aus, die im Jahr 1992 von der Weltkonferenz für Umwelt und Entwicklung beschlossen wurde, und knüpft an daraus entstandene Debatten, Diskurse und Regulierung an. Herausforderungen aus dem Nachhaltigkeitskonzept an die sozialwissenschaftliche Forschung bestehen insbesondere in seiner Sektoren bzw. Politikfelder übergreifenden Ausrichtung sowie in transdisziplinären und gendersensiblen Ansätzen. Das Feld Nachhaltigkeit ist zwischen normativen Zielen und nachhaltiger Entwicklung aufgespannt. Nachhaltigkeitspolitik benennt Ziele, entwickelt aber auch Prozessformen, die zu neuen Möglichkeiten führen, wobei die Ziele verändert, verworfen oder realisiert werden. Dass sich dieses Spannungsfeld durch den gesamten politischen Nachhaltigkeitsdiskurs zieht, ist Ausgangspunkt dieser Arbeit. (Kapitel 2)

Die Forschungsfrage dieser Arbeit lautet, welche Ziele aus dem breiten normativen Nachhaltigkeitskonzept der Agenda 21 verfolgt, bearbeitet und umgesetzt werden und wie diese Auswahl erklärt werden kann. Das Ziel der Arbeit ist folglich, Kriterien der Entstehung, Ausrichtung und Leistung von Nachhaltigkeit in politischen Prozessen[1] zu identifizieren und zu systematisieren. Dies geschieht durch die theoretisch fundierte Entwicklung eines Analyseinstrumentariums für politische Nachhaltigkeitsprozesse (Kapitel 3) sowie durch eine empirische Untersuchung ausgewählter Prozesse, anhand derer das Instrumentarium evaluiert wird (Kapitel 4).

Die Arbeit konzipiert Nachhaltigkeit in zwei Dimensionen:

- In der „prozeduralen Dimension" werden Verfahren und gesellschaftliche Institutionen betrachtet (politics, polity), z.B. demokratisch legitimierte Verfahren und (neue) Beteiligungsformen oder Akteurnetzwerke.
- In der „materiellen Dimension" werden Veränderungen in sozialen, ökonomischen und ökologischen Bereichen und weitere inhaltliche Leistungen von Nachhaltigkeit (policy) untersucht. (Abschnitt[2] 2.4)

Diese analytische Unterscheidung dient erstens zur Strukturierung empirischer Befunde aus politischen Prozessen; zweitens dient sie zur Entwicklung einer Schablone, die die normativen Ziele des Nachhaltigkeitskonzepts in prozedurale und materielle Elemente ausdifferenziert (Abschnitt 2.6). Diese Nachhaltigkeitsschablone bzw. -folie soll die Bewertung ermöglichen, welchen Beitrag in der prozeduralen Dimension die erweiterte Beteiligung von Akteurgruppen, in der materiellen Dimen-

---

[1] Der Begriff Politik umfasst hier nicht nur die Akteure im repräsentativdemokratischen System wie Parteien und politische FunktionsträgerInnen, sondern alle Akteure, die sich an der kommunalen politischen Willensbildung und bei der Politikumsetzung beteiligen (also auch Verwaltung, Verbände, Unternehmen, BürgerInnen, NGOs usw.) sowie damit verbundene Institutionen.

[2] Unterkapitel werden als Abschnitte bezeichnet.

sion Konfliktlösungsansätze zwischen Zielkonflikten hinsichtlich der Erreichung von Nachhaltigkeitszielen leisten.

In dieser Arbeit wird nachhaltige Entwicklung am Beispiel Nahrung bearbeitet. Der Begriff Nahrung steht zwischen dem individuellen und auf Konsum bezogenen Begriff der Ernährung und dem
vor allem auf die Produktion bezogenen Begriff des Lebensmittels und soll die Wechselbeziehungen
zwischen beiden Bereichen einbeziehen. Wegen der Interdependenzen zwischen verschiedenen Politikfeldern im Bereich Nahrung eignet sich diese als Beispiel zur Analyse von Nachhaltigkeit. In den
Fallstudien wird Gemeinschaftsverpflegung bearbeitet, die gesellschaftlich im Trend liegt und eine
Schnittstelle zwischen nachhaltigen Nahrungsangeboten und nachhaltigem Konsum darstellt: Großküchen bündeln als Großabnehmer Produktionsinteressen und als Großanbieter KonsumentInnen-
Interessen. (Abschnitt 2.5)

Die Arbeit hat einen akteurzentrierten Ansatz und bedient sich konstruktivistischer Methodologie
zur empirischen Nachzeichnung von nachhaltiger Entwicklung, wofür ein abgestimmtes Analyse-
Instrumentarium entwickelt wird (Kapitel 3). Dazu werden erstens netzwerkbasierte Analysekriterien
erarbeitet, die den Stand der aktuellen politikwissenschaftlichen Diskussion um politische Steuerung
und Politikkoordination reflektieren. Damit soll vor allem die prozedurale Dimension von Nachhaltigkeit anhand der sich unter den Akteuren[3] bildenden Netzwerke erfasst werden (Abschnitt 3.1). Um
die besondere Dynamik von Nachhaltigkeit, die Veränderungen in den Sachbereichen und die Wechselwirkungen zwischen der zieloffenen prozesshaften und der zielorientierten Anlage von Nachhaltigkeit erfassen zu können, werden zweitens Netzwerk-Analyse-Ansätze aus der sozialwissenschaftlichen Technikforschung für lokale Akteurnetzwerke adaptiert (Abschnitt 3.2). Ergebnis ist ein Ana-
lyse-Instrumentarium, das die getrennte empirische Erfassung von prozeduralen und materiellen
Nachhaltigkeitsdynamiken ermöglicht (Abschnitt 3.3). Dieses Instrumentarium wird anschließend
für lokale Rahmenbedingungen spezifiziert (Abschnitt 3.4).

Der empirische Teil der Arbeit (Kapitel 4) besteht aus der detaillierten Untersuchung dreier Modellprojekte in Wien (Österreich), Ferrara (Italien) und Bremen (Deutschland), in denen AkteurInnen
und Netzwerke in lokalen Politikprozessen mit dem Ziel agieren, kommunal verantwortete Gemeinschaftsverpflegung „nachhaltiger" zu gestalten. Seit Jahren laufende Vorreiterprojekte werden als
Fallstudien ausgewählt, um das Ziel der Arbeit erreichen zu können, nämlich lokale Politikprozesse
und mit ihnen Potenziale von Nachhaltigkeit und ihre Grenzen zu rekonstruieren und zu interpretieren. Anhand der Fallstudien erfolgt Schritt für Schritt die Rekonstruktion von Nachhaltigkeitsprozessen in prozeduraler sowie materieller Dimension. Dabei werden nicht nur Regulierung und Programme betrachtet, die auf die lokale Politik einwirken bzw. hier adaptiert und fortentwickelt oder
als lokale Ideen zum Ausgangspunkt eines Prozesses werden, sondern auch deren Implementation.
Rekonstruiert werden die Entstehung, Zusammensetzung und Veränderung von Netzwerken sowie
die Auswirkungen dieser Dynamiken auf die Nahrungspolitik der Gemeinden. Die Arbeit unterscheidet sich konzeptionell von Studien, die entweder den Politik-Output bzw. Implementationsprozesse fokussieren oder Regulierung und institutionelle Aspekte von Nachhaltigkeit in den Vordergrund rücken[4]. Hingegen werden Regulierung bzw. Programme, institutionelle Faktoren sowie die

---

[3] Die Verwendung des Begriffs „Akteur" verweist auf die abstrakte Kategorie eines handelnden Subjekts. Von der ver-
    meintlich geschlechtsneutralen Form wird bei der empirischen Untersuchung abgegangen, indem der Begriff „Akteur-
    Innen" im Plural ihre Vielfältigkeit beschreibt.

[4] In dieser Arbeit werden z.B. Lokale Agenda 21-Prozesse nur in ihrer konkreten Funktion für die Nahrungsprojekte
    und -netzwerke in den Gemeinden berücksichtigt.

Implementation mit ihren Rückkoppelungen in den Bereich von Regulierung betrachtet; die Arbeit analysiert damit vollständige Nachhaltigkeitsprozesse.

Sowohl die Dimensionierung von Nachhaltigkeit in prozedural und materiell als auch das vorgeschlagene Instrumentarium der um beide Dimensionen bereicherten Netzwerkanalyse ermöglichen, politische Prozesse in ihren komplexen Dynamiken zu erfassen. Im ersten Schritt erfolgt somit eine explorative Analyse.

Erst im zweiten Schritt werden die normativen Elemente des Nachhaltigkeitskonzepts wie eine Folie auf die Fallstudien gelegt und damit normative Elemente der Prozessverläufe rekonstruiert und reflektiert. Die Analyse bewegt sich damit zuerst in einem explorativen, dann in einem normativen Rahmen, also zuerst auf einer Beschreibungs-, zweitens auf einer Interpretations- und Bewertungsebene. Für jede Ebene werden eigene Analyse-Kriterien und -Bausteine bzw. -Elemente entwickelt.

In der Zusammenschau (Abschnitt 4.4) werden Parallelen in den drei Fallstudien aufgezeigt und zur Identifizierung von Nachhaltigkeitsleistungen erklärenden Kriterien verwendet. Dies geschieht wiederum getrennt in der prozeduralen Dimension und in der materiellen Dimension, indem die Kriterien herausgearbeitet werden, die in zwei oder allen Fallstudien zur Beschreibung der Prozesse in der prozeduralen Dimension bzw. in der materiellen Dimension besonders geeignet waren. Dann werden die normativen Elemente für die drei Fallstudien ebenfalls getrennt für die beiden Dimensionen systematisiert. Anschließend wird der Beitrag der explorativen Kriterien zur Erklärung der in den Fallstudien nachgewiesenen normativen Nachhaltigkeitselemente bewertet. Zudem wird die Bedeutung von Wechselbeziehungen zwischen den Dimensionen reflektiert.

Der originäre Beitrag zur Forschung (Kapitel 5) liegt folglich
- in empirischen Erkenntnissen über nachhaltige Nahrungs-Netzwerke auf lokaler Ebene und
- in der Entwicklung, empirischen Anwendung und Evaluation eines Instrumentariums für eine differenzierte, erstens ausdrücklich nicht-normative explorative und zweitens auf die Identifizierung normativer Elemente ausgerichtete Bearbeitung des Themas Nachhaltigkeit.

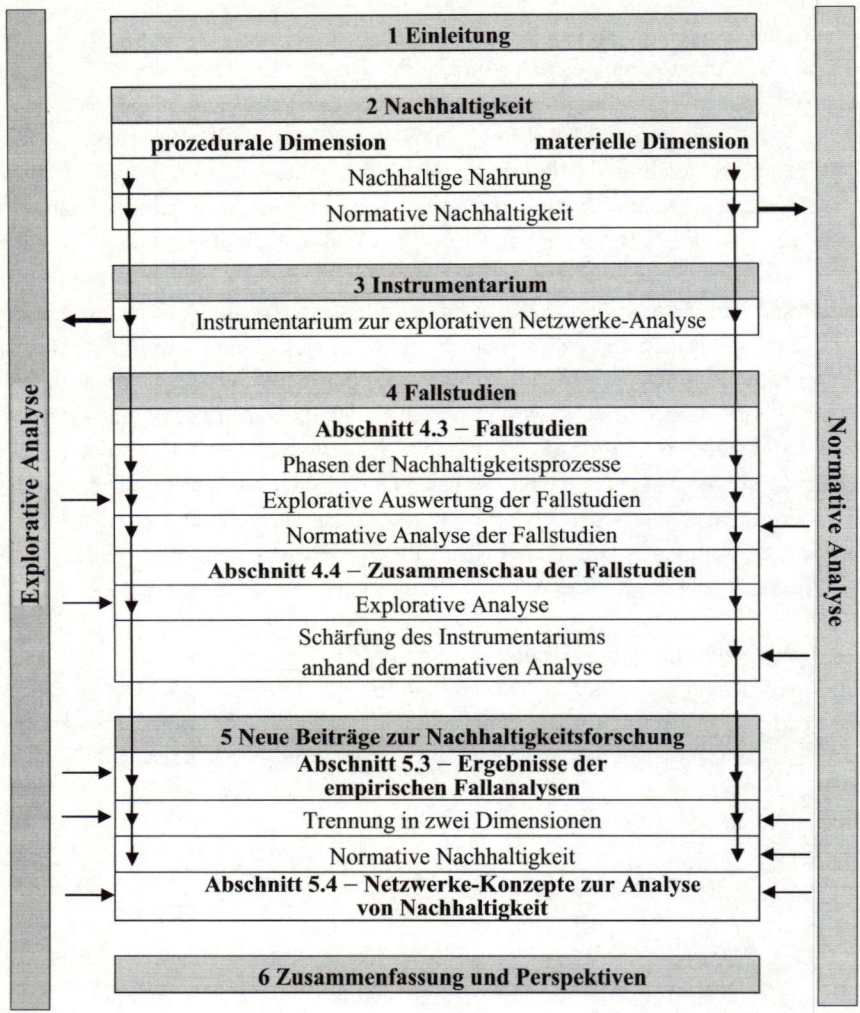

<table>

| 1 Einleitung |
</table>

Tabelle 1: Aufbau der Arbeit

Die vertikalen Pfeile markieren die Abschnitte der Arbeit, die getrennt nach der prozeduralen und der materiellen Dimension bearbeitet werden. Die horizontalen Pfeile verweisen auf die Bearbeitung von Nachhaltigkeitsprozessen anhand des explorativen Instrumentariums bzw. anhand normativer Analyseelemente.

Die Arbeit strebt die Generierung von Ergebnissen hinsichtlich der Erklärung von Nachhaltigkeitsprozessen auf vier Ebenen an:

1. Empirische Fallstudienanalyse

Die empirische Fallstudienanalyse von drei Modellprojekten erarbeitet die Prozesse im Feld Nahrung am Beispiel Gemeinschaftsverpflegung. Aus den Entwicklungen der Projekte werden alle Beiträge zur Entwicklung und Realisierung von politisch definierten normativen Nachhaltigkeitszielen exzerpiert, die von der landwirtschaftlichen Produktion von Lebensmitteln bis zur gesellschaftlichen Organisation von Ernährung reichen. Die Darstellung soll konkrete Leistungen von lokalen Nachhaltigkeitsprozessen nicht nur in der prozeduralen Dimension, sondern insbesondere bezüglich der Entwicklung und Verwirklichung materieller Erfolge nachweisen. Ein Ziel ist dabei herauszufiltern, welche der Leistungen auf die Koordination in Form von Netzwerken zurückgeführt werden können.

2. Nachhaltigkeits-Konzeption

Nachhaltigkeit als wissenschaftliches und politisches Konzept wird in dieser Arbeit in eine materielle und in eine prozedurale Dimension gegliedert, mit Hilfe eines Phasenmodells beschrieben, mit Kriterien explorativ beschreibbar gemacht und zudem bezüglich Normativität in relative Zielerreichungselemente differenziert. Auf theoretischer und methodischer Ebene wird Nachhaltigkeit in vier Feldern konzeptionalisiert.

	Prozedurale Dimension von Nachhaltigkeit	Materielle Dimension von Nachhaltigkeit
Explorative Analyse von Nachhaltigkeitsprozessen		
Analyse normativer Elemente von Nachhaltigkeit		

Tabelle 2: Nachhaltigkeit in zwei Dimensionen und zwei Analyse-Ebenen

Zusätzlich werden die empirischen Ergebnisse der erfolgreichen bzw. modellhaften Nachhaltigkeitsprozesse anhand dieser vier Felder strukturiert.

3. Bewertung und Schärfung des Instrumentariums

Aus Policy-Netzwerke-Konzepten und Innovationsnetzwerke-Konzepten wird ein originäres Instrumentarium zur Erweiterung von Policy-Untersuchungen im Rahmen von Nachhaltigkeit entwickelt, um prozedurale und materielle Entwicklungen differenziert erfassen zu können. Mit der Verknüpfung des Instrumentariums mit der Nachhaltigkeitsforschung wird ein Beitrag zur **Policy-Forschung** geleistet, indem Leistungen aus Interaktionen zwischen hierarchisch und netzwerkbasiert handelnden Akteurgruppen für die Nachhaltigkeitsprozesse bewertet werden.

Der besondere Ansatz dieser Arbeit besteht in der Übertragung von Kriterien der **Innovationsforschung**, die dort unternehmens- und technologiebezogene Ansätze darstellen, auf politische Netzwerke und Prozesse. Dabei kommt materiellen Elementen, die analytisch als Handelnde, dabei aber als mit AkteurInnen in den Netzwerken in Beziehung stehend aufgefasst werden, eine besondere Bedeutung zu. Das Instrumentarium wird auf die empirischen Fallstudien angewandt. Sein spezifischer Beitrag zur Analyse von Prozessen wird reflektiert. Dazu werden die Bausteine und Kriterien des Instrumentariums identifiziert, deren Beiträge zur Erfassung normativer sowie normativen Zielen entgegenstehender Elemente der Prozesse besonders hervorstechen; sie werden hinsichtlich dieser Beiträge geschärft. Zudem erfolgt die Evaluation der Übertragung von Innovationsansätzen auf politische Netzwerke und Prozesse sowie die Skizzierung punktueller Ansätze zur Weiterentwicklung des Instrumentariums.

4. Beitrag zur politik- und sozialwissenschaftlichen Nachhaltigkeitsforschung

Mit der Arbeit wird ein akteurbezogenes Instrumentarium zur Erfassung von Nachhaltigkeitspolitik erarbeitet und mit Hilfe empirischer Fallstudien angewandt und weiterentwickelt. Anhand der politischen Prozesse soll Schritt für Schritt die Erklärung normativer Nachhaltigkeitsleistungen in prozeduraler wie materieller Dimension erfolgen. Durch diese Vorgehensweise sollen die Prozesse weitgehend ohne normative Vorannahmen empirisch auf im Nachhaltigkeitskonzept angelegte normative Zielerreichung hin überprüft werden.

Auf der Ebene der Empirie zeigen die Ergebnisse der Arbeit Leistungen und Konfliktstrukturen von Nachhaltigkeit im Feld Nahrung auf. Die empirischen Fallstudien bearbeiten dabei nur Leistungen, die durch lokale Netzwerke erbracht werden. Es werden also Erklärungsmuster dafür generiert, welche normativen Nachhaltigkeitsaspekte in politischen Prozessen realisiert werden. Diese Erklärungen bauen zwar auf den lokalpolitischen Fallstudien auf; hinsichtlich der methodologischen Arbeit sollen allerdings zudem von den Fallstudien abstrahierende Ergebnisse generiert werden:

Theoretisch-methodologisch soll die Arbeit für die Nachhaltigkeitswissenschaften eine innovative Verknüpfung der Analyse normativer Aspekte aus dem Nachhaltigkeitskonzept mit einer die Komplexität der Prozesse berücksichtigenden und gleichwohl – durch die zwei Dimensionen und die Werkzeuge aus der Innovationsforschung – nicht-normativ ausgerichteten Erklärung ihrer vorfindbaren Leistungen hervorbringen.

Anmerkung zur formalen Gestaltung der Arbeit

- Alle **Tabellen** sind eigene Darstellungen.
- **Quellenangaben** innerhalb eines Satzes beziehen sich auf die Worte innerhalb des Satzes; Quellenangaben hinter einem Punkt beziehen sich auf mehrere vorangegangene Sätze bzw. den vorangegangenen Absatz. Die Platzierung der Fußnotenzeichen geschieht analog.
- Die verwendeten **Zitate**, die noch in alter Rechtschreibung abgefasst waren, wurden in neue Rechtschreibung umgewandelt. Hervorhebungen in Zitaten sind aus den Originalzitaten übernommen.
- Die **Übersetzung fremdsprachlicher Quellen** erfolgte durch die Autorin.

2 Nachhaltigkeit

Dieses Kapitel dient der Skizzierung des Nachhaltigkeitsdiskurses mit dem Ziel der Operationalisierung des Nachhaltigkeitskonzepts für die Analyse von Politikprozessen.

Zuerst wird dargestellt, woher Nachhaltigkeit als Konzept und politischer Diskurs stammt. Im Zentrum steht dabei die Agenda 21 als Dokument einer Weltkonferenz, mit der Nachhaltigkeit als politisches Konzept präzisiert wurde (Abschnitt 2.1). Anschließend wird der sozialwissenschaftliche Forschungsstand zum Thema Nachhaltigkeit im Hinblick auf Ergebnisse aufgearbeitet, die für lokale Studien im Feld Nahrung relevant sind. Dabei werden Lösungsansätze aus der inter- und transdisziplinären Nachhaltigkeitsforschung skizziert, um Potenziale des Konzepts für Forschung und Politik aufzuzeigen (Abschnitt 2.2). Aus der Bearbeitung des Nachhaltigkeitsthemas wird ein eigener Ansatz zur Strukturierung politikwissenschaftlicher Analysen entwickelt (Abschnitte 2.3 und 2.4).

In dem dann folgenden Abschnitt wird das Thema Nachhaltigkeit für Ernährung bzw. Lebensmittel konkretisiert (Abschnitt 2.5). Die normativen Elemente des Nachhaltigkeitsdiskurses werden zum Schluss strukturiert und damit für empirische Analysen von Politikprozessen handhabbar gemacht (Abschnitt 2.6).

2.1 Politisches Phänomen Nachhaltigkeit und nachhaltige Entwicklung

Der Begriff Nachhaltigkeit ist z.B. in Deutschland nicht gut bekannt.[5] Dies ist u.a. auf die „geringe semantische Attraktivität des Wortes ‚Nachhaltigkeit', dessen begriffliche Auflösung in nahezu alle Richtungen zusätzlich erschwerend wirkt" (SRU 2002, 168[6]), zurückzuführen. In anderen Ländern ist der Begriff der Alltagssprache näher (z.B. „duurzaamheid" auf Niederländisch); die inhaltlichen Probleme werden jedoch auch durch eine zugängliche sprachliche Handhabung nicht gelöst.

Diese Arbeit ist dem Thema Nachhaltigkeit gewidmet, obwohl es aufgrund seiner Breite problematisch ist und vielfach nur als politisches catchword verwendet wird. Die vorliegenden Konzeptionen erfassen Nachhaltigkeit unter verschiedenen Aspekten, zumeist als politisch anspruchsvolles, komplexes und dynamisches Phänomen. Das aktuell viel im politischen wie politik- und sozialwissenschaftlichen Diskurs bearbeitete Konzept ist stark normativ geprägt. Ein kleinster gemeinsamer Nenner bezüglich seiner normativen oder analytischen Bedeutungen ist nur sehr schwer auszumachen. In dieser Arbeit wird Nachhaltigkeit als ein Potenzial[7] betrachtet, das auf zwei Ebenen bearbeitet wird: Erstens bietet das Konzept Nachhaltigkeit politischen Akteuren ein Spektrum normativer Möglichkeiten, indem sie Nachhaltigkeit als Konzept auffassen, das zu integrieren und zu vermitteln vermag und damit umfassendere politische Problemlösungen hervorzubringen verspricht als ältere

---

[5]   Den Begriff Nachhaltige Entwicklung kannten z.B. in 2004 nur 22 % der deutschen Bevölkerung (vgl.
      http://www.bmu.de/files/umweltbewusstsein2004.pdf, 05.12.2004; im Jahr 2000 waren es 13 % gewesen, vgl. BMU
      2000, 68).
[6]   hier bezogen auf eine nationale Nachhaltigkeitsstrategie
[7]   Die dem Nachhaltigkeitskonzept inhärente Dynamik weist u.a. auf eine perspektivenreiche Potenzialentwicklung (vgl.
      Schmidt /Ipsen 2004, 21).

Konzepte. Ein Spektrum von Möglichkeiten macht das Konzept aber zweitens auf theoretischer und analytischer sowie forschungspraktischer Ebene auf: Diese Arbeit ist explorativ ausgerichtet; sie strebt an, konzeptionelle Grenzen zu überwinden und aus verschiedenen Konzepten kombinierte Analyseinstrumente zur Bearbeitung des Themas Nachhaltigkeit zu generieren.

Der Ursprung des Nachhaltigkeitskonzepts wird in der Waldwirtschaft des 18. Jahrhunderts gesehen. Die Grundidee besteht darin, von den Erträgen einer Substanz und nicht von der Substanz selbst zu leben.[8] Diese Idee wurde in einen breiten politischen Diskurs aufgenommen, der nun beschrieben wird.

2.1.1 Nachhaltigkeit als weltweites politisches Programm

Am politischen Nachhaltigkeitskonzept ist neu, dass Umwelt gleichrangig neben Ökonomie und Soziales gestellt und auf Langfristigkeit und Partizipation gesetzt wird. Die Nachhaltigkeitsidee soll von einem Weltgipfel bis in die Gemeinden der ganzen Welt getragen werden.

Die Darstellung in diesem Abschnitt konzentriert sich auf die wichtigsten politischen Papiere zu Nachhaltigkeit, darauf, wie sie 1987 im von der 83. UN-Vollversammlung in Auftrag gegebenen Brundtland-Bericht, in der Rio-Deklaration und der Agenda 21 des Gipfels 1992 in Rio de Janeiro und beim Johannesburg-Gipfel 2002 gefasst wurde. Die Auswahl der bearbeiteten Aspekte erfolgt auf die Potenziale von Nachhaltigkeit für lokale Nachhaltigkeitspolitik in Sachen Nahrung hin.

Die 1992 in Rio von 173 Staaten unterzeichnete Rio-Deklaration zu Umwelt und Entwicklung enthält insbesondere Grundsätze, nach denen im Sinne von Nachhaltigkeit gehandelt werden soll, z.B. die Kooperationspflicht der Staaten im Bereich von Umwelt- und Entwicklungspolitik (Grundsätze 5 bis 9), das Verantwortungsprinzip, das eine gemeinsame Verantwortung aller Staaten festschreibt, die jedoch mit der Leistungsfähigkeit der Staaten variiert (Grundsatz 7), das Verursacherprinzip (Grundsatz 16) (vgl. UN 2002, 15). Obwohl nachhaltige Entwicklung durch die Rio-Deklaration und die Agenda 21 zu einem politischen Leitbild wurde, das keine völkerrechtliche Bindungswirkung im engeren Sinne entfaltet, haben die 1992 von über 170 Staaten freiwillig verabschiedeten Papiere eine Welle von Programmen und Nachfolgeerklärungen nach sich gezogen und ein „unverbindliches Institutionensystem zur Förderung nachhaltiger Entwicklung" (Simonis 2005, 325) auf der internationalen Ebene geschaffen. Jedoch kann von diesen Institutionen auch „ohne strenge Kontrollinstrumente staatliches Handeln wirksam koordiniert und beeinflusst werden" (ebenda), was in dieser Arbeit empirisch auf lokaler Ebene nachgewiesen werden soll. Die Ergebnisse des 2002 in Johannesburg abgehaltenen Weltgipfels für nachhaltige Entwicklung in Form einer politischen Deklaration und eines Implementationsplans greifen einige Entwicklungen der zehn Jahre seit Rio auf[9] und entwickeln Nachhaltigkeits-Perspektiven weiter. Nachfolgekonferenzen und neue Organisationen unterstreichen die „globale Legitimität des Konzepts Nachhaltigkeit als handlungsorientierendes Leitbild der Staatenwelt" (Simonis 2004, 18), das nicht nur Bedeutung für die internationale, sondern auch für die regionale, nationale und subnationale Politik entfaltet. Weil in dieser Arbeit, ausgehend

---

[8]   vgl. z.B. Kopfmüller /Brandl /Jörissen et al. 2001, 19-21 m.w.V.; diese Autoren interpretieren nachhaltige Waldwirtschaft als die grundsätzliche Überlegung, den Faktor Natur mit ökonomischen Erwägungen in Einklang zu bringen. Schmidt betont, dass das Konzept aus einer lokalen Krise, nämlich der des sächsischen Silberbergbaus entstand und seine weltweite Bedeutung in der ursprünglichen Konzeption keineswegs angelegt gewesen sei (vgl. Schmidt 2000, 68 mit Bezug auf Grober 1999).

[9]   Im Johannesburg-Dokument von 2002 werden Grundsätze aus der Rio-Deklaration bekräftigt.

von den auf den Konferenzen beschlossenen allgemeinen Prinzipien von Nachhaltigkeit, auch die Umsetzung der dort beschlossenen Ansätze bearbeitet werden soll, werden im Folgenden ihre inhaltlichen Ziele und Maßnahmen skizziert. Um die Bedeutung der Prinzipien und inhaltlichen Ansätze einzuordnen, werden anschließend politische Nachhaltigkeitsinitiativen auf der europäischen, nationalen und subnationalen Ebene vorgestellt.

2.1.1.1 Der Brundtland-Bericht 1987

Der Brundtland-Bericht entstand in der entwicklungspolitischen Diskussion der 1980er Jahre, die aufgrund der Umweltproblematik das auf Wachstum in den Entwicklungsländern aufbauende Entwicklungskonzept in Frage stellte. „Die Menschheit wäre durchaus in der Lage, die Voraussetzungen für eine dauerhafte Entwicklung zu schaffen; einer Entwicklung, die den gegenwärtigen Bedarf zu decken vermag, ohne gleichzeitig späteren Generationen die Möglichkeit zur Deckung des ihren zu verbauen" (Hauff 1987, 9-10)[10]. Die Befriedigung der Grundbedürfnisse aller kann gemäß dem Brundtland-Bericht erreicht werden insbesondere durch

- die Beendigung von „Ausschweifungen" insbesondere auf der Nordhalbkugel, die Optionen künftiger Generationen verhindern
- Gewährung eines gerechten Anteils von zum Wachstum erforderlichen Ressourcen für die Armen
- wirksame Mitbestimmung von BürgerInnen bei Entscheidungen und mehr Demokratie im internationalen Entscheidungsprozess
- Produktion im Nahrungsbereich dort, wo Nahrung gebraucht wird, und auf eine Art, die den Lebensunterhalt der Armen sichert (vgl. ebenda 9, 10, 120).

Der Bericht betont den Zusammenhang von Umwelt und Entwicklung. Mit dem Brundtland-Bericht wurde der Grundsatz geschaffen, dass Nachhaltigkeit immer auch nachhaltige Entwicklung ist; dieser zieht sich durch die weitere Diskussion.

2.1.1.2 Die Agenda 21 1992

Die Agenda 21, nach mehr als 10 Jahren neu gelesen, ist noch immer ein umfassendes Programm nachhaltiger Entwicklung. Nur wenige Aspekte sind überholt, nur wenige Forderungen (vollständig) erfüllt. Durch die an dieser Stelle aufgegriffenen wichtigen Bestandteile der Agenda 21 soll verdeutlicht werden, dass der Basistext von Nachhaltigkeit, als der die Agenda 21 hier interpretiert wird, weitergehende analytische und normative Vorgaben enthält, als im Nachhaltigkeitsdiskurs in der Regel rezipiert werden. Die Ziele der Agenda 21 sind zum Teil sehr präzise formuliert. Die vorgesehenen Maßnahmen sind in der Regel durch die nationalen Regierungen zu treffen; diese sollen in Zusammenarbeit mit regionalen und internationalen Institutionen agieren. Ausgewählte, für diese Arbeit einschlägige Inhalte und Ziele[11] werden an dieser Stelle in drei Bereiche zusammengefasst:

---

[10] Die bekannteren Formulierungen: "Humanity has the ability to make development sustainable – to ensure that it meets the needs of the present without compromising the ability of future generations to meet their own needs." (WCED 1987, 24) Und: „[…] sustainable development is [...] a process of change in which the exploitation of resources, the direction of investments, the orientation of technological development, and institutional change are made consistent with future as well as present needs." (WCED 1987, 25)

[11] Da sich diese Arbeit allein auf Europa bezieht, werden bestimmte Punkte zu Demographie, Armutsbekämpfung usw. nicht berücksichtigt, auch wenn die Verantwortung dafür in den Industrieländern verortet wird.

Produktion und Konsum

- Veränderung nicht nachhaltiger Produktions- und Verbrauchsgewohnheiten insbesondere in den Industrieländern als gemeinsame Anstrengung von Regierungen, VerbraucherInnen und ProduzentInnen
- Investitionen in umweltverträgliche Produktionsprozesse und eine umwelt- und sozialverträgliche industrielle Entwicklung
- Vorreiterrolle des öffentlichen Beschaffungswesens
- weltweite Forschung zur Entwicklung nachhaltiger Verbrauchsgewohnheiten, dabei Betonung der Rolle der Frau und der einzelnen Haushalte
- Kontrolle über Ressourcen auf lokaler Ebene und Einbeziehung örtlicher Institutionen und Kapazitäten
- ...

Maßnahmen

- Integration von Umwelt- und Entwicklungszielen mit Wirtschaftszielen bei der Entscheidungsfindung auf der Politik-, Planungs- und Managementebene (also auch durch wirtschaftspolitische Instrumente und Anreize)
- Schaffung von transparenten Verfahrensmechanismen und Monitoring zur Beteiligung aller Interessengruppen und der Öffentlichkeit
- Stärkung des Verbraucherbewusstseins der Frauen wegen ihrer führenden Rolle bei der Herbeiführung nachhaltiger Verbrauchs- und Produktionsmuster, insbesondere in den Industrieländern
- Aufhebung der Marginalisierung von Frauen und örtlichen Gemeinschaften in Daten- und Managementsystemen
- ...

Nahrung

- umfangreiche Anpassungen im Agrar- und Umweltschutzbereich und auf gesamtwirtschaftlicher Ebene für eine nachhaltige, standortgerechte Landwirtschaft zur nachhaltigen Steigerung der Nahrungsmittelproduktion und Verbesserung der Ernährungssicherung sowie eine den kulturellen Gegebenheiten entsprechende Nahrungsmittelversorgung
- Intensivierung der Landwirtschaft nicht durch spezialisierte Produktions- und Betriebssysteme, sondern durch ihre Diversifizierung mit dem Ziel einer möglichst effizienten Nutzung der einheimischen Ressourcen bei Minimierung ökologischer und ökonomischer Risiken
- Stärkung ländlicher Haushalte, indigener Bevölkerungsgruppen und ihrer Gemeinschaften und der landwirtschaftlichen Familienbetriebe, die zu einem erheblichen Teil von Frauen geführt werden, da sie einen Großteil der Ressourcen der Erde verwalten und die natürliche Umwelt als ihre Existenzgrundlage am ehesten bewahren
- ...

Maßnahmen

- aktive Einbeziehung der Frau in die wirtschaftlichen und politischen Entscheidungsprozesse
- Förderung von Ernährung und Gesundheit von Frauen, Sicherung ihres Zugangs zu Eigentumsrechten und zu landwirtschaftlichen Produktionsmitteln und Geräten

- Reduzierung der enormen Arbeitsbelastung von Frauen und Mädchen innerhalb und außerhalb des Hauses, gerechte Aufteilung der Hausarbeit zwischen Mann und Frau, Ausräumung hartnäckiger negativer Vorstellungen, Klischees, Einstellung und Vorurteile in Bezug auf Frauen
- Förderung der Bereitstellung umweltverträglicher, in Absprache mit Frauen konzipierter, entwickelter und verbesserter Technologien
- ...

Entscheidungsfindung und Demokratie
- Schaffung von Verfahrensmechanismen zur Beteiligung aller Interessengruppen, Ausformung und Umsetzung einer teilhabenden Demokratie bei der Gestaltung von Programmen und bei den Verfahren zur Evaluierung der Umsetzung der Agenda 21
- entscheidende Rolle der Kommunen bei der Information und Mobilisierung der Öffentlichkeit und ihrer Sensibilisierung für eine nachhaltige umweltverträgliche Entwicklung
- Lösung vieler Nachhaltigkeitsprobleme durch die örtliche Ebene und dort stattfindende Aktivitäten und die dort zur Verfügung gestellte wirtschaftliche, soziale und ökologische Infrastruktur
- Lernerfolge der Kommunen durch Konsultation und Dialog mit ihren BürgerInnen mit dem Ziel der erforderlichen Informationen für die am besten geeigneten Strategien
- ...

Maßnahmen
- umfassendere Beteiligung der Öffentlichkeit
- Stärkung und Formalisierung der entscheidenden Rolle von Nichtregierungsorganisationen wegen ihrer Glaubwürdigkeit und Unabhängigkeit
- nationale Nachhaltigkeitsstrategien
- kommunale Programme mit dem Ziel der Beteiligung von Frauen und Jugendlichen an Entscheidungs-, Planungs- und Umsetzungsprozessen
- ... (vgl. UNCED 1992)

Die Ziele der Agenda sollen auf der Grundlage neuer Forschungsprogramme und kommunikativer Prozesse entwickelt werden. Dies betrifft insbesondere die Frage, wie die Menschheit zu nachhaltigen Produktions- und Konsummustern gelangen kann. Eine weitere wichtige Forderung ist die Beteiligung verschiedenster Gruppen und Bereiche an Entscheidungen und bei der Umsetzung von Entscheidungen, also die Umstrukturierung von Entscheidungsverfahren. Der im sozialwissenschaftlichen Diskurs und auch in der politischen Diskussion verbreitete Hinweis auf das Kapitel 28, das die Einrichtung der Lokalen Agenda 21 in den Gemeinden vorsieht, greift zu kurz. Denn neben der Institutionalisierung von Prozessen auf lokaler Ebene sieht die Agenda 21 die Dezentralisierung von Entscheidungen und die Einbindung von auch nicht staatlichen Wirtschafts-, gesellschaftlichen und Wissenschafts-Akteuren vor; Geschlechtergerechtigkeit, Altersstreuung und Repräsentation aller im gesellschaftlichen und privaten Spektrum Funktionen innehabenden Individuen und Gruppen soll auf allen politischen Ebenen gewährleistet werden. Die durch Prozesse der nachhaltigen Entwicklung entstehende Herausforderung an politische Systeme und formale demokratische Verfahren besteht also in erweiterten Entscheidungsverfahren und neuen Strukturen von Verantwortlichkeiten. Die Agenda 21 kann insofern als ein sehr weitgehendes, demokratische Verfahren gestaltendes Konzept bezeichnet werden.

2.1.1.3 Die Erklärung und der Durchführungsplan von Johannesburg 2002

Auf dem Weltgipfel für nachhaltige Entwicklung in Johannesburg 2002 wurde die „Erklärung von Johannesburg" verabschiedet. In ihr bekennen sich die unterzeichnenden Staaten zur „Verantwortung füreinander, für alle Lebewesen und für unsere Kinder" sowie zur „Verantwortung dafür, die interdependenten und sich gegenseitig stützenden Säulen der nachhaltigen Entwicklung – wirtschaftliche Entwicklung, soziale Entwicklung und Umweltschutz – auf lokaler, nationaler, regionaler und globaler Ebene auszubauen und zu festigen" (UN 2002, 1). Armutsbeseitigung, Veränderung von Produktions- wie Konsumweisen sowie Ressourcenschutz werden als übergeordnete Ziele und wesentliche Voraussetzungen nachhaltiger Entwicklung bezeichnet (vgl. ebenda 2), die ihrerseits einer langfristigen Sichtweise und breiter Mitwirkung an Politikformulierung, Entscheidungsfindung und Umsetzung auf allen Ebenen in Partnerschaften mit allen wichtigen Gruppen bedarf (vgl. ebenda 4).

Der „Durchführungsplan des Weltgipfels für nachhaltige Entwicklung" erläutert notwendige inhaltliche und prozedurale Initiativen angesichts der Globalisierung und des Status quo an Armut, Umweltzerstörung, Demokratiedefiziten, aber auch an Nachhaltigkeits-Fortschritten. Zu diesen Initiativen gehören:

- ein multi-steakholder approach für eine nachhaltige Landwirtschaft sowie die Umkehrung der rückläufigen Tendenz ihrer öffentlichen Finanzierung
- mehr Nahrungsmittel zu erschwinglichen Preisen durch Technologien und Management, optimierte Verteilungssysteme und die Förderung gemeindenaher Partnerschaften zwischen BewohnerInnen und Wirtschaftsunternehmen städtischer und ländlicher Gebiete
- Beiräte und Koordinierungsmechanismen auf lokaler Ebene sowie Beteiligung wichtiger Gruppen. (vgl. ebenda 11, 78-79)

Seit 1993 erarbeitet die Commission on Sustainable Development der Vereinten Nationen (CSD) für die Regierungen nicht bindende Vereinbarungen mit auffordernden Charakter zur Umsetzung der Agenda 21. In der Erklärung von Johannesburg heißt es, dass die CSD weiter gestärkt werden müsse, um den „Umsetzungsstand der Agenda 21 [zu] überprüfen und [zu] überwachen sowie Kohärenz bei der Umsetzung und bei Initiativen und Partnerschaften [zu] fördern" (UN 2002, 74). Im Rahmen der Weiterführung des Durchführungsplans von Johannesburg wurde u.a. der Marrakesch-Prozess initiiert, ein 10-Jahres-Rahmenprogramm für regionale und nationale Initiativen zur Stützung und Beschleunigung der Einführung nachhaltigerer Konsum- und Produktionsweisen[12].

Den Gipfel von Johannesburg nutzten viele der dort vertretenen Kommunen zur Vernetzung. U.a. wurde die „Local Action 21" verabschiedet, die eine nächste Phase der Lokalen Agenda 21 darstellen und u.a. praktische Umsetzungshemmnisse der Kommunen in ihrer nachhaltigen Entwicklung beseitigen soll. (vgl. Koll 2003, 41-42)

---

[12] vgl. http://www.un.org/esa/sustdev/sdissues/consumption/Marrakech/conprod10Y.htm, 24.02.2006

2.1.2   Europäische, nationale und lokale Nachhaltigkeitsinitiativen

Internationale Initiativen nachhaltiger Entwicklung beeinflussen das nationale agenda setting; dabei erfüllen die Nationalstaaten nicht nur die eingegangenen Verpflichtungen, sondern sie initiieren weitere nationale Nachhaltigkeitsvorhaben. In Staaten, in denen Umweltpolitik eine lange Tradition hat, lässt sich eine wechselseitige Beeinflussung ihrer nationalen und internationalen Politikprioritäten beobachten (vgl. OECD 2002, 12-13). Institutionelle Reaktionen insbesondere von Industrienationen auf das Nachhaltigkeitskonzept werden in seiner Akzeptanz durch Regierungen, Ministerien und Institutionen in Form von Erklärungen, durch inter- und intraministerielle Umorganisationen und die Schaffung neuer Beratungsgremien nachgewiesen (vgl. Meadowcroft 2000, 116).

Mit dem Vertrag von Amsterdam (in Kraft seit 1999) sollen in die Politiken und Maßnahmen der Europäischen Union die „Erfordernisse des Umweltschutzes [...] insbesondere zur Förderung einer nachhaltigen Entwicklung" einbezogen werden (Art.6). Im sogenannten Cardiff-Prozess bekommt der Europäische Rat die Leitfunktion, um die Arbeit der Fachministerräte in Richtung nachhaltigkeitsorientierter Politikintegration zu beeinflussen. 2001 wird eine „Strategie der Europäischen Union für die nachhaltige Entwicklung" beschlossen, die insbesondere auf die gleichgewichtige Beachtung der drei Säulen Wirtschaft, Soziales und Umwelt hinausläuft (vgl. EU-Kommission 2001, 2). Diese wird unterschiedlich bewertet: Der SRU kritisiert eine unzureichende Verankerung der europäischen Nachhaltigkeitsstrategie in den Politiken und Maßnahmen. Zudem konstatiert er ihre „offensichtliche institutionelle Überforderung", weil es an einem strategischen Zentrum mit spezifischem Auftrag und Zuständigkeiten fehle und weil vor allem die nachträgliche Einbeziehung der Nachhaltigkeitsstrategie in die Wirtschafts- und Sozialkonzeption keine klare Prioritätensetzung für die Unionspolitiken zulasse. (vgl. SRU 2002, 147-162) Das Umweltbundesamt betont die Bedeutung des Vertrags von Amsterdam, durch den Nachhaltigkeit, Umweltschutz und zudem die Verankerung des Prinzips der Geschlechtergerechtigkeit auf der Agenda der Gemeinschaft nun einen direkten Platz neben den marktwirtschaftlichen Zielen bekommen hätten (vgl. UBA 2002, 25-26). Auch in einzelnen Policies zeigen die Nachhaltigkeitsinitiativen Wirkung. Z.B. sieht die europäische Nachhaltigkeitsstrategie die Erfüllung eingegangener Pflichten aus dem Kyoto-Protokoll durch ihre Mitgliedstaaten vor (vgl. EU-Kommission 2001, 12); dies wird als Schritt in Richtung der Integration von Umweltaspekten in ihre Politiken interpretiert (vgl. Donkers 2000). Der von der EU-Kommission entwickelte Ansatz des Sustainability Impact Assessment (EU-Kommission 2002) gilt als eine gelungene Umsetzung des Nachhaltigkeitskonzepts (vgl. Bückmann et al. 2003, 32).

Der Verpflichtung aller Unterzeichnerstaaten der Agenda 21, bis 2002 eine nationale Nachhaltigkeitsstrategie verabschiedet zu haben, kam z.B. Deutschland als eins der letzten Länder im internationalen Vergleich 2002 nach (vgl. SRU 2002, 165[13]). In der Liste von 21 Indikatoren, für die konkrete Ziele definiert werden, gilt im Themenbereich „Ernährung" der ökologische Landbau als Indikator, für den eine „Steigerung des Anteils bis 2010 auf 20%" als Ziel definiert wird[14].

---

[13]   Nach Vorarbeiten seit 1991 (vgl. Übersicht SRU 2002, 164) hat die deutsche Bundesregierung 2001 einen „Rat für Nachhaltige Entwicklung" berufen, der beratend bei der Erarbeitung der Nationalen Nachhaltigkeitsstrategie mitwirkte. Indikatoren entwickelte das Bundesumweltministerium. „Im Kern handelt es sich um eine strategische Umweltplanung mit weitreichenden Konsequenzen für andere Politikfelder", interpretieren Jänicke/Jörgens 2000.

[14]   vgl. Bundesregierung Deutschland 2002, 227; zur Bedeutung des ökologischen Landbaus für Nachhaltigkeit vgl. unten Abschnitt 2.5

Die Lokalen Agenden 21 gelten als ein wichtiges Umsetzungsinstrument der Agenda 21. 2002 wurden in 113 Ländern mehr als 6.400 Prozesse gezählt, davon über 80% in Europa[15]. Ihnen wird insbesondere die Funktion der Vermittlung der Idee der Nachhaltigkeit an konkrete Bürgerinnen und Bürger zugeschrieben (vgl. unten Abschnitt 2.2.2).

Wie gezeigt wurde, finden sich in internationalen bis lokalen Programmen und Vereinbarungen über umweltpolitische Aktivitäten hinausgehende Nachhaltigkeits-Ansätze, die zwischen den Ebenen weitergetragen werden. Inhalte und Komplexität der formulierten Ziele erlauben in der Regel nicht ihre kurzfristige vollständige Umsetzung; eine Tatsache, die schon aus der weniger komplexen Umweltpolitik bekannt ist. Hinzu treten die postulierten Ideale erweiterter Konsultation und Beteiligung. Im Folgenden werden Ansätze und Interpretationen vorgestellt, die darauf hinweisen, wie, unter welchen Bedingungen und auf welchen Ebenen eine den formulierten Zielen entsprechende Umsetzung möglich ist.

2.2   Nachhaltigkeitskonzepte und -forschung

Im Folgenden werden wichtige Nachhaltigkeitskonzepte und zentrale Ansätze der Nachhaltigkeitswissenschaften vorgestellt[16]. Der Fokus liegt auf sozialwissenschaftlichen Ansätzen. Die wichtigsten Inhalte der Nachhaltigkeitskonzepte werden zuerst systematisch dargestellt und hinsichtlich ihrer Umsetzungschancen problematisiert. Dabei wird auf verschiedene Operationalisierungsmöglichkeiten (z.B. Indikatoren) eingegangen. (Abschnitt 2.2.1) Danach werden ausgewählte wissenschaftliche Zugänge, zuerst politologische (Abschnitt 2.2.2), dann allgemein für die Nachhaltigkeitsforschung zentrale Ansätze (Abschnitt 2.2.3) vorgestellt.

Die anschließende Bearbeitung systematisiert Nachhaltigkeitspotenziale bezüglich ihrer Entwicklung (Abschnitt 2.3) und in zwei Dimensionen (Abschnitt 2.4), womit eine Strukturierung komplexer gesellschaftspolitischer Nachhaltigkeitsprozesse erreicht werden soll.

2.2.1   Nachhaltigkeitskonzepte

An dieser Stelle werden die dominanten Konzepte der Diskussion um Nachhaltigkeit dargestellt, insofern sie über die bisher beschriebenen Programmatiken hinausgehen, und wichtige Forschungsergebnisse zu Nachhaltigkeit und ihrer Praxis liefern.

Als drei „konstitutive" Elemente von Nachhaltigkeit gelten Gerechtigkeit, Globalität und Anthropozentrik (vgl. Coenen /Grunwald 2003, 20; Kopfmüller /Brandl /Jörissen et al. 2001, 117-118).

Der SRU stellte 2002 fest: Zehn Jahre nach der Agenda 21 „zeichnet sich die Diskussion durch eine konzeptionelle und inhaltliche Konturlosigkeit" (SRU 2002, 57) sowie Trivialisierung aus. Er

---

[15]   vgl. CSD 2002; ICLEI 2002, 8; Jänicke/Jörgens 2004, 307. Offiziell vom Stadtparlament beschlossen und initiiert wurden Lokale Agenden 21 in gut 1.500 europäischen Städten. In Deutschland hatten in 2004 nur 16% der Befragten von einem Lokale Agenda 21-Prozess in ihrer Gemeinde gehört (vgl. http://www.bmu.de/files/umweltbewusstsein 2004.pdf, 05.12.2004).

[16]   Eine umfassende Darstellung der sustainability sciences würde den Rahmen dieser Arbeit sprengen; für verschiedene theoretische Ansätze, die den wissenschaftlichen Nachhaltigkeitsdiskurs ausmachen, vgl. Mirovitskaya/Ascher 2001, 77-90.

konstatiert eine Auflösung der „Orientierungsfunktion"; während in der Entstehungsphase die Formulierung „sustainable development" konsensfähig war, enthülle sie sich in der Praxis als „Formel-
kompromiss", d.h. substanzielle inhaltliche Dissense blieben verdeckt (vgl. ebenda).

Auch wenn das Konzept Nachhaltigkeit allgemein als zustimmungsfähig gilt, so sind bestimmte
damit verbundene Vorstellungen zumindest gesellschaftlich umstritten (vgl. Brand 2002; Brand
/Fürst 2002, 28-32). Verschiedene Ebenen, auf denen Dissense angesiedelt sind und die für diese
Arbeit von Relevanz sind, werden im Folgenden kurz skizziert.

2.2.1.1 Nachhaltigkeit und nachhaltige Entwicklung

Einerseits wird in der Nachhaltigkeitsdebatte die Erhaltung von ökologischen Systemen und Substanz sowie die Stabilität von Demokratie und Handlungsspielräumen z.B. für lokale Akteure postu-
liert. Andererseits stehen Entwicklungsaspekte im Vordergrund, nämlich wie Ökologisierungspro-
zesse, ökonomische Entwicklung und sozialer Ausgleich unter Beteiligung der Betroffenen und
durch neue Verfahren eingeleitet, institutionalisiert und optimiert werden können. Unterschiedliche
Debattenbeiträge plädieren für die Aufstellung von laufend zu überprüfenden Etappen- und Zwi-
schenzielen (vgl. Enquete Kommission 1998, 28) oder für eine (zeitlich begrenzte) Entscheidung
zwischen Erhaltung /Stabilisierung und Entwicklung /Beteiligung, um Handlungsfähigkeit zu ermöglichen; andere Beiträge sehen die Herausforderung aus dem Leitbild in Verknüpfungen und Gleich-
zeitigkeit (vgl. als Übersicht z.B. Kopfmüller /Brandl /Jörissen et al. 2001, 32).

Nachhaltigkeit kann mit Konzepten wie Freiheit oder Gerechtigkeit (vgl. Enquete Kommission
1998, 28) oder dem Sozialstaats- oder Rechtsstaatsprinzip (vgl. Kopfmüller /Brandl /Jörissen et al.
2001, 28) verglichen werden, die als „regulative Ideen" von historischen und kulturellen Deutungen
abhängen und allein über fortwährende Definitions- und Interpretationsauseinandersetzungen in der
Gesellschaft zur Geltung kommen.

Schon aufgrund der entwicklungspolitischen Schwerpunkte in der Phase seiner Entstehung wird
Nachhaltigkeit als dynamisches Konzept aufgefasst; ohne Zielorientierungen kann Entwicklung je-
doch leer laufen, weswegen hier die stete Spannung zwischen Stabilisierung und Entwicklung bei der
Analyse von Nachhaltigkeitsprozessen im Zentrum der Aufmerksamkeit stehen soll.

2.2.1.2 Drei Säulen

Nachhaltigkeit „[…] implies creating a ‚triple bottom line', that is, to take into consideration all
economic, environmental and social aspects before making decisions […] it contradicts the way
policies have traditionally been formulated and developed" (OECD 2002, 10). Wenn neue institutionelle Rahmen geschaffen bzw. Entscheidungs-Praktiken angepasst und Interaktionen zwischen Regierung und Gesellschaft verbessert werden, kommen konfligierende Interessen zwischen den drei
Säulen zum Tragen. „[...] 'win-win-win' solutions that would reconcile economic, environmental and
social objectives" (ebenda 10-11) sind schwierig zu finden. Theoretisch können mit der Vorgabe der
drei Säulen Problemverschiebungen zwischen verschiedenen Umweltmedien und Politikbereichen
(vgl. Prittwitz 1990, 193-216) vermieden werden. Doch darauf ausgerichtete Modelle haben bisher
keine befriedigenden Ergebnisse gebracht:

Zur inhaltlichen Fokussierung des „Drei-Säulen-Modells" stellt 1998 die Enquete-Kommission
„Schutz des Menschen und der Umwelt" ökologische, ökonomische und soziale Grundregeln auf

(vgl. Enquete Kommission 1998, 44-52[17]) und plädiert damit für Säulen übergreifende Problemanalysen und Zielsetzungen, die Wechselbeziehungen und -wirkungen zwischen den drei Dimensionen beachten. Die Säulen seien „lediglich unterschiedliche Blickwinkel auf einen und denselben Wirklichkeitsbereich" (ebenda 53). Diese idealtypische Nachhaltigkeitsstrategie wählt die ökologische Säule als Ausgangssäule, auf die die beiden anderen bezogen werden. Aus ökologischen Grundregeln werden in mehreren Schritten konkrete Handlungsziele abgeleitet und in einen Entscheidungszyklus eingespeist, in dem relevante Akteure normative Bewertungen vornehmen und, unter expliziter Einbeziehung der sozialen und der ökonomischen Säule, ein optimiertes, messbares Umwelthandlungsziel definiert wird. Dem Entscheidungszyklus folgt ein Handlungszyklus, in dem Maßnahmen umgesetzt und evaluiert werden. (vgl. ebenda 78-83) Dieser Vorgehensvorschlag weicht, bezogen auf die Einbeziehung von Akteuren, vom traditionellen politischen Steuerungsmodell ab, wobei es die Aufgabe von Regierung bzw. Politik ist, die Zyklen in Gang zu setzen (vgl. ebenda 80, 85-86).[18] Dieser Vorschlag wird bewertet als „ein Versuch mit noch viel Leerformelcharakter. Eine Umsetzung oder Operationalisierung in Handlungsziele ist noch kaum möglich." (Fülgraff 2000, 209)[19]

Auch ausführliche Verfahrensvorgaben können folglich die Integration der drei Säulen nicht garantieren. Der SRU bewertet: „In der Praxis wird [... das Drei-Säulen-Modell] zunehmend verwendet, um beliebige ökonomische Belange gegen die Erfordernisse des Umweltschutzes in Stellung zu bringen. [...] Unter Umsetzungsaspekten ist sein entscheidendes Problem aber die Hyperkomplexität, die das arbeitsteilige politische System überfordert. Der Umweltrat plädiert dafür, an dem vergleichsweise besser handhabbaren Konzept der Integration von Umweltbelangen in andere Politiksektoren festzuhalten." (SRU 2002, 68) Weitere AutorInnen warnen angesichts der begrenzten Kapazitäten des politischen Systems vor einer Überforderung durch die Integration der drei Säulen, „die nicht zuletzt zu einer Entwertung des Ansatzes einer langfristig zielorientierten Politikgestaltung führen könnte" (Jänicke et al. 2000, 223). Und es gibt weitere Argumente gegen die Ausrichtung der Nachhaltigkeit an den drei Säulen: „Weder wird diese Ausrichtung der Nutzungsmultivalenz nachhaltigkeitsrelevanter Güter, noch der pragmatischen Notwendigkeit, kohärent zu handeln, noch der Dimensionen übergreifenden Struktur von Gerechtigkeitstheorien gerecht." (Kopfmüller /Brandl /Jörissen et al. 2001, 125) Diese Autoren stellen daher darauf ab, übergreifende Elemente der Orientierung zu finden, anhand derer Zielkonflikte bearbeitet werden sollen.

2.2.1.3 Generationengerechtigkeit

Auch die Postulate intra- und intergenerationeller Gerechtigkeit aus dem Nachhaltigkeitskonzept stellen große Herausforderungen dar. Die ungleichen Chancen zwischen der heute lebenden Generationen sind innerhalb und zwischen den Staaten der Welt ungleich verteilt. Tritt zur intragenerationalen Gerechtigkeitsforderung die der Herstellung von Chancengleichheit zwischen den heutigen und

---

[17] Die hier vorgenommene inhaltliche Bestimmung geht einem Mitglied der Kommission nicht weit genug, weswegen es in einem Sondervotum die konkretere Fassung dieser Ziele anmahnt (vgl. Sondervotum von Rochlitz, 399-423).

[18] Die Enquete-Kommission entwickelt zwar in diesem Gutachten Vorschläge für konkrete Innovationen für eine nachhaltig zukunftsfähige Entwicklung (ab Seite 355), doch bleiben auch die sich auf die Arbeit des Bundestags und seiner Ausschüsse beziehenden Vorgaben pauschal und sogar bezüglich Prioritäten unbestimmt (vgl. z.B. 384-398).

[19] Fülgraff, der Mitglied der Enquete-Kommission war, interpretiert die Arbeit der Enquete-Kommission als einen weitgehenden Vorgehensvorschlag, der inhaltliche und prozessuale Voraussetzungen zur Erarbeitung einer Nachhaltigkeitsstrategie beschreibe (Fülgraff 2000, 210).

zukünftigen Generationen, so sollen heutige Armutsverhältnisse nicht zugunsten späterer künftige Generationen ignoriert werden.

In der politischen Praxis werden einige Themen, die für Nachhaltigkeit relevant sind, wegen der normalerweise bei ca. fünf Jahren liegenden Abstände zwischen Wahlen (hier bezogen auf OECD-Staaten) nicht angegangen. Intergenerationale Politikziele brauchen langfristig ausgerichtete Entscheidungen und Kapazitäten zur Aufrechterhaltung der eingegangenen Verpflichtungen. (vgl. OECD 2002, 10) Auch die Frage nach geeigneten FürsprecherInnen kommender Generationen ist noch nicht beantwortet. Inwiefern ist es trotzdem möglich, für so etwas wie eine „gerechte kollektive Hinterlassenschaft" (SRU 2002, 58) zu sorgen? Notwendig ist ein offensiver Umgang mit dem bestehenden Unwissen, das z.B. dadurch nachgewiesen ist, dass früher prognostizierte Rohstoff-knappheiten selten zu den dadurch befürchteten Folgen geführt haben bzw. nicht eingetreten sind. Zudem ist Naturkapital häufig trotz technischen Fortschritts nicht in allen seinen Funktionen durch anderes Kapital ersetzbar. (vgl. in diesem Sinne SRU 2002, 59-66) Die Diskussion um den Ressour-cenerhalt zugunsten zukünftiger Generationen wird häufig entlang der Konzepte „starke" und „schwache Nachhaltigkeit" geführt.[20]

Die Fragen, was zu erfüllende Bedürfnisse heutiger Generationen sind und was wir über die Be-dürfnisse zukünftiger Generationen wissen können, bleiben daher offen. Gleichwohl bietet das Prin-zip der Generationengerechtigkeit Anhaltspunkte zum Umgang mit Ressourcen und für politischen Entscheidungsverfahren, die ständiger Konkretisierung und Aushandlung bedürfen.

2.2.1.4 Von global bis lokal

Die Zunahme von globalen Beziehungen beeinflusst die Möglichkeiten nachhaltiger Entwicklung: Es ist kein Zufall, dass das Nachhaltigkeitskonzept insbesondere auf weltweiten Konferenzen entwickelt wurde. Und es waren Weltkonferenzen, die regionale, nationale und subnationale Nachhaltigkeits-programme und -institutionen stimulierten und die lokale Initiativen förderten und aufwerteten.

Angesichts globaler, nationaler und regionaler Trends ist der Gestaltungsraum insbesondere auf lokaler Ebene begrenzt. „Den Sogwirkungen derartiger Prozesse können lokale Akteure trivialer

---

[20] Das Konzept schwacher Nachhaltigkeit geht davon aus, „dass Naturkapital durch andere Kapitalformen ersetzbar und diese Ersetzung (Substitution) mit Grundsätzen intergenerationeller Gerechtigkeit vereinbar ist" (SRU 2002, 59). Technischer Fortschritt werde dafür sorgen, dass es immer eine Entkopplung von wirtschaftlichem Wachstum und Ressourcenverbrauch geben werde. Kritisch wird zu diesem Konzept u.a. angemerkt, dass es eine Unterbewertung der „Multifunktionalität vieler ökologischer Systeme" (SRU 2002, 60) bedeute und dass es die Wahlfreiheit zukünftiger Generationen einschränke (vgl. zur Kritik SRU 2002, 59-64).
Das Konzept starker Nachhaltigkeit bezeichnet als den Kern von Nachhaltigkeit „eine in sich komplex strukturierte intergenerationelle Hinterlassenschaft", insbesondere an Naturkapital, das als nicht substituierbar gilt. „Das ökonomi-sche System muss sich daher im Rahmen der Reproduktionskapazität der Natur bewegen"; zwischen Sach- und Naturkapital liege eine Komplementaritätsbeziehung vor. (vgl. SRU 2002, 64) Einen Versuch der Operationalisierung starker Nachhaltigkeit stellt u.a. das „Umweltraumkonzept" mit dem zugehörigen Messmodell der „ecological footprints" dar. (Position für die starke Nachhaltigkeit beziehen BUND /Misereor 1996, 25-26.) Die Kritik an diesem Konzept schließt ein, dass es immer auch um „Wertungsfragen" gehe. Ein entscheidender Diskussionspunkt ist, ob nicht erneuerbare Ressourcen prinzipiell nicht in Anspruch genommen werden dürfen. (vgl. SRU 2002, 65-66) Zur Vermittlung beider Ansätze schlug der WBGU 1999 ein „Verbot für alle Eingriffe des Menschen [...], bei denen globale Regelkreise nachweislich gefährdet sind" vor (SRU 2002, 66). Aber auch hier gilt, dass für verschiedene Per-sonengruppen verschiedene Formen von Naturkapital essenziell sind. Der SRU plädiert für eine Leitlinie, die vom Vorsorgeprinzip und Safe Minimum Standards ausgeht und auf eine Konstanterhaltung von Naturkapital hinausläuft, wobei im Einzelfall abgewogen werden soll. „Moderne Umweltpolitik sollte als aktiv vorsorgende Investitionspolitik in Naturkapital betrieben werden. Die Erhaltungsregel ist als ein Verschlechterungsverbot, die Investitionsregel als ein Verbesserungs- und Gestaltungsauftrag zu verstehen." Da es in der Praxis immer auch um Wertungen gehe, stellt der SRU die Forderung auf, „Ziele und Strategien in transparenten und beteiligungsoffenen Verfahren zu erarbeiten" (SRU 2002, 67).

Weise oft nur begrenzt entgegenwirken" (Lange /Blinde /Böge et al. 2002, 147). Chancen lokaler Initiativen bestehen vor allem in lokal angepassten Problemlösungen, die konkret auf die überörtlichen Trends reagieren, „die im *neuen, erweiterten* Rahmen der Arbeitsteilung zumindest funktional gleichwertig oder gar überlegen sind. Mit anderen Worten: Nicht Konservierung der Kleinteiligkeit vormaliger Strukturen, sondern aktive Restrukturierung der betreffenden Felder (Stadtteile, Lieferbeziehungen) in ausdrücklicher ‚Tuchfühlung' mit den neueren Makrotendenzen." (ebenda)

Globalisierte Rahmenbedingungen bedeuten für Nachhaltigkeitsinitiativen im lokalen und regionalen[21] Rahmen damit nicht nur Anpassung, sondern bieten auch Gestaltungschancen. Potenziale Lokaler Agenda 21-Prozesse und lokaler Netzwerke werden unten erarbeitet.

2.2.1.5 Beteiligungs- und institutionelle Fragen

Die institutionelle Dimension betrifft den Modus, „*wie* eine nachhaltige Entwicklung umgesetzt werden könnte bzw. welche Qualitäten Institutionen haben müssten, um dieser Aufgabe gerecht zu werden" (Kopfmüller /Brandl /Jörissen et al. 2001, 49).

Die Effektivität von Steuerung über die Einbindung gesellschaftlicher und wirtschaftlicher Akteure zu erhöhen und damit staatlichen wie nicht-staatlichen Akteuren Vorteile zu verschaffen, ist keine „Erfindung" der Agenda 21.[22] Neu ist allerdings, dass die Akteurseinbindung in einer inhaltlich an Nachhaltigkeitszielen ausgerichteten Debatte erfolgt. Wegen dieser Ausrichtung tut sich ein Spannungsfeld auf zwischen den normativen Zielen und der normativen Forderung nach "responsiveness and feedback to the people involved in the processes" (OECD 2002, 28).

Die Beteiligungs- und institutionellen Fragen bearbeiten die Formen des gesellschaftlichen Projekts Nachhaltigkeit: „Das gilt für die Politik ebenso wie für die Wirtschaft, Wissenschaft und andere gesellschaftliche Systeme. Ein gemeinsames Bezugssystem muss entwickelt, Wissen muss bereitgestellt, unterschiedliche Handlungsstrategien müssen aufeinander abgestimmt, Erfahrungen ausgetauscht und viele einzelne Maßnahmen und Aktionen in Zusammenhang mit der regulativen Idee ‚Sustainable Development' reflektiert werden." (Kopfmüller /Brandl /Jörissen et al. 2001, 111) Von Prittwitz leitet aus dem Nachhaltigkeitspostulat eine institutionelle Zukunftsaufgabe ab, die in einer institutionell gestützten Wertediffusion, einer ökologische Leitbildentwicklung sowie im Konzept der „Umweltplanung" bestehe (vgl. Prittwitz 2000, 29).

Welche Positionen und welche Akteurgruppen werden in diesen neuen Konsultationen zur Zielfindung und Umsetzung von Zielen (weiterhin oder neuerdings) ausgegrenzt (vgl. Brand /Jochum 2000, 36)? Welche Rolle sollen die Gruppen im Rahmen verbindlich zu treffender Entscheidungen spielen? Repräsentativdemokratische Verfahren werden durch die Beteiligungsvorgaben nicht in Frage gestellt; sie werden vielmehr ergänzt. Welche Wirkungen können von institutionellen Veränderungen und Beteiligungsangeboten erwartet werden? Auch diesbezüglich sind also bisher weit mehr Fragen offen als beantwortet.

Wenn im Folgenden von dem „Nachhaltigkeitskonzept" bzw. dem „Nachhaltigkeitsdiskurs" gesprochen wird, ist dieses facettenreiche Gebilde gemeint: mit seiner Konflikthaftigkeit und mit seinen Potenzialen, wodurch es für unterschiedliche politische Strömungen nutzbar ist.

---

[21] zum Begriff Regionalität und für eine kritische Bewertung verschiedener und oft nicht konsistent aufeinander bezogener regionaler Projekte und Strukturen vgl. Kluge /Schramm 2001

[22] Die institutionelle Fragestellung des Nachhaltigkeitskonzepts erinnert an Korporatismus- und Netzwerke-Diskussionen sowie an die Analysen von Ulrich Beck zu „Sub-Politik" und zur „Redefinition des Lokalen", die vor allem in liberal-demokratischen Systemen bekannt sind (vgl. Schmidt 2000, 67-68).

2.2.2 Politologische Nachhaltigkeitsforschung und -interpretationen

Nachhaltigkeitskonzepte stellen an die Politikwissenschaft besondere Herausforderungen. Einige analytische Einteilungen, die üblicherweise vorgenommen werden, um Komplexität zu reduzieren, um Machtbeziehungen und Wirkungsweisen politischer Institutionen zu erklären, werden im Nachhaltigkeitsdiskurs in Frage gestellt. In drei Schritten soll diese Problematik bearbeitet werden.

1. Das Nachhaltigkeitskonzept rüttelt an der Einteilung zwischen Input und Output des politischen Systems; es beschreibt Übergänge.
2. Nachhaltigkeit ist politisches Programm für viele Politikfelder und fordert gleichzeitig neue gesellschaftliche Spielregeln zu seiner Entwicklung heraus, so dass Politikfelder (policies) und Formen politischer Auseinandersetzungen (politics) verbunden werden und zudem auf das Institutionengefüge (polity) einwirken.
3. Nachhaltigkeit gilt als gesellschaftliches Entwicklungsprojekt, dessen Ziele unter Mitwirkung verschiedener Akteure und Gruppen formuliert, umgesetzt und weiterentwickelt werden sollen. Als Policy-Zyklen aufgefasste Entscheidungsfindungsprozesse können daher die Prozesse, die im Nachhaltigkeitsdiskurs zur Geltung kommen sollen, nur teilweise abbilden.

Im Folgenden wird begründet, dass es gerade bezüglich Nachhaltigkeit eines erweiterten Instrumentariums zur Analyse der zu erwartenden Prozesse bedarf.

2.2.2.1 Input und Output

Nachhaltige Entwicklung ist mit zwei politikwissenschaftlichen Fragestellungen eng verknüpft:
„– dem Demokratieproblem auf der Input-Seite des politischen Prozesses (breite Beteiligung an der Willensbildung) und
– dem Steuerungsproblem auf der Output-Seite (effektives und effizientes kollektives Handeln)." (Feindt /Weber /Wüst 2000, 217)[23]
Auf der **Input**-Seite werden durch das Nachhaltigkeitskonzept Demokratiefragen neu gestellt. Legitimation wird zum Teil über Betroffenheit definiert, wobei eine stärkere Beteiligung bisher nur über repräsentativ-demokratische Verfahren eingebundener Personenkreise stattfinden soll; normativ gefordert werden zudem Konsultationsprozesse, um inhaltliche Verschiebungen in den politisch behandelten Themen und Entscheidungen zu erreichen. Diese Verfahren sollen in der Regel die bestehenden Praktiken der Willensbildung ergänzen. Es wird erwartet, dass sie zur Diffusion von mehr Informationen, verschiedenen Wahrnehmungsmustern und mehr Öffentlichkeit und in der Folge zu größerer Gerechtigkeit führen.

Im Rahmen politischer Steuerung insbesondere in der Umweltpolitik werden mehr und mehr prozedurale Instrumente eingesetzt, die zum Teil ordnungspolitische Ansätze ablösen. Und auch durch das Nachhaltigkeitskonzept rückt die top down-Umsetzung formulierter Ziele in den Hintergrund. Auf der **Output**-Seite des politischen Systems bedeutet dies, dass sich die dominante Steuerungsart verändert. Es wird angestrebt, medien- und ressortübergreifend zu steuern und Effektivität und Effizienz durch die Einbindung der zu Steuernden nicht nur bei der Instrumentenwahl, sondern auch bei

---

[23] Die Unterscheidung zwischen Input und Output ist in der Praxis fließend, wie sich am „withinput" von Verwaltungen, also ihren politischen Eigeninitiativen, zeigt (vgl. Beyme 2000, 157). Zur Bedeutung von Input und Output in demokratietheoretischer Hinsicht vgl. Scharpf 1970, insbesondere 21-27.

der Zielfindung zu erhöhen. Jänicke interpretiert die Agenda 21 bezogen auf die Output-Problematik als „strategisch angelegtes Steuerungsmuster", als Beispiel für „management by objectives and results". Die Ziele beruhen im Idealfall auf wissenschaftlichen und politischen Zielformulierungen, die übersetzt werden „in die Zielsysteme dezentraler Akteure und das Management entsprechender Verhandlungssysteme" (Jänicke 2001, 69-71).

Jänicke interpretiert die Agenda 21 als vorwiegend umweltpolitischen Rahmen und damit als Beispiel für den Steuerungsansatz der „Umweltplanung" (ebenda 71). Er definiert „Elemente einer Umweltplanung im Sinne der Agenda 21" wie folgt:

„1.   Konsens: konsensuale Zielbildung auf breiter Basis
2.   Querschnittspolitik: Integration des Umweltschutzes in andere Politikfelder
3.   Verursacherbezug: Beteiligung von Verursacherbereichen an der Problemlösung
4.   Partizipation: Beteiligung zusätzlicher Akteure an der Problemlösung
5.   Monitoring: Berichtspflichten, Erfolgskontrolle, Indikatoren" (Jänicke 2001, 72 (Abbildung)).

Als „auf der Linie der Agenda 21" (Jänicke 2001, 77) liegend beschreibt Jänicke dann das sogenannte „capacity building", einen die Umweltpolitologie prägenden Ansatz zur Verbesserung der Steuerungsfähigkeit.

Diese Interpretation von Output im Sinne eines Planungsinstruments weist Verknüpfungen mit dem Input-Prozess auf, weil die konsensuale Zielbildung verknüpft mit dem Verursacherbezug und mit Partizipation den demokratischen Input ebenso betreffen wie das kollektive Handeln im Sinne des Outputs des politischen Systems. Das Thema Nachhaltigkeit unterstreicht also die Verbindung beider Richtungen und bringt sie aus dem schmalen Korridor Umweltpolitik hinaus auch in andere Politikfelder.

In der Praxis der Nachhaltigkeitsforschung zeigt sich diese Verwobenheit insbesondere bei den Nachhaltigkeitsstudien auf kommunaler Ebene. Wo Input- und Output-Seite räumlich wie personell überschaubar sind, reflektieren Nachhaltigkeitsprozesse diese Verwobenheit von Input und Output. Um eine Vergleichbarkeit verschiedener kommunaler, aber auch regionaler, nationaler und internationaler Nachhaltigkeitsprozesse zu ermöglichen, wird Output mit Hilfe von Indikatoren gemessen[24]. Häufig verbleibt die Output-Analyse auf institutioneller wie programmatischer Ebene, so dass weitere Wirkungen von den Analysen nicht berücksichtigt werden[25]. In dieser Arbeit wird dagegen mit Fallstudien gearbeitet, die ermöglichen sollen, beispielhaft Input und Output mit deren Wechselwirkungen nachzuzeichnen.

2.2.2.2 Policy, polity und politics

Nachhaltigkeit betrifft von ihrer Anlage her Formen politischer Auseinandersetzungen (politics), das politische Institutionengefüge (polity) sowie Politikfelder (policies).

Für die Forschung über Nachhaltigkeit wird ein inhaltlicher Bias auf drei Ebenen festgestellt: Erstens dominierten normative Studien, die insbesondere neue Governance-Mixe „per se als Garant für

---

[24]   Konkrete Indikatoren finden sich z.B. hier: Bundesregierung 2002, Kopfmüller /Brandl /Jörissen et al. 2001, Agenda-Transfer 2003. Zudem tauschen Gemeinden, Unternehmen usw. Erfahrungen mit Indikatorensystemen aus, vgl. z.B. http://www.sustainabilityindicators.org/, 25.02.2006.

[25]   So bleiben denn auch lokale und nationale /internationale Nachhaltigkeits-Forschung oft konzeptionell getrennt. Eine Ausnahme bietet z.B. Schmidt 2000, 69, der die Leitbildforschung aus dem Kontext internationaler Politik rezipiert, um die mögliche Durchsetzung bestimmter Ideen in der lokalen Politik zu erfassen.

eine positive Entwicklung in Richtung Nachhaltigkeit verstanden" (Brand et al. 2001, 16) wissen wollen; zweitens blieben Konflikt- und Interessendimensionen nachhaltiger Entwicklung häufig ausgeblendet, während kooperative Aspekte fokussiert würden, und drittens wird eine Konzentration auf umweltpolitische Fragestellungen konstatiert, die soziale, kulturelle und ökonomische Anteile in den Hintergrund treten lässt. (vgl. ebenda 16-17)

Von den vier Formen politischer Einflussnahme und Regulierung: 1. repräsentativer, konkurrenzdemokratischer Politiktypus, 2. Protest-, Kampagnen- und Initiativenpolitik, 3. Problemlösen im Rahmen horizontaler Verhandlungssysteme und Politiknetzwerke und 4. dialogisch-partizipative Verfahren der Konfliktlösung (vgl. Brand /Fürst /Lange et al. 2001, 23-26; Brand /Christ /Heimerl et al. 2001, 246) erfährt insbesondere der letzte Typ im Nachhaltigkeitsdiskurs und in der sozialwissenschaftlichen Forschung sehr viel Aufmerksamkeit. Die normative Aufwertung dialogisch-partizipativer Verfahren im Nachhaltigkeitskonzept soll in dieser Arbeit kritisch reflektiert werden, indem die Bedeutung der verschiedenen Handlungslogiken und ihr Zusammenspiel untersucht werden.

2.2.2.3 Lokale Agenda 21-Forschung

Ein wichtiges Teilgebiet sozialwissenschaftlicher Nachhaltigkeitsforschung richtet sich auf die Lokalen Agenden 21, die aus der Agenda 21 heraus initiiert wurden. Auch die Fallstudien in dieser Arbeit stehen zum Teil mit Lokalen Agenden 21 in einem Zusammenhang, weswegen nun zentrale Forschungsergebnisse zu diesen Phänomenen rezipiert werden.

Die Lokale Agenda 21 ist Teil einer Governance-Perspektive, die das Lokale als sozialen Ort oder Funktionsraum auffasst (vgl. Heinelt 2003, 39). Indem sie von den Gemeindeparlamenten beschlossen wird, ist sie nicht nur normatives Postulat, sondern sie „bringt vielmehr zum Ausdruck, dass bürgerschaftliche Partizipation als entscheidende Bedingung für effektives Regieren begriffen wird" (Heinelt 2000, 54). In der Regel geht sie einher mit verschiedenen Kombinationen von bottom up- und top down-Prozessen (vgl. Feindt /Tscheulin 1999, 255). Ihre Interaktionen mit repräsentativer Demokratie bedeuten für beide Seiten eine anspruchsvolle Aufgabe von hoher Komplexität. Die Lokale Agenda 21 soll eine kontinuierliche Veränderung des jeweiligen Governance-Mixes initiieren, wobei den staatlichen Stellen eine Management-Aufgabe zukommt, inklusive des Parts der Gewährleistung von Problemlösungen. Diese ist in Lokalen Agenden 21 aus verschiedenen Gründen schwierig: Die „überfrachtete" Nachhaltigkeitsthematik muss in handhabbare Projekte zerlegt werden (vgl. Lamping /Schridde 2000, 95), unterschiedlichste Akteure sind einzubinden, alle diese müssen Entscheidungen der Lokalen Agenda 21 in ihren Herkunftsorganisationen vertreten (Rückbindungsproblematik), die konkrete Problemlösung ist wiederum auf viele Akteure angewiesen. Damit hängt also die inhaltliche Ausrichtung und Umsetzung von Nachhaltigkeit zu einem guten Teil von den gewählten Verfahren, vom Modus des policy making ab (vgl. Heinelt 2000, 61-62[26]).

Je nach eingenommenem Blickwinkel werden die Leistungen kooperativer Elemente oder von top down-Elementen in den Vordergrund gestellt; die Forschungsberichte sind hier nicht einheitlich. Den Beitrag von BürgerInnenbeteiligung zu nachhaltiger Entwicklung zu bestimmen, ist nicht möglich, da nur einzelne Fallstudien vorliegen: "[...] one might also be confronted with cases where participation takes place without sustainable outcomes or there are sustainable outcomes without participation" (Heinelt 2002, 18).

---

[26] Ähnlich Feindt und Tscheulin: „Die Art des Prozesses ist [..] entscheidend für die Wahl der Ziele und dafür, was erreicht werden kann" (Feindt /Tscheulin 1999, 255).

Lokale Agenden 21 haben einen Doppelcharakter als „System" mit eigenen Stabilisierungsbedürf-
nissen und als auf ein bestimmtes Ziel gerichteter Prozess. Diese Perspektive bedeutet für eine institutionelle Stabilisierung der Prozesse, dass die inhaltliche Integration auch mit der Bedeutung und
Sichtbarkeit des Diskurses in der Öffentlichkeit verknüpft sein muss. (vgl. Brand /Christ /Heimerl et
al. 2001, 36; 44) Nur wenn es gelingt, die Lokalen Agenden 21 mit stadtpolitisch relevanten Diskussionen zu verknüpfen und sie von Verwaltung und Parteien aktiv zur Veränderung auch ihrer
eigenen Programme und Arbeiten herangezogen werden, können sie sich stabilisieren.

Darüber hinaus erscheint wichtig, „dass es durch die Wahl der Organisations- und Prozessstruktu-
ren gelingen muss, *die inhaltliche und die prozedurale Seite des lokalen Nachhaltigkeitsprozesses
miteinander zu verbinden* und zwar über Brüche und Reorganisationen des Agenda-Prozesses hinweg" (Brand /Christ /Heimerl et al. 2001, 248). Die Lokale Agenda 21 soll damit die Funktion einer
Vernetzungsagentur bzw. eines Transmissionsriemens lokaler Nachhaltigkeit übernehmen (vgl.
ebenda 230). „*Damit setzen Agenda-Prozesse Politikformen und -ansätze voraus, die meist erst noch
entwickelt werden müssen* - im wesentlichen aus einem doppelten Prozess heraus: durch politische
Strukturierung sowie aus den Prozessen und ihrer Institutionen bildenden Kraft." (Lamping
/Schridde 2000, 83; ähnlich vgl. Feindt /Weber /Wüst 2000, 237)

Wichtige Erfolgsfaktoren von Lokale Agenda 21-Prozessen sind ausdauernd engagierte Promotor-
Innen, deren Absicherung und Einbindung, symbolische Unterstützung durch Politik und Verwaltung
sowie eine starke Thematisierung in den Medien. Als Hemmnisse werden fehlende Arbeitskapazitä-
ten und Ressourcen, die mangelnde Einbindung der Wirtschaft, das Ressortdenken und bürokratische
Hürden, das Verwehren notwendiger Flexibilität und Offenheit nach außen für engagierte Verwal-
tungsmitarbeiterInnen und fehlende verbindliche Regelungen der Übernahme von Verantwortlichkeit
angesehen. Auch bestimmte in-group-Kommunikationsmuster, langwierige Auseinandersetzungen
und ein Mangel an notwendiger Lernbereitschaft bei den Prozessbeteiligten werden benannt. (vgl.
z.B. Haan /Kuckartz /Rheingans-Heintze 2000, 91-96, 117-128)

Lokale Agenda 21-Prozesse sind nur ergänzende Politikformen und beschränken sich auf lokale,
maximal regionale[27] Prozesse: „Auch Hunderte von überzeugenden Nachhaltigkeitsprojekten müssen, wenn sie in gegenläufige strukturelle Trends eingebettet sind, die Nachhaltigkeitsbilanz der
Stadt insgesamt nicht positiv färben." (Brand /Christ /Heimerl et al. 2001, 330)

Die Beteiligungsansprüche aus dem Nachhaltigkeitskonzept sind auf lokaler Ebene – das zeigt auf
den ersten Blick der Boom von Lokale Agenda 21-Initiativen – ungleich einfacher zu erfüllen: Die
von Entscheidungen Betroffenen sind vor Ort, können sich artikulieren und mit politischen FunktionsträgerInnen interagieren. Doch genau an diesem Punkt zeigt sich das häufigste Defizit der Lokalen Agenda 21: Sie bleibt auf der Ebene symbolischer Politik, die lediglich politisch bereits Aktiven
und bestehenden Bewegungen und Gruppen ein neues Forum bietet, jedoch die Initiativen bündelt,
stützt und insofern Politik verändert und beflügelt. Folglich scheint es, „dass die positiven Auswirkungen der Lokalen Agenda 21 überwiegend im Bereich der politischen Kultur und Bewusstseins-
bildung gesehen werden und weniger in der Erstellung von konkreten Plänen und der Umsetzung
von Maßnahmen, die dem Ziel einer nachhaltigen Entwicklung im globalen Maßstab folgen."
(Teubner 2000, 48)

---

[27] Regionale Nachhaltigkeitsinitiativen unterliegen den selben Restriktionen wie Lokale Agenden 21, wobei Institutionalisierung, Politisierung und Beteiligung noch geringer sind.

Obwohl sie lokale Nachhaltigkeitsprozesse bearbeitet, setzt diese Arbeit keinen Fokus auf die Lokalen Agenden 21 und den konsensualen partizipativen Politiktypus. Die Analyse richtet sich allgemeiner auf den Verhandlungstypus von Politik, der in Netzwerken (und nur unter anderem in Lokalen Agenden 21) stattfindet, und dessen Wechselwirkungen mit der repräsentativen Demokratie. Die Analyse ist dabei, wie die der Lokalen Agenda 21-Prozesse, nicht auf ein Politikfeld beschränkt.

2.2.3   Transdisziplinäre und gendersensible Nachhaltigkeitsforschung

Die bedeutende Rolle der Institution Wissenschaft wird in der Agenda 21 betont. Nachhaltige Entwicklung ist in erster Linie kein wissenschaftliches Konzept, sondern „eine *Vision, eine Idee*, die uns zwar nicht helfen kann, etwas über die Welt - und erst recht nicht über die Welt von morgen - zu erfahren, die uns aber für die Aufstellung praktischer Handlungsmaximen zur Lösung der gegenwärtigen globalen Probleme nützlich sein kann" (Kopfmüller /Brandl /Jörissen et al. 2001, 42). Die Herausforderung, die sich an Nachhaltigkeitsforschung stellt, besteht vor allem darin, Probleme in ihrer Komplexität zu identifizieren und Wissen über Zusammenhänge bereit zu stellen, aufgrund dessen dann Lösungen verhandelt werden.

Interdisziplinäre und alternative Ansätze, die über die oben dargestellte Forschung hinaus im Rahmen von Nachhaltigkeitsforschung (weiter-)entwickelt wurden, werden hier bezüglich des Themas dieser Arbeit ausgewertet. Diese Ansätze sind interdisziplinär, transdisziplinär, praxisbezogen, sozial-ökologisch und / oder feministisch ausgerichtet.[28] An dieser Stelle werden die vorliegenden Ansätze auf die beiden Bereiche transdisziplinäre und gendersensible Forschung zugespitzt.

2.2.3.1   Transdisziplinäre Forschung

Transdisziplinarität in der Forschung herzustellen bedeutet, von gesellschaftlichen Problemlagen auszugehen und mit der Forschung zu Problemlösungsstrategien beizutragen. Damit steht nicht das Wissenschaftssystem mit seinen Disziplinen und der Möglichkeit interdisziplinären Arbeitens im Vordergrund. Transdisziplinarität ist Wissenschaft und muss wissenschaftlichen Qualitätskriterien genügen (vgl. Grunwald 1999), ist aber anders ausgerichtet: „Das Erkenntnisinteresse ist nicht durch Begriffe wie Natur- oder Welterkenntnis geprägt, sondern durch Problemlöse- und Entscheidungsbezug des kreierten Wissens" (Grunwald 1999, 33; vgl. auch Mittelstraß 1998).

Eine auf Nachhaltigkeit ausgerichtete transdisziplinär angelegte Forschungsrichtung ist die sozialökologische Forschung. Sie wird seit 2000 vom deutschen Bundesforschungsministerium gefördert. Einen Beitrag zu Nachhaltigkeit soll sie leisten, „indem sie die Formen und Gestaltungsmöglichkeiten der Mensch-Umwelt-Beziehungen untersucht und Strategien für eine Sicherung der Reproduktions- und Entwicklungsfähigkeit der Gesellschaft und ihrer natürlichen Umwelt entwickelt" (BMBF 2000). Nachhaltigkeit gilt hier nicht nur als „Prinzip eines umwelt- und generationenverträglichen Ressourcenmanagements und einer technischen ‚Effizienzrevolution', ergänzt durch Normen und Leitbilder eines wünschenswerten Verhaltens" (Götz /Jahn /Schramm 2001, 283), sondern erfordert die Transformation gesellschaftlicher Naturverhältnisse, beginnt also mit einem veränderten Blick auf die Auswirkungen gesellschaftlichen Handelns auf Natur und die begrenzenden und ermöglichenden Wirkungen von Naturgegenständen auf Handlungsweisen (vgl. ebenda 282). Aus dieser

---

[28]   Die gesellschaftliche Wahrnehmung von Nachhaltigkeitsproblemen sowie die Rolle von Wissenschaft werden in diesen Zusammenhängen intensiv reflektiert (vgl. z.B. Grunwald 2004).

Sicht bedeutet Nachhaltigkeit eine Diskussion um gesellschaftliche Ziele wie Lebensqualität und kulturelle Vielfalt, jenseits von Umweltschutz und Steigerung von ökonomischer und Öko-Effizienz. Die Bedeutung institutioneller und symbolischer Ordnungen von Gesellschaften bei der Regulierung materieller Prozesse zu erkennen wird als Voraussetzung für das Verständnis für nicht-nachhaltige Parameter unserer Lebensweise aufgefasst; erst daraus können Erkenntnisse zur Realisierung nachhaltigerer Lebensweisen abgeleitet werden. (vgl. ebenda 285-286) Da sozialwissenschaftliche und naturwissenschaftliche Forschungszugänge nicht direkt aneinander anschlussfähig sind, müssen wechselseitige Übersetzungen, „Brücken", geschaffen werden.[29]

Die Definition der zu lösenden Probleme wie die Lösungen selbst sollen in Interaktion zwischen den Beteiligten stattfinden: „Sozial-ökologische Problemgemeinschaften sind themenbezogenen Bündnisse auf Zeit. Sie beruhen auf wenigen, gezielten Interessensüberschneidungen und thematisch begrenzten Gemeinsamkeiten sehr heterogener Akteure und Akteursgruppen, deren sonstige Interessenlagen und Ziele stark divergieren. Wegen ihrer Problemorientierung reichen sie häufig über die Grenze bestimmter politischer, kultureller oder wirtschaftlicher ‚Lager' hinaus." (Götz /Jahn /Schramm 2001, 292)

Eine Betonung der sozial-ökologischen Forschung liegt auf sozialen Aspekten, die als Grundbedingung der Verwirklichung von Nachhaltigkeitszielen angesehen werden und daher bei ökologischen und ökonomischen Fragen nie außen vor gelassen werden. Da das Thema soziale Nachhaltigkeit weit weniger öffentlich diskutiert wird und Umsetzungsversuche bisher vor allem auf lokaler Ebene stattfinden, bietet diese Forschungsrichtung also Möglichkeiten, diese Leerstelle zu füllen. Empacher /Wehling ziehen aus ihrer Untersuchung von Konzepten sozialer Nachhaltigkeit den Schluss, dass Indikatoren für soziale Nachhaltigkeit sowohl eine objektive wie auch eine subjektive Komponente haben sollten (vgl. Empacher /Wehling 2002, 65).

Zusammengefasst bedeuten transdisziplinäre Herangehensweisen in der Nachhaltigkeitsforschung, dass theoretische Grenzen der Wissenschaft wie praktische Grenzen in Forschung und Politik überschritten werden, indem von Problembeschreibungen ausgegangen wird, die gemeinsam von verschiedenen Disziplinen, Verursachenden und Betroffenen sowie gesellschaftlichen und politischen Institutionen differenzierten Lösungen zugeführt werden, und zwar in mehrschrittigen, von den Beteiligten stets zu reflektierenden Verfahren.

2.2.3.2 Gendersensible Forschung

Die Frage einer angemessenen Beteiligung von Frauen an im Nachhaltigkeitskonzept postulierten Konsultations-, Entscheidungs- und Implementationsprozessen ist noch nicht gelöst (vgl. Holland-Cunz 2004, 474). Vermutet wird, dass allein durch die Konsensorientierung im Nachhaltigkeitsdiskurs die Stimmen von Frauen „auf größere Offenheit treffen [dürften] als früher" (Franz-Balsen 2001, 201). An dieser Stelle wird auf Ergebnisse gendersensibler Nachhaltigkeitsforschung eingegangen, die über Beteiligungsfragen hinausgehen.[30]

Aus der „Annahme, dass das bestehende globalisierte Wirtschaftssystem auf die (wieder-) herstellende Funktion sowohl des Natursystems (Naturproduktion) als auch den (re-)produktiven (weibli-

---

[29] Für die wechselseitige Vermittlung seien Reduktionen erforderlich; „Mindestansprüche" beider Seiten seien in neu zu besetzenden Gremien zu formulieren (vgl. Weller 2001, 11).

[30] Ausgangspunkte der gendersensiblen Nachhaltigkeitsforschung sind Ergebnisse der feministischen Naturwissenschafts- und Technik-Forschung (vgl. z.B. Bauhardt 2004; Buchen /Buchholz /Hoffmann 1994; Collmer /Döge /Fenner 1999).

chen) Kräften des sozialen Systems aufbaut, diese aber nicht unbedingt wieder erneuert" (Knothe 2001, 55) folgt, dass das Thema „Reproduktion" im Nachhaltigkeitsdiskurs nicht mehr völlig ausgeblendet wird. Wegen der Nähe dieses Themas zum Geschlechterdiskurs kann eine vermeintliche Geschlechtsneutralität des Nachhaltigkeitsdiskurses nicht aufrecht erhalten bleiben.

Für die wesentlichen im Nachhaltigkeitsdiskurs thematisierten Probleme, die Naturzerstörung und das Gerechtigkeitsdefizit, werden die gleichen Ursachen wie für das Gerechtigkeitsdefizit zwischen den Geschlechtern identifiziert: nämlich ein System, das von der „Kolonisierung" der ökologischen Natur und der sozial den Frauen zugeschriebenen Natur lebt (vgl. Franz-Balsen 2001, 198-199). Ausgangspunkte für gendersensible Nachhaltigkeitsforschung sind Alltagsfragen in ihrer gesamten Komplexität, die von der permanenten Konstruktion von Geschlecht geprägt sind (vgl. Wetterer 2004; Gildemeister 2004).

Im Nachhaltigkeitsleitbild sind die gleichzeitige Entwicklung von Human- und Naturpotenzialen und das Offenhalten möglichst vieler Zukünfte als Ziele vorgesehen (vgl. Busch-Lüty 1996, 142). Die drei Säulen werden verstanden als sich gegenseitig bedingende Determinanten und als konstituierende Elemente eines „*ganzheitlichen Lebensprinzips*, das damit *querliegt* zu den Denk-, Ordnungs- und Organisationskategorien sowohl der Wissenschaften (Fachdisziplinen) als auch des politisch-administrativen Systems (Ressorts)" (ebenda 143). Nachhaltigkeit kann als sozial eher „weibliches" Leitbild aufgefasst werden: Verständigungsprozesse sollen „lebensnäher", der Politikstil kooperativer und wirtschaftliche Entscheidungen um langfristige Aspekte ergänzt werden: „'Verantwortliche Kooperation' als Grundprinzip sorgenden und vorsorgenden Wirtschaftens ist ja traditionell in der Familien- und Selbstversorgungsökonomie beheimatet und gilt daher auch als eher ,weibliches Wirtschaftsprinzip'" (ebenda 153). Im Folgenden wird die Bedeutung eines gendersensiblen Wirtschaftskonzepts für den Nachhaltigkeitsdiskurs hergeleitet, das sich am Prinzip „Vorsorgenden Wirtschaftens" orientiert.

Im Nachhaltigkeitsdiskurs gilt das Wirtschaftssystem als „embedded" in Gesellschaft und Natur. Demnach sind Wirtschaftsprozesse insbesondere auf ökologische Prozesse angewiesen. Doch werden soziale und ökologische Prozesse dabei als der Wirtschaft äußerlich beschrieben: „Sie sind nicht Teil des Ökonomischen, und sie werden nicht als ökonomisch *produktive* Prozesse identifiziert" (Biesecker /Hofmeister 2003, 48). Wenn Nachhaltigkeit aber bedeutet, Reproduktionsbedingungen zu erhalten und herzustellen, also nicht erst bei den davon abhängigen Produktionsbedingungen anzusetzen, so sind die bisher aus wirtschaftlichen Betrachtungen ausgeblendeten Bereiche in eben diese neu einzubeziehen (vgl. ebenda 48-49[31]).

Das Prinzip der Nachhaltigkeit hat in einer vorsorgenden Perspektive zwei Ziele, erstens Bestandserhalt und zweitens Produktivitätserhalt. Im Bezug auf das klassische Beispiel der Holznutzung bedeutet dies, dass erstens nur so viel Holz geschlagen werden darf, wie in derselben Zeit nachwächst, und dass zweitens die ökologische Produktivität des Waldes erhalten und verbessert werden soll (vgl. Theoriegruppe Vorsorgendes Wirtschaften 2000, 45). Da Produktion und Reproduktion in dieser Perspektive nicht getrennt werden können, bedeutet „Herstellung zugleich auch Wiederher-

---

[31] Versorgungswirtschaft und Erwerbswirtschaft, zumeist getrennt behandelte Wirtschaftsbereiche, „sind durch geschlechtliche Arbeitsteilung und die soziale Konstruktion der Geschlechterrollen gekennzeichnet. Die Erwerbswirtschaft wird als die männliche Sphäre, die Versorgungswirtschaft als die weibliche Sphäre der Wirtschaft wahrgenommen." (Theoriegruppe Vorsorgendes Wirtschaften 2000, 30) Die Ausblendung des Zusammenhangs beider Wirtschaftsbereiche führt in der Analyse der „Theoriegruppe Vorsorgendes Wirtschaften" zu Krisen, aufgrund derer die feministische und die Ökologiebewegung entstanden.

stellung" (ebenda 46), woraus sich drei Handlungsprinzipien ergeben: Vorsorge, Kooperation und Orientierung am Lebensnotwendigen bzw. am guten Leben[32]. An die Stelle strategischer Kooperation tritt ein sich in Beziehung-Setzen als verständige und verantwortliche Kooperation (vgl. ebenda 49-52); durch einen erweiterten Wirtschaftsbegriff wird eine direkte Verbindung zwischen Ökologie und Sozialem hergestellt. Konsumprozesse werden dabei als eng verwoben mit Produktions-Ökonomie und politischen und wirtschaftlichen Rahmenbedingungen erfasst (vgl. Schultz 1999, Schultz 2001[33]). Genderbezogene Forschung kann die künstlich aufrechterhaltene Trennung zwischen Wirtschafts- und Gesellschaftsbereichen aufheben, die Lösungsansätzen für nachhaltiger Entwicklung an vielen Stellen im Wege steht. Davon abgeleitete Anforderungen an nachhaltige Politik in Sachen Ernährung und Landwirtschaft werden in Abschnitt 2.5 spezifiziert.

Der langfristige Ressourcenerhalt, wie er im Nachhaltigkeitsdiskurs gefordert ist, bedeutet also, die Begrenzung wirtschaftlicher und gesellschaftlicher Betrachtungen auf Produktionsaspekte aufzugeben und die Reproduktionssphäre als aktiv zu gestaltenden Bereich in die Nachhaltigkeitspolitik einzubeziehen. Dies setzt eine Reflexion oft ausgeblendeter Genderbezüge sowie der Eingebundenheit des Konsums in Produktions- wie Reproduktionsbereiche voraus. Insofern könnte die Verwirklichung des normativen Ziels der Orientierung an Vorsorge bei wirtschaftlichen und politischen Entscheidungen von bestehenden vorsorgenden Mustern profitieren, die bisher als sozial „weiblich" belegt und mit wenig Einfluss auf die öffentliche und Produktionssphäre ausgestattet sind.

Sowohl die Problembezogenheit als auch die Ausrichtung an Vorsorge rücken das Soziale stärker in den Vordergrund. Es ist dabei nicht mehr ein beschränkender Faktor, der unter vielen zu beachten ist, sondern bietet Möglichkeiten für langfristige und vielfältige Lösungen von Nachhaltigkeitsproblemen. Wird die Reproduktionsarbeit und -verantwortung aus dem Nachhaltigkeitskontext ausgeblendet, so entzieht dieser sich selbst seine Grundlagen. Ein direkter Problembezug und eine aktive Thematisierung von Genderfragen können Nachhaltigkeitszielen folglich förderlich sein.

Die bisher dargestellten Grundlagen und Diskussionen des Konzepts Nachhaltigkeit werden im Folgenden systematisiert und für die empirische Untersuchung handhabbar gemacht.

2.3   Gestufte Nachhaltigkeitsprozesse

Die strukturierenden Elemente dieser Arbeit sind inhaltliche Interpretationen und Zielkonzepte von Nachhaltigkeit. Zudem werden Formen von Nachhaltigkeitsprozessen und beteiligte Institutionen in der Untersuchung berücksichtigt. Es geht also um die Analyse der Entwicklung von Nachhaltigkeitsideen und darum, wie diese z.B. durch Beteiligung und bestehende Restriktionen, durch politische Sachzwänge, institutionalisierte und informelle Entscheidungsfindungs- sowie Umsetzungsprozesse geprägt werden. Um das nicht Statische von Nachhaltigkeit zu erfassen und gleichzeitig Entwicklungen an bestimmten Parametern festmachen zu können, wird Nachhaltigkeit in dieser Arbeit als eine potenzielle Entwicklung über mehrere Stufen konzeptualisiert.

---

[32]   vgl. den international diskutierten Ansatz von livelihood (vgl. Wichterich 2004, 32-35)
[33]   Das Konsumverhalten und die Bedingungen seiner Veränderungen sind bisher eher unzureichend erfasst, vgl. zur Kategorisierung vorgeschlagene Konsumtypen z.B. bei Empacher 2003.

2.3.1   Ein Stufenkonzept von Nachhaltigkeit

Der SRU unterscheidet in seinem Gutachten von 2002 verschiedene „Argumentationsebenen" von Nachhaltigkeit. Er benennt erstens die im allgemeinen unkontroversen orientierenden Leitvorstellungen, womit z.b. Zukunftsfähigkeit und Verantwortung gegenüber zukünftigen Generationen gemeint seien, zweitens die konzeptionelle Ebene, auf der z.b. die mögliche Konkurrenz zwischen starker und schwacher Nachhaltigkeit ausgetragen werde, drittens unterschiedliche Leitlinien und Regeln und weiter konkrete Zielsetzungen, Indikatorenbildung und Monitoring (vgl. SRU 2002, 57-58[34]). Die Unterscheidung macht deutlich, dass es mehrerer Stufen politischer Diskussion bzw. Programmatik bedarf, bis konkrete Ziele und Indikatoren von Nachhaltigkeit herausgearbeitet sind, für die dann letztendlich eine Evaluation bzw. ein Monitoring erfolgen kann.

Eine solche Einteilung ist notwendig, um die vielfältigen Ansprüche, die an politische Nachhaltigkeits-Programme, -Projekte und ihre Umsetzung gestellt werden, angemessen unterscheiden und bewerten zu können. Die Phasen zwischen politischer Zielbildung und Evaluation werden von den meisten Studien größerer Reichweite nicht bearbeitet[35]. Lokale Studien gehen zumeist von einer abgeschlossenen politischen Zielbildung aus, setzen bei bereits konkretisierten Indikatoren[36] an und wenden sich daraufhin der Umsetzungsphase (Implementation) zu.[37]

Mit dem hier entwickelten Stufenmodell soll der Blick auch darauf gerichtet werden, wie Nachhaltigkeitsziele für konkrete Kontexte präzisiert, von Akteuren modifiziert und umgesetzt werden. Dafür wird auf die Unterteilung von Policy-Zyklus-Ergebnissen in Output, Outcome und Impact zurückgegriffen. Aus diesen und dem Nachhaltigkeitskonzept entwickelt, gestalten sich fünf praktisch auf lokaler Politikebene nachzuvollziehende „Stufen" von Nachhaltigkeit wie folgt.

1. Teilhabe am Nachhaltigkeitsdiskurs: Nachhaltigkeit wird in einem konkreten politischen Kontext, hier in einer Gemeinde, als politisches Ziel formuliert. Auf dieser Stufe ist Nachhaltigkeit eine Zielvorstellung, mit der der Diskurs aufgegriffen wird und die noch recht weit gefasst ist.
2. Konkrete Nachhaltigkeitsziele: Nachhaltigkeit wird in dem konkreten politischen Kontext inhaltlich gefasst und sowohl Politikfeldern als auch Akteuren, die Nachhaltigkeit verwirklichen wollen oder sollen, zugeordnet. Es werden also konkrete Nachhaltigkeits-Ziele definiert. Diese können in Form von Programmen, Indikatoren oder in politikfeldspezifischen, Stadtteil oder Institutionen bezogenen Zielformulierungen bestehen.
3. Operationalisierung: Nachhaltigkeitsprojekte werden als Ergebnis politischer[38] Entscheidungsprozesse operationalisiert. (Ebene des Policy-Output)
4. Implementation: Nachhaltigkeits-Projekte oder -Politiken werden nach den getroffenen Entscheidungen durchgeführt und daraufhin evaluiert, welche Ergebnisse die Implementation hervorgebracht hat. (Ebene des Policy-Outcome)

---

[34] Eine ähnliche Einteilung wurde von der Enquete Kommission Schutz des Menschen und der Umwelt 1998 vorgenommen (vgl. oben 2.2.1 Drei Säulen).

[35] Die Prinzipien und Nachhaltigkeitsregeln, die Kopfmüller /Brandl /Jörissen et al. (2001, 174-316) entwickeln, sind z.B. auf der Ebene von Zielformulierungen angesiedelt. Zielkonflikte kommen erst bei ihrer Konkretisierung in Kontexten zum Tragen. Ähnliches gilt für die Regeln für das Ressourcenmanagement bei Knaus /Renn 1998, 83-89.

[36] Für ausgearbeitete Indikatoren vgl. z.B. den European Sustainability Index (vgl. Mirovitskaya /Ascher 2001, 76); für eine Übersicht teilweise weltweiter Nachhaltigkeitsindikatoren: Kopfmüller /Brandl /Jörissen et al. 2001, 317-346; auf lokaler Ebene: Agenda-Transfer 2003.

[37] Eine ähnliche kritische Darstellung des Forschungsstands bieten Brand/Fürst 2002, 38.

[38] Der hier verwendete Politikbegriff ist weit: Gesellschaftspolitische Auseinandersetzungen sind hier ebenfalls gemeint.

5. Ergebnisse: Nachhaltigkeit wird anhand empirischer Phänomene gemessen. Es wird untersucht, ob die Ziele z.B. betreffend den Zustand der natürlichen Umwelt und der Beteiligung der Betroffenen an Entscheidungen erreicht wurden. (Ebene des Policy-Impact)

Fünf Stufen von Nachhaltigkeit
1. Teilhabe am Nachhaltigkeitsdiskurs
2. Konkrete Nachhaltigkeitsziele (in Form von Programmen etc.)
3. Operationalisierung
4. Implementation
5. Ergebnisse

Tabelle 3: Fünf Stufen von Nachhaltigkeit

Diese Einteilung ist ein idealtypischer Rahmen zur Erfassung der Entwicklung von Ideen und Projekten. Es ist davon auszugehen, dass sich in der Realität komplexere Abläufe und iterative Prozesse, die nicht chronologisch dieser Stufung zuzuordnen sind, finden werden. Die Weiterentwicklung des Stufenmodells bezüglich dieser Komplexität erfolgt in Kapitel 3.

2.3.2   Nachhaltigkeits-Ziele, -Folgen und -Leistungen

In dieser Arbeit wird weiterhin in Ziele, Folgen und Leistungen von Nachhaltigkeit unterschieden. Ziele bezeichnen Vorstellungen davon, was Nachhaltigkeit sein könnte, die noch nicht in eine programmatische Form gebracht sind. Als Folgen werden in erster Linie die Ergebnisse der Stufen eins, zwei und drei aufgefasst, also alle politischen Nachhaltigkeitsbekenntnisse, die konkrete Programm- und Indikatorenformulierung und Regulierung. Nachhaltigkeitsfolgen schließt als sehr weiter Begriff auch die nun folgend definierten Leistungen von Nachhaltigkeit mit ein.

Als Nachhaltigkeits-Leistungen werden konkrete Projekte im Nachhaltigkeitskontext definiert, d.h. alle Ideen, die sich in Prozessen manifestieren bzw. die eine Implementation erfahren. Als Leistung gilt auch eine Implementation in einer „Säule", die nicht der programmatisch intendierten entspricht. Die maximal die dritte oben beschriebene Stufe erreichenden Prozesse werden hier als Nachhaltigkeitsfolgen, nicht aber als -Leistungen bezeichnet, auch wenn solche Prozesse oft politische, programmatische und symbolische Erfolge bedeuten, die eventuell Policy-Lernen, Wahrnehmungsveränderungen und andere mittel- und langfristig bedeutende Folgen haben.

Diese Unterscheidung soll ermöglichen, zwischen Programmatik und Implementation zu unterscheiden und vor allem dazu, den (noch) nicht implementierten Nachhaltigkeitsideen Aufmerksamkeit zukommen zu lassen. Denn es ist ein Anliegen der Arbeit, Nachhaltigkeitspotenziale aufzuzeigen, und hier sind Potenziale angelegt, die nur bis zu einem bestimmten Punkt bzw. nicht genutzt wurden.

2.4   Die prozedurale und die materielle Dimension von Nachhaltigkeit

Aus analytischen Gründen wird hier eine Unterscheidung in die prozedurale (eher polity und politics betreffende) und die materielle (eher policy betreffende) Dimension von Nachhaltigkeit vorgenommen. Die Literatur kennt diese Unterscheidung[39], jedoch wurde sie bisher nicht als analytisches Instrument zur Erfassung konkreter Prozesse eingesetzt, wie es in dieser Arbeit geschehen soll.

Mit der Unterscheidung in zwei Dimensionen sollen zum Einen die jeweiligen Ziele getrennt erfasst werden. Nicht nur die angestrebten inhaltlichen, sondern ebenso die verfahrensbezogenen Ziele von Nachhaltigkeit sind relevant. Auch Beteiligung und transparente Verfahren können Nachhaltigkeitsziele sein, also nicht nur Mittel z.b. auf dem Weg zum Ziel der Generationengerechtigkeit.

Zum Anderen sollen durch die beiden Dimensionen Erkenntnisse darüber ermöglicht werden, auf welcher Stufe von Nachhaltigkeit in welcher Dimension Nachhaltigkeitsfolgen entstehen, also welche Dimension den Prozess-Output dominiert. Sowohl materielle als auch prozedurale Nachhaltigkeitsfolgen und -leistungen können prinzipiell unabhängig voneinander entstehen.

2.4.1   Prozedurale Nachhaltigkeit

Die prozedurale Dimension betrifft das „Wie" von Prozessen, also insbesondere die Regelung von Verfahrensabläufen; sie ist auf institutionelle Regelsysteme, Ordnungen und Verfahren sowie auf die Zuschreibung und Übernahme von Verantwortlichkeiten ausgerichtet.

Als prozedurale Nachhaltigkeit werden Verfahren sowie Veränderungen oder Ergänzungen von Verfahren verstanden, die als Nachhaltigkeitsfolgen beobachtbar sind. Es geht insbesondere um die Beteiligung und den Ausschluss von Akteuren und um Veränderungen des Governance-Mixes auf der Input- und auf der Output-Seite politischer Steuerung und Koordination. Mögliche prozedurale Nachhaltigkeitsfolgen sind z.B. Lokale Agenda 21-Prozesse oder eine neue Zusammenarbeit zwischen sonst getrennt agierenden Akteuren. Gemeint sind also alle politics und polity betreffenden Phänomene: repräsentativdemokratische Verfahren, ergänzende Verfahren der Entscheidungsvorbereitung und -findung; demokratische Regeln wie Repräsentation, Legitimation, Beteiligung und Ausschluss; Machtverteilungsmechanismen und Verhandlungsmodi als Konfliktaustragung oder Konsensfindung; Akteurkonstellationen; die Art politischer Überzeugungsarbeit. Für die Analyse von Nachhaltigkeitsprozessen stehen die Veränderungen im Vordergrund, und seien es nur geringe und inkrementelle, die durch den Nachhaltigkeitsdiskurs angestoßen werden. Auf der polity-Ebene sind insbesondere Nachhaltigkeitsfolgen zu erwarten, wenn Institutionen flexibel auf die neu gestellten Aufgaben reagieren; und insofern unterliegen auch die Rahmenbedingungen des policy making Veränderungsprozessen, die zu Nachhaltigkeitsfolgen gerechnet werden können. Die Rolle staatlicher Autoritäten sowie die Art staatlicher Verantwortung können sich verändern, neue Institutionen und Organisationen (z.B. Ressorts, Institute, Arbeitsgruppen) und Veränderungen in Arbeitsabläufen können entstehen.

---

[39]   ähnlich z.B. Feindt /Tscheulin 1999, 253 (für die Nachhaltigkeit sowohl Ziel-Mittel-Schemata als auch eine regulative Idee impliziert); Brand /Christ /Heimerl et al 2001, 16; Enquete Kommission 1998, 28

Die prozedurale Dimension von Nachhaltigkeit bedeutet zusammenfassend Prozesshaftigkeit, die von Konsultation und Beteiligung und sich wechselseitig beeinflussenden Entscheidungsprozessen auf verschiedenen territorialen Ebenen geprägt ist. Demokratisch und zieloffen sollen auf neuen Wegen Ziele definiert und erreicht werden, wobei sich Input und Output politischer Entscheidungsfindung verändern.

In dieser Arbeit wird die Beteiligung verschiedener Akteure und Akteurgruppen bei der Formulierung und Umsetzung von Nachhaltigkeitszielen als Ausgangspunkt für die empirische Untersuchung gewählt, unabhängig davon, inwieweit diese Akteure institutionell eingebunden sind. Der Fokus richtet sich auf die Zusammenarbeit von Akteuren in Netzwerken; von weiteren hier als prozedural definierten Aspekten wird angenommen, dass sie im Verlauf der Prozesse relevant werden.

2.4.2   Materielle Nachhaltigkeit

Die materielle Dimension betrifft das „Was" der Prozesse, also Ziele, deren Veränderung und Ergebnisse. Materielle Nachhaltigkeit meint in erster Linie die policy-Dimension und damit inhaltliche Zielformulierungen und Festlegungen, auch „immaterielle" Ideen und Vorstellungen, die Nachhaltigkeit in politischen Entscheidungen strukturieren. Sie ist analytisch relevant nicht nur für die Inhalte, die einbezogen, sondern auch für diejenigen, die ausgeschlossen werden. Materielle Nachhaltigkeit umfasst zudem die materiellen Veränderungen einer Sache, eines Gegenstands, der natürlichen Umwelt etc., es sind also Nachhaltigkeitsfolgen wie -leistungen gemeint. Die normative Ausprägung materieller Nachhaltigkeit besteht darin, dass bestimmte physische und gesellschaftliche Qualitäten von Umwelt, Produktion, Konsum, Ökonomie, Kultur und Sozialem, der Erhalt von Re-/Produktionsbedingungen und globale Gerechtigkeit als anzustrebende Güter definiert werden.

In Abgrenzung zur prozeduralen Dimension, in der z.B. zählt, ob und wie ein Akteur versucht, in Sachen Nachhaltigkeit zu agieren, wird in der materiellen Dimension der Akteur auf seinen Handlungskontext und die Ziele, Folgen und Leistungen seiner Handlungen hin untersucht. Eventuelle Auswirkungen auf die Ideen und Handlungen anderer Akteure und Kontexte werden ebenfalls berücksichtigt. Die materielle Dimension, wenn sie getrennt von der prozeduralen behandelt wird, beschreibt stabile und variierte Ziele und Programme in Prozessen, die durch den Nachhaltigkeitsdiskurs hervorgebracht oder beeinflusst werden.

Nicht nur politische Ziele, sondern vor allem die Umdeutungen und Veränderungen von materiellen Nachhaltigkeitszielen während der Operationalisierung und Implementation von Nachhaltigkeitsprojekten werden mit besonderer Aufmerksamkeit betrachtet. Ihre Bedeutung für den Nachhaltigkeitsdiskurs sowie die Rahmenbedingungen staatlichen und gesellschaftlichen Handelns, die zum Teil durch Nachhaltigkeitsziele in Frage gestellt bzw. verändert werden sollen, werden in der materiellen Dimension analysiert. Die materielle Dimension von Nachhaltigkeit umfasst den gesamten Kontext von politischer Zielsetzung, Implementation und Einbettung sowie die Rückwirkungen auf die Bedingungen und die Dynamiken von nachhaltiger Entwicklung.

Wichtige Kriterien, anhand derer die beiden Dimensionen unterschieden werden, stellt diese Tabelle zusammenfassend dar.

Prozedurale Dimension	Materielle Dimension
• institutionelle Verfahrensvorgaben • Beteiligung und Ausschluss von Akteuren • Konsultation • Konfliktregulierung • Entscheidungsverfahren • Beschlussfassung • Verantwortlichkeiten	• Ideen, Ziele • Politikfelder • Ressourcen • Positionen, Programme • Praktische Umsetzung • Umsetzungserfolge und -defizite

Tabelle 4: Zentrale Aspekte zur Unterscheidung zwischen prozeduraler und materieller Nachhaltigkeit

Um die Anschaulichkeit des Stufenkonzepts und der Einteilung in zwei Dimensionen zu erhöhen, enthält die folgende Tabelle eine beispielhafte Darstellung eines fiktiven lokalen Nachhaltigkeitsprozesses.

Nachhaltigkeits-Stufen	Prozedurale Dimension	Materielle Dimension
1. Teilhabe am Nachhaltigkeitsdiskurs / Nachhaltigkeit als politisches Ziel	Stadtparlament beschließt Nachhaltigkeitsprogramm, hier eine Lokale Agenda 21	Information der BürgerInnen über das Programm. Mittelbereitstellung für die LA 21-Koordination
2. Konkrete Nachhaltigkeits-Ziele für Akteure, Orte usw.	Akteure A, B, C fordern Nachhaltigkeitsziele im Politikfeld Landwirtschaft	Zielsetzung regionale Landwirtschaft; Erhebung und Publikation zum Stand der Dinge in der Gemeinde und in Nachbarstädten
3. Operationalisierung von Projekten	Stadtparlament beschließt Nachhaltigkeits-Indikatoren u.a. zur Steigerung regionaler Vermarktung	Aktivitäten zur Umsetzung der Indikatoren-Ziele, z.B. Planung eines regionalen Bauernmarkts
4. Implementation von Projekten und Evaluation	Beteiligung von regionalen ErzeugerInnen am Bauernmarkt; Kontroverse zwischen Lebensmittel-Einzelhandel und BäuerInnen über den Markt in der Presse	regelmäßige Durchführung des Bauernmarkts mit hoher Beteiligung, unterstützt mit städtischen Mitteln; Zufriedenheit der Beteiligten. Evaluation durch örtliche Hochschule
5. Empirische Ergebnisse	Präsentation von Evaluationsergebnissen durch Hochschule und Akteure A u. C im Stadtrat und in den Medien. Gründung einer LA 21- Tierschutz -AG	Steigerung von Absatz und Bekanntheit regionaler Produkte und der LA 21

Tabelle 5: Darstellung eines fiktiven kommunalen Prozesses auf den fünf Nachhaltigkeits-Stufen und in den beiden Nachhaltigkeitsdimensionen

Alle Felder sind zu Nachhaltigkeitsfolgen, nur die unterlegten Felder sind zu Nachhaltigkeitsleistungen zu rechnen.

2.4.3   Wechselbeziehungen zwischen der prozeduralen und der materiellen Nachhaltigkeitsdimension

Die beiden hier getrennten Nachhaltigkeitsdimensionen wirken in der Praxis zusammen, beeinflussen sich wechselseitig und bestimmen gemeinsam die Ausrichtung und Wirkung von Prozessen, die dem Nachhaltigkeitsdiskurs zugeordnet werden können. Die Trennung ist eine analytische. Es ist möglich, Wechselbeziehungen in beiden Richtungen nachzuvollziehen, also zu untersuchen, ob Zieldefinitionen und Umsetzungen von Verfahren und Beteiligungsformen beeinflusst werden (so z.B. Heinelt 2000) und ob auch Verfahren von Zieldefinitionen und Inhalten abhängen.

Dass die prozedurale Dimension Auswirkungen auf die materielle haben kann, zeigt sich z.B. in der Art der Beteiligung bestimmter Akteure, deren Sichtweisen einbezogen werden, wodurch evtl. Themen aufgegriffen und Entscheidungssachverhalte ergänzt oder anders abgewogen werden. Bestehende institutionelle und demokratische Regeln sorgen dafür, dass bestimmte Akteure einbezogen werden; oder sie versuchen, Entscheidungsvorgänge zu umgehen bzw. andere Kanäle zu nutzen, um ihren Einfluss geltend zu machen. Durch erweiterte Verfahren entstehen eventuell neue Austragungsformen und -orte für Konflikte; dadurch kann sich auch die materielle Reichweite von Entscheidungen verändern.

Auswirkungen der materiellen Dimension auf die prozedurale können z.B. darin bestehen, dass durch die Fokussierung von Nachhaltigkeit auf Langfristigkeit mehr und neue Akteure einbezogen werden. Die Betonung des Zusammenhangs von Produktion und Konsum im Nachhaltigkeitskontext kann u.a. zu einer neuen Konzipierung des Begriffs Betroffenheit führen; eine prozedurale Folge wäre, dass ein Thema oder Bereich wegen einer veränderten Wahrnehmung und Verantwortungsübernahme durch Betroffene politisch ausführlicher behandelt oder die Beteiligung diesbezüglicher Gruppen institutionalisiert würde.

Der Fokus dieser Arbeit liegt auf der Analyse von Nachhaltigkeitsprozessen getrennt nach den beiden Dimensionen, weswegen auf die Darstellung der Wechselbeziehungen verzichtet wird. Die analytische Trennung wird jedoch kritisch reflektiert (vgl. Abschnitte 4.4.5 und 5.3.2.1).

Bevor die normative Bedeutung des Nachhaltigkeitskonzepts für die empirische Untersuchung von Nachhaltigkeitsprozessen operationalisiert wird (Abschnitt 2.6), wird das Nachhaltigkeitskonzept für das Thema Nahrung bearbeitet.

2.5   Nachhaltige Nahrung

In Abschnitt 2.1 wurden Inhalte der Agenda 21 dargestellt, der gemäß die Landwirtschaft und die Nahrungsmittelproduktion nachhaltig zu gestalten und nachhaltige Verbrauchsgewohnheiten zu entwickeln sind. Daran und an die in Abschnitten 2.2 bis 2.4 aufgezeigten Zielkonflikte, Nachhaltigkeitsinterpretationen und Forschungsanforderungen anschließend, werden in diesem Abschnitt normative Nachhaltigkeitskriterien bezüglich Nahrung für die empirische Untersuchung in der prozeduralen und der materiellen Dimension spezifiziert. Dies geschieht in einer eingegrenzten Perspektive:

- Im Hinblick auf das Untersuchungsfeld Gemeinden in Europa bleiben außereuropäische und Entwicklungs-Problematiken sowie internationale politische Regulierung außen vor, sofern sie nicht wegen ihres engen Zusammenhang berücksichtigt werden müssen.
- Inhaltlich werden insbesondere Schnittstellen zwischen den Bereichen Produktion und Konsum von Lebensmitteln betrachtet.

2.5.1 Nahrung zwischen Landwirtschaft und Ernährung: das Beispiel Gemeinschaftsverpflegung

Der Begriff Nahrung wird hier gewählt, da er zwischen dem produktionsbezogenen Begriff Lebensmittel /Nahrungsmittel und dem konsumbezogenen Begriff Ernährung vermitteln soll.

Der Untersuchungsgegenstand umfasst einerseits Produktion und Verarbeitung von Gütern in Landwirtschaft und Industrie sowie Distribution und Handel, andererseits den Konsum von Lebensmitteln. Konsum ist hier nicht der gesamte volkswirtschaftliche Verbrauch an natürlichen Ressourcen, den der englische Begriff consumption normalerweise bezeichnet (vgl. Schultz 1999, 100). Konsum bezieht aber neben den privaten EndverbraucherInnen auch den öffentlichen Gebrauch, z.B. durch staatliche Einrichtungen, ein. Dabei umfasst Konsum nicht nur den Kaufakt, sondern zudem die verschiedenen Formen des Aufbewahrens, Zubereitens und Speisens als reproduktive und sozial eingebettete Tätigkeiten.

Dementsprechend betrifft die nachhaltige Entwicklung von Nahrung Veränderungen in der Lebensmittelherstellung und -verarbeitung: Nachhaltigkeitsaspekte betreffen eine der Globalisierung und in Europa den Rahmenvorgaben der EU unterliegende Landwirtschaft, zudem die Lebensmittelindustrie, die von starken Konzentrations- und Spezialisierungsprozessen (vgl. z.B. Eberle /Fritsche /Hayn et al. 2004, 22-25; Heincke et al. 2003, 181) und Internationalisierung geprägt ist (wodurch in Europa die Verfügbarkeit von Lebensmitteln unabhängig von Jahreszeiten und regionaler Produktion gegeben ist), und Innovationen hinsichtlich der Produktionsverfahren sowie der Produkte und Zutaten (z.B. Convenience und Functional Food).[40]

Im Bereich Konsum betrifft Nachhaltigkeit dann den Lebensmittelkonsum im Sinne individueller wie kollektiver Ereignisse, z.B. die steigende Inanspruchnahme von Dienstleistungen wie der Gemeinschaftsverpflegung auch durch Privathaushalte, divergierende und variierende Lebensstile[41] bis hin zur privaten Verantwortung für Allergie auslösende Stoffe vermeidende bzw. gesundheitsfördernde Ernährung. Nahrung wird also als Grundlage der Reproduktion von Individuen und der Gesellschaft aufgefasst. Neben der physiologischen Funktion hat Ernährung auch soziale, kulturelle und psychische Funktionen (vgl. Barlösius 1999; Brunner 2003b, 258 mit Bezug auf Feichtinger 1998)[42].

---

[40] Einzubeziehen sind hier auch die Produktion von Saatgut, Dünge- und Pflanzenschutzmitteln sowie die Produktion und Entsorgung von Hilfsstoffen, Betriebsstoffen und Betriebsmittel (vgl. Erdmann /Sohr /Behrendt et al. 2003, 16).

[41] für eine Systematisierung verschiedener Ernährungsorientierungen vgl. Empacher /Götz 1999, 11-15; Brunner 2003b, 263-265 und Maier 2002, 60-62, die diese Gruppen bezüglich ihrer Zugänglichkeit für Bioessen in Personalrestaurants untersucht.

[42] Ernährung muss in der Realität sowohl als individueller Akt als auch als Akt für die soziale Gruppe, für die Ernährungsverantwortung übernommen wird, aufgefasst werden.
In der sozial-ökologischen Forschung wird nicht von Konsum- sondern von „Bedürfnisfeldern" gesprochen.

Genuss und kulturelle Praktiken des Essens überlagern (zumindest in einigen Bevölkerungsschichten) die Bedeutung purer Lebensnotwendigkeit; Ernährungspraktiken sind sozial und kulturell strukturiert, wobei der Einfluss soziodemographischer Merkmale geringer geworden ist (vgl. Brunner 2003b, 261; Schneider 2002, 132). Insgesamt ist damit der „domestic worth", also das Identifikationspotenzial von Nahrung in Gesellschaften zu berücksichtigen, das nicht nur ein wirtschaftlicher Wert unter vielen ist (vgl. Parrott /Wilson /Murdoch 2002, 257). Sozialen und erlernten Ernährungsgewohnheiten wird eine große Konstanz zugeschrieben: „[D]er Magen gewöhnt sich leichter als der Kopf an neue Speisen" (Schäfer /Schön 2000, 90). Daher ist Nahrungskonsum als Kulturphänomen zu betrachten. Hinzu kommen weitere Aspekte, die im komplexen Gefüge alltagspraktischer Bedingungen auszumachen sind und das Potenzial nachhaltiger Entwicklung mitbestimmen.

Produktion und Konsum in dieser Definition weisen Wechselwirkungen untereinander auf; individuelle Entscheidungen und Prozesse interagieren mit kollektiven und strukturellen Vorgängen. Die Bedeutung dieser Zusammenhänge für Nahrungs-Politik wird unten behandelt (Abschnitt 2.5.4).

In dieser Arbeit wird nachhaltige Nahrung am Beispiel Gemeinschaftsverpflegung untersucht. In Abgrenzung zu „innerhäuslicher" Verpflegung im Privatbereich zählt die Gemeinschaftsverpflegung zur Außer Haus-Verpflegung[43]. Der Begriff Gemeinschaftsverpflegung wird üblicherweise für Großverbrauch in Betriebskantinen, Anstaltsverpflegung (z.B. Krankenhäuser, Altenheime, Kurhäuser) sowie Bildungs- und Ausbildungsverpflegung (in Hochschulen, Schulen, Tagungsstätten) verwendet. Die Bedeutung von Gemeinschaftsverpflegung für Nachhaltigkeit wird nun bezüglich der bisher erarbeiteten Nachhaltigkeitsaspekte spezifiziert.

2.5.2   Transdisziplinäre und gendersensible Forschungsanforderungen

In diesem Abschnitt werden in der transdisziplinären und gendersensiblen Forschung entwickelte Anforderungen bezüglich Nahrung und Gemeinschaftsverpflegung zugespitzt.

Grundlegend für das transdisziplinäre Wissenschaftsverständnis ist, dass ein Problemlöse- und Entscheidungsbezug statt eines allgemeinen Erkenntnisinteresses im Vordergrund steht. Problemlösungen werden in „Gemeinschaften" oder Netzwerken entwickelt; soziale Aspekte werden nicht als zusätzliche Anforderungen an die zu erarbeitende Problemlösung aufgefasst, sondern das Soziale in seiner subjektiven wie objektiven Bedeutung wird als gleichberechtigter Aspekt der Problementstehung wie der Problemlösung neben wirtschaftlichen und ökologischen Dynamiken betrachtet. Damit erhalten die institutionelle und symbolische Ordnung des gesellschaftlichen Gefüges bei der Regulierung materieller Prozesse Beachtung; hier können Ursachen und Lösungsmöglichkeiten von Problemen ausgemacht werden.

Auf diese Problemsicht aufbauend wird nun erstens der Stellenwert von Reproduktion als Naturproduktion und Reproduktion des sozialen Systems und ein somit erweiterter Wirtschaftsbegriff und zweitens die Bedeutung von Genderfragen für Produktions- und Konsumforschung im Bereich Nahrung spezifiziert.

---

[43] Zur Außer-Haus-Verpflegung gehört neben der Gemeinschaftsverpflegung die Individualverpflegung in Restaurants und Gaststätten, am Imbisstand und in Snackbars (vgl. Winkler 2002, 4).

2.5.2.1 Nahrung und Gemeinschaftsverpflegung im Kontext von Reproduktion

Die Verengung des Wirtschaftsbegriffs auf „produktive" Tätigkeiten führt dazu, dass Ernährungs-Handlungen, die im Anschluss an den Kauf von Lebensmitteln erfolgen, als für den Wirtschaftsprozess unerheblich erscheinen.[44] Wie oben beschrieben, werden im Nachhaltigkeitsdiskurs Naturproduktion und soziale Reproduktion als Grundlage von Nachhaltigkeit betont, wobei sie als ermöglichende, nicht nur beschränkende Faktoren gelten. Der somit erweiterte Wirtschaftsbegriff verweist im Bereich Nahrung auf die Existenzialität und den Körperbezug des Essens und vor allem die Eingebettetheit in soziale Funktionsräume, die als reproduktiv definiert werden. Die Agenda 21 fordert Hausarbeit besser zu bewerten, wodurch reproduktive Aspekte von Nahrung aufgewertet werden sollen.

Es wird angenommen, dass Landwirtschaft insbesondere sensibel für Reproduktion sei, da sie für die Regenerierung des endlichen Bodens Sorge tragen und lokale Ressourcen ständig reproduzieren müsse: „Die bäuerliche Landwirtschaft ist modern und unterscheidet sich dennoch von der Industrie, weil Lebensmittel nicht herstellbar sind wie Knöpfe." (Schmidt /Jasper 2001, 88) Was auf den ersten Blick speziell für die Landwirtschaft einleuchtend klingt, ist meines Erachtens aber für alle Wirtschaftszweige verallgemeinerbar: die Abhängigkeit von der Endlichkeit von Ressourcen und ihrer langsamen bzw. begrenzten Regenerationsfähigkeit.

Weiterhin kann der reproduktive Bereich nicht als „technikfern" bezeichnet werden. Dies gilt für die Vorverarbeitung von Produkten und die hochmodernen Küchen der Gemeinschaftsverpflegung wie für Privathaushalte: „Je nach Höhe des Einkommens in unterschiedlichem Maß, aber dennoch schichtübergreifend hat das ‚traute Heim', einstmals technikferner Gegenpol zu einer mehr und mehr technisierten Arbeitswelt, inzwischen eine Metamorphose zum ‚häuslichen Technotop' erlebt und ist zu einem Ort geworden, dessen Anspruch an Privatheit Männer wie Frauen in technische Infrastrukturen aller Art eingebunden hat" (Schmidt 1999, 28).

Insofern bestehen zwischen Produktion und Reproduktion auch bezüglich Ressourcenerhalt und Technologieeinsatz Wechselbeziehungen. Gesellschaftliche Dynamiken lassen die Grenzen weiter fließend erscheinen: Gewohnheiten und Rituale, wie das gemeinsame Essen im Kreis der Familie mehrmals täglich, verlieren in Europa an Bedeutung. Dies führt zu anderen Speisen, anderen Verarbeitungs- und Zubereitungsformen und anderen Verzehrformen in anderen sozialen Kontexten. Diese haben einen erheblichen Einfluss auf die Nahrungsmittelproduktion und -verarbeitung. Und gleichzeitig ermöglicht ein anderes Angebot an Nahrung auch die Veränderung sozialer Gewohnheiten und reproduktiver Zusammenhänge.

Wird nachhaltige Ernährung nicht nur in ihrer stofflich-materiellen sondern auch in soziokultureller und struktureller Dimension und damit unter Einbeziehung von Reproduktionsaspekten definiert, so kann sie als „*bedarfsgerecht* und *alltagsadäquat, sozialdifferenziert* und *gesundheitsfördernd, risikoarm* und *umweltverträglich*" (Eberle /Fritsche /Hayn et al. 2004, 1) definiert werden.

---

[44] Der im allgemeinen Diskurs der Reproduktion zugerechnete Bereich Nahrung kann als ein Kernbereich der Verengung des Wirtschaftsbegriffs auf „produktive" Tätigkeiten interpretiert werden. Denn Nahrung wird historisch als ein Grund dafür ausgemacht, dass die Natur aus Modellierung, Beschreibung und Analyse des Wirtschaftsprozesses ausgeblendet wurde. Diese These fußt auf der Beobachtung, dass „fortschrittliche Methoden in Land- und Ernährungswirtschaft eine Verbesserung der Nahrungsmittelversorgung ermöglichten und die Bevölkerungszahlen trotz steigender Konsummöglichkeiten nicht in dem vorhergesagten Maß wuchsen" (Kopfmüller /Brandl /Jörissen et al. 2001, 20).

2.5.2.2 Gendersensible Anforderungen an Nahrung und Gemeinschaftsverpflegung

Im Nachhaltigkeitsdiskurs, der Reproduktion erfasst und transdisziplinär angegangen wird, sollen Prinzipien wie Vorsorge, verständige und verantwortliche Kooperation, Orientierung am Lebensnotwendigen und Guten Leben, kulturelle Vielfalt usw. normativ Bedeutung erlangen. Sie sollen nicht nur für reproduktive, sondern für alle Handlungen leitend sein, also auch für politische Rahmensetzung und für Produktionsbereiche. Soziale Geschlechter (Gender) werden in Sachen Nahrung durch vielfältige Aktionen hergestellt (Doing Gender), die Konsum wie Produktion und ihre Wechselwirkungen prägen und konstituieren. Gendersensible Analysen bieten einen Schlüssel zu vorfindbaren Machtverhältnissen im komplexen Feld Nahrung sowie zu gendergerechte(re)n Lösungen von Nachhaltigkeitsproblemen.

Alltägliches Konsumverhalten ist insbesondere hinsichtlich der konkreten Rahmenbedingungen des Alltagshandelns noch ungenügend erforscht. Bei der Übertragung von Erfahrungen aus dem Produktions- oder öffentlichen Bereich auf den privaten Konsum wird vom jeweiligen Nutzungskontext abstrahiert und Anforderungsprofile privater KonsumentInnen können nicht adäquat erfasst werden (vgl. Weller 1999, 91-94; Weller 2001, 17). Die Erarbeitung einer „Gesamtqualität" (Scherhorn 2001, 30) von Lebensmitteln könnte zudem ethische Aspekte berücksichtigen. Die Analyse der Bedeutung vorherrschender Arbeitsteilung, der Organisation von Familien- und Intimbeziehungen sowie der Gestaltungsmacht von Frauen im wissenschaftlich-technischen Bereich (vgl. Schultz 2001, 126) würde einen wichtigen Beitrag zu gendersensiblen Konsumanalysen im Feld Nahrung leisten. Gendergerechtigkeit unterstützt dabei u.a. das Vulnerability-Konzept, dem gemäß sich Risikodefinitionen an den Empfindlichsten und ihrer Verletzlichkeit orientieren (vgl. Schultz 2001, S. 120[45]). Die zwischen den Geschlechtern, aber ebenso zwischen verschiedenen Altersgruppen, bestehenden Unterschiede hinsichtlich Nahrungsmittel-(Un-)Verträglichkeiten und -Vorlieben, sowie hinsichtlich der nachhaltigkeitsbezogenen Kriterien (z.B. globale Gerechtigkeit) von Konsum sowie ihre jeweilige direkte und indirekte Verantwortung für Produktionsentscheidungen und die Setzung ökonomischer und politischer Rahmenbedingungen, müssen daher zum Ausgangspunkt der Analyse und Beschreibung nachhaltiger Nahrungspolitik gemacht werden.

Reproduktions- und Gender-Aspekte weisen auf die Einseitigkeit vieler Analysen hin, die den Produktionsbereich in den Vordergrund stellen und KonsumentInnen lediglich als Nachfragende im Markt erfassen. Die der Produktion und dem Konsum vor-, nach- und zwischengelagerten Bereiche, in denen Machtbeziehungen vorhanden und Ausblendungen ebenso wie Stereotype an der Tagesordnung sind, werden durch reproduktions- wie gendersensible Nachhaltigkeitsanalysen aufgewertet.

2.5.3   Konzepte und Zielkonflikte nachhaltiger Nahrung

2.5.3.1 Die Säulen Ökologie, Ökonomie und Soziales /Kultur

Wird vor allem auf die Zutaten abgestellt, so ist ein nachhaltiges Menu gekennzeichnet durch „einen niedrigen Fleischkonsum, die Verwendung von Produkten aus ökologischem Landbau, die Bevorzugung regionaler und saisonaler Produkte, die wenig verarbeitet, wenig oder umweltverträglich ver-

---

[45] Schultz führt hier als Beispiel die Grenzwerte für Strahlenexpositionen an, die sich am 35jährigen gesunden, nicht-schwangeren Mann orientieren. Bezüglich des Risikos seien nicht alle gleich (so aber z.B. Beck 1986); die Technikfolgenforschung sei um diese Perspektive zu erweitern.

packt sind und sozialverträglich erzeugt wurden (Fair-Trade-Produkte)" (Brunner 2003b, 262-263)[46]. Im Folgenden werden diese nachhaltigen Charakteristika erläutert und für Gemeinschaftsverpflegung adaptiert. Bereits hier sei betont, dass Produktions- und Ernährungspraktiken ebenfalls eine wichtige Rolle zur Erfassung von Nachhaltigkeitspotenzialen (vgl. ebenda 262) spielen, worauf anhand der Zielkonflikte in Sachen nachhaltiger Nahrung eingegangen wird.

Ökologie

Nicht-Nachhaltigkeit von Nahrung entsteht durch den hohen Energieverbrauch im Landwirtschafts- und Ernährungssektor und bringt negative Klimafolgen mit sich (vgl. Heincke et al. 2003, 174-176)[47]. Als weitere ökologische Folgen sind z.B. Gewässerbelastungen, der Rückgang der Biodiversität, Säure- und Stickstoffeinträge in Böden (vgl. ebenda 176-178; vgl. Rösch /Heincke 2001, 251-254) und ökologische Risiken aus dem Einsatz von gentechnisch veränderten Pflanzen und Tieren zur Nahrungsmittelproduktion[48] zu nennen. Nahrung gehört mit Bauen und Wohnen, Energieversorgung und Verkehr zu den Handlungsfeldern mit den größten Umweltauswirkungen (vgl. Brunner 2005, 198). Auf Gesundheitsbelastungen wird weiter unten eingegangen, da diese auch sozial bedingt sind und soziale Folgen haben[49]. Beiträge nachhaltiger Nahrung im Sinne von hier skizzierten materiellen Nachhaltigkeitsleistungen liegen tendenziell im Bereich biologisch, saisonal und regional produzierter Nahrung.

Ökologischer Landbau (hier synonym verwendet mit „biologischer Landbau") gilt als Ressourcen und Umwelt schonend; neuere Studien belegen eine Energieeinsparung von 30%[50]. Die EU-Verordnung von 1991 über den ökologischen Landbau gibt Maßstäbe vor; einzelne Anbauverbände wirtschaften zum Teil nach strengeren Kriterien[51]. Dabei bedeutet biologischer Landbau nicht die Rückkehr zu alter, ineffizienter Technik, sondern ist geprägt vom Einsatz moderner Techniken und modernen Wissens in Produktion und Verarbeitung, die sich allerdings wieder auf alte Wirtschaftsweisen beziehen, die durch chemisch-synthetische Neuerungen verändert wurden bzw. in Vergessenheit gerieten (vgl. Löwenstein 2002, 49).

---

[46] Koerber /Kretschmer 1999, 93-94 bzw. ergänzen ihre ähnliche Definition noch um „schmackhaft zubereitet", was auf die soziale Bedeutung von Ernährung verweist. Für weitere Definitionen mit leicht unterschiedlichen Schwerpunktsetzungen sei verwiesen auf den Sammelband Brunner /Schönberger 2005 sowie Brunner 2000; 2001; 2003a; Meyer 2000; Koerber /Kretschmer 2000.

[47] Der Anteil, den die privaten Haushalte durch Kühlen, Heizen und Einkaufsfahrten an der nahrungsbedingten Emittierung von Treibhausgasen haben, beträgt ca. ein Drittel (vgl. Brunner 2005, 198).

[48] Auch wenn direkte negative gesundheitliche Auswirkungen des Einsatzes von Gentechnik im Nahrungsbereich z.B. durch Erhöhung des Allergierisikos bisher nur in Einzelfällen bestätigt wurden, so können ökologische Risiken der Auskreuzung, unerwünschte Wirkungen auf Nützlinge sowie horizontaler Gentransfer nicht ausgeschlossen werden (vgl. Erdmann /Sohr /Behrendt et al. 2003, 80).

[49] Hier wird Gesundheit als Teil der sozialen Faktoren behandelt, obwohl gesundheitliche auch zu ökologischen Gefährdungen gerechnet werden könnten. Gesundheitsaspekte könnten ebenso als eigene Kategorie nachhaltiger Ernährung aufgefasst werden (so z.B. Erdmann /Sohr /Behrendt et al. 2003, 14).

[50] vgl. eine Langzeit-Studie der Cornell-University (veröffentlicht in Bioscience, Vol. 55:7, Juli 2005, zitiert nach http://www.news.cornell.edu/stories/July05/organic.farm.vs.other.ssl.html, 04.12.2005); vgl. auch Köpke 2000, der begründet, dass biologisch produzierte Lebensmittel als nachhaltigkeitsfördernd angesehen werden können. Die prinzipielle Nachhaltigkeit auch konventionell erzeugter Lebensmittel wird mit Bezug auf die Welternährungs-Problematik insbesondere von Gentechnik-BefürworterInnen vertreten (z.B. Agrarwissenschaftler Norbert Lütke-Entrup Oktober 2002 in der evangelischen Akademie Tutzing; vgl. z.B. das BASF-Kompendium Gentechnik und Lebensmittel. Band 4: Nachhaltigkeit, Biosicherheit und Ethik, 26-28 (http://www.corporate.basf.com/de/produkte/biotech/bildarchiv.htm? getasset=file8&name=BASF_Komp_Band4_5_Aufl.pdf&id=HJeAH7pXlbcp2th, 04.12.2005).

[51] Das Schweizer Bio-Label „Knospe" z.B. soll u.a. der Richtlinie folgen, Flugtransporte von Lebensmitteln nicht zuzulassen (vgl. Maier 2002, 65).

Der sogenannte integrierte Landbau ist EU-weit keinen rechtsverbindlichen Richtlinien und Kontrollen unterworfen; er lässt verschiedene produktionssteigernde Mittel zu und trägt doch durch flächengebundene artgerechte Tierhaltung zu Nachhaltigkeit bei (vgl. Erdmann /Sohr /Behrendt et al. 2003, 71-84). Im Vergleich ist der ökologische Landbau als die nachhaltigere Variante anzusehen.

Seit den 1950er Jahren besteht in der „Massenkonsumgesellschaft" ein Trend zur „Delokalisation". Innovationen wie Technisierungsschübe in der Landwirtschaft und im Transportwesen, Verbesserung in Konservierungstechniken, internationaler Handel, der saisonale Knappheiten ausgleicht, und die an Bedürfnissen der StadtbewohnerInnen ausgerichtete Marktlogik sind Aspekte moderner Nahrungssicherung. Doch genau diese Errungenschaften werden im Nachhaltigkeitsdiskurs als solche in Frage gestellt. (vgl. Behrens 1999, 3-9) Die im Sinne normativer Nachhaltigkeit angestrebte Regionalisierung (der Strukturen von Erzeugung, Verarbeitung, Logistik, Vertrieb) setzt u.a. auf den Wirtschaftsfaktor Regionalität, der Arbeitsplätze vor Ort sowie regionale Innovationssysteme und Wirtschaftskreisläufe schaffen bzw. stärken soll. Die ökologischen Vorteile von reduzierten Transportentfernungen und effizienter Logistik (geringerer Energie- und Flächenverbrauch, geringere Verschmutzung und CO_2- und Lärm-Emissionen) liegen auf der Hand.

Regionale Label werden zunehmend auch unter Nachhaltigkeitsgesichtspunkten vergeben. Ihre Bedeutung hängt davon ab, dass sie sich innerhalb des industriellen und Markt-Kontexts ökonomisch behaupten; hier lassen sich innerhalb Europas wie innerhalb der Staaten große Unterschiede ausmachen. Die bestehenden EU-Herkunftsregelungen („geschützte geographische Angabe"; „geschützte Ursprungsbezeichnung"[52] und „garantiert traditionelle Spezialität"[53] sowie die Verordnung über Weine und Spirituosen), verweisen auf den geographischen Bezug der Produkte, beinhalten aber nur zum Teil Qualitätsmerkmale und haben bisher keine weite Verbreitung gefunden. (vgl. Parrott /Wilson /Murdoch 2002)

Die Aspekte ökologischer Anbau, Regionalität und Saisonalität beziehen sich auf die Herstellungsweise von Produkten, die die „innere Qualität" der Rohstoffe beeinflusst. Die äußerliche „Anmutungsqualität" profitiert hiervon nur teilweise; auch im Bereich der Gemeinschaftsverpflegung müssen andere Qualitätsaspekte wie Frische und Zubereitungsarten hinzukommen, um den KonsumentInnen einen direkten Mehrwert zu vermitteln (vgl. Maier 2002, 41-42). Ökologische Qualität ist für KonsumentInnen häufig nur ein Zusatznutzen.

Ökonomie

Landwirtschaft, Lebensmittelproduktion und -handel und Außer-Haus-Verzehr bilden einen wichtigen Wirtschaftszweig[54]. Die Subventionierung der Landwirtschaft als insbesondere europäisches Phänomen (vgl. SRU 2004, Kapitel 4) und Konsumschwankungen durch Lebensmittelskandale stehen immer wieder im Zentrum der Medienöffentlichkeit.

Gemeinschaftsverpflegung ist eine wichtige Schnittstelle zwischen Produktion und Konsum, zwischen Angebot und Nachfrage; alle Produktstufen von der Herstellung von Nahrung[55] bis zur Entsorgung der Reste sind an einem Ort konzentriert. Ökonomisch betrachtet sind hier wichtige Großab-

---

[52] nach der EU-Verordnung 2081/92: Protected Designation of Origin (PDO), Protected Geographical Indication (PGI), vgl. auch www.geoschutz.de

[53] nach der EU-Verordnung 2082/92: Certificate of Specific Character (CSC)

[54] Heincke et al. 2003, 173 charakterisieren diesen Sektor für Deutschland mit 6,8% der volkswirtschaftlichen Bruttowertschöpfung, 4,3 Millionen Erwerbstätigen und 135 Milliarden Euro an inländischen VerbraucherInnenausgaben (mit Bezug auf Pascher et al. 2002 und Oltersdorf 2000).

[55] mit der Einschränkung, dass die meisten in Großküchen verwendeten Produkte vorverarbeitet sind.

nehmer zu finden, die die Produktion bzw. das Angebot stimulieren und damit Einfluss auf Preise ausüben können.

Mehr als 30% des Nahrungsbedarfs deckte 1999 die DurchschnittsverbraucherIn außer Haus; eine Steigerung auf über 50% ist zu erwarten (vgl. Winkler 2002, 6). Dies ist auf Veränderungen in Zeit- und Geldbudgets vieler Menschen zurückzuführen, ebenso auf die räumliche Trennung von Wohn- und Arbeitsstätten (vgl. ebenda), sowie auf soziale Faktoren. Es wird von einer „Enthäuslichung" des Essens gesprochen (vgl. Eberle /Fritsche /Hayn et al. 2004, 45-46). Gemeinschaftsverpflegung diversifiziert sich zunehmend nach Unternehmenskonzepten und macht einen rasant wachsenden Anteil an den Gesamtumsätzen des Außer-Haus-Verzehrs aus; insbesondere Caterer[56] verzeichnen steigende Umsatzentwicklungen, wobei die Angebotsvielfalt wächst, während bezogen auf die Lebensmittel selbst eine Standardisierung zu verzeichnen ist (vgl. ebenda 34-36).

Viele Betriebe der Gemeinschaftsverpflegung sind bedarfswirtschaftlich statt erwerbswirtschaftlich ausgerichtet. Entstehende Kosten werden häufig nicht voll vom Essensgast getragen. Wenn sogar Personal- und Sachkosten vom Betrieb getragen werden, kann sehr preisgünstiges Essen angeboten werden. (vgl. Bischofberger 2001, 2; Winkler 2002, 5[57]). Die Kantine kann ökonomisch als eine „low-involvement-situation" bezeichnet werden: Der stark routinierte Kantinenbesuch dient dazu – häufig unter Zeitdruck – einen Sättigungseffekt zu erzielen (Zweckverpflegung). Daher werden die direkten Kosten preissensibel wahrgenommen. Im Freizeit- bzw. Genussbereich, beim Restaurantbesuch, ist ein anderes Verhalten zu erwarten. (vgl. Maier 2002, 55-56)

Großküchen unterliegen besonderen Anforderungen: Sie können nur bestimmte Produkte und Produktqualitäten abnehmen (große Einrichtungen sind häufig auf normierte Produkte angewiesen, z.B. Fleischstücke mit bestimmten Gewicht), eine effiziente Lager- und Transportlogistik ist notwendig. Aufgrund der Preisvorstellungen an der unteren Grenze ist die Direktvermarktung von LandwirtInnen an eine Großküche schwieriger zu bewältigen (vgl. Roehl et al. 2000, 38; Hermanowski et al. 1997, 76).

Kosten[58], Vor- und Nachteile sowie Einsatzfähigkeit regional und ökologisch produzierter Produkte sind mittlerweile gut untersucht (vgl. z.B. Schäfer et al. 2000; Velimirow /Müller 2003; Spiller 2003; Erdmann /Sohr /Behrendt et al. 2003, 97-102; für Außer-Haus-Verzehr vgl. Maier 2002; Bischofberger 2001, Winkler 2002). Die Gemeinschaftsverpflegung ist ein Feld, an dem sich aktuelle Tendenzen aus der Landwirtschaft, der Lebensmittelindustrie, dem Handel usw. nachzeichnen lassen. An dieser Stelle können keine detaillierteren Aussagen zur Nachhaltigkeit von logistischer Organisation, Mengen, Portionierungen und Vorverarbeitung usw. getroffen werden, technische und wirtschaftliche Ausstattungen sowie Anforderungen an die Vorverarbeitung variieren in der Gemeinschaftsverpflegung stark.

Soziales /Kultur

Vielfach wird davon ausgegangen, dass es ursprünglich ein der Natur angepasstes menschliches Nahrungsverhalten gegeben habe; dieses ist allerdings schon lange und heutzutage offensichtlich gesell-

---

[56] „Caterer sind Unternehmen, die auf vertraglicher Basis und mit eigenem Personal die eigenständige Bewirtschaftung des Verpflegungsbereichs in einem Erwerbsbetrieb oder Großhaushalt übernehmen" (Eberle /Fritsche /Hayn et al. 2004, 34 mit Bezug auf Gedrich 2000).

[57] Hier wird auf die veränderte Rechtslage in Deutschland hingewiesen, wonach staatliche Subventionen für Mensen jüngst abgebaut wurden; vgl. auch Eberle /Fritsche /Hayn et al. 2004, 36.

[58] Der öffentliche Diskurs wird stark vom Preis biologischer Lebensmittel dominiert. Spiller macht dafür neben den Produktionskosten auch die Preispolitik des Lebensmittelhandels verantwortlich. (Spiller 2003)

schaftlichen Normen unterworfen[59]. Enttraditionalisierung und Entritualisierung von Essensgewohn-
heiten (z.B. feste Essenszeiten und Essen im Kreis der Familie) haben zum verbreiteten Phänomen
von situativ allein essenden Personen geführt; auf der anderen Seite wird Essen als individuelle Sinn-
gebung und Stilisierung neu inszeniert (vgl. Eberle /Fritsche /Hayn et al. 2004, 50-51). Neue Gewohnheiten (Trend zum Außer-Haus-Essen, Fastfood, „McDonaldisierung") entstehen, die einerseits
Vereinfachungstendenzen aufweisen: Bezogen auf die Produkte und das Einkaufen wird auf natürliche Nahrung aus der Region gesetzt und nach Simplifizierung gesucht. Andererseits wird der Ge-
nuss-Faktor unterstrichen: Durch z.B. Ethno-Food und Zelebrierung von Kochen (in luxuriös ausgestatteten privaten Küchen) wird Ernährung mit Sinn aufgeladen (vgl. ebenda 48-50).

Arbeitswelt und Haushalts- und Familienformen sind in europäischen Ländern einem Wandel un-
terzogen; hier ist eine Pluralisierung von Lebensformen zu beobachten, die Versorgungsarbeit und
Alltagsgestaltung verändern. Eine Flexibilisierung entsteht, die sich in verschiedenen Altersgruppen
unterschiedlich auswirkt[60]; die Diversifizierung schafft neue Spielräume, teilweise führt sie zu Ver-
unsicherung oder zur Verfestigung von Ungleichheit in den Geschlechterrollen (vgl. ebenda 3-5).
Von einer grundsätzlichen Aufwertung der reproduktiven Tätigkeiten kann nicht gesprochen werden;
vielmehr zeigen sich Geschlechterhierarchien bei der Nahrungsauswahl (z.B. höherer Fleischkonsum
und geringeres Gesundheitsbewusstsein bei Männern) wie beim Stellenwert von Nahrungsdienstleis-
tungen[61]. Auch beim Wissen über traditionelle Nahrung und Nahrungszubereitung scheiden sich die
Geschlechter (vgl. ebenda 43-45). Neue Produkte wie Functional Food und Nutraceuticals, deren direkter gesundheitlicher Zusatznutzen selten wissenschaftlich belegt ist, erfreuen sich großer Beliebt-
heit in Europa (vgl. Rösch /Heincke 2001, 258). Convenience-Produkte sind weit verbreitet; Novel
Food mit gentechnisch veränderten Bestandteilen wird produziert. Die Slow-Food-Bewegung ist als
Gegenpol zu standardisierten Lebensmitteln und schnellem situativen Essen entstanden.

Nahrungsbezogene Gesundheitsfragen werden im Nachhaltigkeitsdiskurs verbreitet unter ökologischen Gesichtspunkten untersucht. Obwohl Nahrungssicherheit im bakteriologischen Sinn in Europa
auf hohem Niveau erreicht erscheint, so gibt es doch allein in Deutschland Hunderttausende von mel-
depflichtigen und eine unklare Zahl nicht gemeldeter Fälle von lebensmittelbedingten Infektionen
(vgl. Heincke et al. 2003, 179-180), die erhebliche Kosten für das Gesundheitssystem und für die G-
esundheit der Menschen bergen. Gesundheitsprobleme entstehen zudem durch unerwünschte Rückstände in Produkten. Die Anzahl von Lebensmittelallergien steigt (vgl. SRU 1999, 122). Aufgrund
der Lebensmittelskandale veränderten die VerbraucherInnen ihre Einschätzung aktueller Risiken, die
aus der Qualität der Nahrungsmittel entspringen. Doch sehen sie Risiken, die sie durch ihr eigenes
Ernährungsverhalten in Kauf nehmen, als geringer an (vgl. Rösch /Heincke 2001, 243).

Hinzu kommt das beschriebene sich wandelnde Ernährungsverhalten. Diskutiert wird insbesondere Fehlernährung, die weniger mit dem Angebot und der Erreichbarkeit von Lebensmitteln, sondern mit der Speiseauswahl und Nahrungszusammenstellung zusammenhängt (vgl. Heincke et al.
2003, 178-179). Hier sind Übergewicht und Adipositas und die damit verbundenen Gesundheitsrisi-

---

[59] Norbert Elias hat u.a. Tischmanieren bezüglich sich verändernder Peinlichkeits- und Schamschwellen untersucht; er
      interpretierte daraus Begründungen der Zivilisation (vgl. z.B. Teuteberg 1993, 198).
[60] Kinder organisieren ihren Alltag immer früher selbst und alte Menschen bleiben länger fit (vgl. Barlovic 2003 zitiert
      bei Eberle /Fritsche /Hayn et al. 2004, 4).
[61] Frauen in Deutschland wenden fast vier Mal so viel Zeit für die Zubereitung von Mahlzeiten auf als Männer (vgl.
      Rösch /Heincke 2001, 260 mit Bezug auf Oltersdorf 2000). Männer in Österreich essen 60% mehr Fleisch und 100%
      mehr Wurstwaren als Frauen (Schäfer /Schön 2000, 91 mit Bezug auf eine österreichische Ernährungsstudie).

ken zu nennen[62]; aber auch Magersucht, Bulimie usw. als Krankheiten, bei denen Fehlernährung ein Ausdruck sozial bedingter Probleme ist. Der Begriff der Nahrungszusammenstellung umfasst in dieser Arbeit nicht nur die Qualität von Produkten und den Gehalt an Nährstoffen (Fett, Eiweiße etc.) einzelner Menus, sondern die Verteilung der Aufnahme dieser Stoffe über den Tag und ganze Lebensabschnitte.

Zur Förderung gesunder Ernährung ist die Vermittlung von Wissen nicht hinreichend, vielmehr sind gesamtgesellschaftliche Strukturen nötig, durch die Entscheidungen für eine gesunde Ernährungsweise erleichtert und aktiv gefördert werden (vgl. Heincke et al. 2003, 185).

Wie in der privaten Ernährung, so kann auch in Sachen Gemeinschaftsverpflegung sozialer Status das Ernährungsverhalten nicht hinreichend erklären. Z.B. die in den 1960er Jahren noch bestehende klare Trennung zwischen Angestellten-, Prokuristen- und Direktoren-Kantinen bzw. -Speisesälen ist heutzutage nicht mehr als offensichtliche soziale Ungleichheit auffindbar (vgl. Kutsch 1993, 128). Auch Gemeinschaftsverpflegung in Mensen und Kantinen dient nicht nur der Nahrungsaufnahme, sondern gleichermaßen der Kommunikation und Erholung und kann einem ritualisierten gemeinsamen Mahl nahe kommen. Insofern ist z.B. für die Wahl eines ökologischen oder regionalen Gerichts in der Kantine nicht nur die individuelle Erfahrung und Einstellung verantwortlich. Evtl. hat die Reaktion der KollegInnen einen mindestens so großen Einfluss (vgl. Maier 2002, 62). Gesellschaftliche Akzeptanz von bestimmten Speisen kann sich im Rahmen von Gemeinschaftsverpflegung zeigen aber auch entwickeln. So wird z.B. dem Einsatz von Bioprodukten in öffentlichen, klinischen und kirchlichen Einrichtungen eine gesellschaftliche Vorbildfunktion zugeschrieben (vgl. Winkler 2002, 116). Und auf diesem Wege kommen stoffliche Aspekte wieder ins Spiel, für die in Großküchen besondere Bedingungen herrschen: Da Zusatzstoffe Nahrungsmittel zum Teil erst transport- und verarbeitungsfähig machen, „[..] ist davon auszugehen, dass auch eine Lebensmittelversorgung von Kindertagesstätten mit industriell erzeugten und weit transportierten Produkten in starkem Maße dazu beitragen kann, Nahrungsmittelunverträglichkeiten zu fördern" (Lange /Blinde /Böge et al. 2002, 27 mit Bezug auf Meier-Ploeger 1992).

2.5.3.2 Interpretationen und Zielkonflikte

Aus den beschriebenen drei Nachhaltigkeitssäulen entstehen Zielkonflikte hinsichtlich des Einsatzes bestimmter Produkte und hinsichtlich der Organisation von Gemeinschaftsverpflegung. Diese und weitere aus dem normativen Design der Agenda 21 entspringenden Nachhaltigkeitskriterien werden im Folgenden dargestellt. Die Darstellung ist nicht abschließend, sondern leitet aus den entwickelten Aspekten lediglich ein Spektrum an Möglichkeiten ab.

---

[62] Die WHO sieht Fehl- (und nicht nur Unter-) Ernährung als großes Problem auch in den Entwicklungsländern an (vgl. Keller 2005 mit weiteren Verweisen). Allerdings gibt es auch kritische Stimmen, die den „obesity myth" für übertrieben halten (vgl. die tageszeitung 2004 mit Verweisen). Weitere Zusammenhänge bestehen zwischen Ernährung und Bewegungsarmut und Mangel an körperlicher Koordinationsfähigkeit, Zunahme psychischer Erkrankungen (insbesondere Depressionen), Alkohol- und Zigarettenkonsum vor allem bei Jugendlichen usw., die parallel zu Gesundheit und Wellness als „Megatrends" in europäischen Gesellschaften zu beobachten sind (vgl. Eberle /Fritsche /Hayn et al. 2004, 7-9). Dabei verschiebt sich das Armutsrisiko immer weiter von Alten zu jüngeren Menschen und AusländerInnen, die vom Wellness-Trend dadurch tendenziell ausgeschlossen werden.

Bezogen auf konkrete Produkte gibt es Zielkonflikte z.B. zwischen

- der Verwendung traditioneller bzw. geographisch angepasster Tiere und Pflanzen und der Verwendung leistungsfähigerer Nahrungsproduzenten (die z.B. aus gentechnisch veränderten Sorten bestehen),
- dem Einsatz regionaler und biologisch produzierter Nahrung, insbesondere, wenn es um die ökologischen Auswirkungen geht (vgl. Eberle /Fritsche /Wiegmann 2005),
- vegetarischen oder veganen Speisen und der Entscheidung für einen (begrenzten) Fleisch-Konsum bzw. Konsum tierischer Produkte,
- traditioneller Ernährung[63] und verschiedenen „Schulen" gesunder Ernährung (z.B. Vollwert, Makrobiotik, Ayurveda oder Rohkost),
- dem Einsatz von Bioprodukten zu höheren Kosten oder Kostenbegrenzung durch konventionelle Produkte.

Bezogen auf gesellschaftliche Organisation der Gemeinschaftsverpflegung bestehen Zielkonflikte z.B. zwischen

- privat (insbesondere in Unternehmen) organisierten Großküchen und staatlicher Verantwortung zur Bereitstellung von Gemeinschaftsverpflegung,
- direkter Regulierung von Gemeinschaftsverpflegung durch das politisch-administrative System[64] und der nur indirekten Beeinflussung durch Regulierung in den verschiedenen betroffenen Politikfeldern sowie über Institutionen der Gesundheits- und Ernährungserziehung,
- verschiedenen gesellschaftlichen Institutionen. Wenn Genuss und Neuartigkeit von Nahrung im gesellschaftlichen Diskurs wichtiger gewertet würden als z.B. Ökologie, so könnte in Sachen Gemeinschaftsverpflegung auf Ökologisierung verzichtet werden. Dies ließe sich auch damit begründen, dass im Bereich der Lebensmittelindustrie oder beim Transport der Ökologisierungsbedarf größer und Maßnahmen daher effizienter umzusetzen wären als in den Einrichtungen der Gemeinschaftsverpflegung selbst.

2.5.4   Nachhaltige Nahrungs-Politik

Eine spezifische Herausforderung an Nachhaltigkeitspolitik in Sachen Nahrung ist, dass mehrere Politikfelder von Nahrung betroffen sind. Aktuell können viele politische Initiativen verzeichnet werden, die Produktion und Konsum (wieder) in einen engeren Zusammenhang zu bringen anstreben. Aufbauend auf den bisher dargelegten Nachhaltigkeitskonzepten bezüglich Nahrung werden nun politische Anforderungen an Programmsetzung, Entscheidung und Implementation in materieller und prozeduraler Dimension spezifiziert.

2.5.4.1   Materiell: Politikfelder und Kontexte von nachhaltiger Nahrung

Nahrung ist auf Policies bezogen ein Querschnittsfeld und betrifft sogenannte „harte" (Landwirtschaft, Industrie, (Bio-)Technologie, Wirtschaft) und „weiche" (Gesundheit, Umwelt) Politikfelder.

---

[63]   die auch aus biologischen und regionalen Zutaten bestehen kann

[64]   Neben bereits garantierten Gesundheits- und Hygiene-Standards könnten für Gemeinschaftsverpflegung angesichts ihrer steigenden gesellschaftlichen Bedeutung u.a. zur sozialen Entlastung von Privathaushalten und angesichts ihrer mengenmäßigen ökologischen Relevanz höhere Anforderungen gestellt werden als an den Lebensmitteleinzelhandel und die Gastronomie.

Nahrung ist auf allen diesen Feldern internationaler Verflechtung und globalen bis lokalen Einflüssen unterworfen. Auch die Regulierung des Feldes Nahrung findet immer stärker auf internationaler und europäischer Ebene statt (vgl. z.B. Erdmann /Sohr /Behrendt et al. 2003, 120-140). Während sich Skandale und Krisen im Nahrungsbereich häufen, werden Risikovermeidungs- und Vorsorgeprinzipien im Nachhaltigkeitsdiskurs großgeschrieben. Das normative Ziel nachhaltiger Nahrungspolitik besteht daher darin, Interessen in Produktion und Konsum auszugleichen und Wechselwirkungen, die zwischen Markt und Lebensstilen bestehen können, im Sinne nachhaltiger Entwicklung zu nutzen und zu beeinflussen. Dabei ist zu berücksichtigen, dass die betroffenen Kontexte und Politikfelder auch entlang der Kategorie Gender strukturiert sind. Das Zusammenspiel von Reproduktion und Produktion sowie der verschiedenen Wissenschaftsbereiche (die unterschiedlich in staatliche und private Förderpolitik eingebunden sind) ist unter den Vorzeichen von Transdisziplinarität zu sehen[65]. Auf einzelne Aspekte staatlicher Organisation von Gemeinschaftsverpflegung (die in den europäischen Ländern sehr unterschiedlich gehandhabt wird) soll hier nicht eingegangen werden, da die wichtigsten Aspekte anhand der Säulen und Zielkonflikte bereits geklärt wurden.

Eine sachlich begründete Verantwortung für Gemeinschaftsverpflegung auf lokaler Ebene liegt angesichts der globalisierten Nahrungsmärkte nur insofern vor, als dass sie aus lokalen Problemerfahrungen abgeleitet werden kann: „Umwelt- und Entwicklungsprobleme treten besonders deutlich in Städten und Gemeinden auf, weil hier die Güterproduktion und die damit verbundenen Energie- und Stoffumsätze, die intensive Nutzung von Flächen sowie der motorisierte Verkehr am stärksten wahrnehmbar sind" (UBA 2002, 37). Bezüglich Nahrung spielt die als eine normative Idee von Nachhaltigkeit beschriebene Kleinräumigkeit eine wichtige Rolle.

Die in dieser Arbeit untersuchten Vorreiterprojekte nachhaltiger Gemeinschaftsverpflegung waren zu ihrer Zeit noch Nischenphänomene bzw. sind es heute noch. Die Tatsache, dass es aktuell einige weitere Initiativen in privater, teilstaatlicher und staatlicher Verantwortung gibt (vgl. Abschnitt 4.1), kann allerdings noch nicht als Beleg dafür dienen, dass kleinräumigere Verantwortungsübernahme in Sachen Nahrung stärker würde. Die Untersuchung von Gemeinschaftsverpflegung muss folglich dem Umstand Rechnung tragen, dass Nahrungspolitiken nur zum Teil lokal bestimmbar sind.

2.5.4.2 Prozedural: Interessenvertretung und Verfahren im Bereich nachhaltiger Nahrung

Angesichts von Lebensmittelskandalen wird diskutiert, ob die heutige Nahrungsproduktion ausreichend den Willen der VerbraucherInnen widerspiegele. Wer trägt letztendlich die Verantwortung für das Lebensmittelangebot und für das Ernährungsverhalten?[66] Anhand der Problematiken nachhaltiger

---

[65] Transdisziplinäres Herangehen an technologische Weiterentwicklungen im Produktionsbereich könnte in „Rekonstruktionsanalysen" bestehen, die ausgehend von erkennbaren Defiziten zentrale wissenschaftliche Begriffe und Methoden eines Forschungsfeldes „dekonstruieren". Dabei könnten tatsächliche Einflussmöglichkeiten verschiedener Gruppen und die (ungleiche) Machtverteilung in Produktion und Reproduktion analysiert werden, um sozial-ökologische (vgl. Jahn 2003) und gendergerechte Transformationen zu ermöglichen (vgl. Schultz 2001, 118).

[66] In Anlehnung an die Wirtschaftstheorie von Polanyi (1979), der kritisiert, dass das marktförmige Handeln die Wahl zwischen knappen Mitteln zum Ausgangspunkt mache, betont Scherhorn, dass auch im Ernährungs- und Landwirtschaftsbereich eher *befriedigende* als maximale Erträge anzustreben seien (vgl. Scherhorn 2001, 16). Müller hat herausgearbeitet, dass lokale Ökonomie in soziale Beziehungen eingebettet war und zum Teil ist, wodurch die „Marktlogik" nur zu einem unter vielen bestimmenden Kriterien in wirtschaftlichen Handlungen wird (Müller 1997). Eine weitere Interpretation: „[...] der Privatbereich der Nahrungsmittelaufnahme ist nicht mehr privat. Selbst die Auswahl der Speisen wird zu einer Angelegenheit mit ethischem Hintergrund und potenziell tödlichem Ausgang. Damit wird vieles von dem, was zuvor der Gewohnheit und Tradition überlassen war, zu einem Gegenstand reflexiver Entscheidungen - und dem politischen Handeln zugänglich" (Ehrke 2001,286).

Produktgestaltung und VerbraucherInnenschutz werden nun die wichtigsten Problematiken in der prozeduralen Dimension geschildert.

Nachhaltige Produktgestaltung

Die Rahmenregulierung und die rechtliche Basis zur Herstellung und Bearbeitung von Produkten im Feld Nahrung geschieht auf nationalstaatlicher, europäischer und internationaler Ebene; daher verwundert es nicht, dass das Thema Nahrung politikwissenschaftlich bisher vornehmlich unter Regulierungsaspekten der Produktion und der Produkte bearbeitet wird67. Bezüglich nachhaltiger Einflussmöglichkeiten auf Konsum liegen vor allem ökonomische und soziologische Untersuchungen vor (z.B. Schäfer /Madsen /Walk 2001; Belz 1997; Belz 1998). Vorherrschend in der politischen Debatte ist die Diskussion um die Konsumverantwortung Einzelner und einzelner Haushalte, die als hoch veranschlagt wird[68]. Das ist insofern nachvollziehbar, als dass die Produkt-Nutzung die Umwelt ebenso belastet wie Herstellung und Transport. Ökobilanzen erfassen die vielfältigen Verhaltensweisen der Produktnutzenden normalerweise nicht, sie vereinfachen die komplexen Alltagsnutzungen (vgl. Weller 2001, 17). Werden die konkreten Möglichkeiten nachhaltigeren Konsumverhaltens genauer unter die Lupe genommen, zeigen Gender-Analysen, dass Umweltverantwortung teilweise privatisiert und feminisiert wird (vgl. Weller 2004)69 und dass eine Tendenz zur Moralisierung privater Verbräuche im Haushalt (vgl. Schultz 1999, 100) gegeben ist, die Verantwortlichkeiten im politischen und unternehmerischen Bereich ausblendet. Das Verursacherprinzip wird bei nachhaltigkeitsrelevanten Kosten wenig angewandt, da Reparatur- und Risikokosten aus der Produktion zu großen Teilen sozialisiert werden (vgl. Müller 2001, 11).

Auch Ansätze produktbezogenen Stoffstrommanagements, die auf umfassenden ökologischen und ökonomischen Analysen aufbauen und Techniksteuerung beeinflussen (vgl. Enquete Kommission 1994, 449) überhöhten die „Gestaltungsmacht privater KonsumentInnen" (vgl. Weller 1999, 89). Eine genaue Erhebung von Verantwortlichkeiten und Nutzungspraktiken, von Ansprüchen und Möglichkeiten privater KonsumentInnen auch im Nahrungsbereich existiert nur unzureichend. Aktive Mitgestaltung bei der Gestaltung von Produkten werde nicht gewährt, vielmehr wird Konsumverhalten überwiegend als „End of the Pipe" analysiert, also erst dann, wenn die Konsumangebote schon fertig entwickelt sind (vgl. Weller 2001, 20), wobei die komplexen Handlungskontexte des Alltags ausgeblendet bleiben (vgl. Weller 1999, 95-96). Ein Lösungskonzept wäre, nicht nur Stoffströme, sondern auch Informationsflüsse und Beziehungen einzubeziehen, Akteursorientierung und Partizipation großzuschreiben (vgl. ebenda 84-85; auch Erdmann /Sohr /Behrendt et al. 2003, 84-92 mit Bezug auf UBA 1998). „Die Marginalisierung und Reduzierung privater KonsumentInnen allein

---

[67] z.B. Behrens 2001. Auch wird die Bedeutung einer erweiterten Instrumentenpalette im Nachhaltigkeitsdiskurs, zumeist in Anlehnung an umweltpolitische Erfahrungen, diskutiert: z.B. die Ex-Ante-Steuerung (vgl. Simonis 1999b, 160), die ökonomische Multi-Impuls-Hypothese und das Konzept der Ankündigungseffekte, die allein zu Investitionsanstrengungen führen, ebenso wie No-Regret-Plus-Strategien, die Individuen zu Verhaltensmustern anregen, die sie aus einzelwirtschaftlichen Motiven allein nicht wählen würden (vgl. Klemmer /Lehr /Löbbe 1999, 111-113, im Überblick vgl. Jänicke /Jörgens 2004)). Diskutiert werden internationale Regulierungsaspekte auch unter Gerechtigkeitserwägungen, es wird vom „Export von Armut" in die ganze Welt durch Agrarsubventionen und Weltmarktpreise gesprochen (vgl. Heincke et al. 2003, 173-174).

[68] In der deutschen nationalen Nachhaltigkeitsstrategie wird den KonsumentInnen eine „Schlüsselrolle" zugeschrieben, vgl. http://www.bmu.de/files/nachhaltigkeit_strategie.pdf, 213.

[69] So kann zwischen „Zeitnot-Convenience", die eher bei Frauen anzutreffen sei, die in Familienzusammenhängen für die Ernährung zuständig sind, und der „Bequemlichkeits-Convenience" (vorwiegend von Single-Männern) unterschieden werden (vgl. Weller 2001, 10 mit Bezug auf Empacher /Hayn /Schultz 2001).

auf Nachfragende trägt dazu bei, dass neue Perspektiven und Innovationen, die aus dem Gebrauch von Produkten und Dienstleistungen resultieren, kaum in den Blick von Stoffstrommanagement geraten" (Weller 1999, 96). Allerdings ist es in einer globalisierten Ökonomie und in internationalen Politikstrukturen immer schwieriger, responsiveness gegenüber KonsumentInnen-Wünschen herzustellen (vgl. Fuchs /Lorek 2001, 14).

Auch die Rolle von Wissenschaft ist im Zusammenhang mit Stoffstrom- und Ökobilanzierung hinsichtlich der Ermittlung und Darstellung von Bewertungen und Vergleichen zu reflektieren. Am Beispiel der wissenschaftlichen (und der folgenden medienwirksamen) Debatte um die Frage, ob regional produzierte Lebensmittel ökologisch günstiger sind als in großem Maßstab produzierte und global vertriebene, hat sich gezeigt, wie stark diese Diskurse Konstruktionen unterliegen sowie in Interessen und Machtstrukturen eingebunden sind (für einen die KonsumentInnenperspektive integrierenden Forschungsansatz vgl. Simshäuser 2005).

VerbraucherInnenschutz

Die in den letzten Jahren konstatierbaren institutionellen Veränderungen[70] im Bereich Nahrung und VerbraucherInnenschutz sind enorm; für die Europäische Ebene seien hier die Generaldirektion für Gesundheits- und Verbraucherschutz in der Europäischen Kommission und European Food Authority angeführt; bemerkenswert sind auch Zusammenschlüsse bisher getrennt arbeitender zu übergreifenden Organisationen, z.B. Natur auf dem Teller in 2001 (in der z.B. die deutsche CMA, Landesinstitutionen und Umweltverbände zusammenarbeiten) und die Gründung von BÖLW in 2002 (worin sich landwirtschaftliche Bio-Erzeugungsverbände mit verarbeitendem Gewerbe vereinigt haben).

Die Rolle des VerbraucherInnenschutzes für nachhaltige Nahrung wird großgeschrieben (vgl. Wiesenthal et al. 2001). Einerseits sind VerbraucherInnen Verantwortliche im Marktgeschehen, und doch haben sie als einzelne ein Recht auf Schutz z.B. vor kontaminierter Nahrung. Andererseits bestehen zwischen Einzel- und kollektiven Interessen von VerbraucherInnen Differenzen und Widersprüche. Wegen der individuellen Orientierung Einzelner an ihrer Interessenbefriedigung und der mangelnden Fähigkeit und Bereitschaft, diese Interessen zu organisieren, wird ein Machtdefizit des VerbraucherInnenschutzes beklagt (vgl. Müller 2001, 8-9). Nur über politische Institutionalisierung können die unzähligen individuellen Anspruchsmuster organisiert werden. Lösungen bestehen nicht nur darin, Produktinformationen zu bündeln und diese für verschiedene Gruppen von VerbraucherInnen aufzuarbeiten, sondern vor allem in der Mitsprache von KonsumentInnen auch bei der Produktregulierung. Wird im Nachhaltigkeitsdiskurs die ausschließliche Produkt- und Produktionsbezogenheit aufgegeben, bekommt die Konsum- und Versorgungssphäre eine größere Bedeutung, die sie erst durch Veränderungen von Instrumenten und Institutionen verantwortlich wahrnehmen könnte (vgl. SRU 2002, 200-205; Müller 2001; Weller 1999; 2003).

Die Nachhaltigkeitsziele der Generationengerechtigkeit stellen weitere Anforderungen an die politische Rahmensetzung. Zusätzlich zur Arbeit der legitimierten demokratischen Gremien wird eine gesellschaftliche Debatte über die Ziele des Material-, Energie- und Stoffeinsatzes insgesamt gefordert (vgl. Weller 2003, 74). Die institutionelle Aufwertung des VerbraucherInnenschutzes trägt hierzu bei; doch findet eine gesellschaftliche Diskussion über nachhaltigen Konsum und seine institutionelle Verankerung nur in Ansätzen statt.

---

[70] vgl. für die deutsche „Agrarwende" die Darstellung bei Eberle /Fritsche /Hayn et al. 2004, 11-18

Interessen im Feld nachhaltiger Nahrung sind also im Produktions- und Konsumbereich unterschiedlich organisiert und organisierbar. Weitere Einflussmöglichkeiten, z.B. die Bedeutung von öffentlicher Meinung, Medien usw. können an dieser Stelle nicht weiter diskutiert werden. Zu betonen ist an dieser Stelle die Verwobenheit von Nahrungsfragen mit dem „privaten", konsumbezogenen Bereich. Die empirische Untersuchung von Gemeinschaftsverpflegung, für die lokalpolitische Verantwortung übernommen wurde, ermöglicht die beispielhafte Erfassung prozeduraler Ansätze, Probleme und Lösungen. Dafür hat dieses Kapitel die Basis geliefert. Wichtige Bedingungen lokaler Politik werden in Abschnitt 3.4 konkretisiert.

2.6   Nachhaltigkeit als normatives Konzept

Die beiden Zielbündel der Bedürfnisbefriedigung heutiger und zukünftiger Generationen wurden als eine „Ethiktheorie verteilender (‚distributiver') Gerechtigkeit" interpretiert (SRU 2002, 58). Einer solchen kann ein egalitärer oder nicht egalitärer Standard zugrunde gelegt werden. Sollen allen Menschen nicht nur Mindestbedingungen zustehen, ist dies z.B. eine normative Entscheidung für einen eher egalitären Standard. Aber nicht nur auf dieser abstrakten Ebene sind normative Entscheidungen im Nachhaltigkeitsdiskurs an der Tagesordnung; sie sind zur Konfliktbewältigung bei Risikobewertungen und Zielkonflikten notwendig. Normativ ausgerichtete Entscheidungen, z.B. über die Festlegung von Belastungsgrenzen, müssen auf einen zu überwindenden oder angestrebten Zustand und auf den Zeitpunkt dieser Zielerreichung hin spezifiziert werden (vgl. Lange /Blinde /Böge et al. 2002, 150). Insofern ist Nachhaltigkeit bzw. nachhaltige Entwicklung immer eine relative Größe; ihre Ziele sind nicht absolut gesetzt, sondern beziehen sich zuvörderst auf die Veränderung bestimmter bestehender Gegebenheiten.

Beim Bezug auf konkrete Probleme und ihre Lösung kommen die verschiedenen betroffenen Gruppen und Kontexte zum Tragen, in denen unterschiedliche Interessen bestehen und artikuliert werden. Den Ausgleich zwischen ihnen kann auch wissenschaftlich fundiertes Wissen allein nicht schaffen. Die Herausforderung des Nachhaltigkeitskonzepts liegt dann darin, dass sie einerseits zur Demokratisierung der Gesellschaft und auch der Märkte führen könnte; doch es ist keineswegs ausgeschlossen, dass sie auch zu De-Demokratisierung und Unsicherheit (vgl. Simonis 1999b) führt, je nachdem, welche Entscheidungen in dem Prozess getroffen werden, welche Interessen dominieren und wer das Ergebnis interpretiert. Normative Entscheidungen zwischen verschiedenen Optionen müssen daher in Nachhaltigkeitsprozessen immer wieder getroffen werden; wissenschaftliche Ergebnisse bedürfen der Interpretation ihrer Verwendung im Rahmen angestrebter Problemlösungen und bei der Bearbeitung von Zielkonflikten.

In der prozeduralen Nachhaltigkeitsdimension ist eine normative Vorstellung, die sich durch die Agenda 21 und viele Nachhaltigkeitskonzepte zieht, dass Nachhaltigkeitsergebnisse durch neue und ergänzende demokratische Verfahren, durch Konsultations- und Beteiligungsprozesse hervorgebracht werden. Die Rolle, die den Regierungen dabei zukommen soll, formuliert z.B. Meyer-Krahmer so: „The new concept of the government role could be appropriately described as the management of processes of bargaining, negotiating and social contracting between different relevant actors which behave according to their aims, power and available action parameters."[71] Indem die

---

[71]   Meyer-Krahmer 1998, 29. In Kapitel 3 dieser Arbeit wird das Thema Steuerung und Koordination vertieft.

Ergebnisfindung dynamisch angelegt und damit veränderbar ist, soll dem Nachhaltigkeitsprozess Vorrang vor bereits gesetzten Nachhaltigkeitszielen eingeräumt werden. Nachhaltigkeitsziele sollen einer stetigen Neudefinition durch ein erweitertes Spektrum von Beteiligten unterliegen. Auch Wissenschaft und Technik sollen nach der Agenda 21 stärker in die Gesellschaft und hier definierte auch ethische Ansprüche eingebunden werden (vgl. UN 1992, Kapitel 31, 258-261).

Die prozedurale Nachhaltigkeitskomponente ist nicht nur durch die verschiedenen Beteiligungsprozesse sondern zudem durch räumlich bezogene Beteiligte strukturiert. Die Aufwertung regionaler und lokaler Politik unter den Bedingungen der Globalisierung und die aktiv betriebene Vernetzung quer zu territorialen Ebenen und über Ebenen hinweg (z.B. Zusammenarbeit von Kommunen verschiedener Kontinente und Konsultation von lokalen NGOs durch internationale Organisationen) können zu normativen Nachhaltigkeitsvorgaben gerechnet werden.

In der materiellen Dimension bestehen zwar allgemein konsensfähige Konzepte, jedoch sind programmatische Zielsetzungen und die Definition und Umsetzung von Nachhaltigkeit ebenfalls durch unterschiedliche Interpretationen und auf allen Stufen von Nachhaltigkeitsfolgen stark durch Dissens geprägt. Einige wichtige Aspekte des Dissenses sind anhand der drei Säulen und ihrer Integration, in Sachen Generationengerechtigkeit, Globalität und Lokalität etc. beschrieben und Lösungsansätze skizziert worden. Die transdisziplinäre und gendersensible Forschung offeriert Ansätze zur Dissensbearbeitung, indem die Perspektiven verschiedener Akteure auf ein Problem in den Mittelpunkt des Problemdefinitions- und -lösungsprozesses gestellt werden. Ein zentraler normativer Aspekt der materiellen Nachhaltigkeitsdimension besteht in der Definition und in der Umsetzung von Nachhaltigkeitszielen, die die Integration verschiedener Policies ermöglichen und die gleichzeitig in dynamischen Rahmenbedingungen verortet werden. Es ist davon auszugehen, dass bestehende Ansätze der Policy-Forschung die hier komplex gefasste Nachhaltigkeit nicht vollständig erfassen können, denn Nachhaltigkeit ist hier explizit Politikfelder übergreifend angelegt und die Dynamiken im Policy-Making sowie die Implementationsphase rücken stärker in den Forschungsfokus.

Das normative Nachhaltigkeitskonzept bietet zusammenfassend keine klaren Verhaltens- oder Maßangaben, die umzusetzen wären. Die bisherigen Ausführungen geben vielfältige Hinweise auf eine mögliche Füllung für konkrete Sachverhalte und Prozesse. In der prozeduralen Dimension herrscht dabei das Prinzip der verfahrensmäßigen Weiterentwicklung und der erweiterten Zusammenarbeit von staatlichen und nicht-staatlichen Akteuren[72] im Sinne einer „Demokratisierung" vor. In der materiellen Dimension geht es vor allem darum, widerstreitende Ansätze auszugleichen und Konflikte zu überwinden. Die folgende Tabelle bezieht die normativen Ausprägungen der Dimensionen auf die wichtigsten Sachbereiche, die von nachhaltiger Entwicklung gemäß der Konzeptionierung in dieser Arbeit betroffen sind.

---

[72] zur Unterscheidung der beiden Gruppen vgl. unten Abschnitt 4.2

Prozedurale Dimension **- normativ -**	**Materielle Dimension** **- normativ -**
Entwicklungen und insbesondere eine erweiterte Zusammenarbeit von Akteuren bezogen auf:	Die Integration widerstreitender Ansätze und insbesondere die Überwindung von Konflikten:
• die Art von Institutionen und Verfahren (Beteiligung, Repräsentation, Konfliktregulierung, Entscheidung) • Entscheidungsrollen in Politikprozessen (von Input bis Output) • die berücksichtigten Ebenen (global bis lokal) • unterschiedliche Politikbereiche (Ressorts, Sektoren, Policies)	• zwischen den Säulen Ökonomie, Ökologie und Soziales/Kultur • in Sachen lokaler bis globaler intragenerationaler Gerechtigkeit • der langfristigen, intergenerationalen Gerechtigkeit • in der Genderdimension • zwischen Wissenschaftsdisziplinen • in und zwischen wissenschaftlichen und politischen Risikobewertungen • zwischen Reproduktions-, Konsum- und Produktionserfordernissen

Tabelle 6: Normative Ausprägungen der prozeduralen und der materiellen Dimension von Nachhaltigkeit

Anhand dieser Elemente werden in Kapitel 4 die Fallstudien analysiert, um die empirischen Ergebnisse mit den normativen Potenzialen von Nachhaltigkeit zu konfrontieren und damit die Folgen und Leistungen der untersuchten Prozesse in das normative Nachhaltigkeitskonzept einzuordnen.

3 Forschungsinstrumentarium: Nachhaltigkeitsanalysen anhand von Policy- und Innovationsnetzwerke-Konzepten

In diesem Kapitel wird ein Forschungsdesign zur Analyse von lokalen politischen Prozessen im Bereich nachhaltiger Nahrung entwickelt. Dabei wird von bestehenden politik- und sozialwissenschaftlichen Ansätzen ausgegangen und überprüft, inwiefern sie geeignet sind, den Forschungsgegenstand zu erklären. Bestehende Konzepte werden miteinander kombiniert und ein Instrumentarium entwickelt, um Nachhaltigkeitsprozesse möglichst vollständig erfassen zu können.

Anhand dieses Instrumentariums erfolgt in Kapitel 4 die Rekonstruktion lokaler Politikprozesse in materieller und prozeduraler Dimension: Erfasst werden erstens lokale Akteure und Netzwerke insbesondere auf Gemeinde-Ebene, die Programmentwicklung, Entscheidungen in der politischen Agenda, Implementation und Evaluation auch mit Rückwirkungen auf die Programmentwicklung betreiben, sowie zweitens die materiellen Entwicklungen und Leistungen dieser Prozesse.

Zu Beginn dieses Kapitels wird der theoretisch-methodologische Zugang dieser Arbeit als Grundlage des Forschungsdesigns dargestellt.

Abschnitt 3.1 reflektiert den Beitrag von Netzwerken im Rahmen politischer Steuerung und Governance sowie die Funktion von Policy-Netzwerken im politisch-administrativen System und für politische Koordination insgesamt. Steuerungs- und Koordinationsansätze werden bezüglich der Nachhaltigkeits-Spezifika aufbereitet, die in Kapitel 2 entwickelt wurden.

In Abschnitt 3.2 wird die Diskussion um Policy-Netzwerke durch sozialwissenschaftliche Zugänge zu Innovationsnetzwerken ergänzt, die insbesondere erlauben, neben akteurbezogenen und institutionellen Fragen im Nachhaltigkeitsdiskurs angestrebten materiellen Veränderungen Raum zukommen zu lassen. Akteure und Materielles werden als relational aufgefasst. Dabei liegt der Schwerpunkt auf der Analyse der Netzwerke selbst, also ihrer internen Strukturen und Entwicklungen und weniger auf ihrer Funktion im politisch-administrativen System.

Abschnitt 3.3 fasst die Ergebnisse aus den beiden vorhergegangenen Abschnitten zusammen, systematisiert daraus ein Instrumentarium und passt es auf politische Nachhaltigkeitsprozesse zu.

In Abschnitt 3.4 wird das Instrumentarium um Spezifika der lokalen Politikebene ergänzt.

Interpretatives konstruktivistisches Forschungsdesign

Wenn hier von Politik geschrieben wird, sind die Aktivitäten politischer Akteure gemeint, die sich im öffentlichen Raum manifestieren, also das Zusammenspiel lokaler, regionaler, nationaler, europäischer usw. staatlicher, teilstaatlicher und privater individueller und kollektiver Akteure. Der Politikbegriff dieser Arbeit ist weit; er umfasst ausdrücklich mehr als staatliche Institutionen und das politisch-administrative System in seiner repräsentativdemokratischen Verfasstheit.

Politikwissenschaftlich relevant ist, im Anschluss an die Darstellung der Nachhaltigkeitsdebatte, durch welche Akteure und in welcher Form politisches Handeln gesteuert, koordiniert und durchgeführt wird. Dabei wird in Anlehnung an das normative Nachhaltigkeits-Postulat eines erweiterten prozeduralen Instrumentariums der Blick auch auf Formen der Entscheidungsfindung und -durchführung gerichtet, die nicht im institutionellen Rahmen von repräsentativdemokratischen und Verwaltungsverfahren geschehen[73]. Damit soll das gesamte dem Nachhaltigkeitsdiskurs zurechenbare Spektrum erfasst bzw. (re)konstruiert werden.

Interpretatives Forschungs-Paradigma

Diese Arbeit nähert sich mit einem empirisch-analytischen Politikwissenschaften-Ansatz dem normativen Konzept Nachhaltigkeit. Es wird ein handlungstheoretischer Akteurbezug gewählt, der interpretativen Politikanalysen[74] zuzuordnen ist. Dies hat theoretische wie methodische Implikationen. Theoretisch ermöglicht das interpretative Paradigma, das noch relativ junge Konzept Nachhaltigkeit als Handlungsfeld zu erfassen, indem Akteure als zielgerichtet und strategisch handlungsfähig und in einer sich ändernden Umwelt kompetent agierend konzipiert werden. Methodisch erlaubt die interpretative Forschung in der empirischen Untersuchung explorativ vorzugehen, wobei die Akteure und ihre Interpretationen und Interpretationsmuster von Nachhaltigkeit erfasst und nicht rein institutionell oder funktionalistisch gedeutet werden. Hintergrund dieses Paradigmas wie auch der vorliegenden Arbeit ist ein konstruktivistisches Forschungsverständnis. Sozialwissenschaftliche Ergebnisse sind danach eine Mischung aus Feststellungen, Interpretationen, Meinungen und Evaluationen; sie basieren immer auch auf – sachlich wie sozial bedingten – interpretativen Beurteilungen (vgl. Fischer 2003, 222 mit Bezug auf Majone 1989; zur Umsetzung in dieser Arbeit vgl. Abschnitt 4.2.1).

Nach dem interpretativen Paradigma in Handlungstheorien werden Individuen in ihrer „Soziabilität", also ihrem „Eingebettetsein in kommunikative und soziale Strukturen" betrachtet (Braun 1997, 60[75]). Es sind Interpretations- und Deutungsleistungen von Akteuren, anhand derer Politik als ein immer wieder neuer und kontinuierlicher (im Rahmen gleichwohl konditionierender Bedingungen) „sinnstiftender" Prozess analysiert wird, der folglich mehr umfasst als ein nur „ergebnisorientiertes Machtspiel eigeninteressierter Akteure" (ebenda mit Bezug auf March /Olsen 1984). „Gesellschaft wird so zur symbolischen, immer nur vorläufigen Konstruktion von Wirklichkeit" (Braun 1997, 62 mit Bezug auf Berger /Luckmann 1969) und konstituiert sich aus Handlungen, die als Mikroereignisse aufgefasst werden (vgl. ebenda mit Bezug auf Esser 1993). Die erklärende Variable ist der politische Prozess. „In allen Fällen sind es die einzelnen Politiker oder Bürger und ihre Interpretationen der Wirklichkeit, die im Mittelpunkt stehen." (Braun 1997, 64) Das konkrete Handeln soll nicht hinter Funktionen und Strukturen (z.B. von Organisationen und Eliten) verschwinden[76]. Es wird hier nicht davon ausgegangen, dass Interessen und Präferenzen von Akteuren stabil seien; Politik wird als Prozess behandelt. Durch die Betonung dieser Prozesshaftigkeit und der Notwendigkeit zur kontinuierlichen Neudefinition von Zielen und Interessen weist dieses Paradigma Parallelen zu Nachhaltigkeit auf.

---

[73] In Anlehnung an Hajer /Wagenaar (2003, 6) kann dies forschungstheoretisch mit empirischen Veränderungen gerechtfertigt werden; es sollen keine alternativen steuerungstheoretischen Ansätze „gefördert" werden.
[74] Zum Stand interpretativer Governance-Forschung vgl. Hajer /Wagenaar 2003, 4-8.
[75] mit Bezug auf Granovetter 1985; vgl. auch Nullmeier 1997, 105, der drei Grundprinzipien interpretativer Ansätze bei Blumer 1973 darstellt.
[76] Es ist problematisch auf einer solchen Grundlage, „sich auch mit dem die Politikwissenschaft eigentlich interessierenden Meso-Niveau auseinander[zu]setzen. Deutungsmuster lassen sich nicht mehr bei aggregierten Akteurseinheiten beobachten, sondern nur noch erschließen. Hier bedarf man aber exogener Modelle, die das interpretative Paradigma ablehnt. [...] Die Vermittlung von individuellem und korporativem Handeln muss bei diesem Ansatz prekär bleiben." (Braun 1997, 65). Allerdings liegen einige politikwissenschaftliche Studien vor, mit denen die Relevanz des Paradigmas auch für die Makro-Ebene sowie weiterer Forschungsbedarf in dieser Hinsicht begründet werden können (vgl. Nullmeier 1997, 130-131).

Zusammenfassend bietet das interpretative Paradigma einen theoretischen und methodischen Rahmen, in dem das noch neue Feld der Nachhaltigkeitsforschung explorativ bearbeitet und ein zugepasstes Analyseinstrumentarium entwickelt und geschärft werden kann.[77]

Nachhaltigkeitspolitik konstruktivistisch erarbeitet

Die untersuchten Akteure und ihre Deutungen des Politikprozesses sowie der Politikprozess selbst werden als Konstruktionen aufgefasst. Was „wahr" ist, hängt zwar von der Wirklichkeit, von realen Dingen ab (vgl. Noetzel /Brodocz 1996, 51), letztendlich aber von der ForscherIn, die sich als Konstruierende in diesem Prozess erfährt. [78] Die Rezeption des Forschungsstands zu Policy- und Innovations-Netzwerken erfolgt mit eben dieser Ausrichtung: Politikwissenschaftlich beschriebene Phänomene und theoretisch gefasste Konzepte dienen dazu, im Rahmen eigener Forschung vorgefundene Akteure und Konstellationen zu rekonstruieren. Dies geschieht vor dem Hintergrund des normativen Konzepts der Nachhaltigkeit, weswegen, wie oben beschrieben, sowohl die formale Unterscheidung zwischen Input und Output des politischen Systems als auch die Trennung zwischen Programmsetzung und Implementation und zwischen den Rollen der jeweils maßgeblich beteiligten Akteure in Steuerungssubjekte und -objekte empirisch überprüft werden. Um den normativen Nachhaltigkeitsaspekten in der Rekonstruktion der Politikprozesse größtmöglichen Raum zu verschaffen, wird hier ein Hauptaugenmerk auf die Prozesse gerichtet, die diesen gängigen Unterscheidungen nicht entsprechen. Dies geschieht in Anlehnung an Noetzel und Brodocz, die von politikwissenschaftlich Forschenden die Offenlegung der von ihnen konstruierten Unterscheidungen fordern.

Neben der kritischen Betrachtung der Steuerungsfähigkeit[79] von politischen Akteuren und Institutionen bezüglich Nachhaltigkeitsthemen, die hier unter den normativen Vorzeichen des Nachhaltigkeitsdiskurses kritisch reflektiert werden, wird in diesem Kapitel auch die begrenzte Steuerbarkeit im Nachhaltigkeitsdiskurs bearbeitet: Das Materielle wird hier als komplex aufgefasst und in Interaktion mit den Steuernden stehend begriffen. Dieser konstruktivistische (aber nicht skeptizistische) Zugang zum Materiellen wird im Abschnitt 3.2 durch Innovationsansätze vertieft.

---

[77] Das interpretative Paradigma ermöglicht Informationen und Interpretationen zu generieren, mit denen an für Nachhaltigkeit spezifizierten Modellen, an Hypothesenbildung, Formalisierbarkeit und Überprüfbarkeit gearbeitet werden kann; vgl. ausführlicher Braun 1997, 68-69, der ähnliche Forschungsdesigns wie das hier entwickelte andenkt.

[78] Auch wenn sich diese Arbeit empirisch-analytisch auf das Feld Nachhaltigkeit richtet, so muss doch zugestanden werden, dass die zu untersuchenden normativen Aspekte einen gewissen Einfluss auf die Forscherin und auf die Forschung ausüben. Der interpretative und konstruktivistische Ansatz fordert eine Offenlegung, wenn Nachhaltigkeit als normative Idee und als der Forscherin sympathisches Konzept die Arbeit beeinflusst – sowie das Zugeständnis, das dies nicht an jeder Stelle explizit gemacht werden kann.

[79] Zur Unterscheidung von Steuerungsfähigkeit und Steuerbarkeit vgl. Mayntz 1987, Scharpf 1988, zitiert bei Noetzel /Brodocz 1996, 60.

3.1   Policy-Netzwerke zur Analyse von Nachhaltigkeit

3.1.1   Politische Steuerung und Koordination für Nachhaltigkeit

In diesem Abschnitt werden aus dem politikwissenschaftlichen Diskurs um Steuerung und Koordination Kriterien für die Analyse von politischen Nachhaltigkeitsprozessen erarbeitet. Dabei liegt der Schwerpunkt auf Netzwerken und ihrer Bedeutung für die politische Koordination von Nachhaltigkeit.

3.1.1.1   Herausforderungen für die Policy-Forschung aus dem Nachhaltigkeitsdiskurs

Wie in Kapitel 2 beschrieben, werden im Nachhaltigkeitsdiskurs der Steuerungs- und Koordinationsbegriff sowie ergänzende Verfahren bei Input und Output des politischen Systems diskutiert. Im Ergebnis müssen zur Erfassung der Prozesse, die im Zentrum dieser Arbeit stehen, die idealtypischen fünf Stufen der Nachhaltigkeit variiert werden.

Dies ist begründet

- erstens durch die im Rahmen von Nachhaltigkeit intendierte Einführung neuer politischer Prozeduren auf der Input- und auf der Output-Seite des politischen Systems[80];
- zweitens durch die intendierte Aufweichung der Unterteilung in policy, politics und polity;
- drittens wegen des Querschnittscharakters des Feldes nachhaltige Nahrung.

3.1.1.2   Lehren aus dem umwelt- und technologiepolitischen Steuerungsversagen

An dieser Stelle werden zwei Aspekte aus dem umwelt- und technologiepolitischen Steuerungsdiskurs aufgegriffen, mit deren Hilfe bekannte Steuerungs- und Koordinationsprobleme verdeutlicht sowie die durch das Nachhaltigkeitskonzept gesteigerte Komplexität von Problem- wie Lösungsansätzen aufgezeigt werden sollen. Darauf aufbauend wird der für diese Arbeit relevante Stand der Policy-Forschung reflektiert.

Das umweltpolitische „Marktversagen" beschreibt die Tatsache, dass ein großer Teil der Umweltkosten nicht die „Verschmutzer" belastet, sondern von der Allgemeinheit getragen bzw. durch staatliche Maßnahmen umverteilt wird. Aus einer zugespitzten ökonomischen Perspektive fehlen für technologische Abhilfe die Anreize: „Ein Grundproblem für die Entwicklung von Umwelttechnologien ist, dass aufgrund des Marktversagens bei Umweltgütern Impulse für Umweltinnovationen immer erst dann entstehen, wenn umweltpolitische Maßnahmen ergriffen werden. Technische Problemlösungen müssen dann kurzfristig verfügbar sein und unverzüglich umgesetzt werden." (Hemmelskamp 1999, 233) Politische Regulierung, die langfristige und zuverlässige Umweltstandards zur Rahmung von Technologieentwicklung in diesem Sinne festschreiben würde, ist wegen institutioneller und Wissens-Grenzen sowie aufgrund gesellschaftlicher wie technologischer Dynamiken praktisch nicht möglich.

Das Prittwitz'sche „Katastrophenparadox" verdeutlicht Probleme umweltbezogener Steuerung: Demnach gilt als ein „Muster" öffentlicher Politik, dass Stimulus und Response gegenläufig zueinander sind (vgl. Prittwitz 1993, 333). Die praktische Dominanz von Helfer- und Verursacherinteressen

---

[80]   Auf die die Legislative und Judikative betreffende geringere Input-Kompetenz der lokalen Ebene, auf die das hier erarbeitete Instrumentarium im Kapitel 4 dieser Arbeit angewandt wird, wurde in Kapitel 2 bereits hingewiesen; dies wird in Abschnitt 3.4 näher behandelt.

gegenüber Betroffeneninteressen soll als Hintergrund der nachfolgenden Überlegungen zu Steuerung und Koordination im Nachhaltigkeitsdiskurs dienen, bei dem ähnliche Macht- und Akteurskonstellationen zu erwarten sind.

Für Nachhaltigkeits-Policies, die breiter als die Policies Umwelt und Technologie-Entwicklung sind, werden zusätzliche Problemlösungsmechanismen gebraucht. Die als drei Nachhaltigkeitssäulen bezeichneten Problemfelder sind unterschiedlich artikulations-, organisations- und konfliktfähig. Dass sie unterschiedlich gute Steuerungs-Unterstützung gefunden haben (vgl. Fürst 2002, 182), kann u.a. auf die komplexen normativen Ziele von Nachhaltigkeits-Policies zurückgeführt werden, die z.b. in veränderten Denkmustern und in der institutionellen Absicherung von Lernprozessen bestehen (vgl. Fürst 2002, 183-184). Die Verwirklichung solcher Ziele betrifft verschiedene Institutionen der Gesellschaft gemeinsam, oder, in Anlehnung an von Prittwitz ausgedrückt: „Zukunftsfähigkeit" im Sinne integrativ-pluralistischer Nachhaltigkeit bräuchte die gesamte Institutionenvielfalt demokratischer Willensbildung (vgl. Prittwitz 2000, 30[81]). Der Nachhaltigkeitsdiskurs sieht prozedurale Innovationen bzw. Veränderungen vor (vgl. Kapitel 2).

Im Folgenden werden Ergebnisse aus der Policy-Netzwerke-Forschung skizziert. Sie bilden in dieser Arbeit die Grundlage zur Analyse der Zusammenarbeit und Vernetzung zwischen Akteuren aus verschiedenen Kontexten, die sich auf das Feld Nachhaltigkeit beziehen.

3.1.1.3 Steuerung, Koordination und Governance: eine Einordnung

Ein wichtiges Thema politikwissenschaftlicher Forschung ist der Wandel von Staatlichkeit; dieser wird an realen Veränderungen sowie an einer veränderten Auffassung und Analyse von Steuerung festgemacht, wobei Koordination eine immer bedeutendere Rolle einnehme (vgl. z.B. Mayntz 1993, 40-42[82]). „So führen die funktionale Differenzierung sowie die steigende Organisiertheit und Komplexität moderner Gesellschaften zwangsläufig zu einem Verlust der *inneren Souveränität* des Staates" (Knill 2000, 111), der sich „weicherer" Techniken als hierarchischer Entscheidungen und Befehlen bedienen müsse, indem er verhandle, Anreize biete, anrege, moderiere und koordiniere (vgl. ebenda mit Bezug auf Grande 1993). Auch an *äußerer Souveränität* verliere der Staat, weil angesichts transnationaler Verflechtungen und Interdependenzen und globaler Steuerungsprobleme Handlungsebenen oberhalb aber auch unterhalb des Nationalstaats durch hier vorhandene Kompetenzen und Ressourcen an Bedeutung gewönnen (vgl. Knill 2000, 111-112). Es wird aber auch die These vertreten, dass die globale Verflechtung die innere Handlungsfähigkeit von Nationalstaaten und verfassten Gebietskörperschaften erhöhe (vgl. z.B. Moravcsik 1997). Diese Bedeutungsverschiebungen sind für die Nachhaltigkeitsanalyse in dieser Arbeit insofern relevant, als dass im Nachhaltigkeitsdiskurs ein die staatliche Souveränität zum Teil begrenzender Wandlungsprozess angeregt wird, der die Erreichung von Nachhaltigkeitszielen befördern bzw. ermöglichen soll.

---

[81] Von Prittwitz hält Komplexitätssteigerungen in folgenden Bereichen im Sinne von Zukunftsfähigkeit für notwendig:
  – sachliche: Ressourcen, intelligentere Lösungen, Förderung sachbezogenen institutionellen Lernens
  – soziale: komplexere Regel- und Organisationsformen
  – zeitliche: zukunftsoffene Verfahren
  – operative: implementationssichere Selbststeuerungsverfahren und -organisationen
  – kognitive: verschiedene vernetzte Wissenssysteme
  – genaue Arrangements von Fach- und Allgemeinöffentlichkeit. (vgl. Prittwitz 2000, 33)
  Diese Aufstellung verdeutlicht die von Nachhaltigkeitskonzeptionen ausgehenden vielfältigen institutionellen Herausforderungen.

[82] zur Leistungsfähigkeit aktueller umweltpolitischer Steuerungsansätze vgl. SRU 2004, 878-966

„A new range of political practices has emerged between institutional layers of the state and between state institutions and societal organizations" (Hajer /Wagenaar 2003, 1). Dass sich diese veränderten empirisch vorfindbaren politischen Praktiken in einem neuen Vokabular rund um den Begriff „Governance" auch in der Politikwissenschaft niedergeschlagen haben, unterstreicht ihre Bedeutung. Das neue Vokabular kann politikbezogene Theorie und Praxis dabei unterstützen, unreflektierte Gedankenmuster zu verändern (vgl. Hajer /Wagenaar 2003, 1-2). Und doch kann z.B. der Begriff „network society" (vgl. ebenda mit Verweis auf u.a. Beck 1999; Castells 1997) verschiedene Aussagen darüber implizieren, wie sich Policy-Making und Politik in ihren Funktionen und in ihrer Effektivität verändern, wie Macht und Interessen umdefiniert und „relocated" werden, welche Möglichkeiten für kollektives Lernen und Konfliktlösung bestehen (vgl. Hajer /Wagenaar 2003, 4-6).[83]

Der Governance-Begriff deutet auf einen „doppelten Prozess der Veränderung der Realität und der Wahrnehmungen bzw. Interpretationen dieser Realität" (Benz 2003, 15) hin und bezieht sich auf den Gesamtzusammenhang von polity, politics und policy (vgl. ebenda 17). Governance bedeutet wechselseitige Handlungsabstimmung, die auf Beobachtung, Beeinflussung oder Verhandlung beruhen kann; sie nimmt unterschiedliche Formen sozialer Koordinierung an, z.B. einseitige Anpassung, wechselseitige Beeinflussung oder Verhandlung, die sich u.a. in Hierarchien, wechselseitigen Markt-Mechanismen und einigenden Verhandlungen ausdrücken können (vgl. Benz 2003, 20-21; Lange /Schimank 2003, 10-12). Zum Teil wird der Governance-Begriff dem Begriff „government" gegenübergestellt, zumeist schließt Governance Regierungstätigkeiten ein, lenkt nur den Fokus auf die netzwerkartigen Strukturen zwischen staatlichen und privaten Akteuren und ihre Handlungen. Governance betont eine veränderte Aufgabe von Politik, die im „Management von Interdependenzen" (Benz 2003, 19) bestehe, wenn Gesellschaften ohne Steuerungszentrum funktionieren und zwischen Steuerungssubjekt und Steuerungsobjekt nicht mehr eindeutig unterschieden werden könne (vgl. ebenda mit Bezug auf Mayntz 1998). Die Veränderungen im Zeichen von Governance bedeuten nicht zwangsläufig einen Machtverlust des „government"; lediglich sind Staat und Gesellschaft in Governance-Prozessen stärker miteinander verbunden (vgl. Pierre /Peters 2000, 49).

Die politische Steuerung, also die Interventionen durch steuernde Akteure im Sinne von „government", wird in dieser Arbeit nicht ausgeblendet, aber auch nicht vorrangig behandelt. Der Fokus dieser Arbeit liegt auf interdependenten und wechselseitigen Handlungen in politischen Prozessen. Um diese Perspektive zu betonen, wird im Weiteren auf die Verwendung des Begriffs Governance verzichtet und der (insofern etwas weniger interpretationsbedürftige) Begriff Koordination verwendet[84].

Der Begriff politische Koordination soll betonen, dass die untersuchten Policies nicht allein in Bezug auf ihre Problemlösungs-Effektivität und -Effizienz für programmatisch im politisch-administrativen Rahmen festgelegte Ziele, sondern bezogen auf ihren Beitrag zu komplexen normativen Nachhaltigkeitszielen analysiert werden. Dazu werden Netzwerke in den Vordergrund gerückt, die sich Steuerung nicht entziehen und gleichwohl eigene Koordinationsleistungen erbringen.

---

[83] Ähnlich wie diese Arbeit argumentieren auch Hajer /Wagenaar, dass der Fokus auf Partizipation eine kritische Überprüfung brauche (vgl. ebenda 8); die (Er-)Fassung von Partizipation neu erfunden werden müsse (vgl. ebenda 24). Sie schreiben Policy-Analysen eine veränderte Rolle zu und betonen die Wichtigkeit deliberativer Politikformen: „It is no longer about the invention of solutions for society; it often finds itself in the ‚mud' of policy practice, trying to assist in the discovery of new policy options and the formulation of compelling arguments." (Hajer /Wagenaar 2003, 19)

[84] Benz 2003, 22 betrachtet Koordination und Steuerung als weitgehend deckungsgleiche Begriffe, die jeweils unterschiedliche Aspekte betonen. Im Anschluss daran wird in dieser Arbeit der Begriff Koordination verwendet.

3.1.2   Politische Koordination durch Netzwerke

Im Folgenden wird die Funktion von Netzwerken für den skizzierten Wandel von Staatlichkeit und politischer Koordination theoretisch hergeleitet.

3.1.2.1   Theoretische Einordnung von Netzwerken als Modus politischer Koordination

"Von Netzwerken sollte immer dann gesprochen [werden], wenn sich ein Phänomen nicht in Begriffen wie System, Organisation oder Interaktion fassen lässt. Immer geht es um die grenzüberschreitende Kooperation, um die Verknüpfung mit etwas Andersartigem, das sich nicht in den Kategorien des jeweiligen Bezugssystems ‚vermessen' lässt [...]" (Weyer 2000, 27).[85] Damit deuten Netzwerke auf den Mikro-Makro-Link hin; sie sind Gebilde, die mit Emergenz sozialer Ordnung zu tun haben. „‚Netzwerk' wäre in dieser Perspektive eine intermediäre Kategorie, die zwischen ‚Akteur' und ‚Struktur' geschoben wird, um die Prozesse an den Übergängen zwischen den Ebenen zu beschreiben und so die Einseitigkeiten handlungs- bzw. strukturorientierter Ansätze zu vermeiden." (Weyer 2000, 29)[86]

Weyer spricht vom „Ritual der Netzwerkforschung, eine Theorielücke zu identifizieren bzw. ein Theoriedefizit zu beklagen" (Weyer 2000, 26). Insbesondere bezüglich Policy-Netzwerken taucht in der Literatur die Frage auf, ob diese Konzepte theoretische Erklärungen für Politikproduktion liefern oder allenfalls als analytischer Werkzeugkasten aus einer Ansammlung theoretischer Ansätze dienen könnten (vgl. Jansen /Schubert 1995, 9). Insofern benötigt die Analyse von Netzwerken eine theoretische Grundlage wie z.B. institutionalistische, akteurzentrierte oder kognitive Ansätze (vgl. Knill 2000, 123-124).

Eine vorwiegend akteurzentrierte Ausrichtung hat die Rational-Choice-Theorie, wonach Akteure zweckrational auf der Basis fester Präferenzen ihren eigenen Nutzen maximieren. Netzwerke sind demnach einer strikten Tauschlogik unterworfen; institutionelle Rahmenbedingungen kommen insofern ins Spiel, als dass sie die Kooperation unter den Akteuren beeinflussen können. Diese Theorie kann Spielregeln sozialen Handelns erkennbar machen, um aus ihnen Evolutionsmöglichkeiten von Verhalten abzuleiten (vgl. Mangels-Voegt 2002, 244-246 mit Bezug auf Zintl 1995). Da reine Rational-Choice-Ansätze reale Ausmaße von Kooperation nicht erklären, werden sie häufig durch Institutionen bezogene Theorien ergänzt (vgl. ebenda 246). Institutionalistische Ansätze wie der soziologische Neo-Institutionalismus gehen von einer strukturellen Prägung individuellen Handelns durch Institutionen im weiteren Sinne aus, also auch durch Institutionen wie Regeln, Werte, Routinen und kognitive Muster (vgl. Hall /Taylor 1996, 14-16).

Der akteurzentrierte Institutionalismus, der auf unterschiedliche Theorien zurückgreift, knüpft die individuelle Orientierung eher an Bedürfnisbefriedigung als an Nutzenmaximierung. Die Funktion von Institutionen ist hier nicht darauf beschränkt, strategisch verwertbare Informationen zu liefern, sondern beeinflusst auch Selbstbilder und Vorlieben bis hin zu Handlungsmustern (vgl. Mangels-Voegt 2002, 245). Der akteurzentrierte Institutionalismus wurde von Renate Mayntz und Fritz W. Scharpf entwickelt als ein „Ansatz für die Untersuchung der Problematik von Steuerung und Selbst-

---

[85]   Z.B. dienen Netzwerke zwischen Unternehmen insofern der Verknüpfung mit Andersartigem, als dass in ihnen komplementäre Ressourcen auf Wegen außerhalb diskreter Tauschprozesse und administrativer Anweisungen ausgetauscht werden (vgl. Lütz 2004, 149).

[86]   Netzwerke werden auch als „polyzentrisch-kollektiver Akteur" bezeichnet (vgl. Jansen /Schubert 1995, 21; Wilkesmann 1995).

organisation auf der Ebene ganzer gesellschaftlicher Teilbereiche" (Mayntz /Scharpf 1995, 39). Dieser Ansatz fasst Institutionen als Regelungsaspekte auf, „die sich vor allem auf die Verteilung und Ausübung von Macht, die Definition von Zuständigkeiten, die Verfügung über Ressourcen sowie Autoritäts- und Abhängigkeitsverhältnisse beziehen." (Mayntz /Scharpf 1995, 40) Unterschiedliche Koordinationsmechanismen werden vorwiegend durch institutionelle Rahmung erklärt, erst verbleibende Handlungsspielräume auf kognitive, motivationale und interaktionsbezogene Handlungsorientierungen zurückgeführt.[87]

Dieser Art des theoretisch begründeten forschungspraktischen Vorgehens schließt sich diese Arbeit nicht an; hier wird vorrangig akteurzentriert argumentiert. Die Einzelakteure stehen im Vordergrund. Ihre institutionelle Eingebundenheit wird benannt und als ihre Interessen und Motive prägend angenommen. Institutionen[88] werden im Sinne des soziologischen Neo-Institutionalismus (vgl. Hall /Taylor 1996, 13-17) als durch Individuen wie durch Netzwerk-Konstellationen gestaltbar aufgefasst. Motive und Interessen von Akteuren sind dementsprechend u.a. durch Wertebezüge und Selbstbindung geprägt, wobei die individuelle Handlungslogik im Einzelfall weniger instrumentell als vielmehr durch soziale Anpassung geprägt sein kann (vgl. Hall /Taylor 1996, 16 mit Bezug auf Campbell 1995).

Nur ein solcher Ansatz ist anschlussfähig an das dargestellte normative Konzept von Nachhaltigkeit in ihrer prozeduralen Dimension. Sollen Individuen und gesellschaftliche Gruppen im politischen Diskurs aufgewertet sowie langfristige Demokratisierungsprozesse in politischen, sozialen und ökonomischen Institutionen hervorgerufen werden, so setzt dies individuelle Orientierungen voraus, die neben situationsbezogener Nutzenmaximierung und Bedürfnisorientierung zumindest die Möglichkeit leitender Werte und Normen vorsehen. Die empirische Fallstudienanalyse rekonstruiert folglich individuelles Handeln und dessen Vernetzung und Institutionalisierung im Nachhaltigkeitsdiskurs, um Verschiebungen in individuell wie institutionell bestimmten Interessen nachzuvollziehen. Dabei werden auch wertbezogene Nachhaltigkeits-Interpretationen erfasst und gegebenenfalls als Erklärungsaspekte für Entscheidungsverhalten und Handlungen berücksichtigt.

Im Folgenden werden Ergebnisse der Forschung über Policy-Netzwerke referiert, um aus ihnen Kriterien zur Analyse empirisch vorfindbarer Nachhaltigkeits-Netzwerke zu extrahieren.

3.1.2.2 Policy-Netzwerke

Die Betonung von koordinierenden anstelle von steuernden Regelungsformen im Nachhaltigkeitsdiskurs lenkt den Blick auf Netzwerke, die als ein empirisches Phänomen bezeichnet werden können, da

---

[87] In der Forschungspraxis werden Handlungen aus institutionellen Regeln und dem weiteren institutionellen Kontext heraus erklärt. Dies wird folgendermaßen begründet: „Politische Aktionen finden normalerweise nicht zwischen Mitgliedern der sozialen Gruppen statt, die letztlich betroffen sind - selbst die Wählerschaft unterscheidet sich von der Gesamtbevölkerung -, sondern zwischen spezialisierten politischen Akteuren." (Scharpf 2000, 89) Deren Betroffenheit hänge in hohem Maße von ihren institutionellen Rollen und institutionellen Eigeninteressen ab. Daher müsse das materielle Problem auf die Konstellation zwischen den beteiligten politischen Akteuren projiziert werden. Es gebe systematische Abweichungen zwischen gesellschaftlichen und politischen Problemdefinitionen, die die interaktionsorientierte Policy-Forschung sichtbar mache. Die Interaktionen zwischen Akteuren, die ihrerseits mit Fähigkeiten (z.B. Handlungsressourcen, institutionelle Regeln), Wahrnehmungen und Präferenzen ausgestattet sind, könnten in einseitigem Handeln, Verhandlung, Mehrheitsentscheidung und hierarchischer Steuerung bestehen. Folglich sollte - methodisch - erst, wenn die institutionellen Zuschreibungen nicht zufriedenstellende Erklärungen bieten, die Suche nach bestimmten Formen kognitiver Konvergenz oder kognitiven Wandels begonnen werden. (vgl. Scharpf 2000, 84-107)

[88] Der hier verwendete Institutionenbegriff umfasst folglich neben formalen Normen, Regeln und Verfahren auch kognitive und moralische soziale Regeln (vgl. Powell /DiMaggio 1991).

sie „nach überwiegendem Verständnis eine tatsächliche Veränderung in den politischen Entscheidungsstrukturen" (Mayntz 1993, 40) signalisieren. Dass von einem Netzwerke-„Boom" in der politikwissenschaftlichen Forschung (vgl. Knill 2000, 111) gesprochen wird, deutet auf einen ähnlich „doppelten Prozess" von Wahrnehmung und Realitätsveränderungen hin, wie oben für den Begriff und die Ideen von Governance skizziert.

Ob Nachhaltigkeits-Leistungen durch die Betonung von politischer Koordination durch Netzwerke gefördert werden, oder ob Nachhaltigkeit den Übergang von hierarchischer Steuerung zu Netzwerk-Koordination erfordert, ob also durch den Nachhaltigkeitsdiskurs kooperative Elemente der Politik verstärkt werden, kann an dieser Stelle nicht entschieden werden[89]. Die Policy-Netzwerke-Forschung dient hier zur Einordnung von Phänomenen, die empirisch dem Nachhaltigkeitsdiskurs zugeordnet werden können; es wird dabei berücksichtigt, dass diese Phänomene sowohl analytische als auch normative Aspekte aus der Nachhaltigkeitsdebatte tangieren.

Policy-Netzwerke sind als "new paradigm for the architecture of complexity" (Börzel 1998, 253; Kenis /Schneider 1991) bezeichnet worden.

In der angelsächsischen Diskussion werden Policy-Netzwerke auf alle Arten von Beziehungen zwischen öffentlichen und privaten Akteuren bzw. zwischen dem Staat und Interessengruppen bezogen, die in einer issue area stattfinden (vgl. Marsh 1998[90]). In der deutschen Diskussion werden Policy-Netzwerke zumeist als ein Koordinationsmechanismus der Verhandlung bezeichnet (vgl. Mayntz /Scharpf 1995, 61-62), in dem eine Interaktion staatlicher und nicht-staatlicher Akteure auf eine nicht-hierarchische Art und Weise stattfindet[91]. Staatliches Handeln verwirklicht sich dann nicht nur im politisch-administrativen System, sondern ebenfalls nicht-hierarchisch, „in informellen Kontaktstrukturen zwischen staatlichen und gesellschaftlichen Akteuren" (Benz 1997, 103). In einer engen Definition sollen Policy-Netzwerke z.B. von korporatistischen Verhandlungssystemen zwischen Staat und Verbänden unterschieden werden (vgl. Benz 1997, 104), die auf bestimmte Verhandlungsformen zwischen wenigen Akteuren festgelegt sind.

Als analytisches Konzept aufgefasst, geben Policy-Netzwerke verschiedene Dimensionen (wie Funktion, Machtverteilung und Struktur) an die Hand, mit denen qualitative Veränderungen von Aushandlungsprozessen empirisch beschrieben werden können (vgl. Übersicht bei Jansen /Schubert 1995, 10-13). Es fehlen allgemeine Hypothesen, die systematisch die Beschaffenheit eines Policy-Netzwerks mit Ausprägungen und Outcome eines Policy-Prozesses verbinden würden (vgl. Börzel 1998, 256-258).

Als Netzwerke werden im Folgenden nicht allein hierarchisch koordinierte Kooperationen von Akteuren aufgefasst, die aus verschiedenen Bezugssystemen stammen und mehr als punktuell interagieren.

Nachdem die Reichweite der Diskussion um Policy-Netzwerke beschrieben ist, wird nun anhand der Bedeutungsbereiche

---

[89] Eine Hypothese also derart, dass „Nachhaltigkeit" als politisches Programm zur Entstehung von Policy-Netzwerken führe, müsste auf einer breiteren Ebene untersucht werden.

[90] Nach van Waarden 1992 und Atkinson /Coleman 1989 sind Policy-Netzwerke eine Oberkategorie zu allen empirisch vorfindbaren Verflechtungsstrukturen staatlicher und außerstaatlicher Akteure (vgl. Dolata 2003, 41).

[91] Policy-Netzwerke wurden zuerst „definiert als Zusammenwirken der unterschiedlichsten exekutiven, legislativen und gesellschaftlichen Institutionen und Gruppen bei der Entstehung und Durchführung einer bestimmten Policy" (Windhoff-Héritier 1987, 45, die sich auf Heclo 1978 bezieht).

- Beteiligung
- Arbeitsweise und
- Output

aufgezeigt, welche Bedeutungen Policy-Netzwerke für die politische Koordination haben könnten. Das heißt, dass die bisherige Darstellung zur Erfassung von Nachhaltigkeit auf diese drei Bedeutungsbereiche hin zugespitzt wird, um aus der Diskussion Kriterien zur Erklärung von Nachhaltigkeitsausprägungen[92] zu gewinnen.

Beteiligung: Exklusivität, Nicht-Legitimation, Kontinuität

Wer verwirklicht Nachhaltigkeit durch Policy-Netzwerke und welche Rolle spielen staatliche Akteure dabei? Wie verhält sich diese Koordinationsform zur Legitimation durch repräsentativdemokratische Verfahren?

Policy-Netzwerke als Verhandlungssysteme weisen auf hochgradig verflochtene Prozesse hin und erscheinen daher unübersichtlich (vgl. Dolata 2003, 50). Policy-Netzwerke werden, wenn nach ihrer demokratischen Legitimation gefragt wird, kritisch beurteilt, da sie in der Regel a) intransparent und exklusiv sind, also bestimmte Akteure ein- bzw. ausschließen, sie b) nicht parlamentarisch legitimiert sind (vgl. Peters 1993; Benz 1997, 106; Börzel 1998, 266 mit Bezug auf Lehmbruch 1991, Benz 1995, Rhodes 1997) und c) sich ihre Relevanz für politische Koordination nicht zuletzt in ihrer Kontinuität ausdrückt.

a) Intransparenz und die Rolle staatlicher Akteure in Policy-Netzwerken

Policy-Netzwerke sind vielgestaltig; die Teilnahme ist meistens exklusiv; die Beteiligung erfolgt zumeist über informelle Kontaktstrukturen und bleibt intransparent. Policy-Netzwerke können eine sektorale oder sektorübergreifende Reichweite besitzen und aus einer begrenzten oder eher offenen Anzahl involvierter Akteure bestehen; sie können alle Formen zwischen instabiler oder stabiler Institutionalisierung annehmen (vgl. Knill 2000, 116). Ein wichtiges Kriterium ist, ob sie Formen gesellschaftlicher Selbstregulierung sind, die ohne Beteiligung des Staates auskommen, oder inwiefern staatliche Akteure involviert sind. Werden Policy-Netzwerke als ein zentraler Modus politischer Entscheidungsfindungs- und Interessenvermittlungsprozesse im staatlichen Supersystem aufgefasst, dann bleibt der Staat primus inter pares, also zumindest Koordinator und Moderator (vgl. Dolata 2003, 39-41 mit Bezug u.a. auf Scharpf und Mayntz). Da die Organisationsfähigkeit von Interessen schon zwischen nicht-staatlichen Akteuren erheblich variiert und auch strategisch wichtige (nicht substituierbare) Ressourcen normalerweise ungleich verteilt sind – die staatliche Seite verfügt oft über die ausschlaggebenden Interventionsmöglichkeiten (vgl. Mangels-Voegt 2002, 251-252)[93] –

---

[92] In diesem Abschnitt wird von Nachhaltigkeitsleistungen, nicht von Nachhaltigkeits-Zielen und -Folgen gesprochen (Begriffsdefinitionen s. Abschnitt 2.3.2), weil an dieser Stelle nicht der kontinuierliche Prozess des Policy-Making, sondern der Beitrag von Netzwerken zu politischer Koordination in Nachhaltigkeitsprozessen insgesamt im Zentrum steht. Gleichwohl können Netzwerke sowohl Ziel, Folge als auch Leistung von Nachhaltigkeit sein: Netzwerke als normative Ziele beeinflussen Formen der Zusammenarbeit, z.B. die ergänzende Beteiligung von Betroffenen oder Konsens zwischen verschiedenen Gruppen. Mit Folgen sind vor allem neu entstehende Netzwerke gemeint, die sich um Nachhaltigkeitskontexte oder -themen gruppieren. Nachhaltigkeitsleistungen bestehen z.B. im Aufbrechen von Blockaden oder in innovativen Verfahren, in neuen Netzwerken oder in Veränderungen der Arbeit von Netzwerken auch in der Zusammenarbeit im politisch-administrativen System.

[93] vgl. unten Abschnitt 3.2. Dort wird die Interaktion von staatlichen Akteuren mit Innovationsnetzwerken in Nachhaltigkeitsprozessen reflektiert.

sind die Ausgangsbedingungen und Positionen von Netzwerk-Teilnehmenden in der Regel sehr verschieden.

b) Fehlende demokratische Legitimation

Kooperative Verfahren, wie Koordination durch Policy-Netzwerke, haben in der Regel Demokratie-defizite, die durch Verfahrenskombinationen verringert oder vergrößert werden können. Ihre innere Struktur jedoch steht bestimmten demokratischen Prinzipien entgegen. „Eine demokratische Öffnung kooperativer Politik mit dem Ziel, allgemeine und gleiche Partizipationschancen und öffentliche Willensbildung zu realisieren, scheint also wenig aussichtsreich zu sein." (Benz 1997, 109)

c) Kontinuität

Policy-Netzwerke können einen gewissen Grad an interaktiver und struktureller Stabilität erlangen; in der Praxis werden sie zu institutionalisierten Verhandlungssystemen, die von eingeschliffenen Verhaltensmustern und Tauschprozessen geprägt sind (vgl. Knill 2000, 112). Sie entwickeln dann Kontinuität und weisen in die Zukunft. Damit unterscheiden sie sich von ad-hoc-Policy-Netzwerken (vgl. Mayntz 1993, 46), die nur kurzfristig zur Bearbeitung konkreter Probleme gebildet werden.

Arbeitsweise: Kooperation und Vertrauen, lösungsorientiertes Verhandeln, Effizienz

Die zentrale Bedeutung von Policy-Netzwerken wird auf ihre interne Arbeitsweise zurückgeführt. Die wichtigsten Aspekte werden hier den Bereichen a) Kooperation und Vertrauen, b) Lösungsorientiertes Verhandeln und c) Akzeptanz und Effizienz zugeordnet.

a) Kooperation und Vertrauen

Es wird meist davon ausgegangen, dass die Akteure in Netzwerken „eher in einem Neben- als in einem Unter- und Überordnungsverhältnis zueinander stehen" (Jansen /Schubert 1995, 10). Ein Netzwerk ist ein „Muster der Abwicklung grenzüberschreitender Prozesse, das davon geprägt ist, dass ein Verständnis für das andere sowie ein Vertrauen in die Fähigkeit und Bereitschaft des jeweiligen Gegenübers entwickelt wird, eine Kooperation auf Gegenseitigkeit einzugehen und durchzuhalten" (Weyer 2000, 27). Es ermöglicht insofern Kommunikation und Koordination, die in hierarchischen oder Konkurrenz-Beziehungen eventuell blockiert oder verhindert würden.[94]

b) Lösungsorientiertes Verhandeln

Policy-Netzwerke können der Interessenvermittlung[95] zwischen Interessengruppen und dem Staat dienen, unabhängig davon, wie diese Vermittlungsprozesse gestaltet sind (vgl. Jansen /Schubert 1995, 10-11). Sie erweitern möglicherweise die funktionale Repräsentation von Interessen. Knill spricht von „steuerungspolitischer Überlegenheit" von Policy-Netzwerken, weil deren dominante Interaktionslogik Kooperation und Verhandlung sei; es gehe um ein gemeinsames Ergebnis, wobei eigeninteressiertes Handeln und Tausch als Mittel eingesetzt würden, um einen annehmbaren Kom-

---

[94] Obwohl vertrauensvolle Kooperation als Grundlage des Koordinationsmodus von Policy-Netzwerken gilt, fokussieren einige Forschungsansätze machtasymmetrische Binnenstrukturen von Netzwerken; Netzwerke werden zudem in kompetitiven Umgebungen verortet (vgl. Dolata 2003, 46). Es ist folglich davon auszugehen, dass der vorherrschende Vertrauensmodus auch brüchig daherkommt. Dies wird in Abschnitt 3.2 weiter ausgeführt.

[95] vgl. Mayntz /Scharpf 1995, 61-62, die hier von administrativer Interessenvermittlung schreiben.

promiss zu erreichen (vgl. Knill 2000, 119; Mayntz 1993, 46). Im Sinne von „problem solving" (und weniger von „bargaining"[96]) wird ein gemeinsames Ergebnis angestrebt und ausgehandelt.

c) Akzeptanz und Effizienz

Kooperation und kreative Problemlösungen können die Akzeptanz von Entscheidungen unter den Netzwerkbeteiligten erhöhen. Gleichzeitig kann die Intransparenz der Verhandlungen die Akzeptanz von Verhandlungsergebnissen bei den nicht direkt Beteiligten schwächen. Im Rahmen von Verhandlungen werden je nach Ressourcen und Know-how der Beteiligten Ergebnisse effizienter erzielt als in hierarchischen Prozessen. Es treten allerdings dann Konflikte zwischen dem internen Kreis der Netzwerkakteure und den Gruppen auf, die sie im Netzwerk vertreten, wenn die Interessen der Gruppen nicht vollständig gewahrt werden. Evtl. akzeptieren die von den Verhandlungen ausgeschlossenen Gruppenmitglieder das erreichte Ergebnis nicht als das bestmögliche.

Output: Mobilisierung von Ressourcen, Effektivität

Für den Nachhaltigkeitsdiskurs relevante Gesichtspunkte aus der Netzwerke-Diskussion betreffen a) das Mobilisieren politischer (prozeduraler wie materieller) Ressourcen durch Policy-Netzwerke und b) die Effektivität insbesondere durch die Integration verschiedener Perspektiven.

a) Ressourcenmobilisierung

Netzwerke mobilisieren politische Ressourcen (vgl. Kenis /Schneider 1991) bzw. poolen verstreute Ressourcen. Ressourcen werden in unterschiedlichen Bereichen, vor allem in Sachwissen, in der Kontrolle über Informations- und Kommunikationsquellen, in der Existenz allgemeiner Regeln /Wertemuster sowie in der Verfügbarkeit über finanzielle Ressourcen verortet (vgl. Messner 1994, 586).

b) Effektivität

Netzwerke können „unter den Bedingungen hoher Komplexität, Fragmentierung und Interdependenz entscheidende Vorteile gegenüber alternativen Steuerungsmustern aufweisen" (Knill 2000, 118). Intransparenz und Nicht-Öffentlichkeit von Verhandlungen in Policy-Netzwerken ermöglichen inhaltliche Entscheidungen und Veränderungen von Positionen, die in anderen Verhandlungsformen nicht möglich sind. So zeigt sich Effektivität, wenn nicht nur egoistische Perspektiven verhandelt werden, nicht nach Partei- und Wiederwahl-Kalkül oder Verwaltungslogik gehandelt wird, z.B. in Form von Positivsummenspielen. Für ressortübergreifendes Arbeiten und ungewöhnliche Allianzen kann der geschützte nicht-öffentliche Rahmen förderlich sein. Die Einbeziehung bestimmter Akteure kann dazu führen, dass weniger negative externe Effekte erzeugt werden.

Allerdings taucht das „Problem der großen Zahl" auf, wonach nur eine Beschränkung der Zahl von Beteiligten Garant dafür ist, dass Koordinationsprozesse bewältigbar bleiben (vgl. Scharpf 1993, 66-67). Zudem zeigt die empirische Forschung über horizontale Koordination im Umweltbereich, dass hier Implementationsdefizite bestehen (vgl. z.B. Knill /Lenschow 1999); insofern kann Netzwerkkoordination ebenso ineffektiv sein.

---

[96] auch kritisch zur Abgrenzung vgl. Saretzki 1996

3.1.3 Kriterien zur empirischen Policy-Netzwerke-Analyse

An dieser Stelle werden aus den wichtigsten aus dem Forschungsüberblick zu Policy-Netzwerken generierten Aspekten Analysekriterien abgeleitet. Sie dienen als verdichtete Darstellung des gesamten Spektrums dieser Koordinationsform und werden hier in einer Tabelle zusammengestellt. Ihre Bedeutung für Nachhaltigkeitsprozesse wird in Kapitel 4 anhand empirischer Fallstudien untersucht.

Policy-Netzwerke-Ansätze	Kriterien
Beteiligung am Netzwerk, von Konstituierung bis Aufrechterhaltung	• Exklusivität, selektive Beteiligung am Netzwerk • informelle Kontaktstrukturen • Beteiligung von staatlichen und nicht-staatlichen Akteuren • unterschiedliche Steuerungs- und Koordinationsressourcen der Akteure • Koordinationsfunktion und Interventions- oder Blockademöglichkeiten staatlicher Akteure • in/stabile Institutionalisierung im politisch-administrativen System • keine repräsentativdemokratische Legitimation • sich stabilisierende Verhandlungssysteme
Arbeitsweise der Netzwerke	• Vertrauen und Kooperation • nicht-hierarchische Arbeitsweise • ungewöhnliche Allianzen • problem solving • Integration von Sichtweisen • interne Akzeptanz • Intransparenz • Konflikte in der Repräsentation von Gruppen • Effizienz
Output der Netzwerke	• Mobilisierung und Pooling von verstreuten Ressourcen • Ermöglichung von Positionsveränderungen • Positivsummenspiele • Akzeptanz und Effektivität • ressortübergreifendes Arbeiten • Vermeidung externer Effekte

Tabelle 7: Zusammenstellung der Kriterien aus den Policy-Netzwerke-Ansätzen

3.1.4 Fazit

Policy-Netzwerke beschreiben ein Spannungsfeld. Denn mit ihnen können Einflusskanäle außerhalb formaler Strukturen zum Ausgleich von Machtasymmetrien genutzt werden; Ressourcen werden gepoolt, kreative und positive Koordinationsmechanismen angewandt. Das kann zu erhöhter Akzeptanz von Entscheidungen und geringeren externen Effekten von Policies führen. Gleichzeitig ist die demokratische Legitimation von Policy-Netzwerken begrenzt; sie sind intransparent, schließen bestimmte Akteure ein, andere und die Öffentlichkeit aus; sie können Entwicklungen forcieren oder blockieren. Insofern sind Fälle zu erwarten, in denen Policy-Netzwerke die Effektivität und Legitimität des Policy-Making erhöhen oder reduzieren.

Die repräsentative parlamentarisch (oder die direktdemokratisch) legitimierte Politik trifft zwar formal verbindliche Entscheidungen; der gestaltende Einfluss von Administration und Interessengruppen ist allerdings groß. Die Rolle kooperativer Verfahren und ihr Einfluss auf verbindliche Entscheidungen hängt damit sowohl von ihrer Verknüpfung mit den repräsentativen Verfahren als auch von ihrer Einbindung in bürokratische und andere bestehende Systeme ab. Durch Policy-Netzwerke als Koordinationsmodus verändert sich die Rolle staatlicher Akteure – und ihre Interaktionen mit nicht-staatlichen Akteuren rücken ins Zentrum des Forschungsinteresses, so auch in dieser Arbeit.

Politische Koordination handelt nicht zuletzt von Machtverteilung und -ausübung. Macht wird hier einerseits relational als Beziehung zwischen Akteuren und Positionierung im Netzwerk verstanden und andererseits als Fähigkeit, Entscheidungen den eigenen Interessen gemäß mitzubestimmen, wobei zum Teil die Ressourcen von Akteuren ausschlaggebend sind (vgl. Jansen /Schubert 1995, 13-15 m.w.V.).

Die Prozesse der Empirie werden in dieser Arbeit, aufbauend auf den hier skizzierten Charakteristika von politischer Koordination in Form von Policy-Netzwerken, auch daraufhin untersucht, wie sich Machtbeziehungen verändern, wie verflochten bzw. (un-)durchsichtig sie sind und wer sie kontrolliert bzw. kontrollieren könnte. Mit Hilfe der Netzwerke-Analyse soll auch herausgestellt werden, wer welche Entscheidungen inner- und außerhalb des politisch-administrativen Systems bestimmt und an welcher Stelle Akteure oder Handlungen blockiert bzw. instrumentalisiert werden.

Der Nachhaltigkeitsdiskurs betont, wie in Kapitel 2 problematisiert, die normative Bedeutung von Konsultation und Beteiligung möglichst aller von Sachentscheidungen tangierter Akteure und Gruppen sowie die Veränderung und Neu-Institutionalisierung von Entscheidungsfindungsprozessen. Er stellt die neuen Koordinationsverfahren neben die bestehenden; Machtfragen sollen über die Lösung von Zielkonflikten entschärft werden; prozeduralen Veränderungen werden demokratisierende und gesellschaftlich vorteilhafte Effekte auf die politische Kultur zugeschrieben. Prozedurale Neuerungen außerhalb von und interagierend mit repräsentativdemokratischen Strukturen könnten zum Beispiel zum Ressourcenpooling und zum Ausgleich der Machtasymmetrien genutzt werden, die die Integration von Politikfeldern verhindern.

In diesem Abschnitt wurden Kriterien aus der Policy-Netzwerke-Forschung erarbeitet, die zur Untersuchung von Nachhaltigkeitsprozessen herangezogen werden sollen. Erforderlich für die hier vorgenommene Rekonstruktion politischer Nachhaltigkeits-Prozesse sind vor allem Instrumente, die die Ausrichtung, Umsetzung, Weiterentwicklung und Rekursivität[97] von Nachhaltigkeitsthemen und -verfahren erklären.[98]

---

[97] Der Ansatz des Policy-Learnings betont die Rekursivität und kann die hier untersuchten Nachhaltigkeitsprozesse zum Teil erklären; allerdings müsste er konkret operationalisiert werden, um Veränderungen innerhalb der lokalen Netzwerke auf Policy-Learning zurückführbar zu machen. Weder ist in den bestehenden Konzepten der Akteurbezug eindeutig (individuelle bzw. kollektive Lernende), noch wird auf konkrete Verfahren eingegangen (vgl. Bandelow 2003). Der Analyse in dieser Arbeit wird aber zugrunde gelegt, dass Lernen bei individuellen oder kollektiven Akteuren stattfindet. Nicht Grundüberzeugungen verändern sich, aber evtl. Grundlagen, aufgrund derer Entscheidungen getroffen werden. Ein bewusster Präferenzwandel findet statt, der durch Kommunikation im Netzwerk gefördert werden

Die in dieser Arbeit vorgeschlagene eigene netzwerktheoretische Rahmung ist auf die Analyse normativer Nachhaltigkeitskonzepte ausgerichtet. Sie baut auf Policy-Netzwerken als Koordinationsmodus auf, der staatliche und nicht-staatliche Akteure involviert und konzeptionell normative Koordinationsvorgaben aus dem Nachhaltigkeitsdiskurs erfüllen kann. Um insbesondere den relativen materiellen Anforderungen aus dem Nachhaltigkeitsdiskurs gerecht werden zu können, wird die Perspektive der Policy-Netzwerke in den folgenden Abschnitten von Kapitel 3 ergänzt und in Kapitel 4 durch die empirische Überprüfung geschärft.

3.2   Innovationsnetzwerke zur Analyse von Nachhaltigkeit

In Abschnitt 3.1 wurden Kriterien erarbeitet, anhand derer Policy-Netzwerke in Nachhaltigkeitsprozessen und ihre Nachhaltigkeitsfolgen analysiert werden können. Diese Kriterien entstammen in erster Linie Untersuchungen, die sich auf die Bedeutung von Policy-Netzwerken im politisch-administrativen System sowie für politische Koordination richten. In diesem Abschnitt wird die Bearbeitung von Policy-Ansätzen durch sozialwissenschaftliche Zugänge zu Innovationsnetzwerken ergänzt. Es werden mit zwei Intentionen zusätzliche Kriterien erarbeitet: erstens, um der Prozesshaftigkeit nachhaltiger Entwicklung gerecht werden zu können, und zweitens, um die materielle Dimension zu erfassen, die nicht auf Zielerreichung und den Output von politischen Prozessen reduzierbar ist, sondern deren Dynamiken und nicht zielerfüllende Folgen für nachhaltige Entwicklung ebenfalls relevant sind. Die Bearbeitung wird um Konstellationen und Entwicklungen innerhalb von Netzwerken erweitert, die für die prozedurale und die materielle Dimension von Nachhaltigkeit von Bedeutung sind.

In Abschnitt 3.3 werden die hier entwickelten Kriterien mit denen aus Abschnitt 3.2 zusammengeführt und in ein erweitertes Modell umgearbeitet.

3.2.1   Nachhaltigkeit als Innovationsprozess

Die spezifischen Herausforderungen aus der Nachhaltigkeitsdebatte an prozedurale und materielle Leistungen von Politik werden hier mit Hilfe von Innovationsansätzen bearbeitet. Innovationsforschung beschäftigt sich im Allgemeinen mit Zusammenhängen zwischen Unternehmen und neuen Produkten und Dienstleistungen sowie deren Einfügung und Erfolg in Markt und Gesellschaft. Nachhaltigkeit von Unternehmen und Produkten und Dienstleistungen ist ein verbreitet beforschtes Thema; auch die sozialwissenschaftliche Innovationsforschung arbeitet zu Nachhaltigkeit[99].

Originär an dieser Arbeit ist, dass sie Innovationskonzepte aus dem Kontext von Technologie, Unternehmen und Markt auf Netzwerke zwischen politischen Akteuren überträgt. Es werden Krite-

---

kann (vgl. Wilkesmann 1995). Insofern erklärt die Akteur*konstellation* den Präferenzwandel nicht, sondern weist auf Dynamiken innerhalb der Netzwerke hin; diese werden hier mit Innovationsansätzen bearbeitet.

[98]   Auf die Bearbeitung politikwissenschaftlicher Konzepte, die insbesondere Erklärungsansätze dafür liefern könnten, wie Nachhaltigkeitsaspekte auf die politische Agenda kamen, kann daher verzichtet werden (z.B. garbage can (Cohen /March /Olsen 1972), windows of opportunity (Kingdon 1984) und advocacy coalitions (Sabatier 1993)).

[99]   z.B. Kuntze /Meyer-Krahmer /Walz 1998; Prittwitz 2000, der institutionelle Arrangements bezüglich Zukunftsfähigkeit betrachtet (vgl. Abschnitt 3.1); und Simonis 1999a, der sich auf soziotechnische Systeme bezieht.

rien für soziale Netzwerke aus bestehenden Innovationskonzepten abgeleitet, für die Herausforderungen aus dem Nachhaltigkeitsdiskurs adaptiert und anschließend empirisch auf lokale Politikkontexte angewendet.

An dieser Stelle werden Parallelen zwischen Strukturen des Nachhaltigkeitskonzepts und Charakteristika sozialwissenschaftlicher Innovationskonzepte aufgezeigt:

3.2.1.1 Dynamik und Zieloffenheit

Nachhaltige Entwicklung meint, wie in Kapitel 2 dargestellt, eine prinzipiell unabgeschlossene, dauerhafte Entwicklung, die stetig weitergeführt und erneuert wird. Sozialwissenschaftliche Innovationskonzepte betonen die Zieloffenheit und gleichzeitig Zielgerichtetheit von Innovationsprozessen. Wenn diese hier auf Nachhaltigkeitsprozesse übertragen werden, wird dabei insbesondere genutzt, dass Innovationskonzepte mit räumlich, logisch und zeitlich dynamischen Entwicklungen arbeiten.

3.2.1.2 Beteiligung, Rekursivität und Komplexität

Normative Nachhaltigkeitsansätze stellen die Abgrenzung zwischen Politikfeldern in Frage; zudem fordern sie eine stärkere Beteiligung nicht-staatlicher Akteure an politischer Programmsetzung und Implementation. Im Laufe von idealtypischen Nachhaltigkeitsprozessen erweitern sich Akteurbeteiligung und inhaltliche Schwerpunkte. Rekursive Verfahren sollen Übergänge zwischen Input und Output des politischen Systems und zwischen Phasen idealtypischer Policy-Zyklen ermöglichen. Nachhaltigkeits- als Innovationsprozesse zu deuten, schärft den Blick für nicht-hierarchische Koordination und dafür, wie staatliche und nicht-staatliche Akteure zusammenarbeiten.

Die verstärkte Beteiligung nicht-staatlicher Akteure in Nachhaltigkeitsprozessen soll weitere, diejenigen der staatlichen Akteure ergänzende, Motive und Ressourcen aktivieren, die für eine nachhaltige Entwicklung als bereichernd bzw. notwendig angesehen werden. In der Innovationsforschung lässt sich eine Beschreibung der Wirkmechanismen in Prozessen mit Akteuren aus unterschiedlichen Kontexten ausmachen, die in komplexen Interaktionen zu innovativen Ergebnissen gelangen.

3.2.1.3 Netzwerke zwischen Politikformulierung und Implementation

Netzwerke sind „sowohl in der Phase der Politikformulierung (Gesetzgebung, Programmentwicklung), in der Entscheidungsfindung als auch im Politikvollzug relevant" (Mangels-Voegt 2002, 234). Zumeist werden die Netzwerkaktivitäten in der Programmsetzungs- und Entscheidungs-Phase oder in der Implementationsphase betrachtet; wobei ein Forschungsschwerpunkt bei Verhandlungslösungen zu finden ist, die von ihrer Normwirkung her unterhalb derer von Gesetzen liegen (vgl. z.B. Mangels-Voegt 2002, 279-437[100]). Die Innovationsforschung betont, dass Innovationen durch Veränderungsprozesse und erst durch die Beteiligung verschiedener Kontexte zustande kommen. In dieser Arbeit werden daher Nachhaltigkeits-Policies mit ihnen zurechenbaren Programmen, Entscheidungen und Implementationsschritten sowie die beteiligten Netzwerke und Kontexte als ein interdependentes Gebilde betrachtet.[101]

Aufgrund dieser Parallelen in den Konzepten sollen entsprechende Innovationsansätze im Folgenden für die Analyse von Nachhaltigkeitsprozessen nutzbar gemacht werden.

---

[100] Peters 1993 dagegen betrachtet Politik von unten und von oben und deren Synthese, er stellt dabei grundsätzliche Überlegungen zu Gesetzen und Implementation an.

[101] Die empirische Untersuchung erfolgt auch deshalb auf lokaler Ebene, da diese forschungspraktisch eine umfassende Rekonstruktion und anschließende Analyse vollständiger Prozesse vom Agenda-Setting über die Politikformulierung bis zu ihrem Vollzug und Outcome bzw. Impact ermöglicht.

3.2.2   Innovation und Innovationsnetzwerke

„Innovation scheint der Begriff zu sein, mit dessen Hilfe die Gesellschaft versucht, sich über neue Problemlagen Bewusstsein zu verschaffen" (Bechmann 1998, zitiert bei Martinsen 2001, 124). Der Begriff Innovation ist vom Begriff Fortschritt zu unterscheiden: Innovation meint die Generierung von Neuem als formalen Mechanismus, also ohne inhaltliche Festlegung, womit folgende Auslegung dem Begriff implizit ist: „Eine Innovation ist keine Innovation, wenn sie den Untergang der Gesellschaft, in der sie entstanden ist, nicht als eine ihrer möglichen Folgen mit voraussetzt" (Groys 1997 zitiert bei Martinsen 2001, 128). Innovation trägt also nicht zwingend zu Nachhaltigkeit bei, auch wenn zur nachhaltigen Entwicklung technologische wie gesellschaftliche Innovationen notwendig sind.

Im Folgenden werden – aufgrund ihrer Parallelen zum hier bearbeiteten Nachhaltigkeitskonzept ausgewählte – Innovationsansätze skizziert. Nach einem Exkurs zu ökonomischen Ansätzen steht die sozialwissenschaftliche Technologieforschung im Zentrum, die um gesellschaftspolitische Ansätze erweitert und theoretisch fundiert wird. Anschließend werden die zentralen Charakteristika der Ansätze in Analyse-Kriterien zusammengefasst.

Exkurs: Ökonomische Innovationsansätze

Die ökonomische Forschung bildet eine Grundlage der wissenschaftlichen Auseinandersetzung mit Innovationen insgesamt. Anhand dreier Themen wird diese Forschungslinie hier skizziert.

Gelungene Markteinführung
Innovation meint „[...] processes by which firms master and get into practice product designs and manufacturing processes that are new to them, if not to the universe or even to the nation" (Nelson /Rosenberg 1993, 4). Nelson und Rosenberg grenzen den Begriff der Innovation explizit ab von der klassischen Definition von Schumpeter, der die Innovation demjenigen Akteur zuschrieb, der ein neues Produkt zuerst auf den Markt bringt. Es geht ihnen also um „economic performance", denn die Firma, die als erste ein Produkt oder ein Verfahren auf den Markt bringt, profitiert nicht unbedingt am meisten von der gemachten Erfindung (Invention) (vgl. ebenda). Die Bearbeitung ökonomischer Innovationsvorteile von Unternehmen führen andere Arbeiten weiter: Der Innovationsbegriff umfasst neben Invention, Innovation und Diffusion auch „[...] Veränderungen im organisatorischen oder institutionellen Bereich innerhalb oder außerhalb der Unternehmen. [... Es] werden hier als Innovationen alle institutionellen oder sozialen Neuerungen in den Unternehmen wie in den übrigen Lebensbereichen gewertet – also Veränderungen in der Organisation des Wirtschaftens, in den Rechtsbeziehungen und in den individuellen Verhaltensmustern[102] – soweit diese wirtschaftlich oder gesellschaftlich vorteilhaft erscheinen" (Klemmer /Lehr /Löbbe 1999, 28[103]).

---

[102] im Original fehlt der letzte Buchstabe n

[103] mit weiteren Verweisen. Weitere Innovationsarbeiten differenzieren nach Produkt-, Prozess- und organisatorischen Innovationen. Basisinnovationen sind Neuerungen, die zu einer erstmaligen Anwendung neuen Wissens, neuer Verfahren oder neuer Produkte führen, abgegrenzt von Verbesserungsinnovationen, bei denen keine neuen Technologien eingesetzt werden, sondern bspw. nur das Produktdesign verändert ist (vgl. Hemmelskamp 1999, 13). Innovation betrifft dann nicht nur Marktneuheiten, sondern auch Diffusion und Adaption von Umweltinnovationen sowie inkrementelle Innovationen, die meist aus Erfahrungen der Anwendenden entspringen, also Verbesserungsinnovationen, die ca. 90% der Innovationen in einer Volkswirtschaft ausmachen (vgl. ebenda 15; 64).

Lange Wellen

Innovationen in der Technologieentwicklung können nicht singulär betrachtet werden: „In Abhängigkeit von den Voraussetzungen der Basisinnovation und dem darin gebundenen Wissen wird durch ein Technologieparadigma ein Innovationskanal für weitere technologische Verbesserungen gebildet" (Hemmelskamp 1999, 65). Verschiedene Entwicklungsrichtungen darin werden als „Trajektorien" bezeichnet (vgl. ebenda mit Bezug auf Nelson /Winter 1982). Der Wissenszuwachs in Unternehmen ist meist pfadabhängig und manifestiert sich folglich vor allem in Spezialisierungen. Lange Wellen im wirtschaftlichen Wachstum werden durch grundlegende „revolutionäre" technologische Veränderungen charakterisiert (vgl. Hemmelskamp 1999, 68). Eine lange Welle verbindet eine Vielzahl von Technologien: „[...] Behind the apparently infinite variety of technologies of each long wave upswing, there is a distinct set of accepted ‚common sense' principles, which define a broad technological trajectory towards a general ‚best practice' frontier" (Perez 1985, zitiert nach Hemmelskamp 1999, 69).

Marktversagen bei Umweltinnovationen

Die mit einigen Innovationen verbundenen Umweltprobleme treten zumeist langfristig, erst nach dem Erreichen der eher kurz- bis mittelfristig ausgerichteten wirtschaftlichen Unternehmensziele auf und bleiben externalisiert. Aufgrund des Marktversagens bei Umweltgütern fehlen nicht nur Impulse für die Anwendung, sondern insbesondere für die Entwicklung von Umwelttechnologien (vgl. z.B. Villiger /Wüstenhagen /Meyer 2000). Hinzu kommt die unzureichende Verknüpfung der Angebotsstrukturen des Marktes mit der Nachfrage (vgl. Abschnitt 2.5.4.2).

Fazit

Die Invention wird erst durch die gelingende Markteinführung zur Innovation – und hat immer auch eine soziale Komponente. Diese manifestiert sich in langen Wellen bzw. Pfaden von Innovationen, die mit dafür verantwortlich sind, dass Umweltfolgen von Innovationen externalisiert bleiben. Indem ökonomische Innovationsansätze neben ökonomischer Rentabilität für einzelne Unternehmen die Notwendigkeit der sozialen Einbettung von Innovationen sowie die schwierigen Bedingungen umwelttechnischer Innovationen betonen, ist ihre Anschlussfähigkeit an die drei Säulen im Nachhaltigkeitsdiskurs gegeben.

Nun werden zentrale Aspekte sozialwissenschaftlicher Technologie- und Innovationsforschung zusammengetragen. Vorangestellt wird eine eigene Definition des Begriffs „Kontext", der in den sozialwissenschaftlichen Innovationskonzepten und insbesondere für ihre Anwendung auf Nachhaltigkeitsanalysen von Relevanz ist.

3.2.2.1 Kontext

Ein grundlegender Begriff der sozialwissenschaftlichen Innovationsforschung ist der des Kontextes. Simonis spricht von Kontexten als „Anwendungsbezügen" und fasst sie z.B. als technisches Normensystem, Gesundheitssystem, politisch-administratives System oder psycho-soziales System (vgl. Simonis 1999a, 110). Der Begriff Kontext beschreibt auch Forschungstraditionen und -Diskussionen, aus denen z.B. Begriffsbelegungen erklärbar sind (vgl. z.B. Benz /Fürst /Kilper et al. 1999, 23-24). Im Anschluss daran umfasst der Begriff Kontext in dieser Arbeit die Zugehörigkeit von Akteuren zu einem Bereich, z.B. zu einem Forschungszusammenhang, einem Raum politischer Auseinandersetzungen in einer Gemeinde, einem Alltags- oder Wirtschaftszusammenhang, in dem Interaktionen zwischen Akteuren stattfinden oder möglich sind. Kontexte in diesem Sinne können deckungsgleich mit Politikfeldern sein. Akteure in einem Kontext verfügen nicht notwendigerweise über ähnliche Handlungslogiken, da sie institutionell unterschiedlich eingebunden sein können, unterschiedliche Interessen haben können etc.[104] Der Kontext vermittelt aber einen gewissen Sach- und Erfahrungszusammenhang, den die Akteure teilen, der sich aus ihrem gemeinsamen Bezug auf bestimmte Sachbereiche ergibt[105]. Kontexte sind in diesem Sinne nicht nur, aber auch, physische Orte, Räume[106], in denen sich Akteure aufhalten bzw. auskennen. Akteure sind durch ihnen bekannte bzw. sie umgebende Kontexte geprägt; sie bringen diese Prägung in andere Kontexte ein, in denen sie sich bewegen. Die vom Begriff des Kontexts abgeleitete Bedeutung von „Kontextualisierungen" wird im Folgenden expliziert.

3.2.2.2 Innovationsdynamiken

Sozialwissenschaftliche Forschung über technologische Innovationen beschreibt Innovation als einen Prozess, der technisches /technologisches[107] Wissen und Entwicklung, zielgerichtetes Handeln verschiedener Akteure sowie Leistungen (eine Neuschöpfung, ein neues Produkt, ein neu angewandtes Verfahren oder eine neue Struktur) umfasst. Innovation meint also Prozess und Ergebnis. Technikentwicklung wird als ein doppelter Transformationsprozess aufgefasst, in dem erforderliches Wissen in den fertiggestellten Produkten in eine grundlegend andere Form gebracht wird, die der Anwendung dient. „Dies wiederum impliziert, dass die kognitiven und institutionellen *Kontexte* von Technikerzeugung und Technikanwendung unterschieden werden müssen, dass Technikentwicklung auch als gesellschaftliche Konstruktion der neuen Anwendungsbedingungen konzipiert werden muss" (Hack 1999, 201). Die Bedeutung der Innovations-Kontexte wird nun hinsichtlich des stufenweisen Verlaufs und langfristiger Entwicklungen von Innovationen analysiert.

Innovation als iterativer Prozess

Innovation und Technikgenese werden von Weyer als ein mehrstufiger Prozess der sozialen Konstruktion von Technik beschrieben; die Akteurkonstellationen wechseln im Laufe von Innovationsprozessen mehrfach. Die Akteure agieren und interagieren in den Phasen aufgrund ihrer unterschiedlichen Motive und Nutzungsvisionen. Weyer benennt drei idealtypische Phasen der sozialen Kon-

---

[104] Weyer setzt den Begriff des Kontextes mit dem sozialer Netzwerke gleich (vgl. Weyer 2000, 16). Er impliziert damit, dass Kontexte, ebenso wie Netzwerke, aktiv hergestellt werden. Der in dieser Arbeit verwandte Begriff des Kontextes betont dagegen das bereits Bestehende. Kontexte ermöglichen damit einerseits Funktionalität (so z.B. Bröchler (im Erscheinen), 133, der den Begriff des Kontextes stark funktional bestimmt, indem er Regierungskanzleien als Kontexte darstellt, die durch Steuerungs- und Koordinationsfunktionen, Aufgabenkontext und Organisationskontext vorstrukturiert sind), sind aber andererseits auch gestaltbar.

[105] Latour stellt bezüglich der Wissenschaftsforschung fest, dass diese Unterscheidungen zwischen Inhalt und Kontext „vollständig demontiert" (Latour 2002, 376) habe, weil nun von ständigen Veränderungen ausgegangen werde. Früher hingegen hätten externalistische Erklärungen die Wissenschaftsforschung dominiert, die sich auf den Kontext, in dem Wissenschaft stattfand, konzentrierten (vgl. ebenda).

[106] vgl. Benz /Fürst /Kilper et al. 1999, 24-25 mit Bezug auf Fürst 1993

[107] Die Begriffe Technologie und Technik werden in der sozialwissenschaftlichen Literatur häufig synonym verwandt; dies wird hier ebenso pragmatisch gehandhabt, da verschiedene Unterscheidungen vorliegen. Zumeist meint Technik Erkenntnisse und Methoden der Güterproduktion, also Verfahren und Fähigkeiten zur praktischen Anwendung der Naturwissenschaften und zur Produktion von Gütern, die materielle und kulturelle Bedürfnisse befriedigen. Dagegen umfasst Technologie die Gesamtheit der Verfahren zur Produktion von Gütern und Dienstleistungen, die einer Gesellschaft zur Verfügung stehen, also nicht nur die Techniken, sondern ebenso die materiellen und organisatorischen Voraussetzungen und deren Anwendung; hier ist ein zeitlicher und kultureller Kontext mitgedacht. (vgl. z.B. http://www.melzer.de/web-lexikon/t/te/technik.html bzw. technologie.html, 03.11.2004)

struktion von Innovationen, nämlich „Entstehung", „Stabilisierung" und „Durchsetzung", die er als Abfolge von sozialen Schließungen auffasst. (vgl. Weyer 1997, 18; 31-32)

- Entstehung: „Visionäre" bzw. „Außenseiter" des „Establishment" in Forschung und Industrie produzieren einen großen Pool innovativer Techniken, von denen nur wenige auf Interesse stoßen. Diese Techniken sind insofern innovativ, als dass sie von etablierten Mustern und Routinen abweichen.
- Stabilisierung: Die innovativen Techniken werden von strategiefähigen Akteuren wahrgenommen; diese besitzen Verhandlungs- und Verpflichtungsfähigkeiten und sind risikobereit. Die innovativen technisch-apparativen Komponenten werden mit sozialen Komponenten rekombiniert; die Innovation ist hier noch „unvollständig", sie funktioniert noch nicht kontextfrei.
- Durchsetzung: Die Innovation ist vollständig, wenn sie sich durchgesetzt hat, also auch außerhalb des Netzwerkes von Akteuren, die in der Phase der Stabilisierung aktiv waren, funktioniert. Das dafür nötige sozio-technische System ist eine intelligente Rekombination verfügbarer technisch-apparativer und sozialer Komponenten. Dieses System antizipiert und konstruiert neuartige Verwendungszusammenhänge. Technikhersteller und -Anwender agieren in Form einer Kopplung. Meist passt sich dabei die Gesellschaft der Technik an und nicht umgekehrt. (vgl. ebenda 35-52)

Die Abfolge von Innovationsphasen wird unterschiedlich dargestellt; andere AutorInnen identifizieren vier Phasen: Invention, Entwicklung, Produktion and Diffusion (z.B. Klemmer /Lehr /Löbbe 1999). Es besteht weitgehend Konsens, dass iterativ verlaufende Innovationsphasen in der Praxis untereinander verbunden sind und die Einteilungen in erster Linie eine analytische Bedeutung haben.

Pfadabhängige Technikentwicklung
Innovationen beruhen auf kontextfrei funktionierenden technischen Artefakten bzw. sozio-technischen Systemen. Diese werden in Innovationsprozessen genutzt und rekombiniert, ohne dass die soziale Erzeugungslogik stets von Neuem nachvollzogen werden muss. Die Begriffe „Pfad" bzw. „Trajektorie" von Technikentwicklung, oben im ökonomischen Kontext schon als wellenförmig beschrieben, verdeutlichen, dass in den jeweiligen Phasen spezifische Leistungen erbracht werden, die aneinander anknüpfen, ohne deterministisch aufeinander zu folgen. Pfadabhängigkeiten werden von einigen Autoren auf kumulative Lerneffekte zurückgeführt (vgl. Kowol /Krohn 1997, 59 mit Bezug auf Rosenberg 1982).

3.2.2.3 Paradoxien technologischer Innovation

Jede Innovation ist ein „Spiel des Möglichen", das nicht zielbewusst und selektiv ausgeführt werden kann. „[...] Denn um zu wissen, was man getan hat, muss man bereits in die nächste Runde eingestiegen sein. Das [...] ist der zentrale Mechanismus der modernen Forschung, ihre Art, neue Dinge zu erzeugen" (Rheinberger 1994, zitiert nach Nowotny 1997, 43). Anders ausgedrückt ist die Aufgabe von Innovationen, das Nichtgewährleistbare zu gewährleisten (vgl. Ortmann 1999). Damit sind Innovationen als in sich paradox, als Paradoxien zu begreifen. Der Paradoxie-Begriff verweist auf drei Ebenen (vgl. VST 1997), die hier als räumliche, sachbezogene und zeitliche Hürden, Problemlösungen und Einbettung der Technologieentwicklung reflektiert werden.

Paradoxie 1: Räumlichkeit und Entgrenzung

Innovationen sind durch die Notwendigkeit, mehrere Kontexte zu durchlaufen, sozial eingebettet. Sie „beruhen häufig auf sozialen Beziehungsnetzwerken, d.h. nicht formalisierten, vertrauensbasierten Beziehungen zwischen den Akteuren" (VST 1997, 17). So werden neue Technologien häufig „in hoch verdichteten Agglomerationen" (ebenda 18) hergestellt; Standortfaktoren sind dann konkrete räumliche Umwelten. Gleichzeitig müssen sich fast alle Unternehmen überregional bis global ausrichten – und damit auch ihre Beziehungsnetzwerke über Vor-Ort-Gegebenheiten hinaus entwickeln. Globale Ausrichtung heißt damit auch, Innovationsaktivitäten sozial wie räumlich zu entgrenzen. (vgl. ebenda) Innovationen bedeuten also Entgrenzungen sowie räumliche Erweiterungen und sind gleichzeitig auf physische Räume angewiesen, die z.B. kulturelle Einbindung und Entwicklung erst ermöglichen.

Paradoxie 2: Kontextualisierungen

Eine „kritische Hürde" erfolgreicher Prozesse besteht in der Schaffung von Märkten bzw. Verwendungskontexten (vgl. Weyer 1997, 33). Vollständig ist eine Innovation, wenn sie aus ihrem Ursprungskontext gelöst und in einen anderen Kontext, den ihrer Verwendung, übertragen oder umkontextualisiert worden ist. „Für ihren Erfolg müssen soziale Praktiken, Nutzungsweisen, Konsumgewohnheiten, womöglich neue Märkte erfunden und institutionalisiert werden" (VST 1997, 19). Im Folgenden wird für die Dynamik zwischen diesen Kontexten der Begriff „Kontextualisierungen" verwendet, der sowohl den Schritt zum kontextfreien Funktionieren (Weyer bezeichnet diesen Prozess als Dekontextualisierung) als auch den des Einfügens in einen Verwendungskontext meint[108]. Innovationen entstehen in von Anwendungskontexten freigestellten Kontexten und benötigen für ihre Realisierung die Kontextualisierung: Innovationen sind folglich sowohl kontextfrei als auch kontextbezogen; zudem sind sie schöpferisch, indem sie Kontexte verändern.

Paradoxie 3: Z-Paradox

Das Zukunftsfähigkeits-Paradox („Z-Paradox") beschreibt, dass Innovationen Handlungsmöglichkeiten erweitern und Unsicherheit reduzieren; dass sie gleichzeitig aber auch Weichenstellungen beinhalten, die künftige Handlungsmöglichkeiten verschließen und erneut Unsicherheit erzeugen (vgl. Simonis 1999b, 149). Die Folgen neuer Technologien sind nicht vollständig prognostizierbar, denn erst Gebrauch und Entwicklungsdynamik offenbaren ihre Schadenspotenziale. Nur ein Verzicht auf Innovationen könnte dieses Problem prinzipiell lösen (vgl. VST 1997, 21). Nutzen aus Innovationen ziehen potenziell nicht nur Herstellende und Anwendende, sondern die gesamte Gesellschaft, deren Stabilisierung z.B. durch innovationsbedingte erhöhte Produktivität, Sicherheit und Lebenslust beeinflusst wird (vgl. Simonis 1999b, 152). Heutige Innovationsentscheidungen bestimmen die künftige Verletzlichkeit der Gesellschaft mit; gesellschaftliche Rahmenbedingungen können dazu beitragen, der Verletzlichkeit entgegenzuwirken (vgl. VST 1997, 38).

Zukunftsfähige innovative Technik müsste „zwei Metaqualitäten" besitzen: Gestaltungsfähigkeit für veränderte Bedingungen bzw. Erwartungen und Fehlerfreundlichkeit, damit durch menschliches Versagen oder technische Defekte entstehende Schäden korrigierbar sind. Zukunftsfähigkeit ist daher auf gesellschaftlich abgestimmte und eingebettete Lösungen angewiesen, um Zielkonflikte zwischen

---

[108] Da in der Literatur die Begriffe Re-, Um- und De-Kontextualisierung nicht einheitlich verwendet werden (vgl. Weyer 1997, 33-34) und weil es sich um wiederholte Prozessabschnitte handelt, die vielschichtige Veränderungen von Kontexten mit sich bringen, wird hier der Begriff Kontextualisierungen pauschal für alle diese Dynamiken verwandt.

der kurzfristigen Gewinnorientierung von Unternehmen und längerfristigen Folgen von Innovationen, zwischen privaten Besitzrechten und öffentlichen Gütern sowie zwischen Lebensinteressen heutiger und künftiger Generationen aufzulösen (vgl. Simonis 1999b, 164-165). Die Zukunftsfähigkeit von Innovationen weist insofern Überschneidungen mit den oben beschriebenen Nachhaltigkeits-Zielkonflikten auf.

Zusammenfassend ermöglicht die Bearbeitung von Innovationsprozessen anhand der Paradoxien, Unsicherheit und Ungewissheit jenseits von Planbarkeit und konkreter Zielerreichung zu erkennen und Innovationen damit zwischen den folgenden Gegenläufigkeiten aufzuspannen:

1. Innovationen finden in einem Raum statt und greifen auf außerhalb des Entstehungsraumes liegende Felder bzw. Kontexte zu.
2. Innovationen durchlaufen Kontexte; dabei verändern sich die Kontexte und die Innovationen selbst.
3. Von Innovationen gehen Handlungsmöglichkeiten, positive Wirkungen für die Gesellschaft, für politische Problembearbeitung und für einzelne Akteure aus; durch Innovationen werden Handlungsmöglichkeiten abgeschnitten, neue Zielkonflikte und neue Unsicherheiten entstehen.

3.2.2.4 Kooperation und Macht in Innovationsnetzwerken der Technologieentwicklung

In der hier rezipierten Forschung wird das „traditionelle Bild einer nicht beeinflussbaren, eigendynamischen Technikentwicklung" (vgl. Weyer 1997, 17-18) aufgegeben und „Technik als sozialer Prozess" (ebenda 18 mit Bezug auf Weingart 1989) begriffen. Das bedeutet, dass technologische Innovationen auf Interaktionen strategiefähiger Akteure und auf den „sozialen Mechanismus der Schließung von Aushandlungsprozessen" (ebenda 32) zurückzuführen sind.

Vertrauensbasierte Netzwerke und ihre Dynamiken sind innovationsfreundlich, da sie als Gelegenheitsstrukturen zur Symmetrisierung zwischen starken und schwachen Partnern mit unvergleichbaren Ressourcen beitragen können. Netzwerke können Kooperation und deren Aufrechterhaltung ohne institutionellen Zwang ermöglichen. Werden mit der Beteiligung verschiedener Akteure heterogene Kontexte einbezogen, sind Interdisziplinarität und Lernen sowie die Nutzung verschiedener Wissensquellen wahrscheinlich. (vgl. ebenda 91)

Netzwerke werden entweder als Verknüpfungsstruktur von Markt und Hierarchie oder als eine eigenständige Koordinationsform jenseits dieser Kategorien konzeptualisiert[109]. Diese Unterscheidung wird auch zur Differenzierung zwischen einer analytischen und einer normativen Bedeutung von Netzwerken verwendet[110]. Netzwerke können folglich wie marktliche, hierarchische, wie davon abgeleitete und von diesen unabhängige Koordinationsmechanismen wirken.

Aus Sicht der Akteure bieten Netzwerke, aufgrund der wechselseitigen Verschränkung von Handlungsstrategien, Erwartungssicherheit; Netzwerke machen es Akteuren leichter, eigennützige Ziele zu verfolgen, und wahrscheinlicher, gewünschte Ergebnisse zu erreichen (vgl. Weyer 1997, 89).

---

[109] zu Netzwerken als Mischtyp der beiden Formen vgl. Mayntz /Teubner (nach Weyer 1997, 63); Kowol /Krohn 1997, 56; der Ansatz von Netzwerken als unabhängigem Mechanismus wird vertreten von Weyer 1997, 63; Powell 1996; Martinsen 2001, 140; 147.

[110] Hack unterscheidet in diesem Sinne zwischen Netzwerkstrukturen und sozialem Filz (old boys' networks), zwischen sozialen Bindungen und „Beziehungen", zwischen Formen der Selbstorganisation und der Selbstbedienung, z.B. aus öffentlichen Töpfen (vgl. Hack 1999, 200).

Netzwerke können institutionelle Lösungen von Innovationsblockaden anbieten (vgl. Martinsen 2001, 140) und Pattsituationen zwischen push und pull können durch den Aufbau risikoentlastender und unsicherheitsreduzierender Innovationsnetzwerke aufgelöst werden (vgl. Kowol /Krohn 1997, 41). Insgesamt sind also multilaterale Kooperationen und strategische Allianzen wahrscheinlich.

Diese (insbesondere Weyer'sche) Vorstellung von symmetrisch strukturieren Zusammenarbeitsmöglichkeiten in Netzwerken der Innovationsökonomie erfährt in der Forschung Kritik; es gebe Machtasymmetrien sowohl innerhalb der Netzwerke als auch solche, die von außen auf sie einwirkten (vgl. Dolata 2003, 46; 67). Machtmittel seien „strukturell asymmetrisch verteilt" (ebenda 66), z.B. bestimme das dominierende ökonomische Modell Kontextualisierungsprozesse mit (vgl. Dolata 2000, 8). „Je näher ein neues Technikfeld sich an ökonomisch verwertbare Nutzungsformen annähert und je dezentraler, marktförmiger und internationaler es zudem strukturiert ist, desto systematischer werden kooperative Interaktionsmuster in kompetitive Beziehungsstrukturen eingebettet und von ihnen geprägt" (Dolata 2003, 77). Weiche Faktoren wie Vertrauen etc. spielten zwar eine Rolle als stabilisierende Elemente kooperativer Interaktion (vgl. ebenda 67). Insgesamt aber seien insbesondere Industrienetzwerke fluide und fragil (vgl. ebenda 49[111]). Netzwerkkonzepte könnten zur Erfassung einiger Aspekte technikbezogener Interaktion beitragen, doch seien sie in eine "ebenso plural strukturierte wie fragmentierte und heterogene Kooperations- und Aushandlungslandschaft einzufassen" (ebenda 53). Und in dieser Landschaft spiele Macht ein Rolle, als - immer brüchige - Basis von Vertrauen und Kooperation (vgl. ebenda 58). Damit sind Innovationen auf das Spannungsfeld zwischen Wettbewerb und Fluidität auf der einen sowie Vertrauen und Kooperation auf der anderen Seite angewiesen. Die Symmetrie zwischen kooperierenden Innovations-Akteuren wird dadurch durchbrochen, dass sie unterschiedlich mit Ressourcen und mit weiteren Machtmitteln ausgestattet sind; auch Wettbewerb findet in vermachteten Strukturen statt.

Durch Kontextualisierungen werden auf den verschiedenen Stufen im Innovationsprozess Akteure und damit Kontexte in Netzwerke ein- oder aus ihnen ausgeschlossen; die Netzwerke werden stufenweise rekonfiguriert. Die Schließungen und Wieder-Öffnungen von Netzwerken über die verschiedenen Innovationsschritte können als das Schlüsselproblem von Innovationen bezeichnet werden (vgl. Weyer 1997, 58), denn sie stellen Routinen, die Vertrauensbasis und die gewohnten Konstellationen zwischen Akteuren in Frage. Im Verlauf von Innovationsprozessen sind aufgrund dieser Dynamiken Verschiebungen in den Entscheidungsrollen von Akteuren wahrscheinlich. Die Kooperation ungleicher Partner und ihre Aufrechterhaltung sowie die innere Logik und Dynamik sozialer Netzwerke sind damit entscheidend für die Transformation einer Invention in eine Innovation (vgl. ebenda 63[112]).

Genderdifferenzen gelten als eine spezifische Machtstruktur im Technologiebereich. Kritik an der „Geschlechtsblindheit" eines Großteils der Forschung über den Einfluss von sozialen Akteuren auf Technikgestaltung und -entwicklung wird geübt. Die „[...] im Prozess der Techniksteuerung agierenden Institutionen und insbesondere der Staat [werden] weitgehend geschlechtslos konzipiert und dabei verkannt, dass die Verteilung von Gestaltungsressourcen in der Gesellschaft allgemein und im

---

[111] Dolata grenzt diese stark von Vertrauen geprägten Netzwerke von Netzwerke-Diskursen in der Politikwissenschaft und denen der Techniksoziologie ab (vgl. Dolata 2003, 41-43).

[112] Weyer hält die Effekte von Netzwerken für ausreichend erklärt. Es fehle nur Wissen darüber, wie sie entstehen und funktionieren. Netzwerke könnten als strukturelle Effekte der Interaktion strategiefähiger Akteure interpretiert werden; also als Mikro-Makro-Übergänge, wobei umstritten sei, welchen Beitrag sie zu sozialem Wandel leisteten (vgl. ebenda).

Staatsapparat im besonderen entscheidend entlang der Trennlinie Geschlecht verläuft. Von daher müssen etwa Aussagen zu Akteurs- und Machtstrukturen in der staatlichen Forschungs- und Technologiepolitik und hiervon ausgehende staatstheoretische Verallgemeinerungen stets unterkomplex bleiben." (Döge 1999, 35)[113] So werde die prinzipielle Offenheit und Gestaltbarkeit sozialer und technischer Systeme zu Recht hervorgehoben, diese sei aber nicht beliebig. Männer und Frauen seien aktiv an der Schaffung geschlechtsspezifischer Stereotype beteiligt, die Herstellung und Nutzung von Technik begleiteten. (vgl. Schmidt 1999, 29-30) Innovationsentwicklungen sind daher als tendenziell genderdifferierende Prozesse aufzufassen.

Zusammenfassend sind technologische Innovationen pfadgebundene und in gesellschaftliche (Macht-)Systeme eingebundene Prozesse. Sie sind in sich paradox. In kompetitiver wie kooperativer Weise sind an Innovationsprozessen unterschiedliche Akteure beteiligt; Innovationen bedeuten insofern eine soziale Dynamik über verschiedene Stufen, auf denen Akteure die Konstellationen und Beteiligungs- und Machtbeziehungen immer wieder neu herstellen bzw. unter sich aushandeln. Akteurnetzwerke und Innovationen sind in einer komplexen Dynamik ineinander verwoben.

Nachdem die technologiebezogenen Netzwerke bisher mit einem Fokus auf ihre Binnenstruktur und innere Dynamik hin analysiert wurden, rückt im Folgenden ihre Einbettung in Gesellschaft und Staat in den Vordergrund. Für soziale und politische Innovationen sollen Aussagen darüber getroffen werden, welche Rollen nicht-staatlichen und staatlichen Akteuren und Institutionen bei der Generierung und Durchsetzung von Innovationen zukommen.

3.2.2.5 Soziale Innovationen

„Von den vor langer Zeit von Schumpeter vorgeschlagenen fünf Möglichkeiten der Innovation werden die ersten zwei, Innovationen durch neue Produkte oder Prozesse, seit langem von den anderen drei überlagert: die Ermittlung neuer Märkte, neuer Energiequellen (und Finanzierung, könnte man ergänzen) und neuer sozialer[114] Institutionen (Schumpeter, 1926). Diese sind miteinander verflochten und schaffen die Bedingungen, ohne die keine primäre Innovation Chancen hat, von der Gesellschaft anerkannt und akzeptiert zu werden." (Nowotny 1997, 35) In diesem Zitat wird die gesellschaftliche Eingebundenheit von Innovation im Sinne einer sozialen Institution aufgefasst. Damit tritt die gesellschaftliche Ordnung, das „institutionelle Bedingungsgefüge" (vgl. Martinsen 2001, 127)[115] als ermöglichender wie restringierender Rahmen für technologische wie soziale und politische Innovationen ins Blickfeld.

Eine Literaturstudie (Gillwald 2000) identifiziert zwei Merkmale zur Unterscheidung zwischen sozialen und technischen Innovationen. Erstens seien soziale Innovationen häufig eher Folgen und Weiterungen und ihnen fehle das Charakteristikum der „absoluten Neuartigkeit", das technischen

---

[113] Döge hat die bundesdeutsche Forschungs- und Entwicklungsförderung seit Mitte der 1970er Jahre untersucht und stellt „unabhängig von den jeweiligen politischen Konstellationen eine Nachrangigkeit der *reproduktionsorientierten FuE-Bereiche*" (Döge 1999, 43) fest. Er definiert reproduktionsorientierte Technologiebereiche als solche, die „überwiegend eine fürsorgende bzw. vorsorgende Ausrichtung aufweisen oder Tätigkeitsbereiche repräsentieren, die innerhalb der geschlechtshierarchischen Arbeitsteilung der als weiblich konnotierten Reproduktions- bzw. Privatsphäre zugeordnet werden können" (ebenda). Er zählt dazu u.a. Ernährungsforschung und Landwirtschaftsforschung. Seiner Berechnung nach machen diese Förderbereiche von 1990 bis 1996 durchschnittlich 12 % der FuE-Ausgaben des Bundes aus (vgl. ebenda 49) und erkennt eine „Nachrangigkeit der Vor- und Fürsorgearbeit in der staatliche[n] FuE-Förderung" (ebenda).

[114] Im Original fälschlicherweise „sozialen"

[115] Martinsen unterscheidet die wissenschaftliche Innovation (Invention), von der technologischen Innovation (marktfähige Umsetzung) und diese wiederum von der sozialen Innovation. Letztere bezeichnet sie als institutionelles Bedingungsgefüge (vgl. Martinsen 2001, 127).

Innovationen eigen sei (vgl. Gillwald 2000, 37; 43).[116] Zweitens seien technische Innovationen kulturelle *hardware* und damit Mittel gesellschaftlichen Wandels, soziale Innovationen dagegen kulturelle *software*, also materielose und abstrakte Akte dieses Wandels (vgl. ebenda 36-38 mit Bezug auf Henderson 1988). Soziale Innovationen sind von minimalen Verhaltensänderungen unterscheidbar, wenn durch sie auf Dauer „mehr als Kleinigkeiten bzw. rein individuelle oder lokal begrenzte Anliegen" (ebenda 42) geregelt würden. Soziale Innovationen können dann als Teilmenge von Modernisierungsprozessen aufgefasst werden (vgl. ebenda 7 mit Bezug auf Zapf 1989). Es hängt folglich vom konstruierenden Kontext ab, ob eine soziale Entwicklung als Innovation aufgefasst wird. In ihren Anfangsstadien gehen soziale Innovationen mit der Umschichtung von Ressourcen und damit „Krisen" einher (vgl. ebenda 20). Diese erstrecken sich „teils gesellschaftsweit, teils sozialspezifisch und teils intraindividuell" (ebenda 42) und rufen bei Individuen und Gruppen verschiedene Reaktionen und unterschiedliches Umgehen hervor (vgl. ebenda 28).

Diese Sicht auf Innovationen macht deutlich, dass sie als Teil der gesellschaftlichen Sphäre auch gesellschaftlichen Deutungen unterliegen. Zudem werden Verteilungsfragen und damit die Frage von Macht und Einfluss auf Innovationen in den Vordergrund gerückt.

Im Folgenden werden Innovationssysteme und die Rolle staatlicher Akteure in Innovationsnetzwerken bearbeitet; damit verschiebt sich der Fokus auf institutionelle Faktoren in Innovationskontexten.

Innovationssysteme

„Das ‚*Innovationssystem*' einer Gesellschaft umfasst nach international akzeptiertem Verständnis die ‚Kulturlandschaft' all jener Institutionen, die wissenschaftlich forschen, Wissen akkumulieren und vermitteln, die Arbeitskräfte ausbilden, die Technologie entwickeln, die innovative Produkte und Verfahren hervorbringen sowie verbreiten; hierzu gehören auch einschlägige regulative Regimes (Standards, Normen, Recht) sowie die staatlichen Investitionen in entsprechende Infrastrukturen" (Kuhlmann 1999, 12-13[117]).

Der Begriff Innovationssystem betont die wechselseitigen Abhängigkeiten zwischen Forschung und Entwicklung in Privatunternehmen, Universitäten und anderen Forschungsinstituten sowie der Unterstützung von Forschung und Technologie durch den Staat (vgl. Nelson 1993, 519); Innovationssysteme sind sektoral unterschiedlich ausgeprägt (vgl. Kuhlmann /Meyer-Krahmer 2001, 88; Martinsen 2001, 139). Unternehmen und staatliche Institutionen sind in gesellschaftliche Prozesse und in interaktive Lernprozesse eingebunden, die zu technologischen und sozialen Innovationen und diese wiederum zur Veränderung von Institutionen beitragen. Innovationssysteme bilden daher nicht nur nationale Strukturbesonderheiten ab, sondern unterliegen gleichzeitig Veränderungen durch Innovationen (vgl. Behrens 2001, 18) und können als „hybrid systems" (vgl. Kuhlmann /Meyer-Krahmer 2001, 88), als polyzentrische Konstellationen mit einer Vielzahl von Akteuren, Arenen, Domänen (vgl. Hack 1999, 200) aufgefasst werden.

---

[116] Bechmann /Grunwald 1998 argumentieren allerdings aus technologiepolitischer Sicht, dass auch Wiederentdeckungen und Nacherfindungen Innovationen sein können. Die Bedeutung von z.B. Rekombinationen von neuen und alten Produktions- und Konsummustern wurde in Kapitel 2.5 bezüglich nachhaltiger Nahrung erwähnt.

[117] Der Begriff des Systems wird hier nicht an den Luhmann'schen Systembegriff angelehnt: „Ein pragmatisches Verständnis hingegen erlaubt es, die Evolution von Akteuren, Institutionen und Prozessen funktionalen Systemen zuzuordnen und ihre intersystemischen Verflechtungen sowie ihre systemüberschreitende Dynamik zu untersuchen." (Kuhlmann 1999, 12)

Innovationssysteme werden in erster Linie als nationalstaatlich geprägt verstanden, „denn die In-novationsfähigkeit einer Nation gilt als Schlüsselkriterium, um sich in globalisierten Arenen behaup-ten zu können" (Martinsen 2001, 124). Doch sind auch regionale (selten lokale) Innovationssysteme bekannt, die durch positive, selbstverstärkende Rückkopplungen regionale Standortvor- oder -nach-teile schaffen (vgl. Kowol /Krohn 1997, 58; Hilpert 1991; kritisch: Fach /Grande 1991, 54).

Staatliche Akteure in Innovationsnetzwerken

Den Rahmenbedingungen für das Handeln schaffenden und Planbarkeit ermöglichenden Staat als „unbegabten Akteur" in Sachen Innovation und das administrative System, dessen sich der Staat be-dient, als „Inbegriff für Innovationsunfähigkeit" (vgl. Siebel /Ibert /Meyer 2002, 527-530) zu tituli-eren, trifft einen Teil des Problems. Wenn Innovationen strukturelle Neuerungen schaffen und in Han-deln umsetzen sollen, stehen immer auch staatliche Interessen im Widerspruch dazu. Herkömmliche staatliche Innovationspolitik, die vorrangig eine nationale staatliche Förder- und Anreizpolitik ist, die von sequentiellem Innovationsgeschehen ausgeht (vgl. Martinsen 2001, 129) und keine strukturellen Neuerungen vorsieht, kann folglich nur beschränkt innovationsfördernd wirken[118].

Die Einflussmöglichkeit staatlicher Akteure auf das Innovationsgeschehen variiert jedoch mit den verschiedenen Koordinationsformen. Bezüglich der Innovationsnetzwerke werden nun die Probleme und Potenziale identifiziert, die im Rahmen der Vermeidung oder Verminderung von Innovations-risiken und durch staatliche Innovationslenkung entstehen.

Die Unsicherheit über unvermeidbare zerstörerische Innovationspotenziale stellt eine besondere Herausforderung für das politische System und die Herstellung kollektiv verbindlicher Entscheidung dar (vgl. Martinsen 2001, 128). Auch wenn der Staat hier prinzipiell wegen des partiellen Versagen des Marktes (vgl. oben und ebenda 129-130) legitimiert erscheint einzugreifen, hängt dieses Eingrei-fen von der Bewertung von Risiken ab. Mit Technikfolgenabschätzung und -bewertung liegen Erfah-rungen vor; die Funktion staatlicher Akteure besteht dabei häufig in der Moderation von Aushand-lungsprozessen, die gesellschaftliche Risiken vermeiden sollen. Der Staat ist dann nur ein aktiver Be-standteil eines sich selbst steuernden dynamischen Geschehens (vgl. Weyer 1997, 332-346[119]). For-men authentischer Partizipation auf der Input-Seite des politischen Systems werden gegenüber denen auf der Outputseite tendenziell vernachlässigt. Die Offenheit von Innovationsprozessen wird somit auch von der Innovationsforschung tabuisiert, indem versucht wird einen möglichst umfassenden Konsens herzustellen, anstatt Gewinne und Verluste aus Innovationsprozessen zu thematisieren. (vgl. Martinsen 2001, 146) Ein weiteres Problem stellt sich im Umgang mit nicht absehbaren Folgen von Innovationen.

Nach Weyer ist die staatliche Lenkung von Innovationsnetzwerken spätestens in der Phase, in der NutzerInnen, Betroffene, KritikerInnen gefordert sind eine Innovation anzuwenden, hemmend für die Durchsetzung sozio-technischer Innovationen, spätestens also, wenn die Innovationsentwicklung nicht mehr planbar ist (vgl. Weyer 1997, 83). Trotz der Vorteile von Netzwerken, die u.a. in Vertrau-ensbeziehungen bestehen, sind Grenzziehungen und soziale Schließungen auch für den Beitrag staat-

---

[118] Auch die Tatsache, dass der technology push als stärker als der demand pull bewertet wird (vgl. z.B. Mayntz 2000, 11-13; Hemmelskamp 1999, 72), kann in diese Richtung interpretiert werden.

[119] Weyer bearbeitet hier auch experimentelle Forschungs- und Entwicklungspolitik (vgl. ebenda). Genderaspekte bei der Risikobewertung wurden bereits thematisiert. Neue Risiken durch Innovationen, also solche außerhalb der „Konstruk-tion zur Kontrolle und Kalkulation von Schadenswahrscheinlichkeiten", „Risiken zweiter Ordnung", die unverant-wortet und unbeherrschbar sind und die Risikogesellschaft ausmachen (vgl. Kropp 2002, 225 mit Bezug auf Beck) sind ebenso wenig von staatlichen Akteuren kontrollierbar.

licher Akteure ein entscheidendes Problem. Wenn sich z.B. Unternehmen aktiv vor Know-how-Abfluss schützen und damit Innovationen blockieren, endet die direkte Einflussmöglichkeit staatlicher Akteure.

Die Steuerbarkeit von Innovationsnetzwerken erscheint grundsätzlich begrenzt. Innovationspolitik ist als Optionenpolitik „ausgerichtet auf die Steigerung von Komplexität im gesellschaftlichen Modernisierungsprozess" (Martinsen 2001, 148). Aufgrund der Ausdifferenzierungs- und Verflechtungsprozesse über die Politik-Ebenen hinweg wird von einer „neuen Architektur des Staatlichen" (Martinsen 2001, 131 mit Bezug auf Grande) gesprochen. Der hierarchische Staat ist überlagert vom interaktiven Staat, dessen „Kooperationsverweigerungsoption" bezüglich anderer gesellschaftlicher Akteure zur „hierarchischen Schrumpfgröße" wird. Die Rolle staatlicher Akteure bei der Gestaltung von Netzwerken besteht allein in der „Regulation der gesellschaftlichen Selbstregulation". (vgl. Martinsen 2001, 135-146 m.w.V.) Gesellschaftlich verbindliche Vorgaben für Kontexte kombiniert mit der autonomen Selbstorganisation könnten „eine Optimierung möglicher Varietät und Differenziertheit" (Willke 1997, 90) für Innovationen herstellen. Konkrete Formen erfolgreicher „Kontextsteuerung" bezüglich Innovationsnetzwerken sind noch zu entwickeln.

Staatlichen Akteuren stehen folglich in der Risikobearbeitung und in der Beeinflussung des Innovationsgeschehens in Netzwerken vielfältige und selbst innovative Mittel und Wege zur Verfügung, die von herkömmlichen Steuerungs- und Koordinationsformen abweichen. Ihre Palette umfasst also hierarchische Steuerung, Kontextbeeinflussung, Moderation und Koordination von Netzwerken, die einfache Beteiligung an Netzwerken usw.

Innovationsnetzwerke bilden sich um materielle Innovationen und sie interagieren mit ihnen[120]. Im Folgenden rücken die materiellen Innovationen ins Zentrum; ihr Stellenwert wird theoretisch untermauert. Anschließend werden sie, gemeinsam mit den bisher skizzierten akteurbezogenen Ansätzen, in Kriterien für die empirische Untersuchung zusammengefasst.

3.2.2.6 Das „Materielle" in Innovationsnetzwerken

Innovationsnetzwerke gruppieren sich in der Regel um ein konkretes Artefakt, das durch verschiedene Kontexte „wandert". Dass Innovationsleistungen nicht oder nur zum Teil mit dem übereinstimmen, was die Akteure der Prozesse anfangs intendierten, hängt nicht nur mit den Akteurkonstellationen, den sich öffnenden und schließenden Netzwerken zusammen, sondern ist auch abhängig von der Veränderung der Innovationen, die beim Durchlaufen von Kontexten variiert, angepasst oder sogar neu konzipiert werden. Die materielle Innovation – neues Material, ein Produkt, eine neue Technik oder auch eine neue soziale Verhaltensweise oder Institution – wird als Neuerung, als Artefakt Teil des Netzwerkes. In Innovationsprozessen geht es also u.a. um „Bedeutungszuweisungen zu Artefakten durch spezifische soziale Verhaltensweisen bzw. die Gestaltung von Funktionsräumen des Handelns und Erlebens" (Herbold /Krohn /Timmermeister 2000, 238). Faktoren, die Innovationen bedingen, sind also nicht nur Akteure und Kontexte, Prozesse und Dynamiken, sondern auch Artefakte bzw. Materielles.

---

[120] Materielose soziale Innovationen, die oben als mindestens dauerhafte Verhaltensänderungen definiert wurden, manifestieren sich in der Regel im Materiellen, z.B. in Ressourcenumschichtungen.

An dieser Stelle werden Aspekte aus der actor-network-theory (ANT)[121] ausgewählt, die das Verhältnis zwischen Materiellem und Netzwerken beschreiben. Für die empirische Analyse von Nachhaltigkeitspotenzialen sollen zwei Ansätze nutzbar gemacht werden: zum Einen der erkenntnistheoretische Beitrag der ANT, wonach Materialität auf Beziehungen beruht, und zum Anderen die mögliche Auflösung von Hierarchien in Netzwerken, zu der ANT einen speziellen, hier zu explizierenden Zugang bietet.

Relationale Materialität

Wissenschafts- und Technikentwicklung beruht nach der ANT „auf einer doppelten Innovation: der Einrichtung oder Veränderung von Beziehungen zwischen den Komponenten des entstehenden Netzwerks und der Konstruktion oder Veränderung der Komponenten selbst" (Schulz-Schaeffer 2000, 188). Insofern erscheinen Innovationen nur ex-post betrachtet als durch natürliche, technische und soziale Faktoren verursacht. ANT „aims at describing the very nature of societies. But to do so it does not limit itself to human individual actors, but extends the word actor – or actant – to *non-human, non-individual* entities." (Latour 1996, 369)[122] Wie die Begriffe „Aktant" und „actor-network" verdeutlichen sollen, geht es der ANT darum, symmetrische Begriffe zu etablieren, die Unterscheidungen zwischen sozialen, menschenzentrierten und natürlichen, objektzentrierten Repertoiren verwischen (vgl. Schulz-Schaeffer 2000, 194). Die Verantwortung für ein Handeln soll unter den verschiedenen Akteuren verteilt, die Dichotomie zwischen Subjekt und Objekt aufgegeben werden (vgl. Latour 2002, 219). ANT reduziert nichts: Jede Erklärung und jeder Beweis werden der Welt hinzugefügt. Dabei interessiert aus Sicht der ANT nicht, ob eine Zuschreibung zur Realität passt, sondern es geht darum, „von einem Netz zum andern zu reisen" (vgl. Latour 1996, 377-378). Materialität wird als „relational" aufgefasst: „[...] entities achieve their form as a consequence of the relations in which they are located" (Law 1999, 4). Obwohl die Relationalität Materielles prinzipiell unsicher und reversibel macht, gibt es durchaus stabile und dauerhafte Netzwerkbeziehungen (Performativität, vgl. ebenda).

Kritisch wird gegen die ANT eingewandt, dass das reflexive Argument gegen die ANT selbst verwandt und mit ihrer Hilfe nicht alle black boxes rekonstruktiv geöffnet werden könnten. Die Theorie bietet allerdings Ansätze, anhand derer die Entstehungsgeschichte und Aufrechterhaltung von Netzwerken der Beobachtung zugänglich gemacht werden können (vgl. Schultz-Schaeffer 2000, 203-205); mit diesen arbeitet die vorliegende Untersuchung.

Enthierarchisierung durch Auflösung von Positionierungen

Latour betont, dass die actor-network-theory dazu diene, von Akteuren zu lernen, wie und warum sie handeln „without imposing on them an *a priori* definition of their world-building capacities" (Latour 1999, 20). Die Zuschreibung von Akteurqualitäten auch zu Nicht-Menschlichem bedeutet eine Kritik am Sozialkonstruktivismus, der der Gesellschaft Privilegien zubillige, die der Natur verweigert blieben. Wenn ANT Relationalität, das beständige Hin- und Herwechseln zwischen Perspektiven und

---

[121] Die ANT wurde vor allem von Bruno Latour u.a. gemeinsam mit Michel Callon entwickelt, greift viele Ideen anderer WissenschaftlerInnen auf und wird von ihnen weiterentwickelt. Sie kann an dieser Stelle leider nicht umfassend und mit ihren komplexen Begriffschöpfungen bearbeitet werden.

[122] U.a. auf der Einbeziehung von Aktanten in die Politik, wodurch Subjekt-Objekt-Beziehung zwischen Menschen und nicht-menschlichen Wesen (z.B. leblosen Gegenständen) aufgegeben werden soll, baut Latours "Parlament der Dinge" auf (vgl. Latour 2001).

Zirkularität von Beobachtung betont, soll die Dominanz eines externen Standpunkts vermieden werden; vielmehr sind die vielen Standpunkte von Akteuren aufeinander zu beziehen. (vgl. Schultz-Schaeffer 2000, 194-201) Die ANT sieht explizit davon ab, Akteuren Macht oder Kompetenz zuzuschreiben; sie intendiert, ontologisch den Netzwerkcharakter von Handelnden begreifbar zu machen, wobei der Unterschied zwischen den Dingen und ihrer Darstellung verwischt (vgl. Latour 1996, 373-375). Heterogenität und Interobjektivität gelangen somit ins Zentrum der Aufmerksamkeit (vgl. Latour 1996, 380).

Einen Beitrag zu dieser Macht sensiblen Theorie haben Arbeiten von Donna Haraway geleistet. Sie hat bereits in den 1980er Jahren mit ihrem Cyborg-Manifest Dualismen als Herrschaftsinstrumente „über all jene, die als *Andere* konstituiert werden" (Haraway 1995, 33-72, 67), identifiziert. Haraway bricht Dualismen durch die Konstituierung von Cyborgs auf, die sie als Zusammenbruch von Grenzziehungen zwischen Tier und Mensch, Organismus und Maschine sowie Physikalischem und Nicht-Physikalischem beschreibt (vgl. ebenda 34-39), als „theorisierte und fabrizierte Hybride" (ebenda 34). Diese gehörten einer „Post-Gender-Welt" (ebenda 35) an, die wie ein Netz sei „aus humanen und nicht-humanen Akteuren, in dem alle Entitäten als aktiv Handelnde gedacht werden - auch jene, die klassischerweise unter die Kategorie ‚Natur' subsumiert werden [...]" (Weber 1998, 704). Bestehende bzw. konstruierte Grenzziehungen werden dekonstruiert, um Hierarchien verwischen und aufbrechen zu können[123]. Haraway abstrahiert gleichzeitig nicht völlig von vorfindbaren Grenzen: Denn das Materielle, die Körper seien mehr „als der Rohstoff für den Akt der Aneignung einer als passiv vorgestellten Natur durch ein aktives Subjekt" (Hammer /Stieß 1995, 21). Körper besäßen eigene Dichte und Massivität und seien niemals ausschließlich diskursiv hergestellt; es gebe also „situiertes Wissen", das historisch spezifisch und verbindlich sowie verbunden mit einer Welt raumzeitlicher Körper sei. Das Ergebnis eines komplexen historischen und politischen Konstitutionsprozesses liege im Wissen über mögliche Beziehungen zwischen AkteurInnen und „Positionen". Dieser Ansatz strebt nicht die Auflösung von Differenzen in einen zentralen Standpunkt oder eine Zentralperspektive an; machtförmig organisierte Positionierungen könnten jedoch beachtet und transformiert werden. (vgl. ebenda 21-24) ANT und die angrenzenden Ansätze fragen danach, wie "materiality, ordering, distribution and hierarchy with which it interacts" (Law 1999, 9) gedacht werden können. Gemäß der hier dargestellten Theorieansätze soll eine Enthierarchisierung möglich werden, die das Subjekt-Objekt-Verhältnis auflöst. Dies wird im Umwelt- und Nachhaltigkeitsdiskurs zu Naturverhältnissen breit diskutiert (vgl. z.B. Kropp 2002).

Dem Materiellen wird damit eine wichtige Rolle zugeschrieben, und zwar nicht nur auf der Diskursebene und nicht nur als Bedeutungszuweisungen durch in Netzwerken beteiligte Akteure. Es geht vielmehr um die materielle Dimension selbst. Diese kann nicht allein dadurch erfasst werden, dass das Outcome der Prozesse präzise fokussiert wird[124]. Die ANT und insbesondere das situierte Wissen bei Haraway geben vielmehr Hinweise darauf, dass, auch wenn ein Entscheidungsprozess ein einzelnes Ergebnis gebracht hat, unweigerlich multiple Ergebnisse entstehen. Diese bestehen u.a. in

---

[123] Zur Anwendung dieser Theorie wird kritisch angemerkt, dass gerade mittels Dekonstruktion hierarchische Strukturen verdeckt werden könnten, die insbesondere in Repräsentationsverfahren bestehen (vgl. Weber 1998, 709).

[124] Es wird kritisiert, dass die ANT steuerungstheoretische Ansätze nicht aufgreife, dass sie „wenig Erkenntnisse in Bezug auf die Frage nach dem Transformations- und Steuerungsziel" (Brand 2003, 8) liefere, obwohl sich Latours Partizipationsansätze mit „Hintergrundannahmen des Nachhaltigkeitsdiskurses" träfen (vgl. Brand 2003, 8 mit Bezug auf Latour 2001).

der Konstituierung von Akteuren und ihren Positionierungen im Prozess sowie in der Materialität der Entscheidungsprozesse selbst (vgl. Dugdale 1999).

Mit diesen Ansätzen aus der actor-network-theory werden die akteurbezogenen Grundlagen von Innovationsnetzwerken um Materielles, um materielle Bedingungen und Veränderungen ergänzt. Konkret erweitert diese Arbeit mittels der ANT die in Innovationsprozessen erfassbaren Folgen und Leistungen, und zwar sowohl um die Berücksichtigung des Materiellen und seiner Bezogenheit auf Akteure, als auch um die Berücksichtigung von dynamischen Positionierungen.

3.2.3   Kriterien zur empirischen Innovationsnetzwerke-Analyse

Zusammenfassend erfasst der erarbeitete Innovationsbegriff Innovation als sozialen Prozess, bei dem Innovationskontexte, Innovationsakteure sowie die Innovationen selbst interagieren und kontinuierlich verändert werden. Durch die Berücksichtigung des Materiellen in Netzwerken steigt die Komplexität der sozialen Beziehungen. Ob bzw. mit welcher Ausgestaltung die Komplexität des Policy-Making mit der Übertragung auf Nachhaltigkeitsprozesse in ähnlicher Weise erhöht wird, untersucht diese Arbeit.

Die folgende Tabelle verdichtet die erarbeiteten Innovationsnetzwerke-Ansätze zu Kriterien, mit denen Nachhaltigkeitsprozesse bezüglich innovationsbezogener Charakteristika untersucht werden sollen.

Innovations-ansatz	Kriterien
Innovations-dynamiken	• dauerhafter iterativer Veränderungsprozess • beteiligte bzw. ausgeschlossene Kontexte • Durchlaufen von Entwicklungskontexten für innovative Ideen, Kontexten der Rekombination mit sozialen Komponenten, Kontexten der gesellschaftlichen Durchsetzung • Pfadabhängigkeiten
Paradoxien der Innovation	• Räumlichkeit und Entgrenzung • Begrenzte Entstehungskontexte und deren Erweiterung um Akteure bzw. Materielles • Kontextualisierungen • Stufen der Öffnung und Schließung von Netzwerken durch Ursprungskontexte und Verwendungskontexte • Zukunftsfähigkeits-Paradox • Erweiterung und Reduktion von Handlungsmöglichkeiten und Unsicherheiten für Individuen, öffentliche Güter und Gesellschaft
Fragile Koperation in Innovations-netzwerken	• wechselseitig verschränkte Handlungsstrategien • marktliche (Wettbewerb), hierarchische und weitere Koordinationsformen • Kooperation ungleicher Partner • Fluidität und Fragilität der Netzwerke • Asymmetrie innerhalb und durch äußere Strukturen • Brüchigkeit der Kooperation durch Macht- und Gender-Unterschiede • Stufenweise Rekonfiguration der Netzwerke • Verschiebungen in Entscheidungsrollen
Soziale Innovation	• Verhaltensänderung bis Institution • Beteiligung staatlicher Akteure in Risikofragen • Indirekte Steuerung durch staatliche Akteure • Innovationssysteme als Standortvor- bzw. -nachteile • Lösung von Innovationsblockaden
Das Materielle in Innovations-netzwerken	• Interaktion von Artefakten und Materiellem mit Akteuren in Netzwerken • Enthierarchisierung durch Interobjektivität zwischen Netzwerkbeteiligten • Verantwortung auch nicht-menschlicher Akteure in Netzwerken

Tabelle 8: Zusammenstellung der Kriterien aus den Innovationsnetzwerke-Ansätzen

3.2.4 Anschlussstellen aus der technologiebezogenen Innovations-Forschung für die Analyse von Nachhaltigkeits-Netzwerken

Die dargestellten Charakteristika von überwiegend technologiebezogenen Innovationsnetzwerken sollen für die Analyse von politischen Nachhaltigkeitsprozessen genutzt, also auf soziale Konstellationen übertragen werden. Ausgangsbasis war, dass insbesondere Dynamik und Zieloffenheit, die komplexen Prozesse von Beteiligung und Ressourcenmobilisierung sowie die sich wandelnde Zusammenarbeit verschiedener Akteure in allen Phasen von Innovationsprozessen Anhaltspunkte zur Analyse und zur Erklärung von Nachhaltigkeitsprozessen bieten könnten.

An dieser Stelle werden zu den erarbeiteten Innovationscharakteristika jeweils Anschlussstellen für soziale Nachhaltigkeits-Netzwerke generiert.

3.2.4.1 Innovationsdynamiken

Die ökonomischen Ansätze unterstreichen erstens die gesellschaftliche Eingliederung von Innovationen, zweitens, dass ihr Nutzen für konkrete Akteure greifbar sein muss, weswegen umweltbezogene Innovationen besonderer Anreize bedürfen, und drittens, dass es zwar „revolutionäre" Erfindungen gibt, dass Innovationen in der Regel aber Teil langer, gesellschaftlich getragener Wellen und Pfade sind. Auf Nachhaltigkeitsprozesse übertragen stellt sich die Frage, welche Pfade die beteiligten Akteure zu ihrem eigenen Nutzen oder dem anderer weiterführen.

Die beschriebenen Dynamiken verdeutlichen, dass Innovationen mehrschrittig verlaufen. Eine Innovation bedeutet nicht nur die Einführung eines neuen Produkts oder sozialen Prozesses, wodurch vor allem Anwendungskontexte Veränderungen erfahren, sondern Innovation meint einen sozialen Prozess, der alle durchlaufenen und beteiligten Kontexte sowie die Innovation selbst verändern kann. In der Anwendung auf Nachhaltigkeitsprozesse sind diese nicht nur soziale Prozesse, die Ideen von Nachhaltigkeit generieren und wandeln, sondern die gleichzeitig die beteiligten Akteure und Kontexte prägen und verändern. Dies geschieht wiederum pfadabhängig, aber rekombinativ bzw. kreativ. Die Koordinationsformen von Innovationsnetzwerken sind mit dem Dualismus von Markt und Staat allein nicht zu fassen; für Nachhaltigkeitsnetzwerke wird erwartet, auch Mischformen oder neue Formen zu finden.

3.2.4.2 Paradoxien

Innovationen sind durch räumliche, kontextuelle und zukunftsbezogene Paradoxien gekennzeichnet. Für die Bearbeitung von Problemdefinitionen und Zielkonflikten durch konkrete Nachhaltigkeitsakteure bedeutet die Übertragung der Paradoxiekonzepte einerseits ein „anything goes" insofern, als dass räumliche, zeitliche und kontextuelle Dimensionen konstruiert bzw. willkürlich gesetzt zu sein scheinen. Die Paradoxiekonzepte erlauben andererseits, dass Akteure sich und ihre Nachhaltigkeitsansätze räumlich, zeitlich und kontextuell verorten, während sie gleichzeitig das Spannungsfeld zwischen gesellschaftlicher Stabilität und Umwälzung bearbeiten. Kontextualisierung bedeutet dann auch, kontextadäquate Lösungen entwickeln zu müssen, wobei in Kauf genommen wird, dass sich das Ursprungsproblem transformiert.

3.2.4.3 Fragile Kooperation

Innovationen entstehen in von Vertrauen geprägten Netzwerken durch Kooperation; doch Innovationen erfolgen immer über mehrere Stufen, in denen jeweils unterschiedliche Akteurkonstellationen beteiligt sind. Die Netzwerke weisen sowohl Machtunterschiede in den Binnenstrukturen auf und sind auch in äußere Machtkonstellationen eingebettet. Hinzu kommt, dass die iterative Entwicklung das jeweils entwickelte Vertrauen innerhalb der Netzwerke wieder in Frage stellen muss, um sich im nächsten Kontext neu zu konfigurieren. In der Übertragung auf politische Nachhaltigkeitskonstellationen bedeutet dies für das Zusammenwirken von repräsentativdemokratischen mit neuen Beteiligungsformen, dass neben vermachteten auch vertrauensgeprägte Strukturen nachzuweisen sind. Zudem ist ein Hinweis gegeben auf die in jedem Schritt der nachhaltigen Entwicklung neu zu leistende Positionsbestimmung der beteiligten Akteure, wobei der Ein- oder Ausschluss z.B. Prestige- und Gestaltungsgewinne bzw. -verluste bedeutet.

3.2.4.4 Soziale Innovation

Konzepte sozialer Innovation rücken das institutionelle Gefüge und die Bedeutung von Innovations-systemen in den Vordergrund. Auch Nachhaltigkeitsprozesse stehen in Interaktion mit gesellschaftli-cher „hardware" und „software". Aufgaben staatlicher Akteure in Innovationsnetzwerken sind von Risiko- und Kontextverantwortung geprägt; übertragen auf die nachhaltige Entwicklung kann diese Verantwortung durch Nachhaltigkeitsprogramme sowie durch die Begleitung (z.B. Moderation) von Nachhaltigkeitsprozessen wahrgenommen werden.

3.2.4.5 Das Materielle

Die inhaltliche Ausprägung von Innovationen unterliegt in Innovationsprozessen einem steten Wan-del. Artefakte besitzen zwar Materialität, diese wird jedoch als relational aufgefasst: Artefakte sind Teil der sie hervorbringenden und transformierenden Netzwerke. In Netzwerken verwischen die Un-terschiede zwischen Handelnden und Artefakten und damit auch die hierarchischen Verhältnisse.

Bezogen auf Nachhaltigkeitsprozesse sind Akteure und Nachhaltigkeitsinnovationen relational aufzufassen. Wird im Nachhaltigkeitsdiskurs dem Materiellen eine ähnliche Rolle zugedacht wie dem Artefakt im Innovationsprozess, so können ansonsten als äußerliche oder nicht beeinflussbar spezifizierte Kontexte und Akteure als interagierend in Nachhaltigkeitsprozessen aufgefasst werden. Materielle Folgen und Leistungen von Nachhaltigkeit treten in Nachhaltigkeitsprozessen quasi selbst auf und gestalten diese mit; allerdings sind sie durch ihre Relationalität immer in Bezug zu Akteuren bzw. zu konkreten Handlungen von Akteuren zu sehen.[125] Damit erlauben sie eine zum Teil von Interessen und Motiven der beteiligten Akteuren getrennte bzw. abstrahierende Analyse materieller Nachhaltigkeitsentwicklungen.

3.2.5 Fazit

Nicht nur Produkte, Prozesse und organisationale Veränderungen in Unternehmen werden hier als Innovationen aufgefasst, sondern auch gesellschaftliche und institutionelle Neuerungen in Politik und Gesellschaft, die technologische Innovationen beeinflussen, zum Teil ermöglichen. Aus der Darstel-lung von sozialen, akteurbezogenen politischen und paradoxen Bausteinen von Innovationen wurde deutlich, dass die Kontexte für die Entstehung und Entwicklung von Innovationen mit bestimmend sind und dass Innovationen Hierarchien stören und hervorbringen können. Die Einbeziehung des Materiellen in die Netzwerke ermöglicht, auch Veränderungen zu erfassen, die nicht direkt Akteuren zugeordnet werden können und erhöht die Komplexität der Faktoren, die potenziell Nachhaltigkeits-prozesse bestimmen.

Ziel dieses Abschnitts war es, die rezipierten Ergebnisse aus der technologiebezogenen Innovati-onsforschung für die Analyse politischer Nachhaltigkeitsprozesse nutzbar zu machen. Dafür wurde

---

[125] Das Materielle bekommt dabei quasi Akteurstatus innerhalb der Netzwerke. Forschungspraktisch werden die Arte-fakte der Nachhaltigkeit gleichwohl auch über Akteure, insbesondere aber über Akteure des weiteren Umfelds außer-halb der Netzwerke, rekonstruiert und von ihnen interpretiert.

die Innovationsforschung zu Kriterien verdichtet und wurden konkrete Anschlussstellen für Nachhaltigkeitsprozesse beschrieben. Im Anschluss (Abschnitt 3.3) werden die hier generierten Kriterien mit denen aus den Policy-Netzwerke-Konzepten (vgl. Abschnitt 3.1) zusammengeführt.

3.3   Ein Instrumentarium aus Policy- und Innovationsnetzwerke-Ansätzen zur Analyse von Nachhaltigkeitsprozessen

In diesem Abschnitt werden die bisher entwickelten Analyse-Bausteine und -Kriterien in ein Instrumentarium für die Nachhaltigkeits-Analyse integriert. Dieser Abschnitt verfolgt drei Ziele:
die Differenzierung der Beiträge der Innovationsnetzwerke-Konzepte, die Kriterien aus den Policy-Netzwerke-Konzepten ergänzen, für die Analyse,
* die Zusammenführung der bearbeiteten Policy- und Innovationsnetzwerke-Konzepte zu einem Instrumentarium zur Analyse von politischen Nachhaltigkeitsprozessen und
* die Erarbeitung eines Phasenmodells von Nachhaltigkeitsprozessen.
* Phasenmodell und Instrumentarium dienen zur Bearbeitung der Fallanalysen.

3.3.1   Analyse-Beiträge der Innovations- und Policy-Konzepte

Im Folgenden werden die unterschiedlichen Beiträge aus den in Abschnitten 3.1 und 3.2 dargestellten Konzepten zur Analyse von politischen Prozessen einander gegenüber gestellt. Die Kriterien wurden in Gruppen zusammengefasst; diese Gruppen werden im Folgenden zu Bausteinen der Analyse, wobei einige wenige Kriterien in der Reihenfolge umgestellt werden.

Die folgende Tabelle stellt die Gruppen von Kriterien bzw. Bausteine beider Netzwerkkonzepte zusammen:

Bausteine aus den Policy-Netzwerke-Konzepten	• Beteiligung am und Aufrechterhaltung des Netzwerks • Arbeitsweise des Netzwerks • Output
Bausteine aus den Innovations-Netzwerke-Konzepten	• Innovationsdynamiken • Paradoxien • Fragile Kooperation • Soziale Innovation • Rolle des Materiellen

Tabelle 9: Gruppen von Kriterien beider Netzwerke-Konzepte

Nun erfolgt eine kurze Zusammenfassung der Beiträge, die die Bausteine aus den Innovations-Ansätzen in Ergänzung zu denen aus den Policy-Ansätzen für die Analyse der Rolle von Netzwerken in sozialen Prozessen leisten – und umgekehrt.

3.3.1.1 Ergänzung von Policy-Bausteinen durch Innovations-Bausteine

Innovationsnetzwerke ergänzen Policy-Netzwerke in der prozeduralen Dimension um die Einbeziehung des relationalen **Materiellen** zusätzlich zu den menschlichen Akteuren. In Innovationsprozessen wird Materielles, z.B. neues Material, ein konkretes Artefakt oder Produkt, eine neue Technik, eine neue soziale Verhaltensweise oder Institution Teil des Netzwerks. Das Innovationskonzept beschreibt Innovationsprozesse als das Durchlaufen von Kontexten, als Interaktionen zwischen Akteuren und Kontexten. Kontextualisierungen bekommen die entscheidende Rolle für den Verlauf der Innovationsprozesse. Das Materielle wird einerseits über die Kontexte vermittelt, aus denen Akteure kommen oder auf die sich die in den Netzwerken relevanten Akteure und Institutionen beziehen. Das Materielle wird andererseits selbst zum Akteur im Netzwerk, indem es mit den übrigen Akteuren interagiert.

Die Innovationsnetzwerke-Analyse betont Veränderungen im Verlauf von Prozessen. In der materiellen Dimension bestehen diese insbesondere in **Zielmodifikationen** bei den Akteuren, deren Ziele, bedingt durch den Prozess, neue Schwerpunkte bekommen. Kontextualisierungen bedeuten einen **iterativen Prozess**, in dessen Entwicklung sich nicht nur Ziele und Konzepte von Akteuren, sondern auch Materielles, Kontexte, Interessen- und Ressourcenkonstellationen und Institutionen wandeln. Zwar verlaufen Innovationsprozesse paradox und sind ihre Resultate wenig prognostizierbar, doch sind Pfadabhängigkeiten prägend, auch wenn Zielsetzungen sich im Laufe der Prozesse verändern.

In der Innovationsnetzwerke-Analyse wird eine große Anzahl von Variablen berücksichtigt. Dies erlaubt Komplexität zu erfassen, gleichzeitig wird evtl. die Erklärungskraft einzelner Faktoren vermindert. Der offensichtlichste Unterschied zu Policy-Netzwerken, die sich konzeptionell auf bestimmte Politikfelder beziehen, zeigt sich darin, dass Artefakte in Innovationsprozessen Kontexte durchlaufen, die verschiedenen Politikfeldern zuzuordnen sind. Eine politikfeldbezogene Netzwerkanalyse würde die in Innovationsprozessen beteiligten Kontexte und z.B. mobilisierte Ressourcen nicht vollständig bzw. nicht mit ihren Interaktionen erfassen. Gleichwohl bieten aber auch die Policy-Netzwerke-Konzepte Bausteine, die durch die Innovationskonzepte weniger berücksichtigt werden. Diese werden nun kurz skizziert.

3.3.1.2 Ergänzung von Innovations-Bausteinen durch Policy-Bausteine

Die Policy-Bausteine heben in einer Analyse sozialer und insbesondere politischer Prozesse die Bedeutung des politisch-administrativen Systems hervor, in das die Prozesse eingebettet sind bzw. mit dem sie interagieren. Insbesondere die Rolle staatlicher Akteure wird durch Netzwerkstrukturen herausgefordert, indem sie sich an Netzwerken beteiligen und gleichzeitig in hierarchische Strukturen eingebunden sind. Die Policy-Bausteine insgesamt machen deutlich, dass das politisch-administrative System sozialen Innovationen nicht äußerlich ist.

3.3.1.3 Überschneidungen in den Bausteinen

Insbesondere bezüglich der Bedeutung von Netzwerken als Koordinationsmodus überschneiden sich die Analysekonzepte. Die Bausteine aus den Policy-Netzwerke-Konzepten, die sich auf die Arbeitsweise des Netzwerks und die Rolle staatlicher Akteure beziehen, decken sich teilweise mit den Bausteinen der Innovationsnetzwerke-Konzepte, die mit Fragile Kooperation und Soziale Innovation bezeichnet sind. Diese Bausteine werden wegen ihrer inhaltlichen Nähe für die empirische Analyse teilweise zusammengeführt, ohne dabei die verschiedenen Perspektiven auf untersuchte Prozesse aufzugeben: Die Arbeitsweise von Netzwerken soll einerseits als Koordinationsmodus analysiert, andererseits auf fragile Elemente hin untersucht werden; daher werden die beiden Bausteine in einen doppelten Baustein zusammengefasst. Die Rolle staatlicher Akteure soll in einem eigenen Baustein beschrieben werden, um ihre mögliche Rolle z.B. für Institutionalisierungen oder Risikobewertungen erfassen zu können.

3.3.2   Ein Instrumentarium aus beiden Netzwerke-Konzepten zur Analyse von Nachhaltigkeitsprozessen

An dieser Stelle werden die beiden dargestellten Netzwerke-Konzepte für die Nachhaltigkeitsanalyse aufbereitet.

In Abschnitt 3.1 standen prozedural die Beteiligung an und die Aufrechterhaltung von Netzwerken, ihre Arbeitsweisen und die Rollen staatlicher Akteure im Vordergrund. Vorrangig wurden die Unterscheidung der Netzwerkcharakteristika von denen hierarchisch organisierter Politik sowie die Interaktionen zwischen Netzwerken und dem politisch-administrativen System behandelt. Mögliche materielle Leistungen von Policy-Netzwerken wurden vor allem im Ressourcenpooling für den Policy-Output identifiziert.

Abschnitt 3.2 fokussierte die interne Beschaffenheit und Entwicklung von Netzwerken als vertrauensbasierte, brüchige bis institutionalisierte Strukturen, als dynamische und paradoxe Koordinationsformen, in denen Artefakte bzw. Materielles in Netzwerken quasi Akteurstatus bekommen. Materielle iterative Veränderungen wurden auf das Durchlaufen verschiedener Kontexte und die Abhängigkeit von Pfaden und Standortsystemen zurückgeführt.

Im Folgenden werden die Kriterien beider Netzwerkkonzepte den beiden Nachhaltigkeitsdimensionen zugeordnet. Ziel der Darstellung ist aufzuzeigen, welche Schnittstellen die Kriterien aufweisen und welche unterschiedlichen Schwerpunktsetzungen die unterschiedlichen Kriteriengruppen bei der Analyse sozialer Prozesse ermöglichen.

Die Kriterien ergänzen sich, indem für die prozedurale Dimension in den Policy-Konzepten mögliche Vor- und Nachteile dieser Koordinationsform thematisiert und die Rollen staatlicher Akteure reflektiert werden, während von den Innovationskonzepten die Vor- und Nachteile als Zusammenhang, als Paradox und Brüchigkeit aufgegriffen werden und die Rolle des Materiellen, also die Kontextspezifik unabhängig von Politikfeldern, betont wird. Beide Konzepte verweisen in der materiellen Dimension auf eine Erweiterung der die Netzwerke prägenden Variablen; die Kriterien aus den Policy-Konzepten stellen dabei vorwiegend auf die Netzwerkbildung und den Prozessoutput ab, während die Innovationskriterien die Komplexitätssteigerung vor allem im Prozess verorten.

Der wichtigste Unterschied besteht also darin, dass die Innovationsnetzwerke-Kriterien komplexere Analyseansätze für soziale Prozesse bieten, indem sie die Policy-Netzwerke-Kriterien um Prozesselemente ergänzen.

3.3.2.1 Zuordnung der Kriterien aus beiden Netzwerke-Konzepten zur prozeduralen und zur materiellen Dimension: das Instrumentarium

Bausteine der Policy-Netzwerke-Konzepte und der Innovationsnetzwerke-Konzepte werden nun der prozeduralen und der materiellen Dimension aus dem Nachhaltigkeitskonzept zugeordnet; die Dimensionen dienen der Vorstrukturierung, da das Instrumentarium getrennt nach den Dimensionen angewandt werden soll.

Die Kriterien aus den Abschnitten 3.1 und 3.2 stellen eine Operationalisierung der bearbeiteten Konzepte dar. Die Kriterien sind Bestandteile des Instrumentariums und dienen dazu, Politikprozesse auf bestimmte Zusammenhänge hin zu überprüfen. Die Kriterienlisten beschreiben die Bausteininhalte allerdings nicht abschließend.

Prozedurale Dimension

Die prozedurale Dimension besteht aus insgesamt fünf Bausteinen. Der erste wurde aus den Policy-Netzwerke-Ansätzen, der zweite und dritte aus beiden Konzepten und der vierte und fünfte aus den Innovationsnetzwerken entwickelt.

Der erste Baustein „Beteiligung am und Aufrechterhaltung des Netzwerks" enthält alle Kriterien, die der Kriteriengruppe in Abschnitt 3.1 zugeordnet wurden – bis auf diejenigen, die speziell staatliche Akteure betreffen. Der Rolle staatlicher Akteure ist ein eigener Baustein gewidmet.

Kriterien aus dem Baustein „Beteiligung am und Aufrechterhaltung des Netzwerks"
• Exklusivität, selektive Beteiligung am Netzwerk
• informelle Kontaktstrukturen
• Beteiligung von staatlichen und nicht-staatlichen Akteuren
• in/stabile Institutionalisierung im politisch-administrativen System
• keine repräsentativdemokratische Legitimation
• sich stabilisierende Verhandlungssysteme

Tabelle 10: Baustein „Beteiligung und Aufrechterhaltung"

Der zweite Baustein „Arbeitsweise des Netzwerks" wurde ebenfalls in Abschnitt 3.1 in dieser Form entwickelt. Er wird nun parallel zum Baustein aus Abschnitt 3.2 „fragile Kooperation" aufgeführt und verwendet, da diese beiden Bausteine mit unterschiedlichen Akzenten Kooperationsformen beschreiben. Der Baustein „fragile Kooperation" wird durch ein Kriterium aus der Kriteriengruppe „soziale Innovation" ergänzt, das die Spannweite der Kooperationsformen betont, nämlich von „Verhaltensänderung bis Institution".

Kriterien aus dem Baustein „Arbeitsweise des Netzwerks"	Kriterien aus dem Baustein „fragile Kooperation"
• Vertrauen und Kooperation • nicht-hierarchische Arbeitsweise • ungewöhnliche Allianzen • problem solving • Integration von Sichtweisen • interne Akzeptanz • Intransparenz nach außen • Konflikte in der Repräsentation von Gruppen • Effizienz	• wechselseitig verschränkte Handlungsstrategien • marktliche, hierarchische und weitere Koordinationsformen • Kooperation ungleicher Partner • Fluidität und Fragilität der Netzwerke • Asymmetrie innerhalb und durch äußere Strukturen • Brüchigkeit der Kooperation durch Macht- und Gender-Unterschiede • Stufenweise Rekonfiguration der Netzwerke • Verschiebungen in Entscheidungsrollen • Verhaltensänderung bis Institution

Tabelle 11: Baustein „Arbeitsweise und fragile Kooperation"

Der dritte Baustein „Rolle staatlicher Akteure" setzt sich zusammen aus Kriterien aus Abschnitten 3.1 und 3.2.

Kriterien aus dem Baustein „Rolle staatlicher Akteure"
• unterschiedliche Steuerungs- und Koordinationsressourcen der Akteure • Koordinationsfunktion und Interventions- oder Blockademöglichkeiten staatlicher Akteure • Beteiligung staatlicher Akteure in Risikofragen • Indirekte Steuerung durch staatliche Akteure

Tabelle 12: Baustein „Rolle staatlicher Akteure"

Der vierte Baustein „Paradoxien" enthält Kriterien aus den Innovationsnetzwerke-Konzepten. Diese Kriterien dienen der Beschreibung gegenläufiger prozeduraler Dynamiken. Sie werden hier dem Baustein „Paradoxien" zugeordnet, empirisch sollen damit bereits Ansätze von paradoxen Strukturen erfasst werden.

Kriterien aus dem Baustein „Paradoxien"
• Räumlichkeit und Entgrenzung Begrenzte Entstehungskontexte und deren Erweiterung um Akteure bzw. Materielles • Kontextualisierungen Stufen der Öffnung und Schließung von Netzwerken durch Ursprungskontexte und Verwendungskontexte • Zukunftsfähigkeits-Paradox Erweiterung und Reduktion von Handlungsmöglichkeiten und Unsicherheiten für Individuen, öffentliche Güter und Gesellschaft

Tabelle 13: Baustein „Paradoxien"

Der fünfte Baustein „Rolle des Materiellen" umfasst in Anlehnung an die actor-network-theory entwickelte Kriterien.

Kriterien aus dem Baustein „Rolle des Materiellen"
• Interaktion von Artefakten und Materiellem mit Akteuren in Netzwerken • Verantwortung auch nicht-menschlicher Akteure in Netzwerken • Enthierarchisierung durch Interobjektivität zwischen Netzwerkbeteiligten

Tabelle 14: Baustein „Rolle des Materiellen"

Materielle Dimension

Die materielle Dimension wird anhand von vier Bausteinen erarbeitet.

Die Kriteriengruppe „Output" der Netzwerke aus Abschnitt 3.1 wird unterteilt in „Ressourcen" und „Leistungen".

Kriterien aus dem Baustein „Ressourcen"
• Mobilisierung und Pooling von verstreuten Ressourcen • ressortübergreifendes Arbeiten

Tabelle 15: Baustein „Ressourcen"

Während der erste Baustein vorhandene Ressourcen und beteiligte Ressorts möglichst vollständig erfassen soll, hebt der Baustein „Leistungen" auf den konkret in den Prozessen erzielten Output ab.

Kriterien aus dem Baustein „Leistungen"
• Positivsummenspiele
• Akzeptanz und Effektivität
• Vermeidung externer Effekte

Tabelle 16: Baustein „Leistungen"

Im dritten Baustein „Iterative Veränderungen" stammen die Kriterien aus beiden Konzepten. Anhand dieser Kriterien werden sich verändernde Positionen, Zusammenhänge zwischen Positions- und Handlungs-Veränderungen sowie die verschiedenen Schritte materieller Entwicklungen in den Netzwerken und durch die Netzwerke erfasst.

Kriterien aus dem Baustein „Iterative Veränderungen"
• Ermöglichung von Positionsveränderungen
• dauerhafter iterativer Veränderungsprozess

Tabelle 17: Baustein „Iterative Veränderungen"

Der Baustein „Kontext-Dynamiken" besteht aus Kriterien aus Innovationsnetzwerke-Konzepten. Mit ihm werden soziale Prozesse hinsichtlich der betroffenen Kontexte und deren Interaktionen erfasst.

Kriterien aus dem Baustein „Kontext-Dynamiken"
• Durchlaufen von Entwicklungskontexten für innovative Ideen, Kontexten der Rekombination mit sozialen Komponenten, Kontexten der gesellschaftlichen Durchsetzung
• beteiligte und ausgeschlossene Kontexte
• Pfadabhängigkeiten
• Innovationssysteme als Standortvor- bzw. -nachteile

Tabelle 18: Baustein „Kontext-Dynamiken"

3.3.2.2 Beiträge des Instrumentariums zur Analyse normativer Nachhaltigkeit

Der mögliche Beitrag dieser Bausteine zur Analyse von normativen Ausprägungen von Nachhaltigkeitsprozessen wird nun beispielhaft dargestellt; dafür werden hypothetische Verbindungen zu den normativen Nachhaltigkeitskonzepten skizziert. Um das gesamte Instrumentarium der zweischrittigen Fallstudienanalyse kompakt zu präsentieren, wird nach den Bausteinen nun auch die in Kapitel 2 erarbeitete normative Nachhaltigkeitsfolie dargestellt – und daher die Tabelle 6 hier wiederholt:

Prozedurale Dimension - normativ -	Materielle Dimension - normativ -
Entwicklungen und insbesondere eine erweiterte Zusammenarbeit von Akteuren bezogen auf: • die Art von Institutionen und Verfahren (Beteiligung, Repräsentation, Konfliktregulierung, Entscheidung) • Entscheidungsrollen in Politikprozessen (von Input bis Output) • die berücksichtigten Ebenen (global bis lokal) • unterschiedliche Politikbereiche (Ressorts, Sektoren, Policies)	Die Integration widerstreitender Ansätze und insbesondere die Überwindung von Konflikten: • zwischen den Säulen Ökonomie, Ökologie und Soziales /Kultur • in Sachen lokaler bis globaler intra-generationaler Gerechtigkeit • der langfristigen, intergenerationalen Gerechtigkeit • in der Genderdimension • zwischen Wissenschaftsdisziplinen • in und zwischen wissenschaftlichen und politischen Risikobewertungen • zwischen Reproduktions-, Konsum- und Produktionserfordernissen

Normative Ausprägungen der prozeduralen und der materiellen Dimension von Nachhaltigkeit

Die der **prozeduralen Dimension** zugeordneten Bausteine sollen in der Analyse bisherige Verfahren des politischen Systems sowie neue Verfahren und Entscheidungsprozesse aufzeigen. Ergänzende Verfahren können normative Nachhaltigkeitsleistungen unterstützen oder ihnen entgegenstehen. Die Policy-Netzwerke-Konzepte verstehen Netzwerke als einen Koordinationsmodus, der flexibel und nicht an die politische Organisation des repräsentativdemokratischen Systems allein gebunden ist, und bei dem insbesondere staatliche Akteure veränderte Rollen einnehmen – von hierarchischer Steuerung bis hin zur Moderation oder auch nur Teilnahme an Netzwerken. Mit Hilfe der Kriterien Exklusivität und Intransparenz z.B. könnten zur normativ angestrebten Beteiligungsergänzung gegenläufige Entwicklungen aufgezeigt werden.

Die Innovationsnetzwerke-Konzepte betonen die Rolle von Artefakten und Materiellem in Netzwerken. Zudem rückt es in den Vordergrund, dass teilzieloffene Prozesse notwendigerweise paradox und ihre Ergebnisse nicht prognostizierbar sind. Machtkonstellationen bestehen Netzwerk -intern wie -extern. Das Kriterium der Kooperation ungleicher Partner könnte der Rekonstruktion entsprechender prozeduraler Innovationen dienen und damit Hinweise auf normativ nachhaltige Entwicklungen geben.

Die Analyse-Bausteine der **materiellen Dimension** könnten zum Nachweis von Nachhaltigkeitsleistungen in den Bereichen Integration der Säulen, Gerechtigkeit und Langfristigkeit beitragen.

Die Policy-Netzwerke-Konzepte verstehen Netzwerke als Pooling-Mechanismus, der Akteure und ihre Ressourcen für die Nachhaltigkeitsqualität des Outputs von Prozessen aktiviert. So beschreiben die Kriterien Effektivität und Reduktion externer Effekte materielle Leistungen, die auf sozial gerechte und ökonomisch tragfähige Lösungen von Umweltproblemen im Sinne normativer Nachhaltigkeit hinweisen könnten.

Die Innovationsnetzwerke-Konzepte beschreiben Konstellationen von Akteuren, Ideen und Ressourcen, die an Kontexte gebunden sind und iterativen Veränderungen unterliegen. Analyse-Ergebnisse zu diesen Entwicklungen könnten zur Identifizierung einzelner Nachhaltigkeitsleistungen in verschiedenen Politikfeldern entlang einer zeitlichen Entwicklungsschiene beitragen. Der Baustein Kontext-Dynamiken umfasst die Identifizierung nicht nur in Entwicklungen berücksichtigter, sondern ebenso ausgeschlossener Faktoren; er könnte Erkenntnisse darüber ermöglichen, ob in Nachhaltigkeitsprozessen ein- bzw. von ihnen ausgeschlossene Faktoren dazu beitragen, dass Nachhaltigkeitsleistungen in einer Säule durch Entwicklungen in einer anderen Säule konterkariert werden.

Die Bausteine und die zugehörigen Kriterien sowohl aus Policy-Netzwerke- als auch aus Innovationsnetzwerke-Konzepten sind das Instrumentarium, mit dem politische Nachhaltigkeitsprozesse rekonstruiert werden sollen, um diese mit allen wichtigen Ausprägungen in Form von Zielen, Folgen und Leistungen zu erfassen. Erst in einem zweiten Schritt sollen aufgrund dieser Analyse die Nachhaltigkeitsdynamiken, die normativer Nachhaltigkeit entsprechen bzw. ihr entgegenstehen, identifiziert werden. Diese Identifizierungsarbeit wurde hier beispielhaft für einige Bausteine anhand ausgewählter Prinzipien aus dem Nachhaltigkeitskonzept grob skizziert; mit Hilfe der zweischrittigen Analyse soll in der Fallstudienanalyse in dieser Arbeit erklärt werden, wodurch die vorgefundenen Ausprägungen von Nachhaltigkeitsprozessen zustande kamen.

3.3.3   Von einem Stufen- zu einem Phasen-Modell für Nachhaltigkeit

Das Instrumentarium wurde für die vollständige Erfassung und zur Erklärung der Auswahl von (auch normativen) Nachhaltigkeitsleistungen entwickelt. Die Policy-Netzwerke-Konzepte stellten die sich wandelnden Rollen staatlicher Akteure in den Vordergrund. Die Innovationsnetzwerke-Konzepte erlaubten Prozessentwicklungen zu fokussieren, während derer sich Akteurkonstellationen und Rollen verändern und an deren Ende nicht eine eindeutige Zielerreichung, sondern mehrfache Kontextualisierungen mit veränderten Zielen und multiplen Ergebnissen stehen. Als Konsequenz aus den hier erarbeiteten vielschichtigen Dynamiken, die in Prozessen zu erwarten sind, werden die idealtypischen fünf Nachhaltigkeits-Stufen aus Kapitel 2 fortgeschrieben.

Von den Nachhaltigkeitsstufen sollen nur die erste und die letzte beibehalten werden. Zwischen der ersten Stufe, Teilhabe am Nachhaltigkeitsdiskurs, und der fünften Stufe, empirisch nachweisbare Ergebnisse in der prozeduralen und der materiellen Dimension, werden Dynamiken und Kontextualisierungsprozesse angesiedelt, in denen sich die Stufen zwei bis vier vermischen. Es wird also davon ausgegangen, dass Nachhaltigkeitsziele nicht nur einmal, sondern im Laufe eines Prozesses mehrfach neu definiert werden. Projekte werden zwar operationalisiert und implementiert, doch geschieht dies – unter Beteiligung staatlicher und nicht-staatlicher Akteure mit veränderbaren Rollen – in mehreren Phasen, die jeweils durch verschiedene Kontexte, Entwicklungen des Materiellen, Koordinationsmodi usw. gekennzeichnet sind. Die empirischen Ergebnisse sind dementsprechend nicht linear auf die erste Zieldefinition zurückzuführen; zusätzliche Folgen sind zu erwarten.

Stufenmodell aus Kapitel 2	Phasenmodell
1. Teilhabe am Nachhaltigkeitsdiskurs / Nachhaltigkeit als politisches Ziel	
2. konkrete Nachhaltigkeits-Ziele für Akteure, Orte usw.	mehrere Phasen, die die Stufen 2 bis 4 integrieren, werden anhand der Bausteine erfasst: - Beteiligung und Aufrechterhaltung - - Arbeitsweise / fragile Kooperation -
3. Operationalisierung von Projekten	- Rolle staatlicher Akteure - - Paradoxien - - Rolle des Materiellen -
4. Implementation von Projekten und Evaluation	- Ressourcen - - Leistungen - - iterative Veränderungen - - Kontext-Dynamiken -
5. Empirische Ergebnisse in der prozeduralen und materiellen Dimension	

Tabelle 19: Stufenmodell und Phasenmodell von Nachhaltigkeitsprozessen

Die Phaseneinteilung der Fallstudien erfolgt zum Zwecke der Gliederung der Prozesse; sie bietet keine eigenen Erklärungsansätze für Nachhaltigkeitsdynamiken. Das Instrumentarium wird folglich nicht auf die einzelnen Phasen, sondern jeweils auf den gesamten Politikprozess angewandt.

Der nachfolgende Abschnitt 3.4 ergänzt das erarbeitete Netzwerk-Modell um lokale Bedingungen von Netzwerkkoordination und bedeutet eine Spezifizierung des Netzwerke-Ansatzes. Das Instrumentarium, wie es in Abschnitten 3.1 bis 3.3 erarbeitet wurde, wird dadurch nicht modifiziert, lediglich ergänzt.

3.4 Lokale Netzwerke

Ziel dieses Abschnitts ist, anhand ausgewählter Ergebnisse der Kommunalpolitikforschung für die Fallstudienanalyse relevante Bedingungen von Netzwerk-Koordination auf der lokalen Politik-Ebene zu spezifizieren.

3.4.1 Charakteristika von Kommunalpolitik in Zeiten des Nachhaltigkeitsdiskurses

Ausgehend von Ergebnissen der politikwissenschaftlichen Kommunalpolitikforschung wird nun das Spektrum lokaler Politikformen diskutiert. Dies geschieht ergänzend zum Beteiligungsansatz Lokale Agenda 21 (vgl. Abschnitt 2.2.2.3). Der Rückgriff auf die Kommunalpolitikforschung ermöglicht zu

beurteilen, inwiefern durch den Nachhaltigkeitsdiskurs angeregte variierte bis experimentelle Politikformen die bestehenden lokalen Politikstrukturen sinnvoll ergänzen können. Es soll keine allgemeine
Betrachtung lokaler Entscheidungsfindungs- und Umsetzungsprozesse erfolgen; vielmehr wird der
bisher entwickelte Koordinations-Ansatz um lokale Restriktionen und Möglichkeiten ergänzt.

Der in dieser Arbeit entwickelte Netzwerke-Ansatz kann politikwissenschaftlichen Ansätzen zur
Lokalpolitikanalyse wie „urban political science" (vgl. John 2001, xi-2) und „urban regime theory"
(vgl. Davies 2002, 2-4[126]) zugeordnet werden, die Macht und Policy-Making in Städten in den
Vordergrund stellen und die tendenziell in der Tradition der „community-power studies"[127] stehen.
Doch wertet die hier erfolgende Rekonstruktion von Politikprozessen politische Traditionen und
Pfadabhängigkeiten in ihrer Bedeutung für nachhaltige Entwicklung auf, wie dies eher für „compara-
tive local government studies" üblich ist, die vorrangig Parlamente, gewählte FunktionsträgerInnen,
Normen und formalisierte Verfahren bearbeiten (vgl. John 2001, xi-2).

3.4.1.1 Kommunalpolitik als Schule der Demokratie?

Kommunen sind einerseits Teil des Verfassungsstaats, da von ihnen staatliche Aufgaben verwaltet
und angestoßen werden, andererseits stellen sie eine gesellschaftliche Sphäre dar, die Angelegenhei-
ten des Gemeinwesens eigenverantwortlich gestaltet (vgl. Wollmann 2002, 329). Das Spezifische an
Kommunalpolitik hat John Stuart Mill so ausgedrückt: "[…] local democracy offers citizens the
potential to exercise their freedom and to express their local identities in a manner that is different
from and complementary to higher tiers of government. The idea is that local political institutions
can be closer to citizens than national governments." (J.S. Mill 1861, zitiert nach John 2001, 2)

Daraus folgt nicht automatisch, dass Gemeindepolitik die „Schule der Demokratie"[128] sei. Die
Vorstellung von Überschaubarkeit, direkter Kommunikation und Unmittelbarkeit von Demokratie
wird von Lokalpolitik-ForscherInnen als „Illusion" bezeichnet; politisches Engagement in der Lokalpolitik erzeuge vielmehr „die Erfahrung vielfältiger Hindernisse und Begrenzungen" (Roth 1997,
405). Lokale Politikinitiativen bedeuten teils eine „Demokratisierung der Machtlosigkeit" (vgl. Roth
2001, 139-149).

3.4.1.2 ... „wenn lokale Betroffenheit auf kommunale Nichtzuständigkeit trifft" ...[129]

In einigen europäischen Ländern wird spätestens seit den frühen 1990er Jahren repräsentativdemokratische Politik um direktdemokratische Elemente (Referenden, Direktwahl der Stadtspitzen) ergänzt (vgl. Wollmann 2002, 335). Hinzu kommen kooperative und andere Beteiligungs-Instrumente,
die bei der Bearbeitung der Lokale Agenda 21-Forschung bereits z.T. erwähnt wurden.

Der Spielraum der Kommunen ist eingeschränkt, insbesondere, weil sie das „vorrangige Opfer"
ökonomischer und politischer Trends sind (vgl. Roth 1997, 411). In großem Umfang sind sie zurück-

---

[126] Die urban-regime-theory fußt auf den Arbeiten von Stone 1989 und Elkin 1987 und bezieht sich stark auf die städtische politische Ökonomie in den USA.

[127] vgl. z.B. Melbeck 1998, 532 mit Bezug auf Mills 1946, Hunter 1953 und Dahl 1961. Übereinstimmung mit dem Ansatz der community-power studies besteht auch insofern, als dass hier Netzwerke aus Individuen, Organisationen und
Institutionen in Interaktion betrachtet werden, wobei empirisch der Fokus auf der Befragung von Individuen liegt, die
unter diesen als wichtigste Akteure betrachtet werden (vgl. ebenda 534). Auch die Kontroverse zwischen pluralisti-
schen und elitistischen Demokratieformen, die zur Zeit der community-power studies geführt wurde (vgl. ebenda),
findet Entsprechungen in der Umwelt- und Nachhaltigkeitsdebatte.

[128] Nach dieser Auffassung erhöht demokratische Beteiligung in der Kommune das politische Kompetenzbewusstsein
auch auf nationaler Ebene (vgl. z.B. Wiemeyer 2002, 90 mit Bezug auf Gessenharter 1996).

[129] Roth 1997, 404

geworfen auf Erfüllung ihrer im Verfassungsstaat von höherer Ebene zugewiesenen Pflichtaufgaben. „Wo es den Kommunen an Mitteln für die Umsetzung des politischen Willens fehlt und vorrangig unpopuläre Verteuerungen bzw. Reduzierungen kommunaler Dienste angesagt sind, müssen gerade die neuen Beteiligungsangebote als Fiktion wirken" (Roth 1997, 412). Dies betrifft insbesondere den Dienstleistungsbereich, der stark zu Kostenreduzierung und Ökonomisierung gedrängt wird, insbesondere bei Projekten, die soziale und ökologische Ansprüche erfüllen sollen (vgl. Lange /Blinde /Böge et al. 2002, 135). Zugespitzt ausgedrückt könnte die Ökonomisierung den Bürgerstatus (wieder) zum Exklusivgut für die „happy few" machen (vgl. Roth 2001, 139-149).

3.4.1.3 Partizipation und Repräsentativdemokratie auf lokaler Ebene

In der politikwissenschaftlichen Debatte zu den Grenzen und Leistungen partizipativer und kooperativer Demokratieformen ist umstritten, ob Partizipation zu Effizienz, Effektivität oder Nachhaltigkeit der so entstandenen Policies führt, oder ob nicht andere, nämlich konstitutionelle Züge des demokratischen Prozesses für die Policies wesentlich sind (vgl. Schmalz-Bruns 2002, 59-60). Es macht die participatory governance aus, dass Beteiligung durch vote *und* durch voice stattfindet (vgl. Heinelt 2003, 44-45).

Ergänzende demokratische Verfahren können, müssen aber nicht zu „produktiverem" politischen Output führen. Konsensuale partizipative Prozesse sind häufig selektiv, unverbindlich und „tendenzgeladen" (Fürst 2002, 183). Der Erfolg ergänzender Verfahren hängt mit von der Form der Prozessmoderation ab, die dafür sorgen kann, dass eine produktive Verständigung überwiegt gegenüber Entscheidungsblockaden bzw. Entscheidungen auf kleinstem gemeinsamen Nenner (vgl. Lamping /Schridde 2000, 94-95).

Während die deutsche Tradition lokaler Politikforschung Institutionen als wichtigste bestimmende Größe der Gemeindepolitik ansieht (vgl. Heinelt /Mayer 2001, 71), wird von Forschenden in anderen Ländern dem „sozialen Kapital"[130] oft eine ebenso starke Bedeutung beigemessen. Wechselwirkungen zwischen dem Institutionengefüge und dem sozialen Kapital spielen ebenfalls eine wichtige Rolle (vgl. Haus 2002, 14-16 mit Bezug auf Putnam 1993).

Lokalpolitische Aktivitäten von BürgerInnen sind vielerorts zu verzeichnen; nicht-institutionalisierte Formen der Bürgerbeteiligung finden Zulauf. Doch bleiben traditionelle Machtstrukturen faktisch bestehen (vgl. Roth 1997, 440), weil formale Strukturen, informelle Beziehungen und der politische Kontext die Fähigkeit von BürgerInnen zur Zusammenarbeit mit politischen Eliten beeinflussen (vgl. Maloney /Smith /Stoker 2000). Routinen und Gewohnheiten in lokalen Politikstrukturen führen dazu, dass auch in neuen Netzwerken wichtige Akteure doch oft die alten EntscheidungsträgerInnen sind (vgl. John /Cole 2000, 250).

Dass die Gemeinden sich zunehmend öffnen, kann auf einen Mix von Finanzierungs-, Steuerungs- und Legitimationsproblemen zurückgeführt werden; Bürgerbeteiligung und kooperative Demokratie können – im Einzelfall – sowohl Legitimation als auch Effektivität und Effizienz lokalen Handelns erhöhen (vgl. Bogumil 2002, 160). Neben der Erreichung dieser „Systemziele" von Kommunen dient die stärkere Beteiligung von BürgerInnen aber auch „Akteurzielen" der KommunalpolitikerInnen, die zwar auf sachliche Macht verzichten, aber evtl. ihre Wiederwahlchancen und ihr Prestige steigern

---

[130] Zum Thema Sozialkapital im Nachhaltigkeitsdiskurs vgl. Empacher /Wehling 2002, 33-37, die von Sozialressourcen sprechen, um dem Konzept über die ökonomischen und quantifizierbaren Komponenten hinausgehende Bedeutungen zuzuschreiben. Zum sozialen Kapital von Kommunen (z.B. Kommunikationsdichte, enge Vernetzung, gemeinsame Problemsichten (Werte) und Vertrauen) vgl. auch Heinelt 2003, 43.

(vgl. Holtkamp 2002, 141). Repräsentativdemokratische Kommunalpolitik kann durch diese Art von Machtverlust zugunsten direktdemokratischer und kooperativer Formen zum Teil „relegitimiert" werden (vgl. Bogumil /Holtkamp /Schwarz 2003, 89).

Die Einführung ergänzender Verfahren "requires a role change of local councillors from 'doers' towards 'enablers'" (Bovaird /Löffler /Parrado-Diez 2002, 16). Als Folge auch dieses neuen Rollenverständnisses wird zum Teil ein positiver, sich wechselseitig verstärkender Zusammenhang zwischen repräsentativer, direkter und nicht-institutionalisierter Bürgerbeteiligung festgestellt (vgl. Roth 1997, 411). Wo es mehr Einfluss der gesellschaftlichen Akteure auf das Policy-Making gibt, sind die lokalen Policy-Makers eher geneigt, ihre Unterstützung zu suchen – im Bewusstsein, dass die letzte Entscheidung ja doch bei ihnen liegt (vgl. Bovaird /Löffler /Parrado-Diez 2002, 17).

Bei konkreten Sachentscheidungen stellt sich im Zweifel heraus, „dass die Ausweitung kommunaler Beteiligungsangebote nicht durch entsprechenden materiellen oder finanziellen Substanzgewinn der Kommunen bei Sachentscheidungen (Ressourcen, Kompetenzen) abgesichert ist" (Roth 1997, 441). Beteiligung kann zum bloßen Ornament werden, wenn die Entscheidungen der repräsentativdemokratischen Gremien, ob und inwiefern sie direktdemokratische und kooperative Initiativen einbeziehen, für die BürgerInnen undurchsichtig oder unberechenbar sind.

3.4.1.4 Die Rolle kommunaler Verwaltungen

Repräsentativdemokratische Gremien geben, teils in Folge von Problemverdrängung, -umdefinition oder symbolischer Politik, Globalregelungen vor, die den Verwaltungen Freiraum lassen. Die hierdurch entstehende tendenzielle Funktionsüberlastung veranlasst Verwaltungen, neue, partizipative Formen der Konfliktlösung anzuwenden. Auch machen die zunehmende Politisierung von Lebensbereichen und der Einfluss „verwaltungsfremder" Rationalitäten deliberative Politikmodelle für Verwaltungen attraktiv (vgl. Herbold /Krohn /Timmermeister 2000, 242).[131] Soziale Gruppen und Bewegungen artikulieren Protest und tragen Konflikte mit Verwaltungen aus; dabei profitieren sie ebenso wie die Verwaltungen von ihrer steigenden Kooperationsbereitschaft (vgl. Le Galès 2002, 186-193).[132]

Das Modernisierungskonzept der neuen Steuerungsmodelle seit den 1990er Jahren, die eine interne Ökonomisierung der Kommunalverwaltungen, Wettbewerbselemente in ihrer Arbeit und den „Marktbürger" als Kunden von Verwaltungsleistungen vorsahen, zeigte zu Beginn Umsetzungsschwächen und wurde um Elemente bürgerschaftlicher Partizipation ergänzt (vgl. Wollmann 2002, 335-336). Diese Tendenzen können positiv gewendet werden dahin, dass die Sphäre des Politischen das enge Gehäuse des politischen Systems, das Rathaus, verlässt und nun auch in der „Stadtgesellschaft" zu verorten ist (vgl. Heinelt 2003, 39-44).

---

[131] ParteienvertreterInnen misstrauen oft einer solchen Verschiebung hin zu deliberativen Steuerungsprozessen und mahnen verrechtlichte Beziehungen zwischen Staat und BürgerInnen auf kommunaler Ebene an (vgl. Herbold /Krohn /Timmermeister 2000, 242).

[132] Rucht betont aufgrund seiner Untersuchung der sozialen Bewegungen in Deutschland deren zunehmende regionale und lokale Orientierung bzw. Rückbesinnung auf die kleineren politischen Einheiten (Rucht 1998, zitiert nach Le Galès 2002, 192).

3.4.2 Bedingungen für lokale Netzwerkkoordination

Da Nahrung mehrere Politikfelder betrifft, ist in lokalen Nahrungsprojekten die Beteiligung von Akteuren aus verschiedenen Politikfeldern wahrscheinlich. Es kann nicht davon ausgegangen werden, dass auf lokaler Ebene automatisch in repräsentativer Politik, Gesellschaft und marktlicher Praxis eine breitere oder einfachere Zusammenarbeit über Sektor- und Ressort-Grenzen hinweg bestünde.[133] Anzunehmen sind allerdings informelle Verflechtungen und personelle Überschneidungen aufgrund der Kleinräumigkeit in Kommunen. So könnten z.B. Reproduktions-Interessen von Akteuren im Bereich Nahrung (z.B. der persönliche Wunsch nach qualitätsvoller Gemeinschaftsverpflegung in der Arbeitsumgebung) direkt mit eigenen Tätigkeiten im Haupt- und Ehrenamt verbunden werden oder Motivation zur Einflussnahme auf persönliche Bekannte sein. Von derart entstehenden Synergien oder Konflikten sind Auswirkungen auf Einschluss, Ausschluss und Exklusivität von Netzwerken zu erwarten.

Das Maß an Politisierung von Nachhaltigkeitsthemen sowie eine mögliche Ergänzung von repräsentativdemokratischen Verfahren sind stark von politischen Eliten und Gemeinderäten bestimmt. Bei der Untersuchung der Beteiligungs-Dynamiken in Netzwerken ist zu berücksichtigen, inwiefern repräsentativdemokratische Akteure oder Teile kommunaler Eliten in Nachhaltigkeitsprozessen aktiv bzw. in sie eingebunden sind. Zudem ist die Bedeutung kooperativ und partizipativ erzielter Verhandlungsergebnisse in den lokalpolitischen Kontext einzuordnen.

Mit dieser Beschreibung wichtiger Aspekte aus der Lokalpolitikforschung sind einige Rahmenbedingungen für lokale Nachhaltigkeits-Netzwerke abgesteckt, nämlich

- dass begrenzte positive kommunale Demokratieerfahrungen möglich sind,
- dass der sachliche Spielraum von Kommunen im politischen Mehrebenensystem begrenzt ist,
- dass die Leistungen partizipativer Verfahren stark abhängig sind von Akteuren aus der Repräsentativdemokratie und insbesondere aus der Verwaltung,
- dass es für lokale Verwaltungen Gründe gegen partizipative und kooperative Politik-Elemente gibt; dass sie immer häufiger aber auch darauf angewiesen sind und
- dass lokale Netzwerke von der Kleinräumigkeit profitieren, aber auch durch die Kleinräumigkeit in ihren Funktionen eingeschränkt sein können.

---

[133] Aus einem Forschungsbericht: „Eine Verknüpfung verschiedener inhaltlicher Bereiche ist aufgrund der vorhandenen Verwaltungsstrukturen und Zuständigkeiten praktisch nicht möglich. Vor diesem Hintergrund gehen aber die für nachhaltigkeitsorientierte Projekte wesentlichen querschnittsorientierten Inhalte verloren." (Lange /Blinde /Böge 2002, 119) Die AutorInnen schlussfolgern: Angesichts dieser Analyse „scheint es erfolgreicher zu sein ökologische, ökonomische und soziale Themen getrennt zu behandeln und jeweils konzentriert anzugehen, denn sonst werden die Potentiale und Kräfte ‚von unten' mit Schwierigkeiten konfrontiert an denen sie unsinnig verpuffen" (ebenda).

4 Fall-Analysen: Nahrungs-Netzwerke in lokalen Nachhaltigkeitsprozessen

In Kapitel 4 werden die Fallstudienauswahl (Abschnitt 4.1) sowie die Erhebung und Auswertung des empirischen Materials begründet (Abschnitt 4.2). Anschließend werden die drei Modellprozesse getrennt nach ihrer prozeduralen und ihrer materiellen Dimension rekonstruiert und einzeln, im ersten Schritt anhand des in Kapitel 3 entwickelten Instrumentariums und zweitens anhand der normativen Nachhaltigkeitsausprägungen, analysiert (Abschnitt 4.3). Danach erfolgen die gemeinsame Auswertung der Fallstudien anhand der beiden Schritte und die Evaluation des Analyse-Instrumentariums (Abschnitt 4.4).

Ziele der Fallstudienbearbeitung sind empirische Erkenntnisse über Entstehung, Ausrichtung und Leistungen politischer Nachhaltigkeitsprozesse sowie die Anwendung und Reflexion der Kriterien des Instrumentariums. Die Bearbeitung von Entstehung und Ausrichtung von Nachhaltigkeitsprozessen erfordert ihre Rekonstruktion von ihrem Beginn an; der Nachweis von Leistungen geschieht auf Basis der Implementation, Evaluation und Weiterentwicklung der Prozesse.

4.1 Auswahl der Fallstudien und vergleichende Perspektive

In diesem Abschnitt 4.1 wird die Auswahl der Projekte für die empirische Forschung begründet. Der Abschnitt bearbeitet zudem die vergleichende Perspektive, also die Frage, weshalb die Fälle aufeinander bezogen werden.

4.1.1 Auswahl der Fallstudien

Das erste Auswahlkriterium für die Fallstudien ist ein fortgeschrittener Politikprozess bezüglich nachhaltiger Nahrung, anhand dessen die von den fünf Nachhaltigkeitsstufen (vgl. Abschnitt 2.3.1) abgeleiteten Phasen (vgl. Abschnitt 3.3.3) nachgewiesen werden können. Dieses Kriterium beinhaltet, dass die Nachhaltigkeitsprozesse bis zu ihrer Implementation und Evaluation rekonstruierbar sind. Da sich diese Arbeit auf das Konzept der Nachhaltigkeit, wie es 1992 in der Agenda 21 formuliert wurde, bezieht, werden Vorreiterprozesse ausgewählt, die seit Mitte der 1990er Jahre Nachhaltigkeit bearbeiten. Rekonstruktionsmöglichkeiten werden erwartet, da ein Großteil der relevanten Dokumente und Beteiligten vor Ort noch greifbar ist. Im Sinne des Nachhaltigkeitsbegriffs dieser Arbeit wird nachhaltige Nahrung nicht Produktion oder Konsum, sondern beiden Seiten zugeordnet. Als Beispiel zur Bearbeitung wird Gemeinschaftsverpflegung herangezogen, die eine Schnittstelle in diesem Sinne ist. Dieses erste Auswahlkriterium, dass Leistungen in Sachen nachhaltiger Nahrung konstatierbar sein müssen, betrifft die materielle Nachhaltigkeitsdimension.

Ein zweites Auswahlkriterium ist, dass es sich um öffentliche politische Prozesse handeln soll. Dies soll hier durch die (zumindest zeitweise) Einbindung des Politikprozesses in das lokale politisch-administrative System bzw. durch die Beteiligung staatlicher Akteure gewährleistet werden.

Konkret werden kommunal (mit-)verantwortete Projekte nachhaltiger Gemeinschaftsverpflegung ausgewählt, an denen sich staatliche und nicht-staatliche Akteure aktiv beteiligen und Netzwerkbildungen zwischen den Akteuren bzw. Akteurgruppen zu erwarten sind. Das zweite Kriterium bedeutet im Sinne der prozeduralen Nachhaltigkeitsdimension, dass im Rahmen des Nachhaltigkeitsdiskurses Interaktionen zwischen staatlichen und nicht-staatlichen Akteuren zustande kommen.

Grundlegend für die Auswahl der Projekte ist, dass die materielle Definition von Nachhaltigkeit zumindest teilweise in den Städten selbst erfolgt, d.h. nicht vorrangig in der Implementation nationaler Politikprogramme besteht. Zudem liegt der prozedurale Fokus auf lokalen Netzwerken, deren Dynamiken nicht allein durch Koordinationsbestrebungen staatlicher Akteure geprägt sind.

Zusammenfassend müssen die ausgewählten Modellprojekte folgende Kriterien erfüllen:

- lokaler Nachhaltigkeitsprozess
- seit Anfang / Mitte der 1990er Jahre
- Thema Gemeinschaftsverpflegung
- materielle und prozedurale auch lokal definierte Nachhaltigkeitsleistungen
- staatliche Akteure involviert

Die Auswahl kommunal verantworteter Initiativen ist zu Forschungsbeginn (2001) nicht groß. Allerdings sind eine Vielzahl privater Initiativen[134] und einige teilstaatliche Projekte[135] vorhanden, die nachhaltige Gemeinschaftsverpflegung anstreben bzw. entwickelt haben. Zur Fallstudienanalyse ausgewählt werden die drei lokalpolitisch eingebundenen Projekte mit Modellcharakter in Wien (Österreich), Ferrara (Italien) und Bremen (Deutschland). Diese Auswahl ist nicht repräsentativ bezüglich existierender Fälle[136]; dies ist auch nicht intendiert, da es sich um Einzelfallstudien handelt.

Die Rahmenbedingungen in den Städten weisen Parallelen und Unterschiede auf. Die Europäische Union bietet den insbesondere materiellen regulativen Rahmen: Für die lokalen Projekte ist sowohl die EU-Verordnung zum ökologischen Landbau als auch der rechtliche Rahmen von Lebensmittelsicherheit, Verbraucherschutz und Zertifizierung – vermittelt über die nationale und regionale Ebene – von Bedeutung. Zudem sind Ökologie und Nachhaltigkeit wichtige Themen in der Öffentlichkeit der drei Städte. In der prozeduralen Dimension könnte für ähnliche Beteiligungsbedingungen für nicht-staatliche Akteure sprechen, dass es sich bei allen drei Städten um im Untersuchungszeitraum mehrheitlich sozialdemokratisch regierte Städte handelt. Große Unterschiede bestehen in polity- und politics-Faktoren, so sind z.B. Bremen und Wien Stadtstaaten, während in Ferrara nur die „Provincia", also die der „Landes" (in Italien „Regione") -Ebene untergeordnete Ebene angesiedelt ist. Die Städte sind unterschiedlich groß und befinden sich in unterschiedlich verfassten Staaten; die politischen Kulturen divergieren erheblich.

---

[134] z.B. beim Gerling-Konzern in Köln

[135] Hier sind z.B. die Studierendenwerke Bochum-Dortmund und Oldenburg (in Oldenburg) zu nennen, sowie die Kantine des NRW-Umweltministeriums.

[136] Es gibt zwei weitere ähnlich gelagerte Projekte in Deutschland: erstens München (vgl. Bischofberger 2001), doch ist der Umfang des Projekts hier sehr gering geblieben, und zweitens Leipzig. Über das Leipziger Projekt konnten zwar auf einer Fachtagung erste Informationen gewonnen werden, doch liefen weitere Kontaktversuche ins Leere. Mit drei Fällen war zudem der Forschungsumfang dieser Arbeit erfüllt; für weitere Untersuchungen könnten Projekte in Skandinavien hinzugenommen werden, in denen es viel kommunal verantwortete Gemeinschaftsverpflegung gibt, bzw. aus weiteren Ländern, in denen staatlich organisierte Verpflegung eine größere Rolle spielt als in Österreich und Deutschland.

Die benannten unterschiedlichen polity-Faktoren und Rahmenbedingungen werden in die empirische Untersuchung einbezogen, wenn sie sich als relevant für die untersuchten Projekte herausstellen; sie bilden keinen Schwerpunkt der Untersuchung. Vielmehr wird davon ausgegangen, dass diese Faktoren zur Erklärung der Nachhaltigkeitsleistungen der untersuchten Projekte insgesamt nachrangig sind.

Die Einzelfallstudien dienen der Anwendung des Analyseinstrumentariums aus den Policy- und Innovationskonzepten sowie der Erhebung der Nachhaltigkeitsausprägungen in der prozeduralen und in der materiellen Dimension. Die Weiterentwicklung der Kriterien sowie die Erklärung der erhobenen Nachhaltigkeitsleistungen werden durch die vergleichende Perspektive erarbeitet.

4.1.2   Vergleichende Perspektive

Diese Arbeit untersucht drei Modellprojekte nachhaltiger Nahrungspolitik. Die Fallstudien stehen für sich, sie sind „intrinsisch" (vgl. Behrens 2003, 215), beschreiben das Phänomen Nachhaltigkeit also nicht umfassend. Es wird kein Vergleich im engeren Sinne durchgeführt, aber eine Zusammenschau der Studien, die parallele Struktur- und Prozessmuster aufzeigen soll.

Die vergleichende Perspektive verfolgt zwei Ziele:
1. soll in der Zusammenschau der Fallstudien ein breiteres Spektrum prozeduraler und materieller Interpretationen und Füllungen des Nachhaltigkeitskonzepts im Feld Nahrung nachgezeichnet werden, als dies ein Modellprojekt allein bieten würde. Die Einzelstudien werden gemeinsam auf Nachhaltigkeits-Ziele, -Folgen und -Leistungen hin untersucht. Ziel der Zusammenschau ist, die in die beiden Dimensionen getrennte Analyse zu reflektieren und den analytischen Gewinn aus dieser Unterscheidung zu bewerten.
2. dienen die Einzelfallstudien zur Anwendung des Analyseinstrumentariums. Ähnliche bzw. vergleichbare Muster, die zwei oder drei der Studien aufweisen, sollen in der Zusammenschau analysiert werden und zur Schärfung bzw. Weiterentwicklung der wichtigsten Analysekriterien dienen. Auf Grundlage der drei Studien soll die Erklärungsleistung des Analyseinstrumentariums bezüglich der Verwirklichung normativer Nachhaltigkeitsausprägungen bewertet werden.

4.2   Material-Gewinnung und -Auswertung

Dieser Abschnitt 4.2 bearbeitet das konkrete Vorgehen bei der empirischen Fallanalyse. Das Ziel ist, die Datengewinnung für die Durchführung der Einzelfallanalysen auf der Grundlage des theoretischen Rahmens, der Nachhaltigkeitskonzepte und des entwickelten Instrumentariums zu reflektieren. Diese Reflexion der Daten- und Materiallage liegt der Einordnung der Ergebnisse in Kapitel 5 zugrunde.

4.2.1 Die Rekonstruktion von politischen Nachhaltigkeitsprozessen

Der empirische Teil der Arbeit besteht aus drei Fallstudien, in denen Prozesse anhand des in Kapitel 2 strukturierten Nachhaltigkeitskonzepts und des in Kapitel 3 entwickelten Instrumentariums nachgezeichnet und analysiert werden. Die Fallstudien rekonstruieren Entscheidungsprozesse und Entwicklungen (process tracing). Diese Rekonstruktion hat einen Fokus auf Netzwerke als Beziehungsmuster und Interaktionsformen zwischen Akteuren (Netzwerkanalyse).[137] Im Vordergrund der Analyse stehen Netzwerke, durch die staatliche und nicht-staatliche Akteure im Kontext von Nachhaltigkeit interagieren.

4.2.1.1 Die Herangehensweise vor dem Hintergrund der Theorie

Die empirische Untersuchung wird durch die theoretischen Grundlagen dieser Arbeit, das Nachhaltigkeitskonzept und die beiden sozialwissenschaftlichen Forschungsstränge, aus denen das Analyseinstrumentarium entwickelt wurde, strukturiert. Bevor die Rekonstruktion der politischen Prozesse anhand des Materials bearbeitet wird, ist das Herangehen gemäß dieser Strukturierung zu erläutern.

Der theoretisch auf interpretativen Ansätzen basierende Akteurbezug dieser Arbeit erfordert eine empirische Basis, aufgrund derer politische Prozesse als erklärende Variablen für Entstehung, Ausrichtung und Leistung von Nachhaltigkeit herangezogen werden. Akteurhandeln wird nicht allein mit institutioneller Rahmung oder zweckrationalen Motiven erklärt, sondern, in Anlehnung an den soziologischen Neoinstitutionalismus, durch individuelle Motive, Interessen, Wertorientierungen und soziale Bezüge. Um dies in der empirischen Untersuchung gewährleisten zu können, werden Prozesse aus dem Nachhaltigkeitsdiskurs anhand von Akteurhandeln rekonstruiert.

Methodologisch orientiert sich die empirische Analyse am Konstruktivismus, der die Offenlegung der Forschungsstrategie und der vorgenommenen Unterscheidungen im Forschungsfeld erfordert. Die Konstruktion geschieht in dieser Arbeit durch eine explorative Empirie. Deren Offenheit ist insofern eingeschränkt, als dass Prozesse im Zentrum der Bearbeitung stehen und die Konzentration auf die Prozesshaftigkeit aus dem Nachhaltigkeitskonzept begründet wird.

Aus der politikwissenschaftlichen Debatte um politische Steuerung, Governance und Koordination begründet, werden Netzwerke als eine wichtige Koordinationsform aufgefasst und bilden den Schwerpunkt der empirischen Untersuchung. Auch die beiden zur Entwicklung eines Untersuchungsinstrumentariums herangezogenen sozialwissenschaftlichen Forschungsstränge, die Policy-Netzwerke-Ansätze und die Innovationsnetzwerke-Ansätze, arbeiten mit dem Phänomen der Koordination in Form von Netzwerken, um Politikergebnisse bzw. Innovationsergebnisse zu erklären. Die Policy-Forschung bearbeitet u.a. Interaktionen zwischen staatlichen und nicht-staatlichen Akteuren und Verknüpfungen zwischen Netzwerkkoordination und dem politisch-administrativen System. Die sozialwissenschaftliche Innovationsforschung bezieht sich zum Teil auf die ANT und erklärt Prozessverläufe zu einem guten Teil durch Innovationen in ihrer materiellen, nicht nur über Personen vermittelten Ausprägung, und durch ihre zieloffene und gleichzeitig zielgerichtete Dynamik. Diese Arbeit untersucht, inwieweit nicht bzw. unterschiedlich in das politisch-administrative System einge-

---

[137] Zu process tracing und Netzwerkanalyse vgl. Behrens 2003, 216. In dieser Arbeit wird nicht auf die Methode der formalen Netzwerkanalyse abgestellt, die der Beschreibung beliebiger Strukturen der Interaktion von Individuen dient. Die hier angewandte Methode entspricht eher der Analyse von Interorganisations-Netzwerken. Diese sind den beteiligten Akteuren als Struktur bewusst; die Netzwerke beeinflussen also die Qualität der Interaktionen zwischen den Akteuren. (vgl. Weyer 2000, 16-17)

bundene Akteure und materielle Innovationen die sozialen Nachhaltigkeitsprozesse empirisch nach-weisbar prägen. Zudem werden Erklärungsansätze über Verfahren und Verläufe von Policy- und In-novationsprozessen für die Anwendung auf Nachhaltigkeitsprozesse handhabbar gemacht.

Im Folgenden werden die theoretischen Ansätze mit dem Nachhaltigkeitskonzept verknüpft, um die empirische Untersuchung der Prozesse hinsichtlich der Akteurauswahl, der beiden Dimensionen und der Phaseneinteilung zu strukturieren.

Konstruktion von Nachhaltigkeitsakteuren

Akteure der Nachhaltigkeit bezeichnen sich selbst nicht unbedingt als solche; sie handeln in Politik-feldern und gesellschaftlichen Bereichen, die nicht allein Nachhaltigkeit zugeordnet werden können. Der Nachhaltigkeitskontext ist den Akteuren bewusst, auch wenn der Begriff Nachhaltigkeit als sol-cher nicht unbedingt eine Rolle spielt. Dies hat mit dem sperrigen Begriff Nachhaltigkeit zu tun, aber vor allem damit, dass Handlungen – in der Definition dieser Arbeit – eine nachhaltige Ausrichtung erst zugeschrieben bekommen, wenn sie eine normative Deutung bzw. eine Kontextualisierung in Nachhaltigkeitsfeldern erfahren. Die empirisch untersuchten Akteure und Netzwerke werden wegen ihrer ex post festgestellten Beteiligung an den Nachhaltigkeitsprozessen ausgewählt; ihre Einbindung in die Prozesse und ihre Bedeutung für die Prozesse werden mit Hilfe der Fallanalysen rekonstruiert.

Auf sprach- und diskursanalytische Instrumente wird nicht zurückgegriffen, obwohl dies bei inter-pretativen konstruktivistischen Arbeiten verbreitet ist (vgl. z.B. Checkel 2004, 239) und aufgrund der Erhebungsmethode möglich wäre, da die Interviews transkribiert, Aussagen und Veröffentlichungen zum Teil wörtlich zitiert werden etc. Zur Erfassung von Nachhaltigkeit in prozeduraler und materiel-ler Dimension werden die ermittelten Fakten bzw. Konstruktionen vor allem als über Akteure ver-mittelt und als deren Interpretationen betrachtet. Insbesondere die materiellen Ausprägungen von Kontextualisierungen könnten über die Sprache der untersuchten Akteure nur unzureichend erfasst werden. Die Akteure werden für die Rekonstruktion von Politikprozessen, die als Akteur- und Netz-werk-Konstellationen sowie als Kontextualisierungen aufgefasst werden, als bestimmten Kontexten angehörend konstruiert.

Die Akteure werden bisher, beruhend vor allem auf den Policy-Konzepten, als nicht-staatliche oder staatliche bzw. als Teile des repräsentativdemokratischen Systems klassifiziert. (Letztere wer-den in Abschnitt 3.4 z.B. in KommunalpolitikerInnen und Verwaltungsmitglieder unterschieden.) Die Innovations-Konzepte betonen die Verschiedenheit der Kontexte, denen insbesondere nicht-staatliche Akteure zugeordnet werden können. Um die für beide Konzepte relevanten Akteure erfas-sen zu können, werden in den Fallstudien folgende Gruppen unterschieden:

Zu staatlichen Akteuren werden politische FunktionsträgerInnen (z.B. StadtparlamentarierIn-nen), zu denen auch die politische Ebene der Exekutive gerechnet wird (BürgermeisterIn, politische VerwaltungsbeamtInnen), sowie die Stadtverwaltung und VertreterInnen anderer Institutionen des repräsentativdemokratischen Systems (z.B. Mitglieder von regionalen und nationalen Parlamenten und Verwaltungen) gezählt.

Nicht-staatliche Akteure sind private einzelne AkteurInnen, gesellschaftliche non-profit-Grup-pen (Umwelt- und GesundheitsakteurInnen, Kirchen etc.) oder gehören der Privatwirtschaft und ihren Verbänden an. Als Akteure im Feld Gemeinschaftsverpflegung werden in Abschnitt 2.5 vor allem folgende Gruppen identifiziert:

- KonsumentInnen als Kantinen- und MensabesucherInnen (z.B. Kindergartenkinder (und ihre Eltern), PatientInnen, Angestellte)
- Küchen, Mensabetriebe
- Caterer, Zulieferer und Verarbeitungsunternehmen
- Erzeuger, Bioverbände, andere LandwirtschaftsakteurInnen

Ein weiterer nicht-staatlicher Akteur ist die Wissenschaft, die allerdings zum Teil aufgrund staatlicher Förderung bzw. Einbindung in staatliche Organisationen nicht von staatlicher Verantwortung zu trennen ist. Ähnliches gilt für Küchen, die teilstaatlich organisiert sind, die sich von privaten Küchen z.B. aufgrund ihrer fehlenden Gewinnausrichtung unterscheiden. Diese Akteure werden im Folgenden als **teilstaatliche** bezeichnet.

In der empirischen Analyse werden sowohl Personen als auch Organisationen als Akteure aufgefasst.

Die prozedurale und die materielle Nachhaltigkeitsdimension in den Prozessphasen
Die Prozessanalysen werden getrennt nach den zwei Dimensionen durchgeführt, um die unterschiedlichen Nachhaltigkeitsleistungen der Dimensionen herauszuarbeiten. Zur praktischen Gewährleistung der Trennung in materiell und prozedural wird der Prozess für die empirische Analyse an bestimmten Stellen „eingefroren"; somit können Ziele, Folgen und Leistungen einzelner Entwicklungsphasen den Dimensionen zugeordnet werden. Jede Phase enthält, entsprechend der Phasen-Definition aus Abschnitt 3.3.3, prozedurale und materielle Elemente aus mindestens vier Nachhaltigkeitsstufen.

Die Prozessanalyse erfolgt erst anhand der prozeduralen, dann anhand der materiellen Dimension. Eine prozedurale Beschreibung in Reinform ist zwar nicht möglich (z.B. ist es nicht sinnvoll, einen Gemeinderatsbeschluss ohne Benennung dessen, was beschlossen wurde, zu erwähnen), so dass materielle Elemente nicht vollständig ausgeklammert werden können. Der Schwerpunkt der prozeduralen Analyse liegt auf der Beteiligung von Akteuren, auf Verfahren und Prozessarten, die unabhängig von materiellen Zielen, Folgen und Leistungen dargestellt werden sollen. Analog dazu wird mit der getrennt erfolgenden Prozessanalyse in der materiellen Dimension intendiert, die Verfahren weitgehend auszusparen und stattdessen Ziele, Motivationen, Programminhalte und Umsetzungen in den Vordergrund zu stellen.

Eine neue Phase baut nicht kausal auf die Leistungen (in einer der Dimensionen oder in beiden Dimensionen) einer abgeschlossenen Phase auf; auch die Einbindung neuer Akteure oder Netzwerke, veränderte Nachhaltigkeits-Ziele und -Folgen können den Phasenwechsel begründen. Diese Phasenkonzeption soll den multiplen Ausprägungen dynamischer netzwerkbasierter Politikprozesse gerecht werden. Gleichwohl sind die Phasen anschlussfähig aneinander, da sie anhand der nachhaltigkeitsbezogenen Nahrungspolitik als ein zusammenhängender Prozess rekonstruiert werden.

4.2.1.2 Zweischrittige Analyse
Aufbauend auf der Prozessrekonstruktion wird zur systematischen Trennung zwischen der explorativen Analyse und der Identifizierung normativer Elemente in zwei Schritten vorgegangen. Die politischen Prozesse werden in einem ersten Schritt explorativ, in einem zweiten Schritt aber unter der Fragestellung behandelt, ob vorgefundene Handlungen den normativen Ausprägungen entsprechen oder nicht.

Explorative Netzwerke-Analyse

Die Zusammenführung einzelner beobachteter Akteure in die Netzwerkperspektive erfolgt mit Hilfe der Netzwerke-Konzepte. Das aus den Policy- und Innovations-Ansätzen entwickelte Instrumentarium aus Bausteinen und ihnen zugeordneten Kriterien wurde den beiden Nachhaltigkeitsdimensionen bereits zugeordnet (Abschnitt 3.3) und wird in jeder Prozessphase erst für die prozedurale, dann für die materielle Dimension angewandt. Alle entwickelten Kriterien werden geprüft. Die Unterscheidung in Nachhaltigkeits-Ziele, Nachhaltigkeits-Folgen und Nachhaltigkeits-Leistungen ermöglicht die differenzierte Analyse der Fallstudien daraufhin,

- welche Nachhaltigkeitsziele aufgestellt werden und welche sich in den verschiedenen Phasen wiederfinden lassen,
- welche Nachhaltigkeitsfolgen bezogen auf oder außerhalb dieser Ziele zu konstatieren sind, sowie
- welche Nachhaltigkeitsleistungen nachgewiesen werden können.

Normativ ausgerichtete Nachhaltigkeitsanalyse

Im Anschluss an die explorative Prozessanalyse werden alle Ausprägungen der normativen Nachhaltigkeitsfolie identifiziert, die intendiert, bearbeitet und realisiert bzw. ausgeblendet oder nicht realisiert bzw. nicht-intendiert und realisiert werden. Damit sind explizit auch die Folgen erfasst, die dem normativen Konzept entgegenstehen.

Im Folgenden wird die Rekonstruktion der Prozesse anhand des empirischen Materials dargestellt.

4.2.2   Erhebung und Einsatz des empirischen Materials

Hier wird dargelegt, wie das Material erarbeitet und zur empirischen Analyse und Erklärung der untersuchten Prozesse eingesetzt wird.

4.2.2.1 Materiallage und Generierung von Daten zur Rekonstruktion der Prozesse

Die Fallstudien werden mit drei verschiedenen Instrumenten erarbeitet: mit Dokumentenanalysen, mit Leitfaden gestützten Interviews und Gruppengesprächen.

Erhebungszeitraum

Die Materialerhebung ist auf die Projektlaufzeiten ausgerichtet, in denen sukzessive Entwicklungen erfolgt sind. Die Datenlage ist insgesamt gut, nur wenige Quellen insbesondere aus den Anfangsjahren sind nicht mehr zugänglich. Die Projekte entwickeln sich weiter; keines ist heute abgeschlossen.

Die Erhebungszeiträume für die drei Fallstudien sind leicht unterschiedlich: Für die Fallstudie Wien begannen die Internetrecherche und der erste telefonische Kontakt mit österreichischen ExpertInnen im Juli 2001. Die Fallstudie erfasst das Projekt seit 1995; Forschungsabschluss und Sachstand datieren im Januar 2005.

Auch die Erhebung der Daten über das Projekt in Ferrara begann im Sommer 2001, hier angeregt durch eine Veröffentlichung. Das Projekt startete in 1991 und wird von da an bis Herbst 2004 bearbeitet. Bei den Fallstudien Wien und Ferrara ist das Ende des Erhebungszeitraums forschungspraktisch begründet.

Die Erhebung zur Fallstudie Bremen begann im Juli 2001 anhand eines im Internet veröffentlichten Projekt-Zwischenberichts. Das Projekt in Bremen startete in 1996. Die Erhebung endet im Dezember 2003; dies ist inhaltlich begründet, da das Projekt 2003 den lokalen Rahmen verlassen hatte. Zudem werden Berichte aus 2004 ausgewertet.

Nun folgt die Beschreibung der genutzten Quellen und anschließend daran die Darstellung, wie die Quellen zur Bearbeitung der Fallstudien eingesetzt wurden.

Quellenübersicht

An dieser Stelle wird eine Übersicht über den Zugang zu Dokumenten und GesprächspartnerInnen und die Auswahl der genutzten Quellen gegeben.

Im Bereich der **Dokumente** wird in dieser Arbeit zurückgegriffen auf wissenschaftliche Veröffentlichungen in Form von Projektberichten und Tagungsbeiträgen, auf Dokumentationen, die von Beteiligten und in ihren Institutionen erstellt wurden (z.B. Stadtratsbeschlüsse und -vorlagen; Ausschreibungstexte, Verwaltungskommunikation) und auf Material, das für die (vor allem städtische) Öffentlichkeit bestimmt ist, wie Pressemitteilungen, Broschüren, Zeitungsartikel.

Alle drei Projekte sind wissenschaftlich beforscht; insofern kann auf Berichte anderer WissenschaftlerInnen zurückgegriffen werden; allerdings bietet nur das Bremer Projekt eine sozialwissenschaftliche Bearbeitung, die zum Teil anschlussfähig an die Fragestellung dieser Arbeit ist. In Bremen wurden zudem wissenschaftlich ausgerichtete Teilstudien aus logistischer und naturwissenschaftlicher Perspektive durchgeführt. Die wissenschaftliche Bearbeitung der Fälle in Wien und Ferrara bezieht sich auf Nahrung in ökologischer und vor allem gesundheitsbezogener Perspektive.

Das Wiener Projekt ist (wie alle Projekte der Stadt) im Internet auf den Seiten des Magistrats dokumentiert; ebenso ist das für die Öffentlichkeit bestimmte Material zu einem großen Teil hier zu finden. Das Projekt in Ferrara arbeitet nach außen weniger mit dem Internet; die Broschüren und Berichte aus dem Projekt liegen vorwiegend in Printform vor und sind über kommunale Verwaltungsstellen zugänglich. Die Zielgruppe der Projekt-Außendarstellung ist hier nicht in erster Linie die breite Öffentlichkeit, sondern die Projektbetroffenen. Das Bremer Projekt wurde in seiner kommunalen Zeit noch weniger für eine breite Öffentlichkeit dargestellt; hier waren nur wenige Dokumente im Netz und in Printform erhältlich; es gab allerdings Presseberichte. Als späteres Teilprojekt findet es in regionalen Projektdarstellungen öffentlich Erwähnung.

Ein Teil der für die Fallstudien verwendeten Dokumente wurde der Forscherin vor Ort in Papierform und nach Interviewterminen per Mail zur Verfügung gestellt.

Bei der Auswahl der **InterviewpartnerInnen** stand angesichts der Fragestellung zu Gemeinschaftsverpflegung in lokaler (Mit-)Verantwortung die Verwaltungs- und Politik-Perspektive im Vordergrund. Es wurden folglich vor allem Akteure aus Politik und Verwaltung interviewt; zudem wurden einige Interviews mit nicht-staatlichen Akteuren geführt. Die erste Information über die an den Projekten Beteiligten wurde aus Projektpapieren entnommen; im Fall Bremen dienten ForscherInnen als erste Kontaktpersonen, über die Kontakte in die Praxis hergestellt wurden. Nach den Erstkontakten wurden weitere InterviewpartnerInnen über durch sie verfasste Schriftstücke und nach dem Schneeballsystem ausfindig gemacht. Die Tatsache, dass in zwei der drei Fallstudien eine Ausländerin um Interviewtermine bat, führte zu überwiegend positiver Resonanz: „Sie ist extra aus Deutschland angereist." Wenige angefragte politische FunktionsträgerInnen waren nicht gesprächsbereit.

Der soziale Status der InterviewpartnerInnen ist sehr unterschiedlich. Die Interviewten streuen vom Universitätsprofessor bis zur Einkäuferin einer Großküche. Alle ausgewählten Personen können als ExpertInnen[138] der beforschten Projekte gelten, da sie aktiv damit befasst waren bzw. sind.

Die Auswahl von Zeit und Ort war aufgrund der Situiertheit von Interviews durch das alltägliche Umfeld der Interviewten begrenzt, die in diesem Fall zumeist an ihrem Arbeitsort aufgesucht, z.T. aber auch im Café interviewt wurden. Die Interviewzeiten variierten zwischen 30 Minuten und dreieinhalb Stunden. Zeitliche Grenzen waren durch die Arbeitssituation der Interviewten gegeben. Äußere Umstände (z.B. Kommunalwahlen, Sommerpause, eine Pressekonferenz) begrenzten bzw. vereinfachten den Zugang. Die forschungspraktischen Möglichkeiten – Ferrara wurde 2002 und 2004 bereist; Wien und Bremen in 2003 – waren ausreichend. Insbesondere im Anschluss an die Forschungsaufenthalte ermöglichten Email und Internet ergänzenden Wort- und Textaustausch, zusätzlich zu den Interviews vor Ort und den Telefoninterviews.

Die folgende Tabelle stellt die wichtigsten Dokumente und die Anzahl der Interviews dar. Die InterviewpartnerInnen sind nach vier wichtigen Akteurgruppen (Politik, Wissenschaft, Verwaltung, (sonstige) Nicht-Staatliche) unterteilt.

	Wien	**Ferrara**	**Bremen**
Dokumente	1 wissenschaftliche Studie, Stadtratsbeschlüsse, Programme und Arbeitspapiere des Magistrats, Tagungsbeiträge, Broschüren, Pressemitteilungen, Zeitungsartikel	Stadtratsbeschlüsse, Ausschreibungstexte, Tagungsbeiträge, verwaltungsinterne Berichte, Informationsblätter und -broschüren, Pressemitteilungen, Zeitungsartikel	5 Forschungsberichte, Antragpapiere, Verwaltungsbeschluss, Pressemitteilungen, Zeitungsartikel
Interviews	8 Verwaltung 3 Wissenschaft 1 Nicht-Staatliche	7 Verwaltung 3 polit. FunktionsträgerInnen 1 Nicht-Staatliche/Wissenschaft	1 Verwaltung 3 Nicht-Staatliche 2 Wissenschaft
Gruppengespräche	1 Verwaltung / Wissenschaft 1 polit. FunktionsträgerInnen	1 Verwaltung 1 polit. FunktionsträgerInnen	-

Tabelle 20: Übersicht über Art und Anzahl der Dokumente, Interviews und Gruppengespräche, die für die Fallstudien ausgewertet werden

In den Fallstudien sind die InterviewpartnerInnen genauer beschrieben; eine Interviewübersicht und ein Interviewleitfaden finden sich im Anhang, alle Dokumente im Literaturverzeichnis. Im Folgenden wird erläutert, wie die Instrumente aufeinander abgestimmt sind.

Dokumentenanalyse

In allen drei Fallstudien wurden frei verfügbare Dokumente und weitere, die von lokalen Akteuren bereit gestellt wurden, für die Analyse verwendet. Die vorliegenden Dokumente rangieren von For-

---

[138] Der Expertenstatus ist immer ein soziales und methodisches Konstrukt (vgl. Abels /Behrens 1998, 81 mit Bezug auf Deeke 1995).

schungsberichten über öffentlich zugängliches bzw. im Internet verfügbares schriftliches Material (Broschüren, Berichte, Dokumentationen, Pressemitteilungen, Gremien-Beschlüsse, Presseberichterstattung) bis hin zu internen Dokumenten, die über lokal ansässige Organisationen bzw. Verwaltungen und Forschungsinstitutionen zugänglich wurden (z.B. Protokolle, Vorträge).

Dokumente sind im Allgemeinen objektivierende Darstellungen von Sachverhalten, die gleichwohl zu bestimmten Zwecken und für bestimmte Zielgruppen verfasst sind. Anhand der öffentlich zugänglichen Dokumente wurde zu Beginn eine erste Chronologie der Prozesse erstellt, also eine erste Phaseneinteilung vorgenommen. Dokumentiert waren insbesondere materielle Nachhaltigkeitsziele und -leistungen als Berichtspunkte, Beschlüsse etc. Die AutorInnen dieser Dokumente dienten als erste Anhaltspunkte für involvierte FunktionsträgerInnen und Organisationen; aus Dokumenten waren zudem prozedurale Leistungen über Zuschreibungen bzw. Verantwortlichkeiten, über Netzwerke und über die Einbindung in das politisch-administrative System dokumentierbar.

Die Sichtung von Dokumenten brachte zudem erste Hinweise auf Krisen und Kritik in den Prozessen; insbesondere Zeitungsartikel über Elternprotest in Ferrara und Vergleiche mit anderen Modellvorhaben in Dokumenten aus allen drei Projekten deuteten darauf hin. Allerdings waren die meisten Dokumente als Zusammenfassungen oder Momentaufnahmen angelegt, weswegen Dynamiken und iterative Veränderungen nicht im Vordergrund standen. Allenfalls gab es Hinweise darauf, welche letzten Hürden überwunden wurden, nicht aber, welche Kontextualisierungen, Veränderungen von Rollen etc. insgesamt erfolgten. Diese hier für die Erklärung von Nachhaltigkeitsprozessen als notwendig erachteten Fakten wurden daher mit Hilfe von Interviews erhoben.

Interviews

Die Interviews dienten also vor allem dazu, Dynamiken in der prozeduralen und der materiellen Dimension zu erfassen. In den Interviews wurden die Netzwerke identifiziert und aus den Dokumenten bekannte Nachhaltigkeitsleistungen verschiedenen Akteuren zugeordnet. Es wurde nach der Einschätzung des eigenen Beitrags und der Beiträge anderer sowie nach der Arbeitsweise untereinander gefragt. Die Interviewten sollten also den Beitrag verschiedener Akteurgruppen und den des Materiellen aus ihrer Sicht darstellen. Dabei traten unterschiedliche Ressourcen, Interessen, Motive, Nachhaltigkeitsinterpretationen und Ziele in den Vordergrund. Welche davon in den Prozess einflossen und welche Netzwerkveränderungen dadurch zu beobachten waren, wurde über Einschätzungen erhoben. Die Interviews dienten also der Erarbeitung von sich wandelnden Netzwerkkonstellationen gemäß den Innovationsbausteinen, da dynamischen und auch paradoxen Entwicklungen mit ihrem jeweiligen Akteur-, institutionellen und materiellen Bezug Raum zugemessen wurde, den die Interviewten füllen sollten.

Die Interviews dienten zudem dazu, Lücken in den auf Grundlage der Dokumente erarbeiteten Chronologien zu schließen und von den Interviewten eine Bewertung der Prozesse vornehmen zu lassen.

Um die Darstellung der Befragungssituation als komplexe soziale Realität (vgl. Abels/Behrens 1998, 80) für die folgenden Fallanalysen nachvollziehbar zu machen, werden an dieser Stelle wichtige Interviewerfahrungen kurz reflektiert.

Die Ergebnisse der einzelnen Interviews waren sehr unterschiedlich aufgrund von Wissen und dem Erinnerungsvermögen der Interviewten, aufgrund der Verfügung über Informationen, Wissen um Zusammenhänge, (Nicht-)Vorbereitung auf die Gespräche, Freigiebigkeit an Informationen und Material sowie aufgrund ihrer Offenheit für das Forschungsanliegen. Die Tatsache, dass die Forscherin nicht unbegrenzt an den Orten verweilen konnte, führte in wenigen Fällen zu kürzeren Gesprächen, weil Termine von außen gesetzt wurden; teilweise fanden sich daraufhin neue InterviewpartnerInnen, was die Ergebnisse bereicherte.

Die Bereitschaft, über Erfolge zu berichten, war größer als die über Hürden, Konflikte und Misserfolge. Die Äußerung von Anerkennung bezüglich des Projekts bzw. der durch die Akteure erzielten Erfolge veranlasste die Interviewten dazu, Informationen herauszugeben, die ansonsten wahrscheinlich nicht preisgegeben worden wären. Z.B. wurden daraufhin weitere Hürden oder Unzufriedenheit benannt.

Mehrere Interviewte berichteten von sich aus von ihren sich verändernden Einstellungen während der Prozesse; mehrere verwiesen auf die Rolle des Materiellen und von Netzwerkkonstellationen, die ihr eigenes und das Verhalten anderer Netzwerkbeteiligter verändert hätten.

Die Fragestellung der Arbeit, die sowohl auf inhaltliche Leistungen wie auf Akteurkonstellationen und stufenweise Veränderungen abhebt, war einigen PraktikerInnen nicht leicht vermittelbar; diese verwiesen zum Teil, anstatt konkrete Fragen zu beantworten, auf andere kommunale Leistungen oder Nachhaltigkeitsprojekte. Ähnlich war die Reaktion, wenn Interviewte auf Dokumentationen oder Darstellungen anderer angesprochen wurden. Die Konfrontation mit abweichenden Darstellungen anderer Befragter führte nicht dazu, dass die Befragten z.B. Abläufe aus ihrer Sicht ergänzten oder „richtig stellten"; vielmehr wurden die eigenen Darstellungen wiederholt, mit Details ausgekleidet oder das Thema gewechselt. Einige Interviewte tendierten trotz begrenzter Zeit dazu, Anekdoten[139] zu erzählen oder mit Geschichten ihr eigenes Handeln aufzuwerten. Zum Teil zeigten Interviewte Enttäuschung, dass von ihnen berichtete Details für die Forschung nicht relevant sein sollten. Bezogen auf die Erklärung der Prozesse musste eine nicht rekonstruierbare „blackbox" der Machtverhältnisse und der Entscheidungsgründe der Menschen akzeptiert werden.

Aus den Einzelinterviews resultierten keine widerspruchsfreien Ergebnisse; zudem fehlten an einigen Stellen Informationen über die Prozessentwicklungen. Um Widersprüche zu vertiefen und zu lösen, um Interaktionen und evtl. Konkurrenzen aufzudecken, wurden Gruppengespräche und nachfragende weitere Interviews geführt.

Gruppengespräche

Durch die Gruppengespräche sollten Verantwortlichkeiten und Machtverhältnisse (auch zwischen verschiedenen im Prozess beteiligten Institutionen) in bestimmten Prozessphasen geklärt werden. Die Gruppensituation diente dabei dazu, dass nicht nur die Forscherin, sondern ebenso die ExpertInnen mit den verschiedenen Sichtweisen auf die Prozesse konfrontiert wurden, sie reflektieren und sich zu ihnen verhalten mussten.

Die Gruppengespräche in Wien und Ferrara waren als Gruppensituation mit mehreren Personen geplant; bei einigen der Einzel-Interviews geschah es, dass die interviewte Person eine oder weitere hinzubat, um alle gewünschten Informationen darlegen zu können. Das Verhalten und die Aussagen der TeilnehmerInnen an den Gruppengesprächen war durch ihre jeweiligen politischen und institutionellen Hintergründe, aber auch durch situative Faktoren (z.B. Personen verschiedener Hierarchieebenen im gemeinsamen Gespräch) geprägt.

---

[139] In den Gemeinden wurden lokale Sprachgewohnheiten und „Insider"-Ausdrücke angetroffen, die für den Forschungsgebrauch übersetzt werden mussten.

Die Gruppengespräche beinhalteten zum Teil angeregte Diskussionen über den Verlauf der Prozesse und resultierten im Aufdecken von Konflikten, zum Teil in einem offenen Austausch unter den Interviewten. Die Interviews wurden somit ergänzt durch Aspekte „teilnehmender Beobachtung" der gemeinschaftlichen Bearbeitung der Interviewfragen durch verschiedene AkteurInnen. In den Gruppeninterviews wurden einige Konflikte aufgedeckt; an bestimmten Stellen wurden zwischen den Akteuren stehende Konflikte „geglättet". Nach Möglichkeit wurden letztere in Einzelinterviews nachbearbeitet.

4.2.2.2 Zusammenführung der Quellen

Die Informationsquellen Dokumentenanalyse, Leitfaden gestützte Interviews und Gruppengespräche bieten trotz ihrer Unterschiedlichkeit keine hinreichende Grundlage für die Absicherung der Daten im Sinne von Triangulation, da Materialien und InterviewpartnerInnen den selben oder verwandten örtlichen wie institutionellen Kontexten zugeordnet werden können, auch wenn diese Kontexte von Universitätsinstituten über regionale Parteien bis zur konkreten Küche reichen. (vgl. zu Triangulation Yin 1994, 91-93, kritisch: Behrens 2003, 226 mit Bezug auf Denzin 1970, 1978; Silverman 1993, 145-159) Anstelle dessen wird aus dem Material eine Art „Meta-Narrativ" (Saretzki 2003, 404) erstellt, es werden Geschichten, Gegengeschichten und Non-Stories, die aus den Materialien und durch die Interviews ermittelt wurden, miteinander verglichen und damit die unterschiedlichen Aspekte der Politikprozesse und aufgetretene Konflikte beschrieben. Dies ist insbesondere an Stellen der Politikprozesse notwendig, wo konkrete Leistungen in Sachen nachhaltiger Nahrung erzielt wurden, da die befragten Akteure sich die Erfolge zumeist selbst zuschreiben bzw. den Einfluss anderer geringer einschätzen. Die konzeptionellen Rahmenbedingungen der Akteure werden zur Verstärkung oder Erklärung der Deutungen von Akteuren hinzugezogen („emic analysis", vgl. Silverman 1993, 147). Es wird dabei davon ausgegangen, dass die Akteure grundsätzlich Sichtweisen aus ihren Kontexten einbringen; einerseits, weil in den Kontexten Interessenstrukturen bzw. institutionelle Prägungen zusammenlaufen, andererseits weil die Wahrnehmung und Erkenntnis von Akteuren eine auch kreative Tätigkeit ist (vgl. Glasersfeld 2002, 29 mit Bezug auf Ceccato 1962, 1964), die aber auf ihrem kontextuellen Hintergrund aufbaut.

Aus vielen subjektiven Aussagen und aus verschiedenen Quellen mit unterschiedlicher Vertrauenswürdigkeit werden die Prozesse rekonstruiert. Eine Person oder Instanz zu finden, die das jeweilige Projekt „objektiv" beschreiben könnte, ist nicht möglich. Dass sich sachliche Fehler eingeschlichen haben, die aus Materiallage, Forschungssituation und begrenzter Forschungskapazität rühren, kann deshalb nicht ausgeschlossen werden.

Dieser Abschnitt 4.2 hat die Rekonstruktion von politischen Nachhaltigkeitsprozessen unter methodischen Fragestellungen bearbeitet. Der nun folgende Abschnitt 4.3 enthält die empirische Rekonstruktion und Analyse der drei Fallstudien.

4.3 Fallstudien

Die ausgewählten Politikprozesse in Wien, Ferrara und Bremen werden nun nacheinander bearbeitet. Die Darstellung ist vorstrukturiert durch die aus dem Nachhaltigkeitskonzept generierte Einteilung in die beiden Dimensionen prozedurale und materielle Nachhaltigkeit sowie in Phasen.
Der Aufbau ist für alle drei Fallstudien der folgende:

1. Zu Beginn wird das lokale Nahrungsprojekt in wenigen Sätzen skizziert, es werden die Füllung der Auswahlkriterien aus Abschnitt 4.2, die jeweiligen Rahmenbedingungen für lokale Nahrungsprojekte sowie Materiallage und Forschungssituation dargestellt.
2. Kern der Darstellung ist die Beschreibung von jeweils vier Phasen der Prozesse, die getrennt in prozeduraler und in materieller Dimension erfolgt.[140]
3. Anschließend wird jeder Prozess über alle Phasen, wiederum getrennt nach prozeduraler und materieller Dimension, anhand des Instrumentariums aus Kapitel 3 untersucht, wodurch die Entwicklungen möglichst vollständig erfasst werden sollen. Die in Abschnitt 3.3 entwickelten Tabellen 10-18, die die Bausteine und Kriterien des Instrumentariums zusammenfassen, werden dabei im Text wiederholt.
4. Zum Schluss wird die Folie normativer Nachhaltigkeit aus Abschnitt 2.6 auf die Prozesse aufgelegt, um die Leistungen in das Nachhaltigkeitskonzept einzuordnen. Die normativen Nachhaltigkeitselemente werden dafür in Form von Kästchen dargestellt.

Der Zusammenschau der Fallstudien und der Schärfung des Instrumentariums ist Abschnitt 4.4 gewidmet.

---

[140] Die Einteilung in die Phasen und die (Nicht-) Weiterführung von Netzwerkentwicklungen, Zielen, Folgen und Leistungen von einer in die nächste Phase könnte als ein zusätzlicher Erklärungsfaktor für die vorgefundenen Nachhaltigkeitsentwicklungen herangezogen werden; dies würde die Komplexität der Darstellung stark erhöhen und ist im Rahmen dieser Arbeit aufgrund der umfangreichen Fallstudien nicht möglich.

4.3.1 Wien

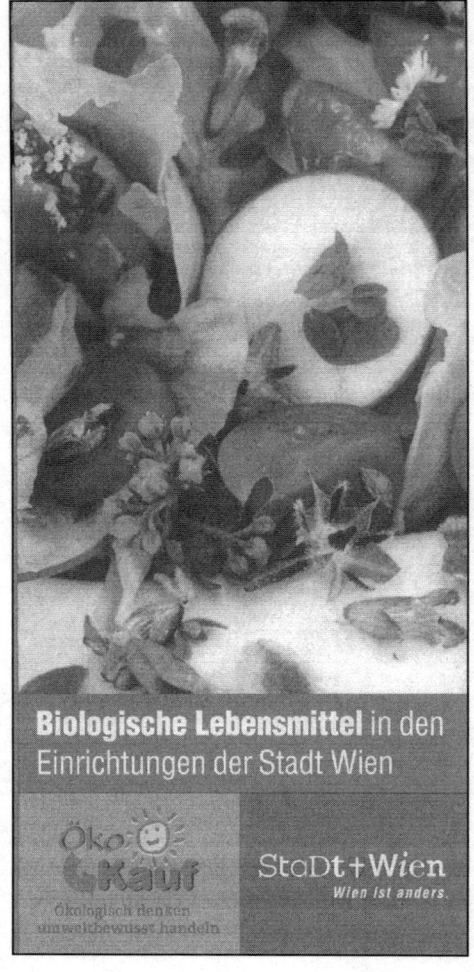

Abbildung 1: Titelblatt einer Broschüre, herausgegeben 2002 vom Magistrat der Stadt Wien

4.3.1.1 Der Fall Wien

Kurzbeschreibung

In Wien gelangte nachhaltige Nahrung als Beitrag zum Klimaschutz auf die politische Tagesordnung. Das Ergebnis des Projekts im Bereich Nahrung ist, dass in Krankenhäusern, Pensionistenwohnheimen, Kindergärten und Kindertagesstätten und zum Teil in Schulen zwischen 20 und 43% aller eingesetzten Lebensmittel aus biologischer (und zum Teil regionaler) Produktion stammen.

Als das Wiener Klimaschutzprogramm Beschaffung mit einbezog, wurden insbesondere die Akteure aus einer Magistratsabteilung politisch und praktisch aktiv, die aus gesundheitswissenschaftlicher Überzeugung biologisch produzierte Nahrungsmittel bereits einsetzten. Eine singuläre Initiative in einem Krankenhaus wurde zu einem Modellversuch ausgeweitet und mit Finanzmitteln aus dem Klimaschutzprogramm wissenschaftlich begleitet; diese Initiative wurde in weitere Wiener Großküchen übertragen.

Das wichtigste Netzwerk bildete sich zuerst zwischen der genannten Magistratsabteilung und einer Krankenhausküche, später zwischen verschiedenen Magistratsbereichen, ParteipolitikerInnen und Küchenverantwortlichen, teilweise auch AkteurInnen aus der Wissenschaft. Wenn sinnvoll, wurde das Netzwerk geöffnet und erweitert, wobei eine beratende Kompetenz stets dem ersten Kernnetzwerk blieb. Private Akteure, z.B. Verarbeiter, Produzierende und Bioverbände, wurden aktiv einbezogen. Und hier lag – neben der guten Zusammenarbeit im Kernnetzwerk – ein entscheidender Erfolgsfaktor: Durch das wechselseitige Aufeinandereingehen von Anbietenden und Nachfragenden und die gleichzeitige politische Stützung konnten das Angebot an Bio-Nahrung für Großküchen erweitert und in Wechselwirkung damit die Nachfrage langfristig erhöht und Produktion und Verarbeitung somit gesichert werden.

Als wichtige Rahmenbedingungen können die Unumstrittenheit des Vorteils biologisch produzierter Lebensmittel und die kleinräumige Landwirtschaft in Österreich, der personell und inhaltlich gut ausgestattete Wiener Magistrat[141] sowie seine Aufgeschlossenheit gegenüber modernen Steuerungsmitteln genannt werden. Das Klimaschutzprogramm wurde nicht nur durch PolitikerInnen aus SPÖ und Grüner Partei getragen, sondern auch aus dem Magistrat heraus gestützt und weiterentwickelt.

Auswahl

Im Wiener Nachhaltigkeitsprozess können Leistungen in den beiden Nachhaltigkeitsdimensionen nachgewiesen werden. In der prozeduralen Dimension geschahen institutionelle Veränderungen, die im Rahmen des dem Nachhaltigkeitsdiskurs zurechenbaren Klimaschutzprogramms der Stadt Wien stattfanden. In der materiellen Dimension gab es Umsetzungserfolge in für Nachhaltigkeit relevanten Policies, insbesondere beim Klima- und Umweltschutz, zu deren Förderung biologisch und regional erzeugte Lebensmittel eingesetzt wurden.

Der Prozess erfüllt die oben definierten Kriterien (vgl. Abschnitt 4.1):

• lokaler Nachhaltigkeitsprozess seit Anfang / Mitte der 1990er Jahre
In der Diskussion innerhalb von Magistrat und Parteien sowie in der Außendarstellung wurden das Nahrungsprojekt und das Klimaschutzprogramm (KliP) als direkter Beitrag zu Nachhaltigkeit betrachtet. Z.B. wurde in der Einleitung des Klimaschutzprogramms von 1999 nicht nur auf den Beitritt Wiens zum „Klimabündnis", sondern auch auf die Unterzeichnung der „Charta von Aalborg" Bezug genommen (vgl. KliP 1999, 10)[142]. Die Vorarbeiten zum KliP begannen Anfang, die zum Nahrungsprojekt Mitte der 1990er Jahre.

---

[141] Die Begriffe Wiener „Magistrat" und Wiener „Stadtverwaltung" werden im Folgenden synonym verwendet.
[142] In den öffentlich zugänglichen Materialien über die Projekte wird zumeist nur auf Gesundheits-, Ökologie- und Kulturlandschafts-Freundlichkeit der eingesetzten Produkte hingewiesen. Der sperrige Nachhaltigkeitsbegriff wird unter ExpertInnen (z.B. in den geführten Interviews) verwendet. In einer Broschüre über „Biologische Lebensmittel in den Einrichtungen der Stadt Wien" (IX/2002, vgl. abgebildete Titelseite oben) wird der Begriff Nachhaltigkeit nicht verwendet, aber mit Bezug auf Prof. Ludwig Maurer vom Ludwig-Boltzmann-Institut für biologischen Landbau folgendermaßen umschrieben: „Der biologische Landbau ist jedoch eine landwirtschaftliche Produktionsmethode, die garantiert, dass Böden, Kulturlandschaft und Grundwasser so behandelt werden, dass diese Produktionsvoraussetzungen auch in Zukunft noch in optimaler Qualität vorhanden sein können."

- materielle und prozedurale, auch lokal definierte, Nachhaltigkeitsleistungen im Bereich Gemeinschaftsverpflegung

Der lokale Prozess handelte von einer Umgestaltung kommunal verantworteter Gemeinschaftsverpflegung in verschiedenen Einrichtungen (Krankenhäuser, Kindergärten etc.), in deren Rahmen biologisch und in der Region produzierte Lebensmittel eingesetzt wurden. Die Begründung dieser Prozesse durch die ProtagonistInnen bestand in unterschiedlichen Nachhaltigkeitsbezügen. Das KliP-Netzwerk und die in seinem Rahmen unterstützten Nahrungsnetzwerke werden als prozedurale Nachhaltigkeitsleistungen verstanden.

- staatliche Akteure involviert

Das Klimaschutzprogramm und auch das Nahrungsprojekt wurden von der Stadtverwaltung mit koordiniert und sowohl von den Regierungs- als auch von den Oppositionsparteien diskutiert und beeinflusst.

Rahmenbedingungen des Nahrungsprojekts in Wien

Es wird erwartet, dass die im Folgenden dargestellte Rahmung des Projekts zwar Beiträge zur Erklärung der Wiener Nachhaltigkeitsleistungen insgesamt leistet. Der Schwerpunkt der Untersuchung und die Erklärung der konkreten Leistungen des Projekts beziehen sich allerdings auf die konkreten Nahrungsnetzwerke, deren empirische Untersuchung im Anschluss dargestellt wird.

1. Österreich

ÖsterreicherInnen nennen ihr Land im Zusammenhang mit Nahrung den „Feinkostladen Europas"[143]. Diese Bezeichnung weist darauf hin, dass Lebensmittelqualität einen hohen Stellenwert hat; implizit schwingt mit, dass Naturschutz- und Regionalbewusstsein in Österreich stark ausgeprägt sind.

Die österreichische Bundesregierung verabschiedete im April 2002 eine Strategie zur nachhaltigen Entwicklung „Österreichs Zukunft Nachhaltig Gestalten" (Bundesregierung Österreich 2002).[144] Darin heißt es u.a.: „Österreich ist ein alpines Land mit kleinräumigen Strukturen, wertvollen Natur- und Kulturlandschaften (es weist einen der höchsten Biodiversitätsgrade der EU auf), einer bäuerlich strukturierten ökologisch ausgerichteten Land- und Forstwirtschaft und hervorragenden Wasserressourcen, die es langfristig zu sichern gilt"[145]. Abgrenzungswünsche Österreichischer politischer AkteurInnen gegenüber anderen EU-Ländern lassen sich zum Teil geographisch begründen, da der Alpenstaat eine vorwiegend kleinräumige, in Hanglagen wenig flächige und daher nur zum Teil industrialisierte Landwirtschaft hat. Das traditionell starke Regionalbewusstsein drückt sich in regionalen Zertifizierungen aus. Unter anderem den vorwiegend kleinen Betrieben, von denen 70% im Nebenerwerb geführt werden (I5), ist die kulturelle Deutung geschuldet, dass auf Almen produzierte Lebensmittel „bio" und gesund sind[146]. Diese Deutung wird von Wiener WissenschaftlerInnen untermauert (vgl. Velimirow /Müller 2003). Der Anteil der biologisch bewirtschafteten Fläche an der

---

[143] So z.B. eine Stadträtin im Interview, wobei sie sich auf die Diskussion um den Beitritt Österreichs zur EU bezog. (StadträtInnen sind LeiterInnen von Magistratsbereichen und haben somit vorwiegend politische Funktionen.)

[144] Im selben Jahr ratifizierte Österreich das Kyoto-Protokoll (Sommer 2002).

[145] Im Original sind die Worte „kleinräumigen Strukturen" und „Natur- und Kulturlandschaften" unterstrichen. (Bundesregierung Österreich 2002, 9)

[146] „Das war nicht umstritten bei uns, das ist in der Volksmeinung und das konnten Experten nicht kippen. Da ist in Österreich jeder von überzeugt, dass wenn die Kuh frei herumrennen darf, und die Hühner glücklich sind, dass sie bekömmlicher sind. Wenn nicht gespritzt wird und nicht nitratgedüngt wird, und und und" (I4).

Landwirtschaftsfläche beträgt in Österreich knapp 10% (vgl. Take It! 2004, 10) und ist damit europaweit am höchsten. Bereits Ende der 1980er Jahre wurde in Österreich ein Konzept zur öko-sozialen Agrarpolitik aufgelegt; 1999, vier Jahre nach dem Beitritt Österreichs zur EU, war die Anzahl der Bio-Betriebe leicht rückgängig, doch mit den Lebensmittelskandalen um die Jahrtausendwende bekamen die Biobetriebe wieder Aufwind (vgl. Holler 2001, 12).

Der Anteil von zertifizierten Bio-Lebensmitteln an allen verkaufen Lebensmitteln betrug 1999 ca. 2,5% (vgl. Holler 2001, 13). Der größte Bio-Verband „Bio Ernte" organisiert ca. 90% der Bio-Betriebe in Österreich unter seinem Dach. Fast alle großen Handelsketten haben Bio-Eigenmarken, unter denen rund 60% der Bio Ernte-Lebensmittel abgesetzt werden.[147] 1994 kauften 40% der österreichischen KonsumentInnen auch biologisch ein; 2003 waren es bereits 70%; ein Zuwachs ist vor allem bei den über 50jährigen zu verzeichnen (vgl. Zehetgruber 2004).

2. Wien

Als Spezifika der Stadt Wien, die 1,6 Millionen EinwohnerInnen hat, sind die folgenden Aspekte hervorzuheben:

- jahrzehntelange SPÖ-Mehrheit, 1996-2001 gemeinsame Regierung von Rot-Grün, seit 2001 absolute SPÖ-Mehrheit
- die Größe und die praktische wie fachliche Kompetenz des Magistrats, der mit seinen ca. 70.000 MitarbeiterInnen[148] gleichzeitig Bezirksverwaltungsbehörde des Verwaltungsbezirks Wien sowie Amt der Wiener Landesregierung ist
- die „herrschende Stadtideologie" von der „Umweltmusterstadt" Wien: „Dem offiziellen politischen Selbstbild zufolge präge Wien ein hohes Ausmaß an Umwelt- und Ressourcenschutz und an Lebensqualität." (Pleschberger 2000, 172)
- das politisch erklärte Ziel, zur „Klimamusterstadt" zu werden (vgl. KliP 1999, 10)[149]
- und weitere umweltpolitische Entscheidungen und Weichenstellungen: Die Eigenversorgung mit Wasser (aus dem Wasserschutzgebiet um Wien) und die Ausweitung der ökologischen Landwirtschaft sind langfristige kommunalpolitische Ziele. 2002 wurde ca. ein Drittel der in Wien verbrauchten Gemüsemenge im Stadtgebiet produziert (vgl. Landwirtschaft in Wien 2002). 1999 wurden 11% der von den Stadtgütern bewirtschafteten Fläche in Form biologischen Landbaus betrieben; im KliP ist die Erhöhung dieses Anteils auf 30% bis 2005 festgeschrieben (vgl. KliP 1999, 215-217); eine 100%ige Umstellung der stadteigenen ständigen Landwirtschaftsflächen auf Biolandbau wird für 2005 angestrebt (vgl. Stadt Wien Spezial 2003).

Lokale Agenda 21 in Wien

Am 22. November 1996 unterzeichnete der Wiener Bürgermeister die „Charta von Aalborg", womit sich die Stadt Wien verpflichtete, in einen Lokale Agenda 21-Prozess einzutreten. Auch wenn der

---

[147] 1994 führte der Lebensmittelfilialist Billa die Marke „Ja! Natürlich" ein, deren Anteil aktuell bei ca. 6% des Billa-Umsatzes liegt (vgl. www.biofach.de, BioFach-Newsletter 20.12.2002 und 03.12.2004).

[148] Der Magistrat gibt sich modern. Z.B. wurden mit der Einführung des Instruments diversity management im Wiener Magistrat alle Kompetenzen der MitarbeiterInnen erhoben, um diese zugunsten ihrer selbst wie der inhaltlichen Arbeit zu nutzen (16).

[149] 1991 verpflichtete sich Wien mit dem Beitritt zum „Klimabündnis" zur Halbierung der Pro-Kopf CO2-Emissionen bis zum Jahr 2010 (bezogen auf 1987); auch bestehen Verpflichtungen aus dem Kyoto-Protokoll, das Reduktionszahlen für Österreich vorgibt.

Gemeinderat der Stadt Wien die Unterzeichnung der Charta anschließend nicht ratifizierte (vgl. Pleschberger 2000, 163), so war die Stadtregierung doch unter Zugzwang gesetzt (vgl. ebenda 165). Bestehende Interessengegensätze innerhalb der Stadtregierung führten dazu, dass das Agenda-Projekt nicht als wienweiter Partizipationsansatz, sondern „als bezirksbezogener Konsultationsprozess interpretiert" (ebenda 164) wurde. Es standen explizit die „Grätzln"[150], also Themen der Stadtquartiere im Vordergrund. Nachdem sich über mehrere Jahre in nur einem Bezirk ein Prozess stabilisierte, kamen im Frühjahr 2003 Lokale Agenda 21-Prozesse in weiteren vier Bezirken hinzu (vgl. Wien Lokale Agenda 21 2004, 10) und es wurde eine wienweite Koordination durch einen Verein eingerichtet. Die im Rathaus regierenden Parteien sprechen sich für die Lokale Agenda 21 als *eines* der Stadtentwicklungsprojekte in Wien aus, die schrittweise weiterzuentwickeln seien (vgl. Rathausklub SPÖ 2004). Sowohl das KliP als auch der „Strategieplan für Wien"[151] sind wienweite Konzepte, die programmatisch ressortübergreifend wie integrativ sind.[152]

Gemeinschaftsverpflegung in Wien

Es gibt eine große Anzahl von Einrichtungen der Gemeinschaftsverpflegung, die nicht oder nur teilprivatisiert sind und von verschiedenen Magistratsabteilungen verwaltet werden. Die Ausschreibung eines Großteils ihres Lebensmittelbedarfs erfolgt zentral durch den Magistrat, doch bestehen unterschiedliche Organisationsformen und damit Ausschreibungsmodalitäten für die einzelnen Küchen.

Die in Wien in das Nachhaltigkeits-Projekt einbezogenen Einrichtungen der Gemeinschaftsverpflegung in städtischer Verantwortung[153] betreffen 1. die im Krankenanstaltenverbund (KAV) organisierten acht Krankenhäuser, fünf Geriatriezentren, fünf sozialmedizinische Zentren sowie weitere medizinische und Krankenpflege-Ausbildungsstätten mit mehr als 12.000 Betten (im Folgenden Krankenhäuser oder Spitäler genannt), 2. 31 Pensionistenwohnhäuser mit 8.000 Appartements und 1.800 Pflegebetten, 3. ca. 30.000 Kinder in Kindertagesheimen (Kindergärten, Krippen, Horte; im Folgenden Kindertagesheime oder Kindergärten genannt) an etwa 370 Standorten in Wien; und 93 Schulen (insbesondere Volks-, Haupt- und Sonderschulen) mit 15.000 Wiener SchülerInnen.

Materiallage und Forschungssituation

In Österreich wird das Thema nachhaltige Nahrung und Gemeinschaftsverpflegung nicht nur wissenschaftlich, sondern auch von einigen Organisationen, wie z.B. regional organisierten Geriatriezentren, bearbeitet. Die Stadt Wien[154] dokumentiert die Projekte im Rahmen des KliP auch in Form von

---

[150] Ein Grätzl bezeichnet einen geographisch überschaubaren Raum, eine „kleine Lebenswelt", in einzelnen Stadtteilen bzw. -quartieren in Wien.

[151] Der „Strategieplan für Wien" wurde 2000 fertiggestellt. Er ist kein räumliches Konzept (im Sinne eines Stadtentwicklungsplans), sondern ein gesamtstädtischer Handlungsrahmen, ein „ressortübergreifendes, integratives Konzept, das ganz klar auf den drei Säulen der Nachhaltigkeit, und zwar der gleichzeitigen und gleichwertigen Berücksichtigung sozialer, ökologischer und ökonomischer Konzepte aufbaut." (Wien Lokale Agenda 21, 32)

[152] Pleschberger spricht von einem Agenda 21- Sonderfall Österreich: von den rund 3.400 Gemeinden sind 250 „Klimaschutzgemeinden" (1999), höchstens 1% haben Lokale Agenden. 2004 sind es 7% (vgl. Wien Lokale Agenda 21, 37). Da die österreichische Zentralregierung Lokale Agenden 21 weder finanziell noch strategisch in einem relevanten Ausmaß unterstützt (vgl. Pleschberger 2000, 171), finanzieren in Wien die Stadt Wien und der jeweilige Bezirk die Prozesse jeweils zur Hälfte (vgl. Wien Lokale Agenda 21 2004, 11).

[153] Städtische Verantwortung bedeutet in diesem Fall, dass die untersuchten Einrichtungen nicht rein privatwirtschaftlich organisiert sind und die Gemeinde politisch wie organisatorisch direkte Einflussmöglichkeiten auf die Nahrung hat. In diesem Fall erfolgten einige Ausschreibungen durch die zuständigen Magistratsabteilungen; die konkrete Form der Einrichtungen spielt dabei keine Rolle.

[154] Hinweise auf das Projekt der Stadt Wien bekam ich von zwei Seiten: von einem Wiener Wissenschaftler, der zu nachhaltiger Nahrung arbeitet, und über eine Grazer Wissenschaftlerin.

Öffentlichkeitsarbeit und Internetpräsentation ausführlich. Die Interviewten in Wien berichteten gern über den Verlauf und insbesondere die Erfolge des Projekts. Die Wiener Freundlichkeit und Höflichkeit unterstützten dabei, Prozessverläufe und -ergebnisse zu erheben und durch die Aktiven absichern zu lassen.

Es wurden acht Interviews mit verschiedenen VerwaltungsvertreterInnen (von der Küchenleiterin über den Magistratsabteilungsleiter bis zum Universitätsprofessor (I1-I3, I7- I10), davon eines als Gruppengespräch (I4)), ein Gruppeninterview mit GemeinderätInnen von SPÖ und Grünen (I6) sowie Interviews mit weiteren österreichischen WissenschaftlerInnen (u.a. I5) geführt, die meisten während eines Forschungsaufenthalts in Wien im Jahr 2003. Die Teilnahme an einer Pressekonferenz zum Nahrungsprojekt, wobei u.a. ein Gespräch mit dem Leiter eines Catering-Unternehmens stattfand, erlaubte zusätzliche Einblicke in die Projektdynamik. Vor Ort und über Internet- und fernmündliche Kommunikation wurden weitere Materialien und Informationen zur Verfügung gestellt.

4.3.1.2 Die Phasen des Prozesses in der prozeduralen und der materiellen Dimension

In diesem Abschnitt werden die Entwicklungen des Prozesses in vier Phasen dargestellt. Die Einteilung der Phasen erfolgt anhand prozeduraler Kriterien. Es werden jeweils prozedurale und materielle Entwicklungen in den Phasen dargestellt. Anschließend wird das Instrumentarium aus Kapitel 3 zur Analyse des Gesamtprozesses angewandt.

1. Phase bis 1999: Erste Biolebensmittel in Großküchen und Vorbereitung des Klimaschutzprogramms:
„Uns wäre vorgeschwebt, eine kleine Grätzlnküche zu haben.“

Die wichtigsten prozeduralen Entwicklungen dieser Phase bestanden in Netzwerken, die sich um die Großküchen weniger Spitäler und Pensionistenwohnhäuser entwickelten, sowie ausgehend vom internationalen Klimaschutzdiskurs in der Bildung eines Klimanetzwerks in Wien. Materielle Ziele der KüchenleiterInnen, die biologisch und regional produzierte Lebensmittel einsetzten, waren Gesundheit, Qualität und Tierschutz zu gewährleisten. Folgen und Leistungen in dieser Phase waren Biozertifizierung und neue Handelsbeziehungen. Eine materielle Folge aus dem Klimanetzwerk war die Operationalisierung des Klimathemas in die Bereiche Verkehr, Energie und Beschaffung.

1. Phase prozedural

Die erste Phase wurde durch die Entstehung von drei Netzwerken bestimmt. Das erste gruppierte sich um die Wiener Krankenanstalten, das zweite um die Wiener Pensionistenwohnhäuser und das dritte entstand im Rahmen der nationalen Klimaschutzstrategie Österreichs. Die Phase endete vor dem ersten Beschluss des Gemeinderats über den Einsatz biologischer Nahrungsmittel in Wiener Einrichtungen.

Von zwei Küchenleitern in Wiener Pensionistenwohnhäusern wurden seit 1995 probeweise Bioprodukte eingesetzt. Dadurch kamen Erzeugerbetriebe, die die Küchen belieferten, miteinander in Kontakt und sie begannen zu kooperieren. Die Küchenleiter trugen ihre Erfahrungen und die Überzeugung, dass Bioprodukte vorzuziehen seien, an die Leitung des Kuratoriums Wiener Pensionistenwohnheime (KWP)[155] heran. Da ein gemeinsamer Standard aller Küchen im KWP gewährleistet werden sollte, nahm die Leitung die Initiativen aus den Küchen auf.

Im Wiener Krankenanstaltenverbund (KAV), in dem die städtischen Krankenhäuser[156] zusammengeschlossen sind, setzten seit ca. 1996 zwei Küchen probeweise Biolebensmittel ein. AkteurInnen in der Generaldirektion Umweltschutz in diesem Verbund, allen voran ihr Leiter, arbeiteten als WissenschaftlerInnen zum Zusammenhang zwischen Lebensmitteln und Gesundheit. Die Küchen leisteten Pionierarbeit, um Kontakte mit Bio-Produzierenden herzustellen; z.B. gab es zu Beginn des Projekts nur einen einzigen Biofleisch-Lieferanten für die Wiener Großküchen. In dieser Phase entstand eine erste Zusammenarbeit mit Bioverbänden und -zulieferern.

Die Zusammenarbeit mit den Bioverbänden und Biobetrieben beschreiben Verwaltungs- und Wissenschafts-AkteurInnen zu Beginn als „sehr holprig". Der Einsatz von Biolebensmitteln an sich stand dabei zur Disposition, denn etwaige Unstimmigkeiten und die Mehrarbeit mit den Bioprodukten mussten aufgefangen werden - und zwar von den Küchen: „Dass die Küchen dann nicht sagen: wir kriegen nicht die Qualität, die wir brauchen! Habts uns gern, wir bestellen wieder bei unserm anderen Lieferanten, der uns das klaglos liefert, dann haben wir keine Sorgen" (I4). Aufgrund des ersten Einsatzes von Biolebensmitteln in den Pensionistenwohnhäuser- und in den Spital-Küchen stellte ein österreichischer Bioverband zwei Personen ab, die eine Koordinationsfunktion den Produzierenden gegenüber wahrnahmen (I4, I9). Diese dann funktionierende Koordination zwischen Produzierenden und Küchen durch den Bioverband war ein weiterführender Schritt; die kleinschrittige Umstellungsarbeit selbst wurde von den Zuliefernden und in den Küchen geleistet. Es fand vorerst lediglich ein punktueller Einsatz verschiedener Produkte in einzelnen Küchen statt.

Schon zu Beginn der 1990er Jahre trat Wien dem Klimabündnis bei (I4) und wurden Vorarbeiten zu einem Klimaschutzprogramm gestartet. Angeregt durch das Kyoto-Protokoll tagte in Wien seit Ende der 1990er Jahre das „Kyoto-Forum", das aus VertreterInnen der österreichischen Länder, des Städte- und Gemeindebunds sowie des zuständigen Bundesministeriums bestand (vgl. KliP 2002, 51). Hier fanden Beratungen über die nationale Klimaschutzstrategie und Abstimmungen zwischen Bund und Ländern statt.[157] 1996 wurden im Wiener Magistrat drei Arbeitsteams zu den Themen Verkehr, Energie und Beschaffung gegründet.

Von Mitgliedern der Grünen Partei wurde nach der Gemeinderatswahl 1996 versucht, in gemeinsamen Arbeitsgruppen mit der SPÖ das Thema Biolebensmittel in Wiener Einrichtungen anzugehen. Es gab von Seiten der Grünen programmatische Vorarbeiten, die insbesondere aus ihren Verbindungen zu Bioverbänden herrührten (I6).

Die wichtigsten Netzwerke dieser Phase waren:
• KAV und WissenschaftlerInnen
• Küchen (KAV und KWP) und Produktion
• Klimanetzwerk mit nationalen, Länder- und Magistrats-AkteurInnen

---

[155] Das Kuratorium Wiener Pensionistenwohnheime (KWP) ist eine gemeinnützige Stiftung; es ist zwar privatrechtlich organisiert, doch von der Gemeinde Wien mitfinanziert und gesteuert. KWP und KWP-Küchen werden hier als teilstaatliche Akteure behandelt.
[156] 90% der Wiener Spitäler sind städtisch. Der Wiener Krankenanstaltenverbund (KAV) war bis 2002 eine Magistratsabteilung, seitdem ist er eine Unternehmung der Stadt Wien. Der KAV und seine Küchen sind daher der Gruppe der staatlichen Akteure zuzurechnen.
[157] Die später eingerichtete Magistratsdirektion Klima vertrat das Land Wien im Kyoto-Forum.

1. Phase materiell

Diese Phase ist gekennzeichnet durch Ziele und Folgen in Sachen Klimaschutz sowie Ziele, Folgen und erste Leistungen beim Biolebensmitteleinsatz in Küchen.

Das Klimaschutzprogramm sah als eines von drei Themen den Bereich Beschaffung vor; diesem wurde für die Reduzierung der für den Treibhauseffekt relevanten Emissionen geringere Bedeutung zugeschrieben als den anderen Bereichen. Während der Konzeptionierung des Bereichs wurde Lebensmitteln kein relevantes Reduktionspotenzial zugedacht (I6). Vom KliP explizit betroffen waren die Politikfelder Verkehr, Energie und Beschaffung (wobei letzteres als Querschnittsbereich zwischen Umwelt und Wirtschaft aufzufassen ist).

Ursprüngliche Vorstellungen über nachhaltige Ernährung beschreibt eine Grünen-Politikerin wie folgt: „Uns wäre vorgeschwebt, eine kleine Grätzlnküche zu haben, [...], also in der kleinen Nachbarschaft kocht ein Krankenhaus oder kocht eine kleine Schulkantine, und man liefert über die Straße, [...] also so die Idee, wir kommen dann mit den schwankenden Töpfen über die Straße, dass man Wege spart, kleinräumig kocht, das sind durchaus alles auch sinnvolle Prinzipien." (I6) Die programmatischen Vorarbeiten der Grünen bewegten sich in dieser Phase zwischen solchen idealistischen Ideen[158], den Ansätzen der von ihnen konsultierten Bioverbände, Vorgaben des u.a. für Hygiene zuständigen Marktamts sowie den bestehenden Rationalisierungs-Realitäten in Großküchen (I7). Sie sollten sich in den weiteren Phasen konkretisieren.

Zwei der 30 Leiter der Küchen in den Pensionistenwohnhäusern waren von den Vorteilen von Bioprodukten für Qualität und Tierschutz überzeugt. Der damalige Küchenkoordinator des KWP fand: „Bioschmäh, kannst' vergessen" (I9) – doch selbst er veränderte im Lauf der Zeit seine Haltung. Das Schlüsselerlebnis für ihn war sein persönlicher Besuch im Herbst 1995, gemeinsam mit den KüchenleiterInnen des KWP, bei einem Hauptlieferanten des damaligen Großhändlers, der die KWP-Küchen belieferte. In der Folge dieses Besuchs gründete sich eine Erzeugergemeinschaft, um zuerst Obst und Gemüse, später weitere Produkte aus der Region und ab 1997 auch Biofleisch direkt an die Küchen zu liefern (Komarek 2002). Mit den Vorarbeiten aus den Küchen konnte die Leitung des KWP ins Boot geholt werden; zügig machte sie die Ansätze der Initiative zu ihren eigenen und unterstützte die Fortentwicklung. (I9)

Es fanden, zum Teil von Bioverbänden organisierte, Exkursionen zu Biobetrieben für die leitenden Beschäftigten und die KöchInnen aus den Küchen für PensionistInnen und Spitäler statt. (I9)

Der Einsatz von Bioprodukten in einzelnen Krankenhaus- und Pensionistenwohnhäuser-Küchen veränderte nicht nur die stoffliche Zusammensetzung der Menus, sondern auch die Arbeitsabläufe in den Küchen. In Kooperation mit den an Produktion und Logistik Beteiligten wurden die Lieferbedingungen und -qualitäten der Bioprodukte verändert. Den ersten Schritt taten vor allem die Beschäftigten in den Küchen, da sie, weil die Produzierenden keine portionierte Ware liefern konnten, Arbeiten übernahmen, die von ihnen lange schon nicht mehr ausgeführt worden waren (I4). Ein Küchenleiter organisierte seine Küche z.B. so um, dass dort ganze Tiere verarbeitet werden konnten (I9).

Ziel der ProjektinitiatorInnen im KAV war es, mit Hilfe von Biolebensmitteln die Gesundheit von PatientInnen zu fördern und dies wissenschaftlich zu untermauern. Ungefähr im Jahr 1996, als vom KAV die ersten Produkte in Bioqualität nachgefragt wurden (vgl. Pressekonferenz 2003, 6), brachte die Lebensmittelhandelskette Billa die Marke „Ja! Natürlich" auf den Markt. Da Billa ein größerer

---

[158] Auch gab es bei einigen Grünen-PolitikerInnen das Ideal, die Nahrung zu 100% biologisch einzukaufen (I1).

Abnehmer war, fanden die EinkäuferInnen des KAV auf dem Markt einige Produkte nicht, insbesondere kein Getreide in Bioqualität. Daher begann die aktivste Küche mit dem Einkauf von Biofleisch, mit dem „dicksten Brocken" (in den Worten einer Protagonistin). Hier musste logistische Pionierarbeit geleistet werden, da die Erzeugenden bisher keine Großküchen beliefert hatten. Eine Zeitlang war Bioschweinefleisch in Österreich für Großküchen kaum erhältlich, weil viel davon nach Japan exportiert wurde (I4). Als zu dem ersten Biofleischlieferer weitere Zulieferer hinzukamen, entpuppte sich stellenweise angebliches Biofleisch beim Kochen doch als konventionelle Ware, was für die beteiligten KöchInnen wegen der besonderen Qualität von Biofleisch ersichtlich war. Zum Teil mussten die Küchen die Lieferfirmen dazu anhalten, Biozertifikate für ihre Bioware zu beschaffen. Das Interesse der Küchen an Garantien war hoch, auch da sie bei eventuellen Kontrollen die Qualität nachweisen mussten; daher übten sie auf die Anbietenden Druck aus, bis die Zertifikate vorlagen. Obwohl von diesen Zertifikaten ihre Lieferbeziehungen abhingen, schienen die Anbietenden daran ein geringeres Interesse zu haben. (I4)

Die wichtigsten materiellen Leistungen dieser Phase waren:
- Erprobung von Biofleisch und weiteren Biolebensmitteln in Großküchen
- Umstellung auf Bio und Biozertifizierung von Produktion und Zulieferern

2. Phase 1999-2000: Modellstudie zu Biolebensmitteln und 30% Bio im KliP-Gemeinderatsbeschluss:
„Es brauchte politischen Druck, dass diese konkreten Zahlen festgeschrieben sind."
Die wichtigsten prozeduralen Entwicklungen der zweiten Phase bestanden in der Erweiterung des Netzwerks um die Küchen des KAV und in der Bildung von Gremien innerhalb des KliP, die mit dem Thema Nahrung befasst sind. Materielle Entwicklungen bestanden insbesondere in Veränderungen des Zuliefermarktes für die Wiener Großküchen und in der programmatischen Festlegung auf 30% Biolebensmittel in allen Wiener Großküchen in 2005.

2. Phase prozedural
In der zweiten Phase kamen Überschneidungen der unterschiedlichen Netzwerke aus der ersten Phase zustande. Die Kooperation zwischen KAV und Wissenschaft zur Erarbeitung einer Modellstudie und die Formalisierung des KliP-Netzwerks, in das durch Gemeinderatsbeschluss auch Nahrungskontexte einbezogen werden, stehen in einem gemeinsamen Akteurzusammenhang.

Modellversuch und Modellstudie
Hauptakteure des in 1999 durchgeführten Modellversuchs zum Einsatz von Biolebensmitteln in zwei Krankenhäusern waren zwei Wissenschaftler aus der Umweltdirektion des KAV, die (für Einkauf und damit auch die Einhaltung des Budgets der Küche verantwortlichen) Regieleiterinnen sowie die Beschäftigten in den Küchen.[159] Diese initiierten während der Modellphase Kontakte mit Bio-Produzierenden und Bio-Zertifizierern. In langwierigen Verhandlungen mit den Liefernden wurden nach und nach Geschäftskontakte stabilisiert: „Telefonieren, die Ware wieder zurückschicken, [...] die haben natürlich nicht verstanden, warum das nicht funktioniert, dann haben wir etwas von ande-

---

[159] Die Modellphase wurde von einigen Mitgliedern der Gruppe „ÄrztInnen für gesunde Umwelt" ideell unterstützt, die die Überzeugung vertraten, dass Biolebensmittel gesünder seien (I10).

ren Firmen kommen lassen." (I4) Aufbauend auf diese diversifizierten Kontakte konnte die Verwendung von Biolebensmitteln im KAV weiterentwickelt werden; die Geschäftsverbindungen zwischen den Küchen in KAV und KWP und den Biobetrieben stabilisierten sich (I4, I9).

Die Beteiligten betonen, wie wichtig es war, das Küchenpersonal von Beginn an mit einzubeziehen: „Ich hätte noch so engagiert als Person sein können, wenn die unten in der Küche auf stur schalten, die können alles kaputt machen. Die brauchen das Fleisch nur zu lange kochen, die brauchen nur schlecht portionieren. Die brauchen nur zu sagen, das haut nicht hin." (I4) Die RegieleiterInnen gewannen die Beschäftigten der Küchen für das Projekt und motivierten sie zu zusätzlichen Arbeiten, wie z.B. zur Fleischportionierung, die lange nicht mehr zu ihren Aufgaben gehörten; sie überzeugten aber auch Leitende im KAV (mit Unterstützung der Akteure der Umweltdirektion) vom Einsatz der Biolebensmittel. Ein Akteur benennt das besondere österreichische Umgehen mit Verantwortlichkeiten: „Das persönliche Engagement ist ganz wichtig, um die Gruppen zu überzeugen. Die Gruppen, die an vorderster Front beschäftigt sind, die sind ganz wichtig. Und in Österreich ist das hierarchische Denken nach wie vor da. Und solange die obere Ebene, jetzt vom Management her oder von der Klinikleitung her, das nicht mitträgt, dann wird das auch nicht gut laufen." (I4)

Die wissenschaftliche Unterstützung und Begleitung des Lebensmittelprojektes durch die Umweltdirektion im KAV wurde 1999 durch eine Machbarkeitsstudie erweitert. Die Studie wurde, finanziert aus dem Projekt zur ökologischen Beschaffung („ÖkoKauf", vgl. unten), im Auftrag der Magistrats-Umweltabteilung von einem Mitarbeiter eines Gesundheitsforschungsinstituts[160] erstellt; die Zusammenarbeit zwischen Magistrat und diesem Forschungsinstitut war eng. Der Mitarbeiter wechselte später in die für den KAV zuständige Magistratsabteilung.

Institutionalisierung des KliP

Mit dem Gemeinderatsbeschluss vom 5. November 1999 wurde das Klimaschutzprogramm „KliP" der Stadt Wien verabschiedet, womit ökologische Beschaffung auch im Bereich Nahrung festgeschrieben wurde. Mehrheitlich stimmten nicht nur die Sozialdemokratische Partei und die Grünen, sondern auch die Liberalen und die ÖVP für das KliP.

Das KliP wurde vor allem von den Mehrheitsparteien SPÖ und Grünen gestaltet und getragen. Dem Gemeinderatsbeschluss waren Verhandlungen zwischen verschiedenen Akteuren vorausgegangen. Die konkrete Quote von 30% Bio für alle Lebensmittel wurde erst „ in der Schlussphase des KliPs hineindeklamiert. Vorher hatte es nur geheißen: Erhöhung des Bio-Anteils. Und [...] in der Letztphase des KliP, [ist] dieser Punkt [...] von den Grünen reindeklamiert worden. Es gab die Drohung, dass, wenn das nicht reinkommt, wir dem ganzen Paket nicht zustimmen. [...] Ich weiß nicht, wie ernst man das gemeint hat, aber es war nachhaltig genug. [...] Es war schon ein wesentlicher Fortschritt zu dem, was vorher dringestanden hat, und es kam erst in der Schlussrunde da rein. Es war von der Projektgruppe, die das ausgearbeitet hatte, ursprünglich gar nicht vorgesehen. Und da war dann wieder klar, es brauchte eigentlich schon den politischen Druck, dass diese konkreten Zahlen dann auch irgendwo festgeschrieben sind." (I6) Begleitend zu den KliP-Vorbereitungen nahmen Grüne Ratsmitglieder Kontakte mit Bioverbänden auf, um gemeinsam Realisierungs- und Verstetigungschancen des Biolebensmitteleinsatzes zu eruieren (I6). Auch AkteurInnen aus dem KAV versuchten ParteipolitikerInnen so zu beeinflussen, dass definitive und realistische Zielvorgaben für das Thema Bionahrung in das KliP aufgenommen würden (I4).

---

[160] Ludwig-Boltzmann-Institut für Stoffwechselerkrankungen und Ernährung, Wien

Ende 2000 wurde zur Institutionalisierung des KliP ein neues Referat im Magistrat eingerichtet, die Klimaschutzkoordinationsstelle (MD KLI)[161]. Eine „Klimaschutz-Strategiegruppe"[162] traf zweimal jährlich zusammen, um die Kooperation zwischen Verwaltungs- und politischer Ebene zu stärken und die politische Beschlussfassung über konkrete Maßnahmen (z.B. Finanzierung, Gesetzesänderungen) vorzubereiten. Es entstanden weitere Gremien und eine differenzierte Kommunikationsstruktur (z.B. über eine EDV-Plattform). Einer privaten Agentur wurde das Projektmanagement für die ca. 200 Personen aus dem KliP-Team übertragen. Die in der ersten Phase eingerichteten Arbeitsgruppen wurden durch das KliP zu „ExpertInnennetzwerken" in den Bereichen Energie, Mobilität[163] und Beschaffung.

ÖkoKauf Wien

Das ExpertInnennetzwerk im Bereich Beschaffung, „ÖkoKauf Wien" genannt, betraf alle Waren, die die Stadt Wien jährlich für rund 5 Milliarden Euro einkaufte. ÖkoKauf verfügte über jährlich zugewiesene begrenzte Mittel, um Projekte zu initiieren und durchzuführen. Der mit der Projektleitung Beauftragte aus der Baudirektion des Magistrats stand dem Projekt ÖkoKauf anfangs skeptisch gegenüber und „hat gesagt, dass er das Projekt wenn, dann nur ordentlich macht" (I3); er setzte auf professionelles Projektmanagement. Finanztechnisch wurde ÖkoKauf in der Umweltabteilung des Magistrats angesiedelt, von hier wurden zudem viele Projekte inhaltlich begleitet. Zum ÖkoKauf-Projekt waren ca. 180 Beschäftigte des Magistrats zu rechnen; sie wirkten in drei Beratungsausschüssen (Recht, Organisation, Öffentlichkeitsarbeit)[164] (vgl. KliP 2002, 12-13) und 18 thematischen Arbeitsgruppen mit. Ein aus ca. 20 Personen bestehendes Lenkungsteam „mit einer guten Gruppenidentität" (I3) entschied über Ziele, Projekte und evaluierte Vorgehen und Ergebnisse[165]. Das Lenkungsteam bestand vornehmlich aus direkt unter den Abteilungsleitungen angesiedelten BeamtInnen, die dennoch einen direkten Arbeitsbezug zu den AGs hatten; beteiligt waren auch VertreterInnen städtischer Unternehmen. Zur Koordination der Aktivitäten im ÖkoKauf wurde die gesamte interne Kommunikation in ein Intranet, die Dokumentation ins Internet gestellt.

Von der professionell gestalteten Organisation des Netzwerks profitierten die Beteiligten in Form inhaltlichen Anschlusses für umweltbezogene Projekte[166]. Auch bedeutete ÖkoKauf strukturelle Rü-

---

[161] Sie verfügte über fünf halbe Personalstellen und geringe Sachmittel (je 50.000 Euro in 2001 und 2002); operative Projekte in Sachen Klimaschutz waren grundsätzlich über die Fachdienststellen zu finanzieren.

[162] Beteiligte der Strategiegruppe sind politische EntscheidungsträgerInnen (GemeinderätInnen aller im Wiener Gemeinderat vertretenen Parteien; die amtsführende Stadträtin für Umwelt; der Vorsitzende des Umweltausschusses des Gemeinderats) sowie BeamtInnen der Stadt Wien (Klimaschutzkoordinatorin und Stellvertreter, drei Hauptexperten aus den ExpertInnennetzwerken) sowie eine Person aus der Agentur, die das Projektmanagement des KliP übernommen hat.

[163] Das in Phase 1 entstandene Arbeitsteam hieß „Verkehr"; hier wurde im Rahmen des KliP also die Definition des klimarelevanten Bereichs auf „Mobilität" hin erweitert.

[164] Die Beratungsausschüsse wurden als wichtig angesehen. Der Beratungsausschuss Recht bestand aus sieben JuristInnen, deren Aufgabe es war, den in der Beschaffung Tätigen und beteiligten Privaten Rechtssicherheit gegen evtl. Klagen zu gewähren. Diese wurden erwartet, da einige ÖkoKauf-Vorgaben den Beschaffungsvorgaben von EU, Bund und Ländern entgegenstanden, die „Billig" statt „Best" -Anbieter zu bevorzugen vorsahen. Hatte Beschaffung bisher die Aufgabe gehabt, technische Entwicklungen nachzuvollziehen; wurde die Beschaffung durch die ergänzenden ökologischen Kriterien komplizierter. Der Beratungsausschuss Interne Kommunikation vereinheitlichte z.B. die Struktur von Protokollen, damit Informationen aus verschiedenen Bereichen übersichtlich wären.

[165] So fanden z.B. Follow up-Workshops des Lenkungsteams zur Evaluation „in schönen Tagungshotels außerhalb Wiens statt, wo auch gut gegessen wird." Kommunikation in dieser Form sei dichter und effektiver, so ein Beteiligter. (I3)

[166] Das ÖkoKauf-Projekt sei eine „Spielwiese" z.B. für einen Magistratsabteilungs-Leiter, dem bisher im Ökologiebereich die Hände gebunden waren, und der, aus dem ÖkoKauf-Projekt finanziert, nun „die dollen Projekte verwirklicht, die er immer schon vor hatte", erklärte ein Interview-Partner (I3).

ckendeckung für Magistrats-MitarbeiterInnen, die in ihren Magistratsabteilungen keinen Handlungs-spielraum für ökologische Beschaffung bekamen; insbesondere Interventionen des Lenkungsaus-schusses wurden als politisch wirksam erfahren (I3). Bezüglich der Mitarbeit von NGOs in den ÖkoKauf-AGs herrschte 1999-2000 „Euphorie, weil sie sich Aufträge erhofften" (I3); sie nahmen an Sitzungen und runden Tischen teil. Später dominierten gegenseitige Information und punktuelle Einladungen an Fachleute.

AG Lebensmittel

Eine der 18 Arbeitsgruppen war die AG Lebensmittel, in der ca. 20 Personen, darunter einige aus den hier untersuchten Nahrungsnetzwerken mitarbeiteten[167]. Das wichtigste Mitglied war der Wissen-schaftler, der die Umweltdirektion des KAV leitete. Die AG traf sich alle zwei bis drei Monate, zwischendurch tagten Untergruppen; die Treffen dienten u.a. dazu, sich gegenseitig die eigenen Pro-jekte vor Ort vorzuführen (I3).

Aus dem Magistrat heraus wurde das KWP dazu aufgefordert, sich der AG Lebensmittel im Öko-Kauf anzuschließen. Und obwohl die Kuratoriumsleitung das eigene Projekt als „eigenständig" an-sah, sandte sie einen Vertreter zu den Sitzungen der AG Lebensmittel (I9). Die bis dahin vorwiegend getrennt arbeitenden Initiativen von KAV und KWP bekamen so eine weitere Verknüpfungs-möglichkeit.

Die wichtigen Netzwerke in dieser Phase waren:
• KAV und Wissenschaft
• AG Lebensmittel im ÖkoKauf (KliP)

2. Phase materiell

Modellversuch

Der Verbund der Krankenanstalten führte im Jahr 1999 einen Modellversuch durch. Von Juli bis De-zember wurden in einer Krankenhausküche, die täglich ca. 250 Portionen zubereitete, so viele Bio-zutaten wie auf dem Markt erhältlich eingesetzt.[168]

Verantwortlich für die erreichten Bio-Anteile war die Küche selbst; die materielle Zielvorgabe war, möglichst viel in Bioqualität einzukaufen, wobei das Budget der Küche nicht verändert, die Kosten für die Lebensmittel also konstant gehalten wurden. Das Personal leistete allerdings unbe-zahlte Überstunden. Die Modellphase diente zum Ausprobieren bisher nicht bekannter Produktqua-litäten: „Was nicht funktioniert hat, das waren die Teigwaren. Die sind nicht kochstabil gewesen. Wir müssen schaun, dass sie eine Stunde, zwei Stunden standhalten, das war ein Wahnsinn, bis wir da irgendwas gefunden haben. Oder bis wir ein Mehl gefunden haben, das für einen Strudelteig passt. [...] Natürlich war das mehr Arbeit, wir mussten zig Rezepturen wieder ändern" (I4).

Im Zeitraum der Modellphase wurden die Fleischportionen aus allgemeinen Kostengründen redu-ziert. Da Biofleisch beim Kochen weniger schrumpft, fiel die nochmalige Verkleinerung der Portio-nen aufgrund der höheren Bio-Preise kaum auf (I4). Ebenso sparte die geringere Garzeit von Bio-fleisch (Arbeits-)Kosten (vgl. Holler 2001, 42).

---

[167] Beteiligt an der AG Lebensmittel waren AkteurInnen aus den Bereichen Konsumentenschutz, Umweltberatung, Um-welt- und Rechtsabteilungen des Magistrats und der Ministerien, aus der Wissenschaft usw. (I10).

[168] Diese Küche war für den Modellversuch ausgewählt worden, da die Regieleiterin der Küche eine sehr engagierte Person war. (I4)

Zu Beginn gab es keinen Bio-Anbieter, der Biokartoffeln schälte und teilte. Während der Modellphase wurden österreichische Bio-Kartoffeln zum Schälen, Vierteln und Vakuumverpacken nach Südbayern transportiert; dies war ökonomisch, wenn auch nicht ökologisch, rational (vgl. Holler 2001, 50).[169] In der Modellphase gab es Bio-Mehl anfangs nur in Ein-Kilo-Packungen: „Das ist natürlich für eine Großküche der totale Wahnsinn, der Preis war unglaublich hoch, aber das hat sich innerhalb des halben Jahres von der Studienzeit schon geändert. Der Preis ist runtergegangen, dann sind die Großpackungen gekommen, das war dann von der Nachfrage, und sie haben gesehen, dass es dann irgendwo einmal rauskommt, es hat sich dann was bewegt. [...] Nur die Umstellung der einen Küche, das hat schon gereicht." (I4) Im Zuge des Modellversuchs im KAV wurde eine Firma neu gegründet, die die logistischen Ansprüche von Großküchen erfüllte und ein breites Bio-Produktsortiment anbot (I4).

PatientInnen und Beschäftigte des Modellkrankenhauses wurden über das Projekt informiert; der biologische Landbau wurde ihnen u.a. mittels Faltblättern und Plakaten nahe gebracht (vgl. Holler 2001, 16). ÖkoKauf bot den Rahmen, um das Modellprojekt in die Medien zu bringen; z.B. wurden öffentlichkeitswirksam ein „Fleischtag" und ein „Biotag" im Modellkrankenhaus durchgeführt. Die Beschäftigten leisteten bei deren Ausrichtung wieder unbezahlte Mehrarbeit, doch bekamen sie aufgrund der positiven Darstellung dieser Aktionen und der guten Resonanz in den Medien neue Motivation (I4).

Das Modellvorhaben im KAV zeigte praktische Wege auf, die von weiteren Einrichtungen übernommen werden sollten. Es wurde als erfolgreiches Musterprojekt bezeichnet, als Überzeugungsarbeit: „Das man nicht überall anfängt, und überall holpert's dann, sondern [...] wenn man sieht, hier gelingt die Sache, das läuft halbwegs, man kann sagen, wenn Ihr Euch ein bissele bemüht, dann funktioniert das auch bei Euch, dann kann man's hochziehen" (I4).

Zum Modellprojekt im KAV wurde eine Machbarkeitsstudie erstellt. Sie arbeitete die Ergebnisse der Modellphase auf einer breiten Basis wissenschaftlich auf und zog Erfahrungen aus einer weiteren KAV-Küche, die ebenfalls mit dem Einsatz von Bioprodukten experimentiert hatte, hinzu (I10). Die Studie wurde aus ÖkoKauf-Geldern finanziert und im Jahr 2001 fertiggestellt (Holler 2001). Zwei zentrale Ergebnisse waren, dass ein Anteil von 50% der eingesetzten Lebensmittel aus Bio-Produktion ohne besondere Probleme möglich und dass die Mehrkosten mit bis zu 30% deutlich geringer waren als erwartet; für einen 30%igen Bio-Anteil stiegen die Produktkosten um 10 bis 20%. Die Studie rechnete nicht nur die Produktkosten ein, sondern ebenfalls den Mehraufwand, den die Küchen leisten mussten, um nicht vorab für den Großküchengebrauch verarbeitete Bioprodukte selbst vorzubereiten. Die Studie analysierte die ökologischen und ökonomischen Voraussetzungen und insbesondere Auswirkungen des Einsatzes der Bioprodukte. Auch auf volkswirtschaftliche und soziale Aspekte wurde eingegangen. Der Markt gab bereits in 2000 in den meisten Produktgruppen ausreichende Mengen her, um die Wiener Spitäler mit ca. 50% Bio zu versorgen; nur im Bereich Obst und Gemüse bestanden – bedingt durch saisonale Schwankungen im Angebot, durch Mangel an Tiefkühl-Produkten sowie Distributionsprobleme im Bio-Bereich – Versorgungsengpässe. (vgl. Holler 2001; Stadt Wien 2001) Laut den Beteiligten war die dokumentierte Machbarkeitsstudie eine wichtige Argumentationsgrundlage für die BefürworterInnen der Biolebensmittel im parlamentarisch-politischen Raum (I4, I10).

---

[169] Allein, weil durch das Modell-Krankenhaus, das den Zulieferern keine formelle Abnahmegarantie geben konnte, Aussicht auf eine dauerhafte Abnahme bestand, schafften die regionalen Biobauern später eine Wasch- und Schälmaschine für Kartoffeln an (I3).

Am 1. März 2000 wurden für den Bedarf des KAV Milch und Milchprodukte in biologischer Qualität ausgeschrieben, sodass die Wiener Krankenhäuser ab Sommer 2000 nur Biomilch und Biomilchprodukte (außer Biokäse) verwendeten. Dies wurde mit deren Gesundheitswirkungen begründet, u.a. da Rückstände aus konventioneller Tierhaltung bei extrem geschwächten PatientInnen zu Abwehrreaktionen gegen Medikamente führen könnten (vgl. Stadt Wien 2000; Holler 2001, 15).

Die meisten PatientInnen hätten wegen der durchschnittlichen Verweildauer von sechs Tagen in den Spitälern zwar nur geringe Gesundheitsvorteile durch das Bioessen, lernten aber evtl. „wie und dass es schmeckt" (I10). Ein wichtiges Anliegen der AkteurInnen rund um die Krankenhausküchen war zu vermitteln, dass Biolebensmittel nicht mit Vollwertkost o.ä. gleichzusetzen sind: „Das ist uns ganz gut gelungen mit Kampagnen, die Leute endlich wegzubringen, dass das nicht Körndlessen ist oder irgendwo vegetarisches Essen oder sonst was, sondern Bio Normalkost ist, mit besonderer Qualität" (I4).

Durch das KWP wurden in dieser Phase ähnliche ökonomische Entwicklungen angeregt; z.B. wurde der langjährig liefernde Großfleischhauer dazu gebracht, auch Biofleisch zu verwenden. Im Ergebnis steigerten die Küchen der Pensionistenwohnhäuser den Bioanteil der eingesetzten Lebensmittel von 5,7% in 1999 auf über 10% im Jahr 2000 (vgl. Komarek 2002).

KliP und ÖkoKauf

In dieser Phase wurden Nahrungsmittel zu einem Thema der Wiener Politik; z.B. schrieb Rot-Grün ein Arbeitspapier zum Thema Nahrung. Als Grund wird von AkteurInnen die „gesellschaftliche Situation" angegeben: „Wie immer, wenn etwas reif ist zur Diskussion, entstehen Gespräche drüber." (I4) Während der Start-Pressekonferenz des ÖkoKauf-Projekts am 17. Juni 1999 sagte der damalige Umwelt-Stadtrat, dass bis Ende 2004 der Anteil Bio-Lebensmittel in Wiener Einrichtungen auf 30% erhöht werden sollte. „Im gleichen Atemzug", so ein Akteur aus der Umweltverwaltung, senkte er den Tagesverpflegungssatz für PatientInnen in Wiener Krankenhäusern um 10%. (I3)

Das Ziel des vom Wiener Gemeinderat verabschiedeten Klimaschutzprogramm war die Reduzierung von CO_2-Emissionen.[170] Ein Kapitel im Bereich Beschaffung hieß „Programm ‚Öko-Mahlzeit'" und schrieb fest: „Im Jahr 2005 sollen mindestens 30% der von Einrichtungen der Stadt Wien angekauften Lebensmittel aus biologischer Landwirtschaft stammen" (KliP 1999, 215). Wie diese 30% zu berechnen seien, wurde nicht spezifiziert. Der Zusammenhang mit dem Klimaschutz wurde darüber hergestellt, dass Bioanbau CO_2-Emissionen (um den Faktor 2,5, vgl. Holler 2001, 20) gegenüber konventionellem Anbau reduziert. Zudem sollten laut KliP möglichst fair gehandelte Produkte eingesetzt werden. Weitere Beschaffungsvorgaben zielten auf die Verbesserung von Energieeffizienz und Abfalllogistik. Das ÖkoKauf-Projekt definierte Ziele für die Beschaffung in Form von Kriterienkatalogen und entwickelte Qualitätskriterien; diese wurden in konkrete Textbausteine übertragen, die das alltägliche Handeln der MagistratsmitarbeiterInnen begleiteten; die Kriterien wurden laufend evaluiert[171].

Die im KliP festgeschriebene Zielvorgabe bewirkte innerhalb des KAV, dass auch die nicht am Modellprojekt beteiligten Bereiche biologisch produzierte Nahrungsmittel im festgelegten Umfang

---

[170] Das KliP Wien bestand aus 36 Maßnahmeprogrammen, fünf sachlichen Bereichen und enthielt konkrete Zieldefinitionen der CO_2-Emissionsreduzierung.

[171] Ein Beteiligter betonte, dass die kontinuierliche Einbindung des Programms in die Praxiserfahrungen einmalig sei. (I3)

einsetzten. Später wurde das KliP zu einem wichtigen politischen Unterstützungsmoment für den Ausbau der im KAV begonnenen Aktivitäten. (I4)

Die herausragenden Leistungen dieser Phase waren:
- Durchführung eines Modellversuchs mit begleitender Studie zum Einsatz von Biolebensmitteln
- Wiener Großküchen durch das KliP zur Verwendung von 30% Biolebensmitteln verpflichtet

3. Phase 2001-2002: Ausweitung und Institutionalisierung:
„Die Kinder in Wien werden gesund ernährt, egal, was es kostet."
Die wichtigste prozedurale Entwicklung der dritten Phase besteht in der Einbeziehung weiterer Akteurgruppen von innerhalb und außerhalb des Magistrats in das Nahrungsnetzwerk, bei deren Interaktionen neue Koordinationsmechanismen ins Spiel kommen. Die materielle Entwicklung zeichnet sich nicht nur durch die Erhöhung des Bioanteils der Nahrung in mehr Einrichtungen, sondern zudem dadurch aus, dass der Bioanteil in verschiedenen Warengruppen gewährleistet werden soll.

3. Phase prozedural
In der dritten Phase erweiterten sich die Netzwerke: Im Rahmen der Einführung von Biolebensmitteln auch in Wiener Schulen und Kindergärten wurden weitere Küchen, neben dem Krankenanstaltenverbund weitere Magistratsabteilungen sowie weitere private AkteurInnen in Sachen nachhaltiger Nahrung aktiv.

Im Wahlkampf des Jahres 2001, als die BSE-Krise ihren Höhepunkt erreicht hatte, erklärte der Wiener Bürgermeister in einem Interview: „Die Kinder in Wien werden gesund ernährt, egal, was es kostet" (I6). VertreterInnen von SPÖ und Grünen werteten dies als politisches Signal und beriefen sich fortan auf diese programmatische Äußerung (I6). StadträtInnen und weitere wichtige politische FunktionsträgerInnen unterstützten das Nahrungsprojekt nur an bestimmten Meilensteinen; wenige engagierte PolitikerInnen begleiteten durchgehend die laufende Arbeit des Magistrats.

Das KliP gehörte zu 23 Projekten, die Rot und Grün nach dem Wahlsieg der SPÖ 2001 als gemeinsame Strategie definiert hatten und die in Zusammenarbeit beider Parteien umgesetzt werden sollten, was der Bürgermeister ausdrücklich guthieß.

Ab Oktober 2001 erarbeiteten die ExpertInnennetzwerke und die Klimaschutzabteilung des Magistrats einen Plan zur detaillierten Umsetzung des KliP. Im Dezember 2001 trat erstmals die Strategiegruppe des KliP zusammen, die aus FunktionsträgerInnen in Verwaltung und Politik bestand, um Evaluation und politische Fortentwicklung des KliP zu bearbeiten (I3).

In 2001 stimmte der Gemeinderat mit den Stimmen der mehrheitlichen Sozialdemokratie, unterstützt von der Grünen Partei, für eine Vorlage, nach der bis Ende 2002 der Anteil von Biolebensmitteln in den Krankenhäusern auf 33% und in Schulen und Kindergärten auf 30% zu steigern war. Über die Verpflichtung aus dem KliP, Biolebensmittel in Ausschreibungen einzubeziehen, wurden weitere Magistratsabteilungen ins KliP-Nahrungsnetzwerk einbezogen.

An der Diskussion um die konkrete Ausgestaltung der 30%-Bioquote aus dem KliP waren verschiedenste Institutionen beteiligt: mehrere Magistratsabteilungen, das ExpertInnengremium AG Lebensmittel und von den Parteien insbesondere die Grünen.

Im April 2001 wurde in eine zu diesem Zeitpunkt notwendige Neuausschreibung der Speisenversorgung in den Kindertagesheimen ein 30%iger Bio-Anteil festgelegt. Forciert wurde die Ausschreibung auch von der Leiterin der Magistratsabteilung Klimaschutz; die Ausschreibung fußte auch auf den Ergebnissen der Modellstudie (I3). Vorher waren aufgrund der 30%-Regelung im KliP die für das Kindergartenessen Verantwortlichen an ÖkoKauf herangetreten, da sie die große Anzahl der dort festgeschriebenen Kriterien (Hygiene, Energie, Abfall, Bio-Anteil usw.) nicht reibungslos umsetzen konnten (I7). Von ExpertInnen aus dem Magistrat wurden daraufhin in enger Abstimmung mit den Kindergärten im Rahmen von ÖkoKauf konkrete Hilfestellungen entwickelt (z.B. Einkaufsleitfäden). Hierbei hatte die Magistratsabteilung Umwelt eine koordinierende Rolle. (I3)

Die Abstimmung zwischen Politik und Verwaltung zur Vorbereitung der Ausschreibung für die Kindergärten erfolgte in Besprechungen, in denen die Kriterien der Umsetzung und die Ausschreibungsrahmenbedingungen ausgehandelt wurden: „30.000 Knödeln, also dann muss man schaun, was sind die Realvorgaben und was braucht man und wie kann man das erreichen" (I6). Es gab hier informelle Besprechungen z.B. in der Schnellbahn, da ein (SPÖ-naher) Magistratsabteilungsleiter und eine Grüne Gemeinderätin[172] auf der selben Linie fuhren: „Da haben wir dann – wenn ich nicht ganz so außer Atem hinter meinen Kindern her hechle – haben wir dann hin und wieder rot-grüne Projektbesprechung gemacht. [...] Relativ bald wir waren dann so weit, dass wir es in der Verwaltungsstruktur auch umsetzen konnten." (I6)

Über die Zusammenarbeit mit den Bioverbänden und Lebensmittelerzeugern berichtet der Magistratsabteilungsleiter: „Die [Bioverbände] haben wir an der Hand genommen und haben sie mit uns geführt. Und dann sind sie uns abhanden gekommen zwischendurch, da sie ein bisschen mit Selbstorganisationsfragen beschäftigt waren. [...] Die saßen bei mir und ich habe gesagt, Ihr dürft mitfahren, unser Zug fährt schon." (I7)

Für die Definition der Vergabekriterien wurden u.a. Eltern der minderjährigen KonsumentInnen einbezogen (vgl. Stadt Wien Spezial 2003). Bezüglich der Schulen und Kindergärten koordinierte in erster Linie die Umweltabteilung im Magistrat die Aktivierung der relevanten AkteurInnen. Trotz der politischen Vorgabe hing die Einführung der Biolebensmittel von der Bereitschaft der Leitung der zuständigen Magistratsabteilungen ab. Erst als diese durch die Vorgabe unter politischem Druck standen bzw. vom Nahrungsprojekt überzeugt waren, konnte der Umsetzungsprozess starten. (I3)

Im KAV wurde von Schwierigkeiten in dieser Phase berichtet, insbesondere auf Seiten der „Finanzierenden, das sind die Verwaltungsdirektoren und die Leitenden in den Küchen, da haben wir auch durchaus Leute gehabt, die nicht so überzeugt waren. Die gibt es noch immer" (I4). Im Jahr 2001 erarbeitete die Umweltdirektion des KAV einen Umweltentwicklungsplan, der für die eigenen Häuser verbindlich war (I10). Mit der Umstrukturierung in eine Unternehmung der Stadt Wien im Jahr 2002 wurden die dezentralen Kompetenzen der einzelnen Häuser größer; sie wurden in der Verwendung ihrer Budgets unabhängiger. In einigen Häusern wurde daraufhin in Frage gestellt, dass die Bio-Quote von 30% noch eingehalten werden könnte. Die Umweltdirektion befasste sich daraufhin mit den Problemen der Küchen. Die im KliP festgelegte Quote wurde in eine Zielvereinbarung zwischen Generaldirektion und den Häusern umgesetzt und daher auch intern verbindlich gemacht. Dadurch wurden die Küchen zur Einhaltung der Quote gebracht (I10).

Die wichtigsten Netzwerke dieser Phase waren:

- Nahrungsnetzwerk KliP, koordiniert im Magistrat
- Nahrungsnetzwerk im KAV

---

[172] GemeinderätInnen sind die Mitglieder des Gemeinderats.

3. Phase materiell

Politische Ziele

Im Mai 2001 einigten sich die SPÖ, Gewinnerin der Gemeinderatswahl, und die Grünen auf die Steigerung des Bio-Anteils auf 50% der Lebensmittel in allen öffentlichen Einrichtungen der Stadt bis zum Ende der Legislaturperiode 2005. Ein dafür angeführter Grund war, der österreichischen Bio-Landwirtschaft Impulse geben zu wollen. (vgl. Stadt Wien 2003) Das politische Ziel war „BIO für ALLE, nicht nur für Reiche. Die Mehrkosten für die Kinder, PatientInnen etc. sollen sich durch die Bio-Steigerung in Grenzen halten bzw. überhaupt nicht anfallen." (Die Grünen Wien 2002) Die Ausweitung von Bionahrung auf Schulen und Kindergärten wurde insbesondere von der Magistratsabteilung Umwelt im Rahmen des ÖkoKauf forciert, „da es sonst geheißen hätte, dass ja nur Alte und Kranke gesunde Lebensmittel in Wien bekommen" (I3).

Krankenhäuser

Die BSE-Krise, die zeitnah mit der öffentlichen Diskussion der Hormon- und Antibiotikaproblematik auftrat und europaweit die Nahrungsproduktion kritisch zur Diskussion stellte, veranlasste den Krankenhausbereich zum Handeln: „Eine gewisse Sorge war von Seiten der Verwalter, dass ein Vorwurf kommen könnte, man verpflegt die Patienten mit Fleisch, das vielleicht nicht 100%ig einwandfrei ist. Und das ist bei biologischer Landwirtschaft eben auszuschließen gewesen." (I4) Dabei handelten die AkteurInnen, bevor es zu Druck von Seiten der KonsumentInnen oder des medizinischen Personals in den Krankenhäusern kam: „[...] Es wäre im Raum gestanden, dass Patienten sagen, was kriegen wir da zu essen? Zuhaus' kann ich es mir aussuchen, was ich mir kaufe, im Spital kann ich es mir nicht aussuchen. Da möchte ich es wissen." (I4) Es wurde also präventiv gehandelt: „Das war die Stimmung in der Bevölkerung, ganz einfach. Das ist eine gesellschaftliche Frage. Wo jeder das Gefühl hat, das passt so nicht, da muss man was tun. [...] Das war nie so im Bewusstsein, aber BSE ist ins Bewusstsein gekommen." (I4) Wichtig ist den Beteiligten zu betonen, dass die eigene Initiative älter und fundierter war: „Wir haben vorher begonnen. Nur das Moment hat das Ganze erst über [...] die BSE-Problematik bekommen." (I4)

2001 stammten ein Großteil der Milchprodukte und ca. 65% des Rindfleisches aus biologischer Landwirtschaft; ebenso erfolgte Anfang 2001 eine Ausschreibung, mit der die Hälfte der Backwaren auf Bioprodukte umgestellt wurde (vgl. Holler 2001, 15).

Am 22. Februar 2001 fand im Modellkrankenhaus ein öffentlichkeitswirksamer „Bio-Fleisch-Tag" statt, bei dem die Ergebnisse der Modellstudie und weitere wissenschaftliche Ergebnisse aus der Arbeit des Spitäler-Verbundes in Kooperation mit weiteren Wiener Institutionen vorgestellt wurden (vgl. Stadt Wien 2001). Die Wiener Spitäler arbeiteten zum Teil in verschiedenen Umweltprogrammen mit, die von ÖkoKauf unterstützt wurden (zum Beispiel ÖkoBusinessPlan und ÖkoProfit), schulten ihre MitarbeiterInnen u.a. mit Hilfe von Filmen, tauschten sich überdies mit in- und ausländischen Krankenhäusern aus und erstellten Umweltberichte (vgl. Stadt Wien 2001). Zudem wurden in der Umweltdirektion des KAV schriftliche Informationsmaterialien zu den Biolebensmitteln erstellt, um alle Ebenen (vom Klinikleiter über ÄrztInnen und Pflegepersonal bis zu Reinigungskräften) zu informieren und sie von deren Einsatz zu überzeugen.

„Du hast gesehen, wie die Firmen mit Dir wachsen", berichtete die Pionier-Bio-Einkäuferin; denn die erste Biofirma expandierte und innerhalb weniger Jahre kamen weitere Anbieter hinzu. D.h. dass durch den Großabnehmer Wien der Bio-Markt erstarkte, und zwar nicht nur quantitativ. Auch die Identifizierung mit nachhaltiger Produktion wuchs; dies wurde als die entscheidende Entwicklung nicht nur bei den Produzierenden und Lieferfirmen gewertet: Auch die Küchen wurden eigenständiger in der Auswahl der von ihnen eingesetzten Produkte, sie kauften z.B. mehr saisonale Produkte. (I4)

Pensionistenwohnhäuser

Die Politik der Geschäftsleitung des KWP war, einen Schilling (umgerechnet 7 Cent) pro Mahlzeit für die Erhöhung des Bioanteils auf 10% zu investieren. Mit dieser Erhöhung, so ein Einkäufer, konnte hin und wieder zusätzlich in Bioqualität eingekauft werden (I9).[173] Die mit Bioprodukten wirtschaftenden Häuser kamen mit der durchschnittlichen Lebensmittelverbrauchsquote aus. Insbesondere die Fleischkrisen im Jahr 2001 gaben den Küchen zusätzliche Motivation, auf Bioprodukte zurückzugreifen. (vgl. Komarek 2002) In 2001 lag der Bio-Anteil bei den Lebensmitteln bei knapp 15% (vgl. Stadt Wien 2001, Komarek 2002). Der Bioanteil errechnete sich wertmäßig. Zudem wurde in der Ausschreibung für frische Produkte und Lagergemüse geregelt, dass innerhalb von zwei Stunden Nachlieferungen möglich sein müssen, worüber die Regionalität sichergestellt wurde (I9).

Schulen

Für 93 Wiener Schulen erfolgte am 16.02.2001 eine EU-weite Ausschreibung der Essensbelieferung. Die Schulen konnten ab Herbst 2001 an bis zu drei Tagen pro Woche Biomenüs bestellen; ein „Bio-Tag" war im Durchschnitt bis zu 25% teurer. Die Grünen rechneten mit täglichen Mehrkosten für die Eltern von 0.12 Euro, damit sich alle SchülerInnen „ihr gesundes Mittagessen leisten können" (Die Grünen Wien 2002). Dass die Essen nicht so stark angenommen wurden wie erhofft, lag neben dem Mehrpreis wohl auch daran, dass den Biomenüs „das Image eines Dinkelbratlings" (I3) anhaftete, also eine bestimmte Ernährungsphilosophie mit der Bioqualität mitgeliefert wurde.

Kindertagesheime

Es gab eine ausführliche politische Diskussion darum, wie die 30%-Vorgabe aus dem KliP konkret zu definieren sei. Der Krankenanstaltenverbund schrieb einzelne Warengruppen aus; insofern wurde bei jeder Warengruppe jeweils der Anteil der Kosten für die Biowaren ausgewiesen. Da die Kindergärten und Schulen von Caterern beliefert wurden, also hier über vollständige Menus verhandelt wurde, war der Bioanteil im Rahmen der Ausschreibungen zu regeln.[174] Eine Grünenpolitikerin: „Beim KliP, da gab's ja schon die 30%, aber es war nicht klar, wie die berechnen. Da gab's unterschiedliche Auslegungsvariablen. Auf Gewicht, Preis [...] Was gescheit ist, was am effektivsten ist und was die entsprechende Kontrolle ermöglicht. [...] Und dann ist man auf die Prozentzahlen gemessen am Wareneinsatz übergegangen. Wenn ich auf's Gewicht gehe, da kauf ich dann ein paar schwere Sachen. [...] Ein paar Tonnen Erdäpfel und alles ist erledigt!" (I6) Ein Bezug allein auf den Preis schied ebenfalls aus, denn dann gäbe es „einmal in der Woche Biokaviar, und die 30% sind erfüllt." (I7) Die Lösung, die 30% an den Preis in verschiedenen Warengruppen zu koppeln, stärkte die Machbarkeit des Bio-Projekts, die von den anfallenden (Mehr-)Kosten für die Stadt und für die El-

---

[173] Eine Erhöhung des Zuschusses pro Mahlzeit auf zwei Schillinge, um damit einen 20%igen Bioanteil zu ermöglichen, wurde 2002 wieder gestrichen (I9). Durchschnittlich wurden 2002 47 Schillinge (ca. € 3,40) pro Person und Tag für das Essen in den Pensionistenwohnhäusern ausgegeben (Komarek 2002).

[174] In den Kindergärten gab es drei Menüs, ein „normales", eines ohne Schweinefleisch und eines mit der schlichten Bezeichnung „ohne Fleisch". (I7) Den städtischen Wiener Kindergärten wurde das Essen zweimal wöchentlich geliefert; die Produkte waren nach der cook and chill-Methode vorbereitet.

tern abhing. Die Bindung an den Preis hatte einen weiteren Vorteil: „Und damit [haben wir] eine automatische Preisdämpfung drin [...] Das Verhältnis Preis-Prozentsatz können die Firmen halbwegs realistisch kalkulieren. Und die können dann vom Markt her nicht den Preis nach oben treiben. [...] Denn wir hatten alle schon die Sorge, dass es uns zu teuer wird, dass wir dann von den Eltern Druck kriegen. Das wäre ja kontraproduktiv für die Sache gewesen. Und das war das Entscheidende." (I7)

Die Formulierung des Ausschreibungstexts für die Kindergärten, wonach über verschiedene Warengruppen verteilt 30% Bio-Anteile am Preis über das Kalenderjahr erreicht werden müssen, lautete dann: „Der Bio-Anteil bestimmt sich als wertmäßiger Anteil an der Summe aller Anschaffungspreise" (Die Grünen Wien 2002). Ein Verwaltungsmitglied betonte die Wichtigkeit des Großabnehmers Wien für die Bio-Erzeugenden und -Zulieferer: „Damit die nicht nur dem Billa ausgeliefert sind". (I7) Somit ließ sich eine gute Synergie mit Anforderungen des Bio-Marktes herstellen.

Der Anteil an Biolebensmitteln betrug in 2001 ca. 18% (vgl. Stadt Wien 2001). Mit der Ausschreibung über ca. 14-15 Mio. € vom 01.01.2002 wurde festgelegt, dass ab Januar 2003 alle Essen in den Kindertagesheimen eine Bio-Anteil von 30% aufweisen (vgl. Stadt Wien Spezial 2003). Die Kindertagesheime wurden von einer einzigen Firma mit Essen versorgt; diese bekam bei der Ausschreibung 2002 zum wiederholten Male den Zuschlag; sie war neben weiteren Firmen und Fachleuten in der Vorbereitung der Bioeinführung eine wichtige Partnerin des Magistrats gewesen.

Als wichtigste Leistungen dieser Phase sind zu nennen:
• Bio-Produktpalette, Bio-Anteile und Zahl der Wiener Einrichtungen, die Bioprodukte einsetzen, erweitert
• Spezifizierung der KliP-Vorgabe in 30% der Kosten in mehreren Warengruppen

4. Phase seit 2003: Konsolidierung in ökonomisch schwierigeren Zeiten: „Es ist nur Trägheit, wenn man's nicht tut."

Die wichtigste prozedurale Entwicklung der vierten Phase bestand in der Konsolidierung und Verfestigung sowohl der Verfahren im Rahmen des KliP als auch der Zusammenarbeit zwischen den am Nahrungsprojekt beteiligten AkteurInnen von Parteien bis zu Biofirmen. In der materiellen Dimension gab es eine Steigerung des Bioanteils in der Kindergartenkost sowie die Entscheidung, auch in den Schulen zukünftig den Bioanteil über alle angebotenen Speisen zu streuen.

4. Phase prozedural

In der vierten Phase wurde die bisher erfolgte Institutionalisierung fortgeschrieben; bisherige Verwaltungs- und Politik-Formen wurden als Strategien begriffen und offensiv kommuniziert; die Netzwerke konsolidierten sich.

Eine Aufwertung des ÖkoKauf-Projekts, die seit 2 Jahren in Vorbereitung war, wurde am 1. Juli 2003 Realität, als der Magistrat die interne Weisung erließ, wonach ÖkoKauf-Vorgaben anzuwenden waren. Wurde von den Vorgaben abgewichen, so waren die Gründe dafür aktenkundig zu machen. (I3)

Im Rahmen einer Pressekonferenz im Juni 2003 erklärte eine SPÖ-Vizebürgermeisterin in Sachen Nahrungsprojekte der Öffentlichkeit, dass mit der Einführung von Bio-Nahrung in Kindergärten die „Konsumenten von morgen" angesprochen seien, und dass das Nahrungsprojekt (neben den Biomassekraftwerken) die größte Breitenwirkung im Rahmen des KliP habe. In dieser Phase stellten auch GemeinderätInnen jeweilige Erfolge im Bereich Nahrung öffentlich dar (I3). Aus der Sicht der Umsetzenden beruht ihre konfliktarme Kooperation mit den politischen FunktionsträgerInnen im Projekt auf Gegenseitigkeit: „[...] wenn die was Positives, gleich auf der ersten Seite, vermelden können, das sind die Dinge, wo sie gern dort stehen, und dann schreiben wir die Texte, was sie dort sagen, wo wir sie dann wirklich festnageln können" (I4).

In der Phase seit 2003 brachte ein auf Seiten der politischen EntscheidungsträgerInnen zwischen Grünen und SPÖ bestehendes Netzwerk das Projekt voran. Die gemeinsame Ausgangsbasis für das Nahrungsprojekt beschrieben sie so, „dass es dazu auch eine gesellschaftliche Haltung gibt. Und dann braucht's tatsächlich von denen, die politisch steuern, auch die nötigen Instrumente." Das bedeutet: „Die Politik muss Schritte voraussehen, die möglich sind." (I6)

Die PolitikerInnen beschrieben zwei Ebenen von Schwierigkeiten, mit denen das Projekt konfrontiert wurde und die es überwand. Erstens die Ebene der politischen Vereinbarungen, zweitens die Ebene der Durchführung. Auf der ersten Ebene wurde das Gelingen inhaltlich begründet, dass nämlich in diesem Nahrungsprojekt eine Kernkompetenz der Grünen im Bereich Ökologie und biologischer Landbau zusammenkam mit der Kernkompetenz der SPÖ, zu regieren und die Verwaltung zu steuern. Eine Gemeinderätin: „Dies ist ein gutes Beispiel dafür, dass, wenn man die Synergien nutzt, man sehr freundschaftlich und auch sehr erfolgsorientiert arbeiten kann. Was uns natürlich von Parteifreunden auf beiden Seiten durchaus auch Kritik eingebracht hat. Bei der SPÖ z.B., was braucht man da die Grünen, und bei den Grünen, was lasst Ihr Euch sozusagen von der SPÖ einkochen." (I6) Die Grünen interpretierten ihre Mitarbeit als Beweis ihrer Regierungsfähigkeit, die SPÖ betonte ihre Sachorientierung. „Um den Grünen vorzuwerfen, sie wollten [nur] an der Macht teilhaben, dazu sind die Projekte einfach viel zu konkret" (I6). Die positive Synergie beruhte nicht nur darauf, dass SPÖ und Grüne „einen guten Umgang miteinander haben" (I6); wichtig war insbesondere, dass die Spitzen beider Parteien das Projekt mittrugen, wodurch das Projekt in die Klubs[175] integriert wurde. Eine SPÖ-Politikerin dazu: „[Das] ist real einfach so, das braucht man gar nicht schönreden, wenn ich anrufe, dann ist das ein anderer Zugang als wenn das dann doch letztlich die Oppositionspolitikerin tut. Dagegen gibt es hier [bei den Grünen] unglaubliche Vorteile im Umgang [mit den NGOs] und im ExpertInnenwissen. [...] Wir sehen ja auch, ganz pragmatisch gesprochen, dass es beiden nützt." (I6)

Die PolitikerInnen betonten ihre aktive Zusammenarbeit mit den Umsetzenden: „Und grad für die Leute, die da engagiert hinterher rennen, ist es [...] extrem wichtig, dass sie von oben Rückendeckung bekommen. Wenn die von oben hören, okay, macht ruhig a'mal, dann schaut's, was ausser kommt, dann kommt nichts ausser. Und wenn es klar von oben das commitment gibt ‚das wollen wir', dann tun sich die auch leichter in der Umsetzung. [...] Das sind wahrscheinlich die Erfolgsfaktoren, die zusammengekommen sind in Wien, weil wenn es nur von oben den Willen gibt, und unten will das überhaupt niemand, dann gibt es Möglichkeiten für die Verwaltung, Dinge scheitern zu lassen, wenn man es ehrlich sieht." (I6)

Durch BSE und die Lebensmittelskandale wurde für das Nahrungsprojekt in der Öffentlichkeit der Boden bereitet, konstatiert die Politik, jedoch: „Die mediale Begleitmusik war gar nicht so aufregend bis jetzt" (I6). In Wien wurde vorrangig auf interne Kommunikation gesetzt, z.B. auf „verschiedene Medien, die innerhalb der Stadt wirken, ob das jetzt das Intranet ist, oder die Zeitung, die an die Mitarbeiter des Hauses geht. [...] Es wird zum Teil bewusst von der Verwaltung nach innen kommuniziert, weil die 70.000 Mitarbeiter, die wir in der Stadt Wien insgesamt zählen, [...] nicht nur Mitar-

---

[175] Klubs sind die Fraktionen im Wiener Gemeinderat.

beiter [sind], sondern das sind im Zivilberuf natürlich auch Eltern von Kindergartenkindern und Schulkindern" und damit auch MultiplikatorInnen, „die natürlich, wenn ihre Firma etwas Dolles macht, sich damit brüsten und das auch gern herumerzählen." (I7) Die PolitikerInnen stellten die Kommunikation des Nahrungsprojekts in einen größeren Zusammenhang mit der Wertigkeit von sozialer Verantwortung: Hinter anderen aktuellen nationalen und internationalen politischen Problemen schiene das Thema Nahrung zwar zurückzutreten, doch die Verantwortung der Gemeinde für die gesunde Ernährung insbesondere der Kinder und die Verbreitung (z.B. über Elternabende) von Wissen und Verantwortung dazu sollte in Wien sehr ernst genommen werden. Die gesunde Ernährung in den Wiener Einrichtungen könnte insbesondere berufstätige Frauen entlasten. (I6)

Aus Sicht der PolitikerInnen konnte die biologische Nahrungsbeschaffung nicht leicht auf die Institutionen der Bundes- und Landespolitik übertragen werden. Es gab aber Anfragen aus einigen österreichischen Städten und auch aus anderen Ländern, die sich insbesondere an den in Wien entwickelten Ausschreibungsmodalitäten orientieren wollten. (I6)

KAV und Küchen gingen in dieser Phase wegen ökonomischer Schwierigkeiten wieder auf die Politik zu: „Unsere Aufklärungsarbeit geht jetzt in die Richtung, einfach mal klar zu machen, wenn ein Krankenhausbett pro Tag an die 5.000 Euro kostet [...], dass man dann nicht bei den vier Euro oder 3,20 Euro pro Tag fürs Essen sparen kann. Das kann es eigentlich nicht sein. Das ist auch wieder so ein Bewusstseinsprozess, der jetzt mehr oder weniger wieder intensiviert wird, wo wir jetzt wieder an die Politik herantreten." Und weiter: „Bei uns, beim KAV können wir die Verantwortlichen immer dadurch in Zugzwang bringen, indem wir sagen, wenn hier nicht Geld dazu kommt, dann wird es wahrscheinlich ein Problem geben in Zukunft, weil wir den politischen Auftrag, der hier konkret schwarz auf weiß steht, nicht erfüllen können. Da haben die dann natürlich eine wahnsinnige Angst, dass [...] die Partei, die in der Opposition ist, das aufschnappt, und ihnen das groß um die Ohren schleift, und sagt, was macht Ihr da eigentlich, ihr habt doch den Auftrag. Das ist ein wichtiges Druckmittel." (I4)

Die Anfangsschwierigkeiten in der Zusammenarbeit zwischen den Küchen und der Produktion und Logistik von Bioprodukten wurden insgesamt überwunden. Ein Akteur über die aktuelle Praxis: „Im Hintergrund spielen die Bioverbände eventuell noch immer eine Rolle bei der Koordination der Hersteller und Zulieferer, aber da bekommen wir nichts mehr von mit." (I10) Die AG Lebensmittel im ÖkoKauf blieb weiterhin ein wichtiges Koordinationsgremium mit regelmäßigen Treffen zum Austausch über die europäische wissenschaftliche Diskussion zum Thema Biolebensmittel und über in den beteiligten Institutionen aufgetretene Probleme und deren Lösungen (I10).

Das Instrument Umweltmanagement und -controlling wurde schrittweise in den Häusern des KAV eingeführt, wodurch Ressourcen sparendes Verhalten zustande kommen soll, das finanzielle Spielräume eröffnen sollte. Unterstützt wurde dieses neue Instrumentarium mit Hilfe des ständigen Umweltausschusses, bestehend aus Führungskräften des KAV und Praxis-ExpertInnen aus verschiedenen Feldern wie Finanzen, Wirtschaft, Pflege, Küchen, der die KAV-Leitung berät. Pilotprojekte wurden durch den Ausschuss evaluiert, evtl. auf weitere Einrichtungen übertragen; der Ausschuss bewertete über verschiedene Stufen fortentwickelte Maßnahmen daraufhin, ob sie als verpflichtend für alle Häuser eingeführt werden sollen (I10).

Die in 2004 im KAV intern getroffene Zielvereinbarung, dass 5% des Kaffees aus fairem Handel stammen sollte, stand Anfang 2005 in ihrer Weiterführung nach einem Wechsel an der KAV-Spitze und einer internen Umstrukturierung in Frage; aus informellen Gesprächen erhielten die Bio- und

Fair-Trade-ProtagonistInnen jedoch den Eindruck, dass die bisherige Linie im KAV beibehalten werde. (I10)

Die Vorreiterrolle des KAV begründete der Umweltprotagonist des Verbunds aus dem Willen der Beteiligten, an dem Projekt zu arbeiten. Einen „Kampf" um nachhaltige Nahrung habe es nicht gegeben: „Die anderen führen es nicht ein, weil sie es nicht wollen. Das hat nichts damit zu tun, dass sie es nicht könnten. Es ist nur Trägheit, wenn man's nicht tut." (I10)

Die wichtigsten Netzwerke dieser Phase waren:
- Das Nahrungs-Netzwerk im KliP aus Teilen des Magistrats und PolitikerInnen aus SPÖ und Grünen
- Das KAV-Netzwerk erweitert um einige ParteipolitikerInnen und Teile der Öffentlichkeit

4. Phase materiell
Politisches Programm
Das Ziel, den Einsatz von Biolebensmitteln in Wien auszubauen, wurde 2003 weiterentwickelt: „Bis zum Ende der Legislaturperiode soll in allen öffentlichen Einrichtungen der Stadt ein Bio-Anteil von 50% erreicht werden. Bei der Beschaffung sollen Produkte aus Österreich zum Einsatz kommen, um der österreichischen Bio-Landwirtschaft entsprechende Impulse zu verleihen" (Mediengespräch 2003, 4). Dass das Ziel so hoch gesteckt wurde, lag unter anderem daran, dass die letzte Ausschreibung für die Kindergärten bei fast gleichbleibenden Kosten einen Bio-Anteil von ca. 40% garantieren konnte: „Und jetzt haben wir gesehen, es kostet nicht mehr." Dieser Erfolg wurde auf die großen von der Stadt Wien abgenommenen Mengen zurückgeführt; der Mengeneffekt sollte insbesondere für die Zukunft der Nahrung in den Schulen genutzt werden. (I6)[176]

Im Rahmen von ÖkoKauf wurden von der Umweltabteilung im Magistrat pädagogische Materialien und Aktionen zum Thema Lebensmittel entwickelt. Es wurde z.B. ein Film über Bio-Lebensmittel für die Kindergärten gedreht; das Projekt kam in Form einer Mischfinanzierung (ÖkoKauf und vor allem Sponsoring) zustande (I3). [177]

Krankenhäuser
Von 2002 bis 2003 wurde im KAV der Anteil biologischer Lebensmittel von 23% auf 30% gesteigert. Beim Rindfleisch wurde ein fast 100%iger Bioanteil erreicht. 2003 waren die Backwaren zu 100% biologisch sowie alle Milchprodukte außer Käse. (I1; vgl. Stadt Wien 2002) Auch Teigwaren wurden zu einem großen Teil in Bioqualität gekauft; bei Fleisch, das nicht von Rindern stammt, war der Bioanteil in 2005 etwas sinkend (I8). Von den jährlichen Ausgaben von insgesamt 19 Millionen Euro für Lebensmittel gingen 5,7 Millionen Euro an die Bio-Erzeugung (vgl. Stadt Wien 2004c).

Die politisch formulierte Perspektive einer weiteren Steigerung des Bioanteils wurde von KAV-AkteurInnen nicht geteilt: „Wir stehen bei 30%, wir werden das nicht weiter erhöhen momentan, die wirtschaftliche Situation ist bei uns in den Krankenhäusern genau so wie in Gesamteuropa irrsinnig

---

[176] Auch das „Essen auf Rädern" wurde einbezogen; im Rahmen einer geplanten Neuorganisation des Bereichs „soziale Dienste" der Stadt Wien sollten konkrete Vereinbarungen zum Einsatz von Bionahrung umgesetzt werden (vgl. Stadt Wien 2003).

[177] Das Biolebensmittelprojekt wurde finanziell von der Stadt nicht gesondert unterstützt; lediglich für Einzelprojekte oder -veranstaltungen wurden Gelder beantragt. Per Ratsbeschluss wurden für ÖkoKauf insgesamt für die Jahre 2002/2003 ca. je 290.000 € bewilligt; die Gelder waren für einzelne Pilotprojekte vorgesehen. Um die konkrete Summe muss jedes Jahr politisch verhandelt werden.

angespannt, [...], es muss überall eingespart werden, und wir können mit den derzeitigen Kosten den Biostandard 30% mit Müh und Not halten."(I4) Einige Häuser setzten zwischenzeitlich weniger Bioprodukte ein, da sie ihr Budget anders nicht einhielten und von den wirtschaftlichen Leitungen unter Druck gesetzt wurden. Andererseits bestand die Erfahrung, dass die mit Biolebensmitteln erfahrenen Häuser wieder auf Bio zurückgingen, sobald der finanzielle Spielraum oder der Preis der Produkte dies wieder zuließen. (I4)

Die Umweltdirektion versuchte im Rahmen von Umweltmanagement und –Controlling die Bereiche Umwelt und Gesundheit inhaltlich wie organisatorisch zu koppeln: „Wenn es ein Bewusstsein im Umweltbereich gibt, dann sichert das die Errungenschaften [auch im Gesundheitsbereich] automatisch ab und ermöglicht das Anheben des erreichten Standards" (I10). Ein mit dem Lebensmittelprojekt verwandtes Projekt beinhaltete, dass in den Spitälern kein Mineralwasser aus Flaschen mehr ausgeschenkt, sondern versuchsweise Hochquellwasser aus Wiener Quellen angeboten wurde. Dazu war viel Überzeugungsarbeit notwendig, denn eine andere Verteilungslogistik (Abfüllstationen statt Flaschen) musste umgesetzt werden, und die Skepsis bei den KonsumentInnen war groß. Die Argumente der ProtagonistInnen aus der Umweltdirektion der Krankenhäuser und des Magistrats waren neben der gesundheitswirksamen Reinheit die lokale Herkunft des Wassers und der Beitrag zum langfristigen Erhalt der Wiener Wasserschutzgebiete. Für die Umsetzung dieses Projekts waren wissenschaftliche Expertisen notwendig; der Widerstand gegen das lokale Wasser wurde geringer: "Die Mär von weniger Keimen im Mineralwasser ist zerstört" (I10). Die wissenschaftliche Bearbeitung des Nahrungsthemas in Wiener wie überregionalen Gremien wurde im KAV kontinuierlich verfolgt.

Ein Fazit aus den Krankenhäusern zum Stellenwert des Nahrungsprojekts: „Es ist, in Anführungszeichen, alles andere wichtiger als das Essen, das klingt jetzt hart, aber das Essen ist relativ ein kleiner oder unwichtiger Teil des Hauses." (I4) Daher blieb der Bio-Anteil insbesondere angesichts gekürzter Budgets in 2005 weiterhin umkämpft (I8, I10).

Kindertagesheime

In den Kindertagesheimen lag der Anteil biologischer Lebensmittel an den eingesetzten Rohprodukten seit 2003 bei 40% (vgl. Stadt Wien 2003) und Ende 2004 bereits bei 43% (vgl. Stadt Wien 2004a). Bei den Milchprodukten machte der tatsächliche Anteil der Bioprodukte 87% aus (vgl. Stadt Wien 2004b). Die aktuelle Ausschreibung sah unterschiedlich hohe Bioanteile (bezogen auf den Wert) in verschiedenen Produktgruppen vor, z.B. bei Fleisch(waren) und bei pflanzlichen Produkten 30%. Nicht nur die Produktion, sondern auch die weiteren Stufen in der Logistik (Verkauf und Verarbeitung) wurden über eine Biokontrollstelle zertifiziert. Die Firma, die 2002 den Zuschlag für die Ausschreibung bekam, verpflichtete sich, den Bioanteil spätestens zum Januar 2008 auf 50% zu erhöhen (vgl. Stadt Wien 2003; Take It! 2004, 10).[178] Die zuständige Magistratsabteilung bekam durch ÖkoKauf den Auftrag, dass, wie auch in den Ausschreibungsvorgaben umgesetzt, die hohe Qualität nicht nur beim Essen, sondern auch bei Standards in den Bereichen Küchenhygiene, Abfallverringerung und Reduzierung des Energieverbrauchs, also in Sachen optimierter ökologischer Ressourcensteuerung, sichtbar würde (vgl. Stadt Wien 2003). Nachdem zuerst begleitende Informationen

---

[178] Diese Wiener Firma beliefert die Kindertagesheime schon seit Jahren. Eine Gemeinderätin betonte ihre Erleichterung, dass die Ausschreibung an eine Firma aus der Stadt gingt: „Es war durchaus möglich, dass da ein Anbieter aus Norddeutschland kommt [...] und sagt, es ist ihm wurscht, wenn er weit fährt, qua Autobahnkilometer, da waren wir durchaus im Vergabegesetz, das hätten wir auch akzeptieren müssen." (I6)

und Bildungsangebote insbesondere für Erwachsene angeboten worden waren, vermittelten KindergartenpädagogInnen auch den Kindern Wissen rund um die gesunde Ernährung; der Anbauverband Bio Austria beteiligte sich ebenfalls an Bio-Promotions-Veranstaltungen in der Stadt Wien (vgl. Stadt Wien 2004b). 2004 wurde den Kindertagesheimen z.B. ein pädagogischer Spielekoffer zur Verfügung gestellt, mit dem spielerisch Unterschiede zwischen konventioneller und biologischer Landwirtschaft dargestellt und Spaß an Essen und Kochen verbreitet werden sollten (vgl. Stadt Wien 2004a).

Schulen

Aufgrund der geringen Nachfrage nach den 100% Bio-Menus sollten mit der Neu-Ausschreibung ab 2005 nach dem Modell der Kindertagesheime alle Speisen einen Bioanteil haben; Vorarbeiten der zuständigen Verwaltungsabteilung wurden in 2003 begonnen (vgl. Stadt Wien 2003). Im Schuljahr 2005/06 wurde ein Bio-Anteil von 31% der Lebensmittel in den Pflichtschulen angestrebt (vgl. Rathausklub SPÖ 2004).

Pensionistenwohnhäuser

In den Pensionistenwohnhäusern wurden in 2003 18% der Essenswaren biologisch eingekauft; 2004 waren es bereits 20%. Von den jährlichen Lebensmittel-Kosten von 13,25 Millionen Euro wurden damit 2,65 Millionen Euro für den Bioanteil ausgegeben (vgl. Stadt Wien 2004c). Nach probeweisen Verkostungen wurde in einigen Pensionistenwohnheimen und -Klubs Fair-Trade-Kaffee ausgeschenkt (vgl. Stadt Wien 2003). 2004 wurde vom KWP intern ein 10%iger Anteil des ausgeschenkten Kaffees aus fairem Handel festgelegt (I9).

Die wichtigsten Leistungen dieser Phase bestanden:
- in der Erhöhung des Bioanteils in Kindergärten auf über 40%
- im anteilmäßigen Bioeinsatz statt Bio-Einzelmenus in allen Einrichtungen

4.3.1.3 Explorative Auswertung des Prozesses in der prozeduralen und der materiellen Dimension

Prozedurale Auswertung

An dieser Stelle werden AkteurInnen und Netzwerke des nahrungsbezogenen Nachhaltigkeitsprozesses in Wien anhand der Bausteine der prozeduralen Dimension analysiert. Die Kriterien werden auf AkteurInnen und Netzwerke angewandt. Ziel ist, die prozedurale Dimension dieses Prozesses möglichst umfassend darzustellen.

Netzwerke

Im KAV bildete sich ein Netzwerk, dessen Kern WissenschaftlerInnen in der Umweltdirektion waren, die AkteurInnen aus anfangs zwei, später allen, Küchen sowie Bioproduzierende einbezogen. Ein weiteres Netzwerk bestand zwischen den Küchen des KWP und AkteurInnen aus der Bioproduktion; hier arbeiteten zwei Küchenleiter zuerst ohne Anbindung an die Leitung ihrer Institution, doch wurde diese nach und nach einbezogen. Aus dem ursprünglichen Klimanetzwerk, das sich in Phase 1 aus nationalen, Länder- und Magistrats-AkteurInnen bildete, gingen in Phase 2 das Öko-Kauf-Projekt und die AG Lebensmittel im KliP hervor; aus diesen bildete sich das KliP-Nahrungsnetzwerk um den Wiener Magistrat und mit der Beteiligung politischer FunktionsträgerInnen. In Phase 4 konsolidierte sich die Involvierung politischer FunktionsträgerInnen innerhalb dieses Nahrungs-Netzwerks im KliP. Das Netzwerk um den KAV interagierte zwar mit dem KliP-Nahrungs-netzwerk; zu einem Zusammenschluss der Netzwerke kam es jedoch nicht.

Die wichtigsten Netzwerke und involvierten AkteurInnen waren:
- das Nahrungs-Netzwerk im KliP, das aus Aktiven in verschiedenen Abteilungen des Magistrats und PolitikerInnen aus SPÖ und Grüner Partei besteht. Zudem waren einige nicht-staatliche sowie AkteurInnen aus den beiden weiteren Netzwerken ebenfalls beteiligt.
- das KAV-Netzwerk aus den WissenschaftlerInnen und Mitarbeitenden der Umweltdirektion, den Küchen und AkteurInnen der Bioproduktion, zum Teil erweitert um Teile der Öffentlichkeit und politische FunktionsträgerInnen
- das KWP-Netzwerk aus Küchen und Bioproduktion, das einige Überschneidungspunkte mit dem KAV-Netzwerk hat, u.a. in der AG Lebensmittel, die wiederum zum Nahrungs-Netzwerk im KliP gehörte.

Beteiligung an Netzwerken und Aufrechterhaltung der Netzwerke

Kriterien aus dem Baustein „Beteiligung am und Aufrechterhaltung des Netzwerks"
• Exklusivität, selektive Beteiligung am Netzwerk
• informelle Kontaktstrukturen
• Beteiligung von staatlichen und nicht-staatlichen Akteuren
• in/stabile Institutionalisierung im politisch-administrativen System
• keine repräsentativdemokratische Legitimation
• sich stabilisierende Verhandlungssysteme

Am KliP-Netzwerk waren MagistratsakteurInnen breit beteiligt; ebenso war politischen Funktions-trägerInnen der Zugang möglich; alle weiteren AkteurInnen wurden selektiv einbezogen. KAV und KWP arbeiteten insbesondere mit nicht-staatlichen AkteurInnen selektiv zusammen; im Laufe des Prozesses erfolgten Netzwerköffnungen weiterer Produzierenden gegenüber; die Selektivität dieser Öffnungen war bei Ausschreibungen auch von formalen Kriterien abhängig. Die KonsumentInnen spielten in den Netzwerken im gesamten Prozess eine nachgeordnete Rolle[179].

Es bestanden gewohnheitsmäßige Bindungen und persönliche Kontakte zwischen Magistratsak-teurInnen und politischen FunktionsträgerInnen. Von Seiten der staatlichen AkteurInnen im Magistrat, in den (zum Teil teilstaatlichen) Küchen und in den Parteien SPÖ und Grünen wurden selektive Kontakte zu nichtstaatlichen AkteurInnen aufgebaut. Einige der WissenschaftlerInnen waren Teil der Verwaltungsnetzwerke, aber gleichzeitig mit politischen FunktionsträgerInnen über andere Wege vernetzt als die politischen VerwaltungsbeamtInnen, so dass die Einbeziehung der Parteien von mehreren Seiten erfolgte.

---

[179] Das Interesse an Bio-Nahrung wurde nicht von den PatientInnen und SeniorInnen geäußert, sondern die Netzwerk-AkteurInnen handelten in Antizipation des (vermeintlichen) Wunsches der Essenden: die Umweltdirektion des KAV bevor PatientInnen sich beklagten; Magistrat und politische FunktionsträgerInnen bevor es Beschwerden gab, dass nur Kranke und Alte mit Bionahrung versorgt würden.

Die Bioverbände wurden vom Magistrat bzw. den Küchen sowie von den Grünen einbezogen und wandelten sich langsam, aufgrund des Drucks aus Küchen und Verwaltung, zu Partnern im Netzwerk; sie waren Mittler zu Bioproduktion und Bio-Zulieferbetrieben für die Wiener Großküchen. Die Bedeutung der Bioverbände sank im Laufe des Prozesses; die BioproduzentInnen wurden zu direkt am Netzwerk Beteiligten.

Ab Phase 2 überschnitten sich die Netzwerke um KAV und KWP mit dem größeren KliP-Netzwerk. Über das Modellprojekt bekamen die KAV-Küchen eine wichtige Rolle bei der wissenschaftlichen Begründung von biologischer Lebensmittelbeschaffung für das KliP; die Forschungsbegleitung führte zur Beteiligung eines Forschungsinstituts und zur längerfristigen Einbindung eines Wissenschaftlers, sowie zur Einbindung in das KliP-Nahrungsnetzwerk. Die AG Lebensmittel im ÖkoKauf-Projekt war der Impuls, um die Projekte aus KAV und KWP institutionell zu verbinden.

Das repräsentativdemokratisch legitimierte KliP bildete ab Phase 2 einen institutionellen Rahmen für das Nahrungsprojekt. Über die Anbindung an den Gemeinderat war das KliP-Nahrungsnetzwerk mit der Implementation beauftragt. Dies bedeutete weiterhin eine breite Beteiligung von MagistratsakteurInnen und die selektive Einbindung anderer AkteurInnen. Schritt für Schritt gelang über das KliP, weitere Magistratsabteilungen und Küchen und darüber hinaus private AkteurInnen im Nahrungsprojekt zu aktivieren. Auch auf dem KliP fußend wurden die beiden weiteren bereits bestehenden Nahrungsnetzwerke an AkteurInnen reicher (z.B. LeiterInnen von Häusern in KAV und KWP).

Die Beteiligung an den Nahrungsnetzwerken war dominiert von der selektiven Beteiligung staatlicher und nicht-staatlicher Akteure und kam zum Teil über Institutionen, zum Teil über informelle Kontaktstrukturen zustande. Es erfolgte die Institutionalisierung des KliP-Nahrungsnetzwerks über einen repräsentativdemokratischen Gemeinderatsbeschluss; dadurch stabilisierte sich die Netzwerkstruktur. Die Netzwerke um KAV und KWP jedoch blieben, abgesehen von ihrer lockeren Koordination in der AG Lebensmittel des KliP, außerhalb dieser Institutionalisierung.

Arbeitsweise der Netzwerke und fragile Kooperation

Kriterien aus dem Baustein „Arbeitsweise des Netzwerks"	Kriterien aus dem Baustein „fragile Kooperation"
• Vertrauen und Kooperation	• wechselseitig verschränkte Handlungsstrategien
• nicht-hierarchische Arbeitsweise	• marktliche, hierarchische und weitere Koordinationsformen
• ungewöhnliche Allianzen	• Kooperation ungleicher Partner
• problem solving	• Fluidität und Fragilität der Netzwerke
• Integration von Sichtweisen	• Asymmetrie innerhalb und durch äußere Strukturen
• interne Akzeptanz	• Brüchigkeit der Kooperation durch Macht- und Gender-Unterschiede
• Intransparenz nach außen	
• Konflikte in der Repräsentation von Gruppen	• Stufenweise Rekonfiguration der Netzwerke
• Effizienz	• Verschiebungen in Entscheidungsrollen
	• Verhaltensänderung bis Institution

Phase 1 war von einem asymmetrischen Verhältnis zwischen WissenschaftsakteurInnen der Umweltdirektion und den KAV-Küchen geprägt; doch machten sich engagierte KüchenleiterInnen die Sichtweisen der Umwelt-InitiatorInnen zu eigen. Eine vertrauensvolle und effiziente Kooperation entstand.

Die Beschäftigten in den Küchen von KAV und KWP hatten eine Schlüsselfunktion, denn sie erarbeiteten praktische Kooperationsmöglichkeiten mit den Produzierenden und Zuliefernden. Diese Zusammenarbeit war zu Beginn von Konflikten geprägt. Neue Produzierende wurden einbezogen, teilweise wieder ausgeschlossen, einzelne integrierten sich nur schleppend in das Zertifizierungssystem. Die Kooperationen zwischen Küchen und Biounternehmen waren brüchig. Marktmechanismen und strategische Allianzen bekamen als neue bzw. ergänzende Koordinationsformen Gewicht im Prozess, Wechselwirkungen zwischen Nachfrage und Angebot wurden entscheidend für das Projekt, da schon das erste Modellprojekt den Markt spürbar stimulierte.

Intensive Kommunikationsbemühungen der Krankenanstalten-Umweltdirektion mit den Bioverbänden und deren personelle Umorganisation brachten eine reibungslosere Zusammenarbeit zustande. Was zu Beginn allein an die Praxis der Modell-Großküche angelehnt war, wurde durch kleinschrittige Abstimmungsprozesse in auf weitere Großküchen übertragbare Lösungen transformiert.

Die ProtagonistInnen des Modellversuchs in Phase 2 forcierten die Kommunikation über die Machbarkeit des Einsatzes von Bioprodukten; ihr gemeinsames Agieren erreichte Parteien und Öffentlichkeit. Die aktiven Rollen der Einkaufsleiterinnen und des Küchenpersonals wurden von Seiten der Wissenschafts- und VerwaltungsakteurInnen nicht eingeschränkt; der nach außen reibungslose Verlauf war dem Engagement der Küchenleute für die Sache und ihrer Zusammenarbeit mit Privaten geschuldet. Diese Integration von Sichtweisen bewirkte im Sinne von problem solving letztlich das Gelingen des Modellprojekts, und damit die Übertragbarkeit und den späteren Ausbau. Gleichzeitig standen die Küchen des Modellversuchs unter Erfolgsdruck. Die Umsetzenden wurden durch die soziale Anerkennung motiviert, die ihnen auch durch die öffentlichkeitswirksame Darstellung einzelner Aktionen zuteil wurde.

Der Einbezug von AkteurInnen mit leitenden Funktionen in den Krankenhäusern lief den Hierarchien entgegen, da die Initiierenden aus einer mittleren Ebene stammten, die für politische Entscheidungen im Sinne hierarchischer Strukturen keine formale Kompetenz besaßen. Sie versuchten ihre Kompetenz über wissenschaftliche Arbeit zu stärken; ein bestehendes Netzwerk zwischen Magistratsabteilung und Forschungsinstitut bot die nötigen personellen und fachlichen Ressourcen. Mit der Modellstudie über das ÖkoKauf-Projekt entstand eine Schnittstelle zum politisch-administrativen Raum. Der Modellversuch umfasste folglich eine Mischung aus hierarchischen, marktlichen und weiteren nicht-hierarchischen Koordinationsformen.

Im ab Phase 3 als Unternehmung organisierten KAV wurde durch den verbindlichen, hierarchisch umzusetzenden Umweltentwicklungsplan und eine hierarchisch-kooperative Zielvereinbarung die durch die Dezentralisierung der Häuser geschwächte Durchsetzungsfähigkeit des Nahrungsprojekts gestärkt, und zwar gegenüber LeitungsakteurInnen der Häuser insgesamt wie gegenüber einzelnen Küchen.

Durch den Gemeinderatsbeschluss wurde das KliP zu einem Thema in allen Parteien, im Magistrat und in der Öffentlichkeit. Bei der inhaltlichen Ausgestaltung des KliP setzten die Grünen ihre politische Vetomacht der SPÖ gegenüber und ihre Verbindungen zur Biowirtschaft ein. Auch die WissenschaftsakteurInnen aus dem KAV übten über Kontakte zu politischen FunktionsträgerInnen Einfluss aus. Der auf die SPÖ ausgeübte Druck wirkte später auf die Grünen zurück, die ihre mit der Biowirtschaft bestehenden Netzwerke dazu nutzten, das Projekt zu realisieren.

Die Initiative aus Wissenschaft, Magistrat und Küchen wurde durch ihre Weiterführung im KliP von politischen FunktionsträgerInnen programmatisch aufgenommen. Das so entstandene KliP-Nahrungsnetzwerk wurde durch die politische Verabschiedung des KliP und seine im Magistrat bindende Wirkung seit Juli 2003 institutionalisiert.

Struktur und Organisation des KliP machten es selbst zu einem netzwerkartigen Gebilde, das verschiedene Koordinationsformen beinhaltete. Es sollte Ressourcen poolen und nicht-funktionale Strukturen überwinden. Mit der Beauftragung einer privaten Agentur, die explizit quer zu Magistrats-Hierarchien agierte, wurde das Kooperations- und Entscheidungsgefüge verändert. Die professionelle Moderation des KliP schaffte Räume, die verschiedenen Magistratsabteilungen Zusammenarbeitsmöglichkeiten eröffneten bzw. ihre horizontale Kooperation untereinander und mit auch nicht-staatlichen AkteurInnen erforderten.

Die kooperativ ausgerichtete AG Lebensmittel, ein neues Netzwerk innerhalb des Magistrats und zwischen Magistrat und selektiv einbezogenen privaten AkteurInnen, bedeutete für KWP-AkteurInnen eine politische Verpflichtung zur Teilnahme.

Von der Verwaltung wurde das KliP als hierarchisch-politische Vorgabe u.a. im Lebensmittelbereich implementiert. Die Festschreibung der 30%-Marke veranlasste AkteurInnen um die Großküchen ihren Verhandlungsmodus zu verändern: Hatten bisher ihre Argumente gezählt („arguing", auch wenn dies strategisch eingesetzt wurde), so nahmen sie nun politische FunktionsträgerInnen (mit Ansätzen von „bargaining") anhand der eingegangenen und VertreterInnen ihrer eigenen Institutionen (hierarchisch) anhand der im KliP vorgegebenen Verpflichtungen politisch in die Pflicht.

Die ProtagonistInnen der Anfangsprojekte nahmen in Phase 4 angesichts finanzieller Restriktionen wieder selektiv Kontakt mit politischen FunktionsträgerInnen in Parteien und Magistrat auf, um Rückendeckung auch gegenüber SkeptikerInnen in den eigenen Häusern zu erhalten. Ein Führungswechsel im KAV stellte die Weiterentwicklung des Projekts vorübergehend in Frage. Die Formalisierung des Projekts – die Bindung der Magistratsvorgänge an die ÖkoKauf-Vorgaben, Vereinbarungen im KAV, die Standard-Entwicklung für Ausschreibungen – diente zur Verteidigung und Aufrechterhaltung des Status quo.

Die Kooperation verschiedener Magistratsabteilungen wurde für das Projekt ebenso wichtig wie die vertrauensvolle Rot-Grüne Zusammenarbeit. Das Netzwerk zwischen Mitgliedern der Regierungs- und der neuerlichen Grünen Oppositionspartei wurde enger, da die Parteimitglieder ihre wechselseitig verschränkten Strategien offensiv einsetzten. Es kam in beiden Parteien zu Repräsentationskonflikten, die allerdings keine weiteren Auswirkungen auf das Nahrungsprojekt hatten. Die kooperativen Beziehungen zwischen ParteipolitikerInnen und Projekt-Umsetzenden aus Magistrat, Küchen und Wirtschaft wurde von allen Beteiligten als strategischer Vorteil erkannt, kommuniziert und offensiv eingesetzt. Zudem wurden die Multiplikationsmöglichkeiten innerhalb von Magistrat und Politik aufgewertet und aktiv genutzt.

Im Wiener Prozess kamen alle Kriterien der Arbeitsweise von Netzwerken, die aus der Policy-Netzwerke-Darstellung generiert wurden, zum Tragen. Zudem wurden im Netzwerk um den KAV die im Innovationsnetzwerke-Konzept betonten Asymmetrien deutlich sichtbar. Mit der Integration der NahrungsakteurInnen in die KliP-Strukturen wurden Verschränkungen und auch Asymmetrien vielfältiger, funktionierende Kooperationsformen wurden zum Teil brüchig, die Koordination des Nahrungsprojekts durch KAV (und einzelne ParteienvertreterInnen) jedoch im Rahmen des KliP effizienter.

Rolle staatlicher AkteurInnen

Kriterien aus dem Baustein „Rolle staatlicher Akteure"
• unterschiedliche Steuerungs- und Koordinationsressourcen der Akteure
• Koordinationsfunktion und Interventions- oder Blockademöglichkeiten staatlicher Akteure
• Beteiligung staatlicher Akteure in Risikofragen
• Indirekte Steuerung durch staatliche Akteure

Die Koordinationsfunktion für das Modellprojekt lag vorwiegend bei der Umweltdirektion des KAV; das KliP-Nahrungsnetzwerk wurde in mehreren Magistratsabteilungen, immer auch durch die AkteurInnen des KAV, koordiniert.

Waren der Klimaschutz und die Aktivitäten staatlicher AkteurInnen im Bereich Nahrung und Ökologie in Phase 1 noch getrennt, so ermöglichte das Thema Beschaffung von Nahrungsmitteln im KliP ihre Integration. Die staatlich finanzierte wissenschaftliche Untermauerung diente den politischen FunktionsträgerInnen als Argumentationshilfe und den politischen Parteien als Grundlage ihres KliP-Beschlusses im Gemeinderat.

Der Wiener Bürgermeister bekannte sich öffentlich zum Projekt; die Parteien setzten für das KliP ihre Ressourcen in Form von Programmen, Beschlüssen und Konkretisierungsaufträgen an den Magistrat ein.

Durch den Gemeinderatsbeschluss war der Magistrat mit der Implementation des KliP beauftragt; folglich koordinierten leitende MagistratsakteurInnen die Umsetzung in ihren Bereichen. Allerdings wurde die Koordination der politischen und operativen Magistratsbeschäftigten durch die beauftragte private Agentur ergänzt[180]. Auch wenn zwischen den Beteiligten schon vorher Kontakte bestanden, so schaffte das KliP neue, auch formalisierte Kooperationsmöglichkeiten im ÖkoKauf-Projekt und in der AG Lebensmittel.

Aber auch ParteienvertreterInnen, also AkteurInnen außerhalb des Magistrats, lenkten den Prozess, wie das Beispiel der Grünen-Politikerin zeigt, die mit einem Magistratsmitglied in der Schnellbahn die Politik besprach und ihn zur Kooperation bewegte. Durch die Diskussion des Umsetzungsproblems, wie in der Ausschreibung für Wiens Kindergärten die Bioquote operationalisiert werden sollte, wurden Kommunikation und Kooperation zwischen verschiedenen Verwaltungsabteilungen verstärkt.

Während der Modellphase agierten die KüchenakteurInnen relativ autonom[181]; ihre Kooperationen mit nicht-staatlichen AkteurInnen gestalteten sie selbständig. An dieser Stelle waren ParteienvertreterInnen ebenso wie die leitenden VerwaltungsakteurInnen, also alle politischen FunktionsträgerInnen, aus dem Netzwerk ausgeschlossen.

Der Ausschluss von politischen FunktionsträgerInnen aus Netzwerken zwischen den Küchen, Biobetrieben und WissenschaftlerInnen ermöglichte den Küchen (in Zusammenarbeit mit Verwaltungs-Akteuren) Abläufe, Kooperationen und Standards und die Fortentwicklung der nachhaltigen Gemeinschaftsverpflegung ohne inhaltliche Vorgaben zu überlegen und auszuprobieren. Ebenfalls bestimmte die operative Verwaltungsebene (und also nicht die politischen FunktionsträgerInnen) gemeinsam mit den Küchenleitungen, in welchen Küchen Bio-Nahrung eingeführt wurde. Diese Konstellation traf auch auf verschiedene spätere Umsetzungsschritte zu, zum Beispiel auf die Ausschreibungsformulierung zur Operationalisierung der 30%-Quote des KliP. Die top-down-Planung im Bereich des Schulessens führte zu einem Ansatz[182], der aufgrund der Erfahrungen in anderen Einrichtungen 2003 revidiert wurde.

Da die politischen FunktionsträgerInnen das Projekt Lebensmittelbeschaffung im KliP nicht behindern wollten, gaben sie zwischenzeitlich die Kontrolle „nach unten" ab; ihre Interventions- und Blockademöglichkeiten verringerten sich dadurch. Andererseits hing das gesamte Projekt insofern vom durch das Stadtparlament institutionalisierten KliP ab, als dass es ohne das KliP vielleicht nicht über die Initiativen in einzelnen KAV- und KWP-Küchen hinausgekommen wäre. Der Erfolg des lange vorbereiteten Projekts wäre ohne das KliP wohl nicht in dem erreichten Umfang möglich gewesen. Als Projekt der Stadt Wien und unter Einbezug von RessortleiterInnen war die Umsetzung verbindlicher Ziele gesichert. Die ProjektinitiatorInnen wurden durch den politischen Beschluss gestärkt; Verwaltung und Küchen arbeiteten an der Weiterentwicklung und beeinflussten die Politik in Richtung der Weiterentwicklung.

Die im Rahmen des KliP geschaffenen Konsultationsstrukturen unter professioneller Moderation sollten dazu dienen, Initiativen, Ideen und Ressourcen „von unten" stärker einzubeziehen. Im Laufe der Zeit wurden die konkreten Erfahrungen der Küchen und der Zulieferer bzw. Caterer von Seiten der politischen FunktionsträgerInnen aufgenommen; die AkteurInnen des öffentlichen politischen Raumes überließen den VerwaltungsakteurInnen, denen im Sinne des KliP die Rolle der Implementation zugedacht war, inhaltliche Gestaltungsaufgaben.

---

[180] Über evtl. in diesem Zusammenhang entstandene Konflikte konnten keine Ergebnisse generiert werden.

[181] Es galt zwar einen größtmöglichen Bio- und Regionallebensmitteleinsatz zu erreichen, doch wie die Küchen diese Maßgabe erfüllten, wurde zu Beginn ihnen allein überlassen.

[182] ein Bio-Gericht neben konventionellen Gerichten

Der Bürgermeister intervenierte in das Projekt, um den Umgang mit BSE-Risiken zu steuern. Auch ohne gemeinsame Regierungsverantwortung formulierten SPÖ und Grüne gemeinsame Projekte, darunter die Förderung der Bionahrung. Sie setzten ihre unterschiedlichen Koordinationsressourcen in dieser Kooperation strategisch ein.

Zusammenfassend kann festgehalten werden, dass politische FunktionsträgerInnen und VerwaltungsakteurInnen das Nahrungsprojekt koordinierten, wobei die Koordination der Arbeit des KAV-Netzwerks zum Teil getrennt von der des KliP war. Staatliche AkteurInnen nutzten ihre Steuerungsressourcen gezielt: Im klassischen Interventionsfeld Risiko griff der Bürgermeister ein; mit der modernisierten Steuerung des KliP wurde eine nicht-staatliche Agentur beauftragt und in operativen Fragen der Kooperation mit marktlichen AkteurInnen ließen politische FunktionsträgerInnen unteren Ebenen freie Hand. Dass politische FunktionsträgerInnen sich phasenweise nicht beteiligten, bedeutete nicht, dass sie auf ihre Koordinationsrolle verzichteten; vielmehr nutzten sie selektiv und strategisch die von anderen staatlichen und nicht-staatlichen AkteurInnen erzielten Ergebnisse.

Paradoxien

Kriterien aus dem Baustein „Paradoxien"
• Räumlichkeit und Entgrenzung Begrenzte Entstehungskontexte und deren Erweiterung um Akteure bzw. Materielles
• Kontextualisierungen Stufen der Öffnung und Schließung von Netzwerken durch Ursprungskontexte und Verwendungskontexte
• Zukunftsfähigkeits-Paradox Erweiterung und Reduktion von Handlungsmöglichkeiten und Unsicherheiten für Individuen, öffentliche Güter und Gesellschaft

Der Wiener Prozess war durch Paradoxien in allen drei Bereichen gekennzeichnet.

In der räumlichen Dimension griffen die Wiener Küchen zur Verwirklichung des lokalen Projekts auf AkteurInnen aus anderen Regionen zu, insbesondere auf Bio-Zulieferer aus Niederösterreich. Wiener WissenschaftlerInnen arbeiteten im Rahmen des lokalen Projekts an der international untersuchten Frage der Gesundheitswirkungen von Biolebensmitteln. Und das lokale Projekt bekam einen Impuls durch die europaweite BSE-Krise.

Im Klimanetzwerk wurden internationale Initiativen in den lokalen Kontext Wien überführt; die lokale Ebene erweiterte sich um einen internationalen Diskurs, indem global erfahrbare Klimaveränderungen von lokaler Ebene beeinflusst werden sollten. Der globale Klimadiskurs hat per se eine paradoxe Struktur, da Klimaveränderungen häufig an anderen als den Orten der Verursachung erfahren werden und vor allem kommunale und nationale Klimaschutzprogramme zur Problemlösung aufgelegt werden.

Im Bereich der Kontextualisierungen öffneten sich die Küchenkontexte gegenüber AkteurInnen des Zuliefer- und Produktionskontextes; durch die Tests der Verwendung der Bioprodukte erfolgte die Schließung, die zum Teil bestehen blieb, zum Teil erfolgte eine Wiedereröffnung gegenüber den selben Produzierenden. In der Phase der Ausweitung des Projekts auf weitere Bereiche gab es nicht nur punktuelle Synergien sondern auch Netzwerköffnungen und wieder -schließungen zwischen politischen FunktionsträgerInnen aus Magistrat /Parteien und der operationalen Ebene Magistrat /Küchen und der Umweltdirektion im KAV.

Bezogen auf Zukunftsfähigkeit erfolgte die Entscheidung für den gesundheitsfördernden Einsatz von Biolebensmitteln aus dem Zusammenhang heraus, dass die Gesundheitswirkungen von Biolebensmitteln dabei erst zu untersuchen waren; sie fußte auf Unsicherheit. Auch die Verwendungsmöglichkeiten in den Küchen waren unsicher, wobei der Modellversuch auf der Erwartung positiver Anwendungsqualitäten fußte, die erst durch neue Kooperationen zu erheben waren.

Rolle des Materiellen

Kriterien aus dem Baustein „Rolle des Materiellen"
• Interaktion von Artefakten und Materiellem mit Akteuren in Netzwerken
• Verantwortung auch nicht-menschlicher Akteure in Netzwerken
• Enthierarchisierung durch Interobjektivität zwischen Netzwerkbeteiligten

Durch die Verwendung von Bioprodukten veränderten sich die Netzwerke zwischen den Großküchen und der landwirtschaftlichen Produktion und Zulieferbetrieben, auch die Konstellationen im Lebensmittelmarkt selbst wurden beeinflusst. Zudem veränderten sich Verfahren der Kooperation und Verantwortlichkeiten zwischen Küchen und Wissenschaft, unter Küchenbeschäftigten sowie zwischen Küchen, Verwaltung und politischen FunktionsträgerInnen. Diese prozeduralen Veränderungen waren in ihrer Reichweite von den Netzwerkbeteiligten nicht erwartet worden.

Die BSE-Risiken erhielten über die Intervention des Bürgermeisters Akteurqualitäten bei der Stimulierung des Nahrungsprojekts und führten zudem zu einer verstärkten Einbindung der Öffentlichkeit in den Wiener Lebensmitteldiskurs.

Durch die Festschreibung der 30%-Bioquote im KliP entstand eine Machtverschiebung zugunsten der KAV-AkteurInnen; waren vorher einzelne Küchen für die Kooperation mit Biozuliefernden verantwortlich gewesen, so mussten nun alle mit diesen zusammenarbeiten, wodurch sich die Akteurkonstellationen auf dem Lebensmittelmarkt ebenfalls änderten.

Der Klimawandel wurde in Wiener Nahrungsnetzwerken verantwortlich für die Schaffung der Arbeitsteams zu den Themen Verkehr, Energie, Beschaffung; später wurde die Arbeitsstruktur des Magistrats zum Teil an die Querschnittsaufgabe Klima angepasst.

Die Größe und Ausstattung des Magistrats u.a. mit wissenschaftlicher Kompetenz hatte für das Nahrungsprojekt die Konsequenz, dass vorwiegend lokale AkteurInnen einbezogen wurden und somit informelle und persönliche Kommunikationsstrukturen durchweg eine große Rolle spielten.

Die Organisierung des KAV in Form einer Unternehmung führte gegenüber den selbständiger gewordenen Häusern (und Küchen) zu einem neuen Format hierarchischer Interventionen.

Fazit der Kriterienanwendung in der prozeduralen Dimension
Die Integration der Nahrungsbeschaffung in das KliP führte zu einem gewissen Maß der Kontrolle durch Verwaltung und politische FunktionsträgerInnen; gleichwohl konnten mit den unterschiedlichen Koordinationsformen, den Paradoxien und den Bedeutungen des Materiellen vielfältige Innovationsdynamiken in der prozeduralen Dimension beschrieben werden. Dass die Projektentwicklung zwar konsolidiert, aber im Forschungszeitraum nicht abgeschlossen wurde, sondern das Projekt um

Einrichtungen und Initiativen erweitert werden sollte, weist auf mögliche weitere Institutionalisierungsschritte hin. Ob durch die Koordinationsformen und die entstandenen Netzwerke zukunftsweisende prozedurale Entwicklungen verhindert wurden, konnte für Wien noch nicht abschließend beurteilt werden.

Materielle Auswertung

Die materielle Auswertung stellt anhand der Bausteine den Wiener Prozess dar. Mit Hilfe der Kriterien werden die Ressourcen der AkteurInnen, die Leistungen sowie anhand der iterativen Entwicklung und der Kontextdynamiken Ziele und Folgen der Prozesse beschrieben.

Ressourcen

Kriterien aus dem Baustein „Ressourcen"
• Mobilisierung und Pooling von verstreuten Ressourcen
• ressortübergreifendes Arbeiten

Im Bereich Klimaschutz nutzten die staatlichen AkteurInnen ihre Steuerungs-Kompetenz, um bestehende internationale und nationale Klimaschutzansätze nach Wien zu bringen und zur Operationalisierung mit Wiener Magistrats-Ressourcen zu verknüpfen.

In Sachen Bionahrung setzten die gesundheitsbezogenen WissenschaftlerInnen der Umweltdirektion des KAV und einige Küchenbeschäftigte innerhalb des KAV, im KWP und AkteurInnen aus der Bioproduktion ihr Know-how, Engagement und Zusatzarbeit ein. Einen wichtigen Impuls erhielt das Projekt durch die Erhöhung der Ressourcen in den Bioverbänden, mit denen ihre Betriebe und deren Arbeitsweisen auf die Großküchen abgestimmt wurden. Die WissenschaftsakteurInnen können den Politikfeldern Gesundheit und Umwelt, die Küchen dem Feld Soziales (oder Versorgung)[183] und Umwelt, die Bioproduktion und ihre Verbände der Landwirtschaft bzw. Wirtschaft zugeordnet werden.

Im Rahmen des Modellversuchs wurde die wissenschaftliche und praktische Arbeit mit den Biolebensmitteln um finanzielle Ressourcen aus dem ÖkoKauf-Projekt für die Modellstudie erweitert. Neben dem Engagement in den Küchen und dem wissenschaftlichen Know-how konnten die Expansion in Biolandwirtschaft und Biomarkt, die gesteigerte öffentliche Aufmerksamkeit, die Parteienstandpunkte pro Biokost sowie der verbindliche Gemeinderatsbeschluss zu Ressourcen für das Projekt gezählt werden. Bedeutung bekam zudem die Modernisierung des Verwaltungshandelns im Magistrat, durch die zum Teil effizientere Arbeitsstrukturen geschaffen wurden.

In den folgenden Jahren zählten das gemeinsames Programm von SPÖ und Grünen zu den Ressourcen. Die Zusammenarbeit im KliP-Netzwerk poolte politische Ideen von Grünen (Ökologie und ökologischer Landbau) und SPÖ (Regieren und Verwaltungssteuerung). Die Sensibilisierung der Öffentlichkeit durch Lebensmittelskandale sowie die Marktmacht der Stadt Wien als Großabnehmerin waren weitere wichtige Faktoren. Für den Magistrat bedeutete das KliP die Bündelung von Verwaltungsressourcen organisatorischer wie inhaltlicher Art, die Erfahrungen vieler AkteurInnen aus den Ressorts Klimaschutz, Umwelt- und Gesundheitsvorsorge zusammenführte. Die AG Lebens-

---

[183] Die Politikfelder, denen der Kontext Großküche jeweils zugeordnet werden kann, variieren je nach dem konkreten Fall bzw. der politischen Situation.

mittel in diesem Rahmen profitierte insbesondere von der Strategiefähigkeit des Leiters der Umweltdirektion im KAV. Nennenswerte Ressourcen waren zudem die Synergien zwischen dem Klimanetzwerk und dem Nahrungsnetzwerk im Krankenhausbereich sowie Kooperationen zwischen Spitälern in und außerhalb Wiens. Die vorliegenden Erfahrungen und der gebündelte Sachverstand des Wiener Magistrats und privater AkteurInnen dienten als Ressourcen zur Ausgestaltung des 30%-Erfordernisses aus dem KliP. Im Verlauf des Projekts gewannen das Wiener Wasserschutzgebiet sowie die Bündelung von Ressourcen in Wiener Parteien, Magistrat und Küchen vor allem für die Gestaltung von Ausschreibungen an Bedeutung.

Es wurden insgesamt verschiedenste Ressourcen in das Nahrungsprojekt eingebunden; die Politikfelder Gesundheit, Klima- und Umweltschutz, (Bio-) Landwirtschaft und Wirtschaft sowie Soziales / Versorgung (als Aufgaben der Küchen), waren durchgehend von Bedeutung und überschnitten sich an vielen Stellen. Die WissenschaftlerInnen bearbeiteten gesunde Ernährung auch unter ökologischen und ökonomischen Gesichtspunkten; die Ressorts im Magistrat kooperierten im Rahmen des Nahrungsprojekts und in verschiedenen Gremien des KliP. Ergänzend zu den Gemeinderatsbeschlüssen kamen Wirtschafts-, Gesundheits- und KonsumentInnen-Interessen beim praktischen Einsatz der Biolebensmittel punktuell sowie die breit gestreuten Verwaltungsinteressen zum Tragen.

Leistungen

Kriterien aus dem Baustein „Leistungen"
• Positivsummenspiele
• Akzeptanz und Effektivität
• Vermeidung externer Effekte

Im Bereich der Lebensmittelbeschaffung durch Wiener Küchen begann eine Küche aufgrund der Marktsituation das Produkt Fleisch in Bioqualität einzusetzen. Ergebnisse bestanden erstens darin, dass die unterschiedlichen Verarbeitungsqualitäten von konventionellem und Biofleisch in der Kochpraxis erkannt und Fehldeklarationen an die Zuliefernden zurückgemeldet wurden, und zweitens darin, dass einige Zuliefernde bereits in Phase 1 ihre eigenen sowie die Produktionsbetriebe zertifizieren ließen.

Die Modellphase im KAV und der Einsatz von Bionahrung im KWP trugen zur lokalen Verdichtung und zur Anpassung des Biolebensmittelangebots an die Erfordernisse von Großküchen bei; neue Betriebe im Biobereich und neue Produkte entstanden, konventionelle Firmen erweiterten ihr Angebot um Bioprodukte. Die Küchen veränderten Rezepturen, Koch- und Arbeitsvorgänge. Im Ergebnis setzten bereits in Phase 2 die KWP-Küchen 10% und die Modellküchen des KAV 30% ihrer Lebensmittel in Bioqualität ein; es erfolgte die erste Bio-Ausschreibung für die Produktgruppe Milch.

Auch die wissenschaftliche Studie ist eine Leistung dieser Phase. Ihr Ergebnis, dass 30% Bioanteil mit geringen Mehrkosten möglich und u.a. klimafreundlich war, untermauerte den Erfolg des durchgeführten Praxistests und diente als Basis für die Übertragung des Projekts auf weitere Großküchen und für seine Einbindung in das ÖkoKauf-Projekt. Letzteres bot u.a. für den Nahrungsbereich konkrete Hilfestellungen für Ausschreibungen und sonstige Beschaffungsvorgänge des Magistrats.

Das KliP, das 30% Bio festschrieb, stützte politisch die Modellküchen und war die wohl entscheidendste Leistung für die Weiterentwicklung des Projekts in ganz Wien.

In Phase 3 stieg die Zahl der Einrichtungen, die biologisch erzeugte Produkte einsetzten, sowie der Anteil an biologisch erzeugten Produkten:

- In den Krankenhäusern wurden Milch(-Produkte) und Rindfleisch vollständig sowie Brot und Backwaren teilweise in Bioqualität eingekauft.
- Der Bioanteil in den Pensionistenwohnhäusern stieg auf über 10 bis 15%; zudem wurde in die Ausschreibungen ein Regionalitätskriterium aufgenommen.
- In den städtischen Schulen wurde mit dem Angebot wählbarer Biomenüs ein nicht stark nachgefragter Sonderweg beschritten.
- Für die erste Bioprodukte umfassende Ausschreibung für die Kindergärten wurde das 30%-Erfordernis aus dem KliP verteilt über die Preisanteile verschiedener Warengruppen ausgestaltet.

Als eine Auswirkung davon erhöhte sich die landwirtschaftliche Bio-Lebensmittelproduktion rund um Wien; ein neues politisches Ziel von 50% Bio bis 2005 für die Einrichtungen wurde definiert.

Am Ende des Untersuchungszeitraums wies die Nahrung in den meisten Wiener Einrichtungen einen Bio-Anteil von knapp einem Drittel auf (Spitäler 30%, Kindergärten gut 40%; Schulen ca. 30%; KWP 20%); in einigen Warengruppen lag er bedeutend höher. In den Spitälern wurde lokales Quell- statt Mineralwasser eingesetzt, KWP und KAV schenkten Fair-Trade-Kaffee aus. Das im Bereich Krankenhäuser und Kindergärten erfolgreiche Modell der Integration von Bio in alle Speisen und damit der Ausschreibung über Warengruppen wurde auf die Schulen übertragen.

Leistungen waren auch öffentlichkeitswirksame Informations- und Bildungsmöglichkeiten über biologische Landwirtschaft für Erwachsene und Kinder sowie die Steigerung des Bekanntheitsgrads und der Befürwortung biologischer und nachhaltiger Nahrungsmittelproduktion.

Die Annäherung zwischen Großküchen und biologische Lebensmittel produzierenden und liefernden Betrieben kann insgesamt für beide Gruppen positiv bilanziert werden, wobei der Magistrat und die Küchen ein sozialpolitisches, die längerfristig beteiligten Betriebe ihr ökonomisches Ziel erreichten. Gleichzeitig bedeutete das Projekt Schritte zur Erreichung der in den Parteien formulierten politischen Ziele Gesundheitsförderung und Unterstützung österreichischer Biolandwirtschaft; diese gingen über die Zielformulierung im KliP hinaus. Die Kriterien Akzeptanz und Effektivität tragen ganz allgemein zur Erklärung der Leistungen aus den Netzwerken bei; unerwünschte externe insbesondere ökologische und gesundheitsbezogene Effekte wurden durch das Projekt vermieden, allerdings wurden externe Effekte bezüglich des konventionellen Lebensmittelmarkts nicht erfasst.

Iterative Veränderungen

Kriterien aus dem Baustein „Iterative Veränderungen"
• Ermöglichung von Positionsveränderungen • dauerhafter iterativer Veränderungsprozess

Parteipolitik

Nachhaltige Nahrung wurde von ParteipolitikerInnen insbesondere mit (ökologischer und sozialer) Kleinräumigkeit assoziiert; dies angelehnt auch an die in Österreich verbreitete Idee, dass das, was regional produziert „von der Alm" sei, „Bio"-Qualität aufweise. Die Idealisierung kleinräumiger

Versorgungsstrukturen wurde von den PolitikerInnen angesichts praktischer Erfordernisse wie Logistik und Erfüllung von Hygienevorschriften fallengelassen. Nachdem das Projekt im Rahmen von Klimaschutz platziert war, stellten es politische FunktionsträgerInnen aufgrund der Lebensmittelskandale in den Kontext von Gesundheit. Zudem wurde die durch die Gemeinschaftsverpflegung mögliche Entlastung von (insbesondere weiblichen) Erziehenden thematisiert. Eine politische Absichtserklärung der regierenden SPÖ und der Grünen Partei, bis 2005 den Bioanteil bei den Lebensmitteln in Wiener Gemeinschaftsverpflegungseinrichtungen auf 50% anzuheben, ist noch nicht gleichbedeutend damit, dass die für Weiterführung und Ausweitung des bisherigen Projekts notwendigen Bedingungen auch geschaffen werden.

KliP

Im Klimaschutzprogramm wurde den Bereichen Energie und Verkehr das größte Treibhausgas-Reduktionspotenzial zugeschrieben; die Möglichkeit, durch Beschaffungsvorgaben Emissionen auch im Feld Nahrung zu reduzieren, kam erst aufgrund der bestehenden Projekte in KAV und KWP hinzu. Die Beschaffung von Biolebensmitteln errang in der Außenwirkung große Bedeutung für die städtische Politik, aber praktisch auch für Küchen, Zulieferer, Caterer und Landwirtschaft.

Die wissenschaftliche Untermauerung des Nahrungsprojekts – mit ihrer geringen Kostensteigerungsprognose – unterstützte politische FunktionsträgerInnen aber auch private und VerwaltungsakteurInnen, den Einsatz von Bio- und frischen regionalen Lebensmitteln mit Klimarelevanz und Gesundheitsbeiträgen zu begründen. Die 30% Bio wurden, im Vorgriff auf die formale Verabschiedung des KliP, trotz allgemeiner Sparmaßnamen öffentlich versprochen. Unterstützt durch ein Arbeitspapier von Rot-Grün und die Modellstudie wurde Bionahrung zum Bestandteil des ÖkoKauf-Projekts, das zudem ökologische Effizienzerhöhung und den Einsatz von Fair-Trade-Produkten vorschrieb.

Parallel zur inhaltlichen Weiterentwicklung des ÖkoKauf-Projekts wurde die Verbindlichkeit der ÖkoKauf-Vorgaben angehoben. Zudem diversifizierten sich die Gremien im Magistrat, wodurch eine effektivere Nutzung von Magistratsressourcen entstand.

Die AG Lebensmittel diente der nicht nur freiwilligen Vernetzung der NahrungsakteurInnen in Wien; mit der Breite des Bündnisses wurden die Gremien auch für nicht-staatliche AkteurInnen interessant.

In der ausführlichen Diskussion unter vielen Beteiligten, wie das 30%-Kriterium des KliP zu füllen und in die Ausschreibung der Kindergartenmahlzeiten umzusetzen wäre, mussten unterschiedliche Zielsetzungen für den Bioprodukteinsatz – von formaler Einhaltung von Kriterien bis zu möglichst ökologischen und gesundheitswirksamen Auswirkungen – ausgehandelt werden. Dies unterstrich die Pionierrolle des Projekts, da passende Vorgaben erst noch entwickelt werden mussten, bedeutete aber einen wichtigen Schritt zur Eingliederung der Ernährung in das alltägliche Verwaltungshandeln. Zudem fand die Veränderung von wählbaren Bio-Menus in Schulen hin zum Bioanteil in allen Speisen aufgrund von Erfahrungswerten in Wiener Einrichtungen statt.

Großküchen

In den Wiener Pensionistenwohnhäusern wurden seit 1995 mit dem Ziel des Tier- und Umweltschutzes biologisch und regional erzeugte Lebensmittel eingesetzt. Zwei Küchenleiter brachten die KWP-Leitung dazu, dieses Nahrungsprojekt zu ihrer eigenen Politik zu machen und in den wienweiten Nahrungsdiskurs einzubringen. Im KAV wurden seit 1996 Biolebensmittel zur Gesundheitsförderung erprobt; die Umweltdirektion und das engagierte Personal entwickelten in einzelnen Küchen den Einsatz von Biofleisch und weiterer Bioprodukte weiter; der probeweise Einsatz von Fair-Trade-Produkten verweist auf weiteres Potenzial. Für beide Institutionen war die Kooperation zwischen Küchen und Biobetrieben anfangs schwierig. Kleinschrittige Umstellungs- und Lernprozesse in den Küchen waren notwendig. Die Küchen gaben alte Kontakte auf und gingen neue Marktbeziehungen ein; sie übernahmen zwischenzeitlich Arbeiten, um Bioproduktion und -logistik zu nutzen und zu stimulieren, und trugen so dazu bei, dass später die Vorverarbeitung zurück zur Produktion und Zulieferung verlagert werden konnte. Dass sich der Focus auf zertifizierte Bio-Lebensmittel richtete, lag an praktischen Anforderungen an Herkunfts- und Verarbeitungsnachweise, die die Biozertifizierung für die Großküchen gewährleistete. Durch die Zielrichtung Bio wurden vereinzelte Ansätze, Ernährungsstile zu verändern, zurückgedrängt; Biokost diente in den Großküchen hingegen als Qualitätsmerkmal.

Bioverbände, Produktion und Zulieferende vollzogen ähnliche Schritte. Die Gründung einer Erzeugergemeinschaft zur regionalen Belieferung von zwei Großküchen bedeutete erste Erfolge bei der schrittweisen Umstellung auf mehr regionale Bioproduktion. Die Bioverbände erarbeiteten mit den ihnen angeschlossenen (vor allem regional ansässigen) Betrieben die logistische wie ökonomische Optimierung des Produktangebots anhand der Anforderungen aus den Großküchen. Herkömmliche Entstehungsmechanismen von Geschäftsbeziehungen veränderten sich, es erfolgten Neupositionierungen im Biolebensmittelmarkt. Der Biomarkt reagierte, angesichts der Aussicht auf den Großabnehmer Stadt Wien, bereits auf die Umstellung in wenigen Küchen mit einer Veränderung des Angebots an Produkten, Darreichungsformen und Logistik.

In den KAV-Küchen wurde mit wenigen Bioprodukten begonnen. Die Entscheidung, Fleisch als eines der ersten Produkte in Bioqualität einzusetzen, wurde durch die BSE-Risiken und durch allgemeine Sparvorgaben beim Fleisch, die aufgrund der geringeren Schrumpfung des Biofleisches bei Kochen aufgefangen werden konnten, beeinflusst.

Erst aufgrund der Modellstudienergebnisse wurde in einer ersten Ausschreibung die Produktgruppe Milch in 100%iger Bioqualität verlangt; dies wurde über Gesundheitsaspekte begründet. Der Einsatz von Quellwasser in den Häusern des KAV bedurfte einer wissenschaftlichen Studie über seine gesundheitlichen Vorteile. Es gab auch gegenläufige Entwicklungen, z.B. erreichten einzelne Krankenhäuser wegen des knappen Budgets die verbindlich vorgegebenen 30% Bio zwischenzeitlich nicht.

In allen beteiligten Wiener Großküchen trugen die Lebensmittelskandale dazu bei, den Einsatz von Bionahrung trotz begrenzter Budgets zu forcieren. Neben dem Einkauf und den Arbeiten in den Küchen zielten begleitende Maßnahmen einerseits auf die öffentlichkeitswirksame Darstellung der eigenen Arbeit, andererseits auf das Erwirken politischer Unterstützung innerhalb der eigenen Häuser und im öffentlichen Raum.

Schrittweise wurde in den Wiener Einrichtungen die Identifikation mit Bio erweitert; zudem wurde die Regionalität des Lebensmitteleinkaufs gestärkt.

Kontext-Dynamiken

Kriterien aus dem Baustein „Kontext-Dynamiken"
• Durchlaufen von Entwicklungskontexten für innovative Ideen, Kontexten der Rekombination mit sozialen Komponenten, Kontexten der gesellschaftlichen Durchsetzung
• beteiligte und ausgeschlossene Kontexte
• Pfadabhängigkeiten
• Innovationssysteme als Standortvor- bzw. -nachteile

Die Entwicklungskontexte des Wiener Nahrungsprojekt waren der internationale Klimadiskurs, in dem Ansätze zur Reduzierung von Treibhausgasen erarbeitet wurden, die Umweltdirektion des KAV, in der Gesundheits- und Umweltvorteile von biologisch produzierter Nahrung bearbeitet wurden, sowie die Küchen im KWP, die aus Interesse am Tierschutz die Speisen veränderten. Rekombinationskontexte waren die Landwirtschaft und Ökonomie im Biobereich sowie die in Organisationen eingebundenen (und daher festen Budgets und anderen Restriktionen unterliegenden) Küchen. Die Kontexte der gesellschaftlichen Durchsetzung blieben die vorgenannten Bio-Ökonomie-Kontexte und Küchen, mit der Abweichung von den anderen beiden Kontext-Arten, dass die lokale Partei- und Gemeinderatspolitik als Institutionalisierungsrahmen dieser Kontexte fungierte. Die Rekombinationskontexte und die Kontexte der gesellschaftlichen Durchsetzung blieben allerdings in einem dauerhaften Austausch untereinander, da die politischen Festlegungen der gegenseitigen Garantie und Kontrolle bedurften.

Das Nahrungsthema aus Gesundheits- und Umweltethik-Kontexten wurde Teil des KliP und damit lokaler Verwaltungs- und Politikkontexte um Umwelt, Ökonomie (Beschaffung) und Ökolandbau. Obwohl der Gesundheitskontext stark beteiligt war, wurden alternative Ernährungsstile ausdrücklich nicht diskutiert. Trotz anfänglicher Versorgungsschwierigkeiten mit Bioprodukten brauchte die Versorgungsquantität angesichts steigenden Bioquote in der österreichischen Landwirtschaft nicht thematisiert zu werden. Der Kontext Konsum in Privathaushalten blieb ausgeklammert.

Als Pfadabhängigkeiten konnten das KliP in die Reihe der Programme für die Umweltmusterstadt sowie das Ernährungsprojekt in den Rahmen der Hauptstadt des „Feinkostladens Europas" gestellt werden. Eine weitere Pfadabhängigkeit war die Ausrichtung auf die kontrollierte und qualitativ hochwertige Bioproduktion, die angesichts der Lebensmittelskandale und BSE zu einer Stärkung des Nahrungsprojekts führte.

Daran anschließend lassen sich Innovationssysteme beschreiben, die für das Wiener Projekt wichtige Rahmenbedingungen darstellten: Das durch kleinräumige Landwirtschaft geprägte Vorreiterland in Sachen Bio stellte einen nationalen regulativen Rahmen dar, der für die positive öffentliche Meinung und ökonomische Investitionsentscheidungen Vorteile aufwies. Hinzu kamen das Quellwasser und die eigenen biologisch bewirtschafteten Landwirtschaftsgüter als Wiener Standortvorteile, die im Sinne eines Innovationssystems wirkten, um landwirtschaftliche Produkte regional zu produzieren, zu vermarkten und weiter zu entwickeln.

Fazit der Kriterienanwendung in der materiellen Dimension

Die Kontextualisierung der in den lokalen Nahrungsnetzwerken entwickelten Ansätze und der hier gepoolten Ressourcen durch die Großküchen stimulierte den Bio-Anbietermarkt bzw. Produzierende und Verarbeiter von Biolebensmitteln. Die materiellen Voraussetzungen veränderten sich während des Projekts und ermöglichten diese Entwicklungen.

Die Preise, die quantitative Verfügbarkeit und die für Großküchen adäquate Vorverarbeitung von Bioprodukten wandelten sich bereits während der Modellphase und durch die Belieferung weniger Häuser. In mehreren Schritten steigerte sich der Bioanteil an den eingesetzten Lebensmitteln in allen Einrichtungen auf 20-40%. Dass das Catering-Unternehmen, das die Kindertagesheime belieferte, einen 40%igen Bioanteil ohne Kostensteigerung bereitstellte und dass die Küchen der anderen Institutionen einige Produkte und Produktgruppen zu 100% in Bioqualität bezogen, galt als Bestätigung der Marktmacht der Großabnehmerin Stadt Wien und ihrer erfolgreichen Rolle bei der Stimulierung der Bio-Landwirtschaft.

Weitere Aspekte wie effiziente Ressourcennutzung durch die Küchen, Gesundheit und Gesundheitsbildung, Tierschutz und Umweltschutz, die im Laufe der Entwicklung thematisiert wurden, blieben in ihrer Bedeutung hinter der Biokost zurück bzw. wurden vollständig hinein integriert.

4.3.1.4 Analyse der normativen Nachhaltigkeits-Ausprägungen des Prozesses in der prozeduralen und der materiellen Dimension

Normative Nachhaltigkeit in der prozeduralen Dimension

Aufbauend auf der breiten Erfassung des politischen Prozesses in Wien in Sachen nachhaltiger Gemeinschaftsverpflegung soll nun der Beitrag der Nahrungsnetzwerke im Sinne der prozeduralen Elemente von Nachhaltigkeit bezogen auf normative Aspekte aus dem Nachhaltigkeitskonzept bewertet werden.

Die prozedurale Dimension als normative Kategorie beinhaltet Entwicklungen und insbesondere eine erweiterte Zusammenarbeit von AkteurInnen, wodurch positive Veränderungen im Sinne von demokratischer Partizipation hervorgebracht werden sollen. Diese normativen Aspekte der prozeduralen Dimension werden nun anhand der wichtigsten Ausprägungen des Wiener Prozesses bearbeitet.

Institutionen und Verfahren

Entwicklungen und insbesondere eine erweiterte Zusammenarbeit von AkteurInnen bezogen auf	**die Art von Institutionen und Verfahren (Beteiligung, Repräsentation, Konfliktregulierung, Entscheidung)**

BürgerInnen-Konsultation oder -Beteiligung wurde im Wiener Nahrungsprojekt nicht diskutiert und fand kaum statt; z.B. spielte die bezirksbezogene Wiener Lokale Agenda 21 für das Nahrungsprojekt keine Rolle. Die Netzwerk-Beteiligten versuchten lediglich die Bevölkerungsmeinung zu antizipieren (z.B. mit ihrer Risikobewertung während der BSE-Krise und bezüglich des Nahrungsangebots).

Formal war das KliP ein top-down zu implementierendes Programm. Es war von der Unterstützung der politischen FunktionsträgerInnen abhängig und musste in bestehende Parteiorientierungen integrierbar sein. Durch das KliP entstanden neue Gremien und Institutionen; es enthielt nicht-hierarchische Komponenten (die durch ein externalisiertes Projektmanagement gewährleistet werden sollten) und neue Koordinationsmechanismen (vor allem für die Verwaltung aber auch zwischen Verwaltung und externen ExpertInnen).

Das Nahrungsprojekt baute auf dem Engagement und auf den inhaltlichen Entscheidungen im KAV und in den KWP-Küchen auf. KüchenakteurInnen und Unternehmen erarbeiteten Grundlagen des Projekts. In den Nahrungsnetzwerken arbeiteten nur wenige ParteienvertreterInnen mit. Die Repräsentation der Interessen von Produktion und Zulieferung wurde auch in Form ihrer selektiven Beteiligung an den Netzwerken gewährleistet. Die nahrungsbezogene Programmatik des KliP wurde von WissenschaftlerInnen und Verwaltungsmitgliedern angeregt und mitgestaltet; bei seiner Weiterentwicklung kooperierte der Magistrat mit politischen FunktionsträgerInnen und beide Gruppen unterstützten die nicht formalisierte Beteiligung weiterer AkteurInnen und Kontexte.

Insgesamt fand eine die repräsentativdemokratischen Verfahren ergänzende aktive Netzwerkpolitik statt.

Entscheidungsrollen

Entwicklungen und insbesondere eine erweiterte Zusammenarbeit von AkteurInnen bezogen auf	**Entscheidungsrollen in Politikprozessen (von Input bis Output)**

Der erste Prozessinput kam einerseits aus dem internationalen Klimadiskurs, andererseits von KWP- und KAV-Küchen und WissenschaftlerInnen in Wien; das KliP stellte in der Folgezeit den Input- und den Output-Rahmen für Aktivitäten von Verwaltung und Küchen im Nahrungsprojekt dar. Die Küchen verschiedener Institutionen spielten neben den Biounternehmen bei der schrittweisen Weiterentwicklung des Output (z.B. Ausschreibungsvorgaben) wichtige Rollen. Zudem bedeutete das KliP für die Küchen Unterstützung gegenüber der eigenen Organisationsleitung für die Output-Entwicklung (z.B. Erhöhung der Bio-Quoten) sowie von Seiten politischer FunktionsträgerInnen.

Die selben AkteurInnen hatten bei Input und Output Entscheidungsfunktionen; jeweils waren staatliche und nicht-staatliche AkteurInnen beteiligt.

Ebenen

Entwicklungen und insbesondere eine erweiterte Zusammenarbeit von AkteurInnen bezogen auf	**die berücksichtigten Ebenen (global bis lokal)**

Zieldefinitionen, Operationalisierung und Durchführung des Wiener Nahrungsprojekts wurden auf lokaler Ebene von lokalen AkteurInnen erarbeitet. Wenige Einrichtungen waren mit anderen lokalen Projekten in Österreich vernetzt. Erfahrungen und Ziele aus globalen (Klimaschutz, Gesundheitswissenschaft, Ökologie) und nationalen (Förderung von Biolandwirtschaft) Zusammenhängen kamen zum Tragen; die direkte Mitwirkung von nicht überwiegend lokal agierenden AkteurInnen wurde nur an zwei Stellen nachgewiesen, erstens bei der Organisierung der regional ansässigen Unternehmen durch die nationalen Bioverbände, zweitens durch die Mitwirkung von Österreich weit agierenden ExpertInnen in der AG Lebensmittel.

Politikbereiche

Entwicklungen und insbesondere eine erweiterte Zusammenarbeit von AkteurInnen bezogen auf	**unterschiedliche Politikbereiche (Ressorts, Sektoren, Policies)**

Im Nahrungsprojekt arbeiteten Institutionen und AkteurInnen aus den Sektoren Altenpflege, Krankenversorgung, Bildung und Erziehung (Schule, Kindergärten), Landwirtschaft, produzierende und verarbeitende Lebensmittelbetriebe und Handel zusammen. Die Policies Gesundheit, Ethik / Tierschutz, Umwelt, Soziales / Versorgung, Ökonomie und Klimaschutz wurden involviert und von den AkteurInnen dieser Felder in das Bionahrungsprojekt integriert. Die für bestimmte Policies ausgewiesenen politischen FunktionsträgerInnen nutzten im Nahrungsprojekt Synergien zwischen ihren unterschiedlich verteilten Kompetenzen; zu nennen sind hier Synergieeffekte zwischen Kompetenzen für Biolandbau und Verwaltungssteuerung sowie zwischen den Feldern Gesundheit / Soziales und dem Wiener Anspruch Umweltmusterstadt zu sein.

Im Magistrat waren die Ressorts Umwelt, Krankenhäuser, Schulen, Kindergärten, Bau sowie das neugegründete Querschnittsreferat für Klimaschutz beteiligt, die im Rahmen des KliP und des Nahrungsprojekts (vor allem zur Erarbeitung von Ausschreibungskriterien) neue Kooperationsformen und Interaktionen entwickelten.

Normative Nachhaltigkeit in der materiellen Dimension

Hier werden materielle Ziele, Folgen und Leistungen von Nachhaltigkeit, wie sie in Kapitel 2 und insbesondere in Abschnitt 2.5 konzipiert wurden, im Prozess nachgewiesen.

Die materielle Dimension als normative Kategorie bedeutet die Integration widerstreitender Ansätze und insbesondere die Überwindung von Konflikten in verschiedenen Bereichen. Diese werden nun anhand der wichtigsten Aspekte im Wiener Prozess nacheinander bearbeitet.

Säulen

Integration widerstreitender Ansätze und insbesondere die Überwindung von Konflikten	**zwischen den Säulen Ökonomie, Ökologie und Soziales/ Kultur**

Obwohl die Reduzierung von Treibhausgasen als Zielsetzung des Klimadiskurses auch über die Regionalität (Reduzierung von Transportkilometern, Verpackung etc.) und Saisonalität (effizienter Energieeinsatz) von Nahrung hätte hergestellt werden können, und obwohl auch die Verarbeitung und die Kochvorgänge im Zentrum hätten stehen können (da z.B. dezentrale Küchen sowie cook and chill energieaufwändig sind), standen biologische Lebensmittel im Zentrum des Nahrungsprojekts. Die Betonung österreichischer bzw. regionaler Herkunft u.a. auch in den Ausschreibungen war der zweite Schwerpunkt. Mit den Kriterien bio und regional wurden vor allem ökologische, gesundheitsbezogene und traditionserhaltende Vorteile verbunden, letztere sind den Säulen Ökologie und Soziales/ Kultur zuzuordnen. Die Säule Ökonomie kam bei der Verbesserung der Bio-Zulieferungsstrukturen in Wien sowie bei der Förderung des Biolandbaus Österreichs ins Spiel. Lösungen der Konflikte mit der Säule Ökonomie wurden an die einzelnen beteiligten Institutionen delegiert, z.B. an die Küchen mit ihren begrenzten Budgets und an die Magistratsabteilungen bzw. den KWP, die den Biostandard in den Küchen ebenfalls trotz knapper Kassen gewährleisten mussten; zudem standen die Biozulieferer und die Bioproduktion unter einem erheblichen Preis- und Konkurrenz-druck von Seiten der marktmächtigen Stadt Wien. Konflikte mit den ÖkonomieakteurInnen der konventionellen Landwirtschaft und deren ökonomischen und sozialen Sicherung wurden nicht ausgetragen.

Intragenerationale Gerechtigkeit

Integration widerstreitender Ansätze und insbesondere die Überwindung von Konflikten	**in Sachen lokaler bis globaler intra-generationaler Gerechtigkeit**

Der Biolandbau galt in Wien aufgrund seiner geringen externen Effekte als in sich gerechtigkeitsför-dernd. Mit der Ausrichtung des „Bio für alle" in der Gemeinschaftsverpflegung, d.h. für Personen jeden Alters und insbesondere für Kinder aller Schichten, sollte lokale Gerechtigkeit hergestellt wer-den; dies gewährleistete insbesondere die Umlegung der Kosten auf alle Mahlzeiten (statt Gerichte unterschiedlicher Qualität zu verschiedenen Preisen anzubieten).[184] Der Ausbau des Biolandbaus in Wien und benachbarten Regionen sowie seine Unterstützung in Österreich waren regionale bis nati-onale Nachhaltigkeitsziele; die Einbeziehung von Fair-Trade-Produkten verweist auf die Verant-wortung gegenüber Ländern der Südhalbkugel.

Intergenerationale Gerechtigkeit

Integration widerstreitender Ansätze und insbesondere die Überwindung von Konflikten	**der langfristigen, intergenerationalen Gerechtigkeit**

Die Förderung biologischer landwirtschaftlicher Produktion galt in Wien per se als Beitrag zu Kli-maschutz und Ressourcenbewahrung. Der Beitrag wurde allerdings nur in einem die jetzige Genera-tion nicht einschränkenden Umfang geleistet. Weitergehende Maßnahmen, wie z.B. ein höherer Bio-Anteil in der Nahrung und mehr Fair-Trade-Produkte, wurden nur vereinzelt diskutiert. In das KliP waren die für Klimawandel und Ressourcenbewahrung einschlägigeren Bereiche Mobilität und Energieversorgung eingeschlossen.

Gender

Integration widerstreitender Ansätze und insbesondere die Überwindung von Konflikten	**in der Genderdimension**

Mit der Bearbeitung von Nahrung als ein gesamtgesellschaftliches Thema wurde ein häufig hinter „harten" Politikbereichen zurückstehender Bereich politisiert. Das Thema Gemeinschaftsverpflegung in lokaler Verantwortung, das Reproduktionsaufgaben aus dem privaten Bereich in die öffentliche Hand verlagert, wurde als allgemeines Nachhaltigkeitsfeld bearbeitet, der Genderbezug nicht thema-tisiert. Lediglich in frauenpolitischen Fragen engagierte ParteipolitikerInnen brachten die Entlastung

---

[184] Es wurde nicht untersucht, ob bestimmte gesellschaftliche Gruppen generell keinen Zugang zur Gemeinschaftsver-pflegung haben.

berufstätiger Mütter durch eine bessere Ernährung von Kindern während der Tagesbetreuung als ein weiteres Argument gegen Initiativen zur Kürzung des Bioprojekts aus den eigenen Reihen vor.

Wissenschaftsdisziplinen

Integration widerstreitender Ansätze und insbesondere die Überwindung von Konflikten	**zwischen Wissenschaftsdisziplinen**

Der mit der Modellstudie beauftragte im Gesundheitswesen angesiedelte Wissenschaftler sowie die WissenschaftlerInnen im KAV und das Ernährungswissenschafteninstitut integrierten ökonomische und ökologische Aspekte in ihre Arbeiten, damit diese sich in ÖkoKauf und KliP integrieren ließen. Sie trugen allerdings Konflikte mit KollegInnen über den Nachweis der Gesundheitszuträglichkeit von biologisch erzeugten Produkten sowie von Quellwasser aus.

Risikobewertungen

Integration widerstreitender Ansätze und insbesondere die Überwindung von Konflikten	**in und zwischen wissenschaftlichen und politischen Risikobewertungen**

In Wien wurden nur die Produktionsformen zur Risikobewertung von Ernährung herangezogen. Österreichische Produkte wurden in der Öffentlichkeit als risikoarm eingeschätzt; WissenschaftlerInnen bearbeiteten die Sicherheit von biologisch produzierten Produkten. Im Magistrat und im wissenschaftlichen Bereich wurde „gesund" in Großküchen mit Bioprodukten gleichgesetzt, wobei die Vermeidung bestimmter Risiken mit der Zertifizierung der Produktionsverfahren (die auch den Einsatz von Futter, Dünger und die Tierhaltung regelt) garantiert war. Konflikte zwischen „gesund" und biologisch kamen insofern nicht auf, als dass die Großküchen vorwiegend österreichische und teilweise Bioprodukte verwendeten. In der BSE-Zeit wurde „gesunde Nahrung" politisch versprochen; indem die Großküchen die Qualität von Fleischprodukten besonders bearbeiteten und dies öffentlich kommunizierten, wurden Konflikte vermieden.

Reproduktion, Konsum, Produktion

Integration widerstreitender Ansätze und insbesondere die Überwindung von Konflikten	**zwischen Reproduktions-, Konsum- und Produktionserfordernissen**

Die Konsuminteressen der NutzerInnen der Großküchen wurden in den Küchen und im Magistrat als konservativ in dem Sinne aufgefasst, dass der Ernährungsstil nicht zu verändern war („kein Körndlessen"). Stattdessen wurde mit dem Ziel der Qualitätsverbesserung der Produkte für die Kontrolle und Verbesserung von Produktionsformen entschieden. Dies bedeutete einerseits die Verwendung biologisch erzeugter Lebensmittel, andererseits die Anpassung der Rezepturen und Kochvorgänge in den Großküchen an diese Lebensmittel[185]. Reproduktionsinteressen wurden über die Qualität der

---

[185] Aufgrund des traditionellen Ernährungsstils, der regionale Produkte einbezieht, bedeutete die Konzentration auf regionale Produktion keine Veränderung der angebotenen Gerichte, sondern allein der eingesetzten Produkte.

Produkte (gesund) und über den sozialen Ausgleich (gleich gute Qualität für alle KonsumentInnen) gesichert.

4.3.1.5 Fazit

Die prozedurale und materielle Breite der Wiener Entwicklungen wurde mit Hilfe des Instrumentariums aus den Netzwerke-Konzepten in Form der Prozess-Rekonstruktion reflektiert. Die normativen Nachhaltigkeitsanalysen zeigten auch Grenzen des Wiener Prozesses angesichts der verschiedenen Nachhaltigkeitsziele und deren Ausgleich untereinander auf. In Wien wurden Entscheidungen in beiden Nachhaltigkeitsdimensionen getroffen: prozedurale Entscheidungen insbesondere für eine ausgeprägte Netzwerkarbeit von GemeinderätInnen bis in die Küchen, materielle für die Einführung von Bioprodukten zur Verbesserung des traditionellen Menu-Angebots in den Großküchen und zur Stützung der heimischen Landwirtschaft. Durch die Zusammenschau mit den anderen Fallstudien in Abschnitt 4.4 werden die Nachhaltigkeitsleistungen aus dem Wiener Prozess bezüglich ihrer Reichweite für normative Nachhaltigkeit (vgl. Abschnitt 2.6) bewertet.

4.3.2   Ferrara

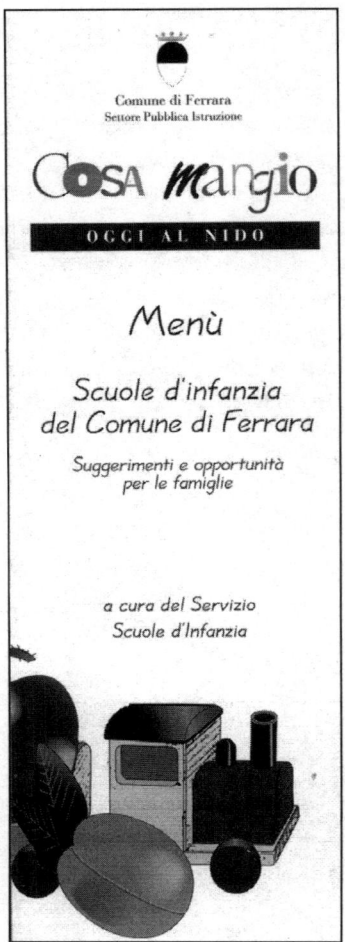

Abbildung 2: Titelblatt einer Broschüre, die Ernährungstipps für Familien enthält, deren Kinder Krippen
besuchen, herausgegeben 2004 von der Stadt Ferrara

4.3.2.1   Der Fall Ferrara

Kurzbeschreibung

Ziel des 1991 initiierten Projekts in Ferrara war, gesünderes Essen für Schulkinder zur Verfügung zu
stellen. Im Ergebnis waren im Jahre 2002 mehr als 30% der in Schul- und Kindergartenmensen ver-
zehrten Lebensmittel aus biologischer Produktion; 2004 waren es ca. 80%.

Wichtige AkteurInnen des Projekts waren Eltern von Vorschul- und Schulkindern, Mitglieder der
Stadtverwaltung, des Stadtrates sowie WissenschaftlerInnen. Die Einbindung des Projekts in den Lokale Agenda 21-Prozess in Ferrara unterstützte seine langfristige politische Absicherung.

Ein bemerkenswerter äußerer Faktor war die Vorschrift in nationaler und regionaler Gesetzgebung, Bionahrung in bestimmten Vorschul- und Schulküchen einzusetzen. In der Region um Ferrara, der Emilia Romagna, war die politische Basis traditionell besonders stark einbezogen; dies hatte für die kulturell wichtigen Themen Nahrung und Regionalität eine große Bedeutung.

Entscheidend für den Erfolg des Projekts war die Konsistenz der Arbeit einzelner AkteurInnen und der Ziele eines Kern-Netzwerkes, das aus einigen Aktiven insbesondere in der Verwaltung bestand, die eng mit Küchen und Zulieferern zusammenarbeiteten. Wegen der Fokussierung auf Gesundheit, die z.B. eine Neuzusammensetzung der Speisen nach sich zog, und die in enger Abstimmung mit wissenschaftlichem Know-how geschah, wurde zertifizierte Bionahrung eingesetzt.

Auswahl

In Ferrara fand ein politischer Prozess statt, bei dem Nachhaltigkeit sowohl materiell als auch prozedural operationalisiert wurde: Prozedural entstanden Netzwerke zwischen Verwaltung und Zivilgesellschaft, die später mit dem institutionalisierten Lokale Agenda 21-Prozess verknüpft wurden. Materiell wurde das Essen in Kindergärten und -krippen sowie Schulen bezüglich Gesundheitsaspekten durch sowohl den Einsatz biologisch erzeugter Produkte als auch durch eine neue Zusammensetzung des Essensangebots insgesamt verändert.

Der Prozess erfüllt die oben definierten Kriterien (vgl. Abschnitt 4.1):

* lokaler Nachhaltigkeitsprozess seit Anfang / Mitte der 1990er Jahre

Das Projekt zur Veränderung des Speisenangebots in Schulen und Kindergärten in Ferrara war im Nachhaltigkeitsdiskurs angesiedelt. Zu Beginn brachten vor allem Argumente aus dem Bereich Gesundheit den Prozess in Gang, sehr bald erfolgte die aktive Thematisierung seiner Bedeutung für den Nachhaltigkeitsdiskurs.

* materielle und prozedurale auch lokal definierte Nachhaltigkeitsleistungen im Bereich Gemeinschaftsverpflegung

Der untersuchte Prozess bezog sich auf Mensen und Kantinen in städtischer Verantwortung, deren Angebot sowohl durch neue Beteiligungs- und Entscheidungsverfahren als auch durch Veränderungen in der Speisenzusammensetzung im Rahmen des Nachhaltigkeitsdiskurses verändert wurde.

* staatliche Akteure involviert

Neben einzelnen privaten AkteurInnen (Eltern, Betriebe) waren insbesondere die städtische und regionale Verwaltung sowie politische FunktionsträgerInnen aktiv an dem Nahrungsprojekt beteiligt.

Rahmenbedingungen des Nahrungsprojekts in Ferrara

1. Italien und die Region Emilia Romagna
Landwirtschaft und Ernährung in Italien
Insbesondere in Nordeuropa gilt Italien als ein Land mit einer besonderen Ernährungskultur, als ein Land, in dem gut gegessen wird. Regionalität von Ernährung wird im italienischen Alltag großgeschrieben.

Italien ist mit 1.230.000 ha und mit mehr als 1,5 Millionen Tonnen Erzeugnissen Europas größter Bio-Produzent[186]. Insbesondere in den Anfangszeiten des biologischen Landbaus wurde hier vor allem für den Export produziert; Kontrollmechanismen, für deren Ausführung die Regionen zuständig sind, wurden von Beginn an nach europäischen Kriterien ausgerichtet (I11). Ein nationaler Fonds zur Unterstützung der biologischen Landwirtschaft und zur Information über ihre Produkte wird aus einer Zusatzsteuer auf Pflanzenschutzmittel gespeist (vgl. Guerra 2003, 206).

Das Gesetz Nr. 488 vom 23. Dezember 1999 (legge finanziaria 2000) sieht in Artikel 59 vor, dass die von öffentlicher Hand geführten Schul- und Krankenhausmensen in den täglichen Mahlzeiten biologische, typische und traditionelle Produkte sowie solche geschützter Bezeichnung (denominazione) verwenden sollen, um die Förderung von biologischer und Qualitätslandwirtschaft zu unterstützen.[187] Die erste kommunale „Bio-Mensa" entstand 1986, bis 1994 waren es 9, 1999 zählte Italien erst 25, in 2003 dann 561 Mensen in Vorschulen und Schulen (vgl. Lunati /Bertino 2003, 140). In 2004 boten bereits 77% aller kommunalen italienischen Schulkantinen teilweise biologische Mahlzeiten an (vgl. Legambiente 2004). Durchschnittlich betrug der Bioanteil 9,5%[188], im Einzelfall bis zu 80%. Dies wird von einem der wichtigsten italienischen Umweltverbände als Konsolidierung einer „echten kulturellen Revolution in den Familien und in den lokalen Verwaltungen" angesehen, „die bestätigt, dass biologische Nahrung nunmehr auch eine solide ökonomische Alternative darstellt" (Legambiente 2004). Trotz einer Tendenz zu Fast Food bzw. der „macdonaldizzazione" auch in Italien, nahmen in 2001 noch 80% der befragten Personen das Mittagessen zuhause ein[189].

Lokale Agenden 21 und Nachhaltigkeitsdiskurs in Italien

2002 hatten 556 italienische Gemeinden eine Lokale Agenda 21 beschlossen; damit war ein Drittel der Lokalen Agenden 21 ganz Europas in Italien entstanden. Knapp die Hälfte der italienischen Agenden waren aktive Prozesse (vgl. FocusLab 2002, 57). Seit 2000 besteht eine Mitfinanzierung der Lokalen Agenden 21 durch das italienische Umweltministerium[190], die den Anstieg der Zahl dieser Initiativen zu dieser Zeit (gemeinsam mit dem gestiegenen Bewusstsein für Nachhaltigkeitsthemen und BürgerInnenbeteiligung) erklären kann (vgl. FocusLab 2002, 7).

Politiktraditionen und Bio-Förderung in der Emilia Romagna

Die Region Emilia Romagna wurde und wird oft mit dem Adjektiv „rossa" (rot) versehen, weil ein starker Einfluss der Linksparteien insbesondere auf die ländliche Bevölkerung beobachtet wurde. Ein Verwaltungsakteur beschrieb die besondere politische Kultur in der Region mit dem Satz „La delega funziona." (Die Rückbindung der Politik an die Gesellschaft ist gegeben.) Robert D. Putnam verortete die Emilia Romagna als die Region Italiens, in der sowohl die Tradition gesellschaftlichen En-

---

[186] Bereits in 2001 wurden 8 Prozent der landwirtschaftlichen Fläche biologisch bewirtschaftet (vgl. www.consortium-bio.it, 14.01.04).

[187] vgl. Gazzetta Ufficiale n. 302 del 27/12/1999 (Supplemento Ordinario n.227), veröffentlicht unter www.consortium-bio.it/mense/leggi/finanziaria2000.PDF, 14.01.04. Nach Angaben von Consortium, einem Zusammenschluss von 60 italienischen Bio-Unternehmen, richtet sich allerdings weniger als die Hälfte aller Kommunen danach (vgl. www.consortium-bio.it, 03.02.2003).

[188] vgl. www.biofach.de, 26.05.2003, bezogen auf 2002

[189] vgl. Angaben des nationalen Instituts für Ernährungsforschung Inran, zitiert in www.aiab.it/bioagricoltura/articolo.php ?articolo=70, 21, 03.02.2003

[190] Diverse Regionen und Provinzen Italiens stellen weitere finanzielle Mittel und Anreizstrukturen für Lokale Agenden 21 zur Verfügung (vgl. FocusLab 2002, 62).

gagements als auch die Leistungsfähigkeit politischer Institutionen am stärksten ausgeprägt seien (vgl. Putnam 1993, 88[191]).

Die Region Emilia Romagna lancierte Anfang der 1990er Jahre politische Initiativen, um die landwirtschaftliche Fläche, auf der integrierte Produktion betrieben wurde, auf 50% zu erhöhen (Andreotti /Baldi /Canducci 1995, 11); bereits im Jahr 1993 erließ die Region Emilia Romagna verbindliche Regelungen, um die integrierte Landwirtschaft sowie die biologische Landwirtschaft (im Sinne der EU-Richtlinie zum biologischen Landbau) zu fördern[192]; später verpflichtete sich die Region, keine gentechnisch modifizierten Lebensmittel für die Verpflegung von Kindern einzusetzen[193].

Die Region Emilia Romagna erließ auf Vorschlag der Grünen in der Regionalvertretung am 4. November 2002 das Regionalgesetz Nr. 29, das einen bewussten Konsum und korrektes Ernährungsverhalten fördern sollte. Im Gesetz hieß es in Artikel 9, dass in öffentlichen Ausschreibungsverfahren großer Wert auf Qualität und Sicherheit der angebotenen Lebensmittel gelegt werde. Die Ausschreibungen für Lebensmittel der Gemeinschaftsverpflegung sollten nicht weniger als 70 Prozent der Produkte aus biologischem, integriertem und typischem/traditionellem Anbau vorsehen, wobei biologische und garantiert ohne gentechnisch veränderte Organismen hergestellte Produkte zu bevorzugen waren. Gemeinschaftsverpflegung in Kindergärten, Vorschulen und Grundschulen sollte, soweit am Markt verfügbar, 100% biologisch angebaute Produkte verwenden.[194]

Mit der Formulierung dieses Gesetzes schlug die Region Emilia Romagna einen Weg ein, der sich von denen anderer italienischer Regionen insofern unterscheidet, als dass dort vor allem auf Anreizmechanismen gesetzt wurde, während diese Region eine gesetzliche Verpflichtung zum Einsatz von Bioprodukten festschrieb (vgl. Guerra 2003, 207 auch zu den anderen Regionen). Die Grünen in der Regionalvertretung begründeten diese Entscheidung damit, dass insbesondere finanzielle Anreizmethoden zwar kurzfristig nutzten, aber sobald Geldknappheit vorherrsche, die Entwicklungen wieder zurückgefahren würden. Um das Vorsorgeprinzip wirklich zu verankern, sei eine Verpflichtung wirksamer. Auch wenn das Regionalgesetz keine Sanktionsmechanismen aufweise, so gebe es AkteurInnen insbesondere auf der kommunalen Ebene doch den notwendigen Rückhalt, um Bionahrung in den Mensen einzuklagen. (I13) Diese Einschätzung wurde von einer empirischen Untersuchung über die Bio-Schul- und -Vorschulverpflegung bestätigt, wonach die örtliche Verbreitung von Bio-Mensen nicht mit den Anreizsystemen in Regionen korrelierte (vgl. Lunati /Bertino 2003, 16).

In der Region Emilia Romagna stand die Bionahrung in Schulen und Vorschulen im engen Zusammenhang vor allem mit Bildungsfragen; so gab es seit den 1980er Jahren Programme in Sachen Ernährungserziehung, die seit den 1990er Jahren stark auf Bionahrung ausgerichtet waren und in enger Zusammenarbeit mit den Provinzen und mit finanzieller Unterstützung aus der Region durch-

---

[191] Putnams Untersuchung bedeutet im Ergebnis, dass der soziale Kontext, insbesondere in seiner historischen Einbettung, eine wichtige Bedingung für effektiv wirkende politische Institutionen ist (vgl. Putnam 1993, 182), wobei aber auch sich verändernden Institutionen eine die politische Praxis beeinflussende Wirkung zugeschrieben wird (vgl. ebenda 184).

[192] Wichtigstes Regelungswerk war das Regionalgesetz für den Biologischen Landbau von Oktober 1993 (Legge Regionale 26 ottobre 1993, n.36 Norme per l'agricoltura biologica), das die Definition des Öko-Landbaus aus der EU-Richtlinie zum Biologischen Landbau von 1991/92 übernahm und bestimmte Institutionalisierungen und Kontrollen festschrieb. Die Umsetzung der EU-Richtlinie zum Biologischen Landbau erfolgte in Italien erst 1995 (I12).

[193] Diese auf Regionalebene ausgesprochene Verpflichtung wurde mit einem Gemeinderatsbeschluss am 22. Mai 2000 von der Kommune Ferrara aufgegriffen.

[194] Bollettino ufficiale. Regione Emilia Romagna. Parte prima - N. 26, 5 novembre 2002, anno 33, N.156; veröffentlicht auch unter www.consortium-bio.it/mense/leggi/emilia_romagna.pdf, 14.01.2004

geführt wurden, zum Teil mit wissenschaftlicher Begleitung durch Universitäten und Institute[195] (I13).

Von den knapp 200 italienischen Mensen, in denen im Jahr 2000 biologische Lebensmittel eingesetzt wurden, lagen 55 in der Emilia Romagna (vgl. AIAB 2001); in 2004 boten 111 Schulmensen in der Emilia Romagna biologisches Essen an; sie war daher die in Italien (insgesamt 571 Mensen) führende Region (vgl. Greenplanet 2004).

2. Ferrara

Ferrara hat 130.000 EinwohnerInnen und liegt in der landwirtschaftlich stark genutzten Po-Ebene. Die Biomensen in Ferrara gelten als eines der wichtigsten Projekte dieser Art in Italien, das zudem Breitenwirkung erzielte. Allerdings ging eine ähnliche Initiative in Cesena, ebenfalls in der Emilia Romagna gelegen, voraus. In Ferrara wurde von den Projektbeteiligten die wissenschaftliche Fundierung und Begleitung des Projekts großgeschrieben, weswegen es andere Folgeprozesse hervorbrachte (I1).

Lokale Politiktraditionen in Ferrara

Am 5. Juni 2003 wurde der Stadt Ferrara (gemeinsam mit den Städten Heidelberg und Oslo) von der EU-Umwelt-Kommissarin der Nachhaltigkeits-Städtepreis der Europäischen Nachhaltigkeits-Städte verliehen. Damit wurde der Stadt besonderes Engagement und hervorstechender Erfolg in ihrer allgemeinen und konkreten Nachhaltigkeitspolitik bescheinigt, die u.a. nachhaltige Entwicklung auf sozialer, ökonomischer und ökologischer Ebene und den kontinuierlichen Dialog mit der Bevölkerung sowie die Verankerung solcher Nachhaltigkeitspolitiken in der politischen Kultur der Stadt beinhaltete. (vgl. Comune di Ferrara 2003b)

Wegen ihres Engagement in Sachen biologischer Schulverpflegung wurde die Stadt Ferrara von Unicef als gutes Beispiel angeführt (vgl. La Repubblica vom 28.01.2003, zitiert bei Nardo 2003, 7) und vom Worldwatch Institut Anfang 2004 als „ökologisch korrekteste Stadt Italiens" bezeichnet (Il Corriere della Sera 2004)[196].

PolitikerInnen der durchgehend von Mitte-Links-Bündnissen regierten Stadt Ferrara verwiesen darauf, dass sie hinsichtlich Ökologie, vor allem aber bezogen auf Bildung und Soziales viele ehrgeizige Projekte nicht nur beschlossen, sondern auch erfolgreich umgesetzt hätten.[197] Ferrara steht in einer landwirtschaftlichen Tradition. Geringe Leistungen in Industrie und Handel sollen durch Kultur und Umweltschutz ausgeglichen werden, daher orientiert sich die Stadt in Richtung Tourismus und „Lebensqualität" (I9, I10).

---

[195] Ziel war es, die Kinder an die Herkunft der Nahrung, an Saisonalität und lokale Traditionen und eine mehr mediterrane Ernährung heranzuführen (I13). In 2000/2001 besuchten mehr als 1.500 Schulklassen die „geöffneten Bauernhöfe"; ein wichtiges didaktisches Projekt der Region. Eine Internetplattform bot gebündelte Informationen für Gemeinden und Firmen zu Umstellung von Mensen auf Bionahrung. Die Bio-ProduzentInnen der Region schlossen sich zusammen und arbeiteten mit der Region in Bio-Mensa-Projekten zusammen. (vgl. www.sportellomensebio.it und von der Region herausgegebene Broschüren zum Projekt „Fattorie Didattiche dell'Emilia Romagna") 2005 hatten andere Städte der Region in Vor-/Schulen ein ebenso großes Bioangebot wie Ferrara.
[196] Im Bericht des Worldwatch Institut von 2004 wird dann lediglich auf einen ICLEI-Bericht von 2001 über das Mensen-Projekt verwiesen (vgl. Worldwatch Institut 2004, 261). Nach Aussage der Verantwortlichen in Ferrara gab es keinen direkten Kontakt mit dem Worldwatch Institut.
[197] Z.B. der nach Geschlechtern aufgeschlüsselte Haushalt und geschlechtersensibel konzipierte Curricula seit Beginn der 1980er Jahre machten Ferrara zu einer „Vorreiterin" und zu einer „città a misura d'uomo" (I9), einer menschengerechten Stadt.

Lokale Agenda 21 in Ferrara

1996 unterzeichnete Ferrara die Aalborg-Charta und verpflichtete sich damit, einen Lokale Agenda 21-Prozess zu initiieren. 1998 wurde ein Lokale Agenda 21-Büro in Ferrara eingerichtet. Verwaltungsaktivitäten wurden zum Teil ressortübergreifend umstrukturiert, BürgerInnen in thematischen Foren beteiligt. Seit 1999 galt die ökologische Beschaffung als ein wichtiges Agenda-Projekt, für dessen systematische Ausarbeitung die Nahrungsmittelbeschaffung den Ausgangspunkt darstellte (vgl. Nardo 2004a, 66-67). In der Verwaltung wurde 2002 ein Handbuch erarbeitet, das als erstes Projekt seiner Art in Italien den Gemeinden eine umfassende Hilfestellung für die ökologische Beschaffung geben sollte (Comune di Ferrara 2002)[198].

Gemeinschaftsverpflegung in Schulen, Kinderkrippen und Kindergärten in Ferrara

Für Kinder von 3-6 Jahren gibt es in Italien eine staatlich garantierte Betreuung in den „scuole materne". Die Kinderkrippen („asili nido") für Kinder bis zu drei Jahren werden freiwillig von Kommunen bereitgestellt. Diese beiden Betreuungsformen werden im Folgenden Vorschulen genannt.

Schulpflicht besteht für die ab dem 6. Lebensjahr zu besuchenden Schulen („scuole elementari" und die darauf aufbauenden „scuole medie"). In der Regel wird in italienischen Vorschulen und Schulen Gemeinschaftsverpflegung angeboten; ab dem 5. Schuljahr bietet nur ein Teil der Schulen Nachmittagsbetreuung und Verpflegung an. Schulen und Vorschulen verfügen über Steuerungskomitees aus Lehrpersonal, Eltern und politischen StadtteilvertreterInnen.

In 2004 gingen in Ferrara 1.735 Kinder in Vorschulen, für die in 25 Küchen dezentral gekocht wurde. 32 Schulen (davon fünf Mittelschulen, 25 Grundschulen, zwei Vorschulen), die ca. 6000 SchülerInnen besuchten, wurden durch Catering versorgt. Ferrara verzeichnete eine starke Nachfrage nach den städtischen Kinderbetreuungseinrichtungen, so dass es zu Kapazitätsproblemen kam.[199]

Für die fast 60 kommunalen Mensen in Ferrara wird der Einkauf durch die Verwaltung zentral vorgenommen. Die Beiträge, die die Familien für die Ernährung der Vor- und Schulkinder bezahlen, sind einkommensabhängig gestaffelt. Jedes Schulkind kostet die Kommune ca. 800 Euro im Monat (worin nicht nur Verpflegung enthalten ist) (I9).[200]

Materiallage und Forschungssituation

Die erste Information über das Nahrungsprojekt in Ferrara wurde einer ICLEI-Veröffentlichung entnommen; daran anknüpfend entstand 2001 der Kontakt mit dem Lokale Agenda 21-Koordinator in Ferrara. Die Besuche in Ferrara 2002 und 2004 waren gekennzeichnet durch eine herzliche Aufnahme und offene Gespräche vor allem auf der Arbeitsebene der Stadtverwaltung; der Zugang zu

---

[198] Es wurde vom Beschaffungs- in Zusammenarbeit mit dem Umweltdezernat erarbeitet und Redaktion, Druck und Verteilung wurden zu 70% vom nationalen Umweltministerium finanziert (vgl. Nardo 2004a, 68).

[199] Wartelisten in der städtischen Betreuung – nicht bei den privaten Einrichtungen – begründeten die städtischen VertreterInnen damit, dass es den Eltern nicht nur auf die Aufbewahrung ihrer Kinder an sich ankomme, sondern vor allem auf die Qualität der Betreuung. Im Wahlkampf 2004 versprach der – anschließend wiedergewählte – Bürgermeister den ca. 300 auf einen Betreuungsplatz für ihre Kinder wartenden Eltern diesen Engpass zu beseitigen, wobei weiterhin eine gute Betreuungs- und Ernährungsqualität garantiert würde. (I9)

[200] Im Jahr 2000 gab es in Ferrara neben den Mensen in Kindergärten, Grund- und Mittelschulen 5 Sommer-Freizeit-Zentren (vgl. ICLEI 2000, 23). Während der schulfreien Sommermonate wurden Sommerkurse angeboten; hieran nahmen ca. 40% der Kinder teil, die normalerweise städtisch betreut wurden. (Hier subventioniert die Gemeinde einen größeren Anteil, da hier vor allem Kinder teilnahmen, die wenig oder gar nichts bezahlten. (I9)) Die Ausschreibungen für den Zeitraum von 2003-2006 umfassten für die in den Küchen benötigten Produkte einen Betrag von 1.660.000 Euro, für das Catering der Schulen wurden 4.160.000 Euro aufgewendet (Bondi 2004). In 2001 subventionierte die Kommune das Mensaessen mit ca. 300.000 Euro (I1).

politischen FunktionsträgerInnen gelang erst beim zweiten Aufenthalt. Das Interesse einer ausländischen Wissenschaftlerin sowie die Ankündigung, die Ergebnisse in eine Dissertation sowie kurzfristig in eine internationale Tagung einfließen zu lassen, „öffneten Türen". Nur wenige AkteurInnen waren nicht bereit, Material bereitzustellen oder Zugang zu archiviertem Material zu ermöglichen. Das Projekt wird bis heute stetig weiterentwickelt.

Es wurden 2001 ein ausführliches Informationsgespräch telefonisch (I1) sowie 2002 und 2004 12 Interviews vor Ort geführt. Eine wichtige Quelle stellten die Mitarbeiterinnen des Bildungsdezernats dar, die die kommunalen Mensen verwalten und das Projekt von Beginn an begleitet haben; mit ihnen wurden 2002 zwei und 2004 ein ausführliches Interview geführt (I2, I5, I8). Außerdem wurde 2004 die Leiterin des Bildungsbereich des selben Dezernats interviewt (I10), die kurz nach Projektbeginn diesen Posten übernahm, der als Scharnier zwischen Verwaltung und Parteipolitik dient. Weitere Details zur Entwicklung und über die politische Einbettung des Projekts lieferten Interviews 2002 und 2004 mit einer Mitarbeiterin des Dezernats, das u.a. die Beschaffung für die Kommune organisiert (I4, I7), und mit dem Koordinator der Lokalen Agenda 21 von Ferrara (I3, I6), der im Umweltdezernat angesiedelt ist. Weiterhin wurden ein Stadtratsmitglied der Mehrheitsfraktion Democratici di Sinistra (D.S.) (I9) und ein ehemaliges Mitglied der Grünen Stadtratsfraktion interviewt, wobei letzteres als aktives Elternteil von Vorschul- und Schulkindern und als Wissenschaftler das Projekt von Beginn an begleitete (I11). Zudem wurden zwei Personen aus der Landwirtschaftsverwaltung der Provinz Ferrara (I12) und eine Abgeordnete der Grünen im Regionalparlament in Bologna (I13) interviewt. Der Zugang zu persönlichen Interviews mit Zulieferern und Caterern war leider nicht möglich.

Einzelinformationen und schriftliches Material aus dem gesamten untersuchten Prozess wurden zudem persönlich von einer Reihe weiterer MitarbeiterInnen dieser Institutionen auf Nachfrage zur Verfügung gestellt.

4.3.2.2 Die Phasen des Prozesses in der prozeduralen und der materiellen Dimension

Dieser Abschnitt rekonstruiert den Prozess in Ferrara in vier Phasen, anhand derer prozedurale und materielle Entwicklungen nachgezeichnet werden. Das Instrumentarium aus der Policy- und Innovationsnetzwerke-Forschung wird anschließend auf den Gesamtprozess angewandt.

1. Phase 1991- 1995: Initiative, Modellphase und erste Institutionalisierung:
„Abbiamo proceduto per gradi."[201]
Die wichtigsten prozeduralen Entwicklungen dieser Phase bestanden in der Entstehung von Netzwerken zwischen Eltern und Verwaltung sowie Küchen, Zulieferern und Verwaltung, wobei diese Netzwerke in den Bereich der politischen FunktionsträgerInnen hineinreichten. Die wichtigsten materiellen Ziele bestanden in der qualitativen Verbesserung der Ernährung von Vorschulkindern durch insbesondere Bioprodukte; dies wurde modellhaft erprobt und evaluiert.

1. Phase prozedural
Gemeinderatsbeschluss
Am 19. September 1991 beschloss der Gemeinderat in Ferrara, dass die kommunal verantwortete Nahrung in Vorschulen möglichst ohne chemisch-synthetische Stoffe auskommen und dass die Produkte schonend verarbeitet werden sollten. Dieser Beschluss kam im Rahmen einer Diskussion über

---

[201] „Wir sind in kleinen Schritten vorangegangen" (I2).

die Erhöhung der Beiträge der Familien zu den Kosten für die Betreuung zustande. (I11) Das Anliegen war aus den beiden Grün-nahen Parteien eingebracht worden, die seit 1990 als oppositionelle Gruppen im Gemeinderat vertreten waren. Die Beschlussvorlage stammte von einem Grünen-Vertreter, dessen Kind eine der Vorschulen besuchte und der sich im Rahmen seiner Arbeit als Wissenschaftler im Agrarbereich persönlich mit Ökolandbau beschäftigte.

Angeregt durch den Gemeinderatsbeschluss veranlasste das Schuldezernat, in den Mensen von zwei Grundschulen für wenige Wochen den Speiseplan zu variieren und einige höherwertige Produkte einzusetzen. Die Eltern in einer dieser Schulen beteiligten sich aktiv, um der Aktion auch einen didaktischen Wert zukommen zu lassen. Die Grünen im Stadtrat kritisierten das zaghafte Vorgehen der Verwaltung; daraufhin nahm diese Kontakt mit der Verwaltung der Stadt Cesena auf, die als erste Stadt in Italien Erfahrungen mit Bio-Mensen gemacht hatte[202].

Elterninitiative und Modellprojekt
Im Schuljahr 1992 /1993 stellte eine Gruppe von Eltern, die zum Teil aktive Mitglieder in Umweltorganisationen waren, im Steuerungskomitee einer Vorschule die Anfrage an das der Schule übergeordnete städtische Bildungsdezernat, ob biologisch produzierte Nahrung in die Schulmensa eingeführt werden könnte. Daraufhin wandten sich auch lokale LandwirtInnen an die Stadt und boten ihre Produkte an.

Der angefragte Dezernent beauftragte seine Verwaltungseinheit mit der Prüfung von Umsetzungsmöglichkeiten. Die Dezernentenebene hatte zu Beginn der 1990er Jahre stärkere politische Entscheidungskompetenzen als heute. Der Gestaltungsfreiraum des damaligen Schuldezernenten sowie seiner Nachfolgerin trug mit dazu bei, dass das Projekt ohne die Einbindung weiterer politischer FunktionsträgerInnen initiiert und realisiert werden konnte. (I2)

Modellprojekt
Die Verwaltung startete im Schuljahr 1993/1994 ein Modellprojekt zur Erprobung höherwertiger Lebensmittel. Das Projekt wurde 1994 in den zwei Vorschulen durchgeführt, aus denen die Kinder der Eltern kamen, die das Thema auf die politische Tagesordnung gebracht hatten[203]. Während des dreimonatigen Modellprojekts beschafften die Küchen ihre Lebensmittel, soweit auf dem Markt verfügbar, in Bioqualität. Die Eltern der betroffenen Schulen waren in eine befürwortende und eine skeptische Gruppe gespalten, zwischen denen das Schuldezernat vermittelte (I1).

Die LandwirtInnen wurden an die Landwirtschaftsverwaltung der Provinz verwiesen; diese diente fortan als „Filter" der Landwirtschaftsinteressen gegenüber der Stadt Ferrara. Stadt und Provinz erarbeiteten gemeinsam Informationsmaterialien und Bildungsangebote und standen in einem wechselseitig getragenen Austausch (I12). Das Schuldezernat unterstützte die Zuliefernden in einem intensiven Kommunikationsprozess. Es stellte Informationen aus Cesena, von der Gesundheitsbehörde und Daten aus der Provinz bereit und stimmte mit der wichtigsten Zulieferfirma das Vorgehen im Projekt ab. (I2)

---

[202] Angaben aus nicht veröffentlichten Schreiben zwischen einem Grünen Gemeinderatsabgeordneten und der Verwaltung, Juni 1992.

[203] Die zwei Vorschulen waren, 1. eine scuola materna mit 75 Kindern zwischen drei und sechs Jahren, sechs LehrerInnen, und fünf Personen in der Küche (inkl. Hilfskräfte); und 2. eine scuola materna mit 100 Kindern, die gemeinsam mit einem nido mit 45 Kleinkindern organisiert war. Hier arbeiteten 18 LehrerInnen, eine Köchin, und acht weitere, z.T. in der Küche beschäftigte Personen. (vgl. Andreotti /Baldi /Canducci 1995, 16-18)

Programm „Cibo - Uomo - Ambiente" (Nahrung - Mensch - Umwelt)

Das Modellprojekt wurde bald in einen größeren Rahmen gestellt: Angestoßen vom Schuldezernat und 1994 von der Giunta[204] angenommen, kooperierten das lokale Schuldezernat, die Gesundheitsbehörde und das Landwirtschaftsdezernat der Provinz im Projekt „Cibo - Uomo - Ambiente" (Nahrung - Mensch - Umwelt), dessen Ziel eine umfassende Ernährungserziehung in Ferrara war. Wissen und Ressourcen sollten optimal genutzt und zu einer integrierten und räumlich definierten politischen Strategie gebündelt werden (vgl. Il Salvagente 1995, 13). Die Initiative bezog sich auf den oben zitierten Gemeinderatsbeschluss vom 19. September 1991 (vgl. Andreotti /Baldi /Canducci 1995, 54). Vorgesehen war die Gründung einer wissenschaftlichen Fachkommission und einer Kommission, die alle Beteiligten und die Betroffenen vertreten sollte. Funktionen der Kommissionen waren die Erarbeitung von Vorschlägen, Ausarbeitungen und Informationen, die auch für die Bildungsarbeit relevant wären. Die Zielgruppe war insbesondere das Schulpersonal, zudem sollte die Öffentlichkeit mit dem Ziel, gesunde Ernährungsgewohnheiten zu vermitteln, erreicht werden (vgl. ebenda 54). Die Umsetzung sollte bei den kommunalen Vorschulküchen starten.

Interinstitutionelle Kommission

Im ersten Schritt der Programm-Operationalisierung wurde eine interinstitutionelle Kommission eingesetzt, die die Machbarkeit der Einführung von Bioprodukten in Schul- und Kindergarten-Kantinen prüfen und ihre Vereinbarkeit mit bestehenden Küchenpraktiken evaluieren sollte. Die Kommission bestand aus hauptamtlich tätigen VertreterInnen der Gesundheitsfürsorge, insbesondere einer Kinderärztin und einem Lebensmittelchemiker[205], und der Landwirtschaftsverwaltung der Provinz, des kommunalen Schuldezernats und einem Diätisten; zudem wurden die ehrenamtlich aktiven Eltern konsultiert. Vermittelt über das Schuldezernat wurden die nicht in der Kommission vertretenen KöchInnen einbezogen. Zur Beobachtung des Wegs der Bioprodukte von der Produktion bis zur Verwendung holte die Kommission Informationen von den drei hauptsächlich beteiligten Produktions- und Zuliefer-Betrieben sowie von KöchInnen und LehrerInnen ein.

Die Landwirtschaftsbehörde

Die Beteiligung der Provinz wurde dadurch verstärkt, dass der bisherige Schuldezernent für Bildung der Stadt Ferrara im November 1995 zum Landwirtschaftsdezernenten der Provinz Ferrara wurde; er nahm das Nahrungsprojekt sozusagen mit in die Provinz. Infolgedessen arbeiteten nicht nur ein Umweltchemie-Experte einer regionalen Organisation und ein Ernährungswissenschaftler der Uni Ferrara an der wissenschaftlichen Auswertung der Modellphase mit, sondern es wurde auch ein Landwirtschaftsexperte der Provinz mit der Mitarbeit beauftragt. Er bezeichnet die Arbeitsweise als „exzessiv" (I12), da Sicherheit und Gesundheitszuträglichkeit der Produkte allein über die Bio-Zertifizierung gegeben gewesen wäre, die Wissenschaftler jedoch weitere lebensmittelchemische und physiologische Untersuchungen durchführten. Die AkteurInnen der Provinz fassten ihre Rolle in der Weiterentwicklung des Programms „Cibo - Uomo - Ambiente" als eine tragende auf. (I12)

---

[204] Die Giunta ist das oberste Exekutivorgan der Gemeinde; Mitglieder sind neben dem Bürgermeister die assessori (DezernentInnen).

[205] der Präsident der Arpa (Agenzia Regionale Prevenzione ed Ambiente, regionale Umweltbehörde) war und für die USL (Unità Sanitaria Locale, lokale Gesundheitsbehörde) Kontrollen durchführte. (I12)

Politische Konstellation

Die Zeit des Modellversuchs war davon geprägt, dass eine gesellschaftliche und politische Minderheit das Thema Bio diskutierte und verschiedene Initiativen damit zu arbeiten begannen. Der wissenschaftlich und europapolitisch geprägte Vorsorgediskurs, in dessen Rahmen sich das auf Gesundheit ausgerichtete Projekt bewegte, war Anfang der 1990er Jahre noch nicht allzu weit verbreitet. Das Schuldezernat griff Stimmen und Fragen der neuen Diskurse auf und versuchte sie umzusetzen.[206] Die kommunalpolitischen Prozesse in Ferrara bremsten den Prozess nicht; von der Giunta hatten die ProjektinitiatorInnen freie Hand. Es gab Widerstände von Eltern und involvierten ExpertInnen (z.B. ÄrztInnen), die Biolebensmittel als nicht ernstzunehmende Mode ansahen. Mit Informationsarbeit, die nicht als „Überredungsversuche" ankommen sollte, und durch kleinschrittiges Vorgehen „Abbiamo proceduto per gradi"[207], konnte der Widerstand gering gehalten werden. Die Gesundheit von Kindern stellte ein so unumstrittenes Ziel dar, dass es keiner aufwändigen Überzeugungsarbeit bedurfte. (I2)

Die wichtigsten Netzwerke dieser Phase waren:
- Eltern und Schuldezernat
- die interinstitutionelle Kommission (mit Beteiligung der Provinz)
- Modellschulen, Küchen, Zulieferer und Schuldezernat

1. Phase materiell
Die ersten Schritte
Angeregt durch den Gemeinderatsbeschluss von 1991 veranlasste das Schuldezernat, in den Mensen von zwei Grundschulen etwas mehr als einen Monat lang Vollkornbrot, Gemüse sowie Obst aus integriertem Anbau und extra natives Olivenöl einzusetzen sowie den Speiseplan um Hülsenfrucht-Gerichte zu ergänzen. Die Aktion wurde von beteiligten Eltern kritisch begleitet und insgesamt positiv bewertet. Das Schuldezernat handelte sich aufgrund dieser Aktion den Vorwurf ein, gegen den Geist des Antrags der Grünen und des Gemeinderatsbeschlusses von 1991 gehandelt zu haben, weil nicht explizit auf biologische Produkte gesetzt wurde; eine Veränderung des Speiseplans sei unabhängig davon sicher eine sinnvolle Sache. (I11) Vorbild der Grünen war die Stadt Cesena, die ebenfalls in der Emilia Romagna liegt. Hier begannen die Behörden 1986, regionale biologische Nahrung in Schul- und Vorschul-Kantinen einzuführen. Cesena liegt in einer Obst- und Gemüseanbau-Region; der Impuls kam hier u.a. aus der Landwirtschaft. In Cesena wurden nach und nach verschiedene Produktgruppen in Bioqualität eingesetzt[208]; 2003 bestanden dort bis zu 80% der Mahlzeiten aus biologischen Zutaten. (vgl. Guerra 2003, 206; Trionfi 2000)

---

[206] „Il nostro merito è stato quello magari di raccogliere le voci, di ascoltare le richieste che venivano del territorio, e di provare a metterle in atto, di trovare i finanziamenti e quant'altro." (I2)

[207] Wir sind in kleinen Schritten vorangegangen.

[208] Verwaltungstechnisch bedeutete dies, dass die Produktgruppen, z.B. Obst oder Brot und Teigwaren einzeln bearbeitet und ausgeschrieben wurden; insgesamt beschäftigten sich dort mehr Menschen in der Verwaltung mit den Ausschreibungen. Diese Vorgehensweise hatte den Vorteil, dass, sobald ein Angebot vorlag, eine Produktgruppe vollständig auf Bio umgestellt werden konnte. (I2)

Modellprojekt in zwei Vorschulen

Eltern, deren Kinder in Ferrara Vorschulen besuchten, wandten sich an die Verwaltung mit den Anliegen, in den Vorschulen Bionahrung einzusetzen, weil sie besonders umweltverträglich und zudem
gesund sei. Einige der aktiven Eltern kauften Lebensmittel bei kleinen landwirtschaftlichen Betrieben, einer davon „innerhalb der alten Stadtmauern von Ferrara" (I2), die biologisch produzierten.
Daher trugen sie die Vorstellung an die Verwaltung heran, dass pflanzliche Lebensmittel von dort
bezogen werden könnten. Zudem boten die lokalen LandwirtInnen der Stadt ihre Produkte an. Doch
da die Verträge mit den Zuliefernden über Ausschreibungen zustande kamen, konnte sie nicht direkt
einbezogen werden. Als Erfolg des Engagements von Seiten der lokalen Produktion kann gelten,
dass in den folgenden Ausschreibungen vorgesehen wurde, lokale Produkte „zu bevorzugen".

Aufgrund des Drucks von Seiten der Eltern startete die Verwaltung im Schuljahr 1993/1994 ein
Modellprojekt, das von März bis Juni 1994 durchgeführt wurde. Für zwei Vorschulen wurden drei
Monate lang alle Lebensmittel in Bioqualität eingekauft, die auf dem Markt verfügbar waren; währenddessen wurden die Eltern darüber informiert. Das italienische Motto des „mangiare bene" (gut
essen) wurde im Rahmen dieses Programms so operationalisiert, dass insbesondere für die früh-
kindliche Entwicklung und das Wachstum eine gesunde und kontrollierte Nahrungsqualität garantiert
sein sollte (I10). Die KöchInnen engagierten sich im Rahmen dieser Experimentierphase sehr stark
dafür, die Umstellung auf die Biolebensmittel zu testen und zu ermöglichen.

Die Landwirtschaftsverwaltung der Provinz stellte aufgrund ihrer wissenschaftlichen Kompetenzen und Zugänge Informationen über Beschaffenheit und Angebot von landwirtschaftlichen Produkten verschiedener Qualität[209] zur Verfügung und bereitete diese für das Projekt auf (I2). Die interinstitutionelle Kommission erstellte eine Liste der verfügbaren vor allem biologisch aber auch integrativ erzeugten Lebensmittel, die ohne größere Kostenerhöhung in den Kantinen eingesetzt werden
könnten. Zudem wurden die Produkte selbst und ihre Lagerung in den Küchen, ihre Zubereitung und
die Ausgabe des Essens untersucht. In Kooperation mit den Gesundheitsbehörden wurden Tests der
Produkte hinsichtlich ihrer diätetischen Zusammensetzung, nachweisbarer Zusätze, Restsubstanzen
aus der landwirtschaftlichen Produktion und hinsichtlich ihrer mikrobiologischen Eigenschaften
durchgeführt. Drei Monate lang führten die KöchInnen über Liefer- und Verarbeitungsqualität der
Bioprodukte Buch; parallel wurden diese Daten in einer mit konventionellen Produkten belieferten
Küche erhoben, um Vergleichbarkeit zu gewährleisten. Im März notierten LehrerInnen und KöchInnen zudem, inwiefern die Kinder die biologischen Produkte ablehnten oder bevorzugten; hier gab es
nur geringe Veränderungen gegenüber dem herkömmlichen Essen. (vgl. Andreotti /Baldi /Canducci
1995, 17-45)

Die systematische Untersuchung der verwendeten Produkte in der Modellphase brachte mehrere
Unregelmäßigkeiten zum Vorschein. Einmal waren Bio-Äpfel stark mit einem Pflanzenschutzmittel
belastet, das nur auf Kartoffeln angewandt wurde. Faktisch waren Bio-Äpfel in Behältern transportiert wurden, die vorher für konventionell erzeugte Kartoffeln verwendet worden waren. (I12) Ein
anderes Mal sollten Zucchini in Bioqualität verwendet werden. Pestizidrückstände wiesen aber darauf hin, dass es sich um konventionell erzeugte Zucchini handelte. Ein Betrug war dem Herkunfts-
betrieb nicht nachzuweisen, denn Transport und Lagerung dieser Zucchini erfolgten gemeinsam mit

---

[209] Bereits vor 1995, als die EU-Bio-Verordnung in Italien noch nicht umgesetzt war, gab es Firmen, die Bioprodukte
zertifizierten. (I12)

konventionellen Produkten, so dass eine Kontaminierung nach der Ernte nicht ausgeschlossen werden konnte (vgl. Nardo 2003, 8). Dieser Skandal wurde italienweit kommuniziert (I2).

Aufgrund des Skandals wurde über Regelungen für Herkunftsnachweise und Kennzeichnung diskutiert. Die Erfahrungen aus Ferrara, insbesondere weil sie wissenschaftlich begleitet, dokumentiert und untermauert wurden (was den wichtigsten Unterschied zu Cesena darstellt), hatten einen Einfluss darauf, dass in Italien nationale Verpackungs- und Kennzeichnungsrichtlinien überarbeitet bzw. erlassen wurden. (I2)

Im Landwirtschaftsbereich der Provinz wurde zu den Themen Lebensmittelkonsum und Konsummuster gearbeitet; mit finanzieller Unterstützung der Landwirtschaftsverwaltung auf Provinz-Ebene wurden Informationsmaterialien hergestellt und Bildungsangebote konzipiert und durchgeführt. (I2) Diese Angebote waren insbesondere an das Schulpersonal, aber auch an die breite Öffentlichkeit gerichtet; das Ziel bestand darin, gesunde Ernährungsgewohnheiten zu lernen und dauerhaft zu internalisieren. Die Unterstützung einer umweltfreundlichen Landwirtschaft sowie eine stabile Bindung der Menschen an ihre natürliche Umwelt waren weitere Ziele.

Die wichtigste während des Modellversuchs die Vorschulküchen beliefernde Firma übernahm die Mehrkosten für die Bioprodukte in dieser Modellphase. Ihre Motivation dafür war, ein Experiment mit Mode- und damals noch recht unbekannten Nischenprodukten durchzuführen; durch die neuen Erfahrungen rechnete sie sich Vorteile in den kommenden Ausschreibungen der Stadt Ferrara aus, die eine sehr große Kundin war. (I2)

Auswertung des Modellprojekts

In den folgenden drei Monaten wurden die erhobenen Daten ausgewertet und in einen Bericht aufgenommen; von Oktober bis Dezember 1994 wurden die Ergebnisse den interessierten Familien und der Giunta vorgestellt. Während des Jahres 1995 wurden Informations- und Bildungsveranstaltungen insbesondere für das Personal der Vorschulen und interessierte BürgerInnen durchgeführt; diese zeigten u.a. den Zusammenhang zwischen Schulessen und Umweltschutz auf. Zudem sollte der Lebensmittelhandel durch verschiedene Maßnahmen sensibilisiert werden. (vgl. Andreotti /Baldi /Canducci 1995, 18) Sowohl in den Praxiszusammenhängen als auch bei den wissenschaftlich Beteiligten erweiterten sich Bewusstsein und Wissen über integrierte und Bioprodukte.

Zu den wichtigsten Ergebnissen des Modellversuchs zählen folgende:
- Viele Produkte, insbesondere Fleisch und Milchprodukte, waren in biologischer Qualität auf dem Markt nicht in ausreichender Menge vorhanden; die Liefersysteme waren zum Teil unzureichend.
- Biologische Produkte waren nur zum Teil zertifiziert und wurden z.T. mit konventionellen Verpackungen geliefert oder mit konventionellen Produkten gemischt, sodass sie kaum zu unterscheiden waren. Logistik- und Deklarationsfehler im Bio-Bereich wurden identifiziert. Zudem wurden in Produktion und Distribution Veränderungen angestoßen, um eine separate Verteilung und Verpackung von Bioprodukten zu gewährleisten.
- Insgesamt wurden die biologischen Produkte von den Kindern genau so gern gegessen wie konventionelle, insbesondere Brot, Kekse und frischer Käse (Ricotta, Mozzarella) aus Bio-Produktion kamen besser an. Lediglich Bio-Nudeln in kindgemäßen Formen waren in Bioqualität wenig erhältlich.
- Farbe, Geschmack und Geruch, Nähr- und Kalorienwerte sowie die Verarbeitbarkeit durch die Küchen entsprachen in der Qualität denen konventioneller Produkte. Chemische und mikrobiolo-

gische Beanstandungen gab es nur wenige; hier müssten die Untersuchungen quantitativ ausgeweitet werden, um zu Ergebnissen zu kommen. Es gab mehr Ausschuss bei den biologischen Obst- und Gemüse-Produkten, insbesondere, wenn sie außerhalb ihrer eigentlichen Saison verwendet wurden.

- Bezüglich der Kosten wurde im Durchschnitt eine Erhöhung von ca. 70% verzeichnet. Die hohen Preise wurden darauf zurückgeführt, dass die Lieferstrukturen zu komplex, die Lebensmittel zum Teil von weit her angeliefert und die nachgefragte Menge gering waren. (vgl. Andreotti /Baldi /Canducci 1995, 46-49)

Da die Beiträge der Eltern zum Schulessen nicht erhöht werden sollten und die Gemeinde nicht bereit war, die Subventionen zu erhöhen, entschied das Schuldezernat für den zukünftigen Einsatz von Bioprodukten eine Unterscheidung zwischen Trocken- und Frischprodukten vorzunehmen:

Trockenprodukte: Bei Bio-Trockenprodukten war der Preisunterschied zu konventionellen viel geringer als bei Frischprodukten; sie waren zudem bei gleichbleibendem Preis immer am Markt vorhanden. Die für die Vorschulküchen notwendige Menge war nur in wenigen Produktgruppen verfügbar. Und nur diese sollten zukünftig in Bioqualität eingekauft werden.

Frische Produkte: Wegen der bei frischen Produkten großen preislichen, Qualitäts- und Verfügbarkeits-Probleme wurden nur die am meisten eingesetzten und die insbesondere von den Kleinsten konsumierten Produkte in Bioqualität besorgt: Äpfel, Möhren, Kartoffeln und Salat. Die restlichen Lebensmittel wurden aus integrierter Produktion verwendet. (I2)

Die wichtigsten Leistungen dieser Phase waren:
- der Einsatz von Bionahrung in zwei Vorschulen
- Evaluationsergebnisse des Einsatzes von Bionahrung in Großküchen zeigen logistische Probleme und hohe Preise vor allem bei frischen Produkten
- Bündelung wissenschaftlicher Expertise in Stadt und Provinz Ferrara
- Finanzielle Beteiligung des Zulieferbetriebs in der Modellphase

2. Phase 1994-1998: Ausweitung und Vertiefung: „Continuità e condivisione degli obiettivi"[210]

Die wichtigsten prozeduralen Entwicklungen dieser Phase bestanden in einer Erweiterung der Nahrungsnetzwerke um politische FunktionsträgerInnen und weitere VorschulakteurInnen sowie in der Initiierung einer Lokalen Agenda 21 in Ferrara. Die materielle Entwicklung dieser Phase war geprägt dadurch, dass neben einer veränderten Zusammensetzung auch die nährwertbezogene Zusammenstellung[211] der Nahrung verändert und diese Änderung in allen städtischen Vorschulen umgesetzt wurde.

2. Phase prozedural

Giuntabeschluss: Biolebensmittel-Einsatz in allen Vorschulen

Aufbauend auf dem als erfolgreich bewerteten Modellprojekt in den zwei ausgewählten Vorschulen beschloss die Giunta 1995, die Verwendung von Biozutaten auf die Schulküchen aller Vorschulen Ferraras auszuweiten.

---

[210] Kontinuität und gemeinsame Zielsetzung
[211] Zur Definition des Begriffs Zusammenstellung vgl. oben Abschnitt 2.5.3

Schulverwaltung: gesundheitsfördernde Zusammensetzung und -stellung der Lebensmittel

Aus dem ExpertInnen-Netzwerk, das zur ökologischen und gesundheitlichen Relevanz von Bioprodukten gearbeitet hatte, bildete sich ein Unternetzwerk, in dem insbesondere ein Ernährungswissenschaftler eine wichtige Rolle einnahm. Dieser stand in engem Kontakt mit nationalen ExpertInnen im Feld Ernährung. Die hier entwickelte Kritik an der Speisenzusammenstellung in den Vorschulen setzte sich im Rahmen der Zusammenarbeit des Schuldezernats mit den ExpertInnen und Gesundheitsbehörden in der Verwaltung durch. Darauf aufbauend entschied das Schuldezernat, die Kalorienmenge der Vorschulmahlzeiten zu verringern und die Zusammenstellung zu verändern; dies war schwieriger durchzusetzen, als die Veränderung der Lebensmittelzusammensetzung durch die Verwendung von Biolebensmitteln gewesen war. Es gab Konflikte mit Lehr- und Küchenpersonal in den Vorschulen und mit den Eltern der Vorschulkinder. (I2)

Das Schuldezernat ging schrittweise vor, indem zuerst die Beschäftigten im Einkauf und in den Küchen informiert wurden, die, auch aufgrund der Rückmeldungen von Erziehenden und Essenden, pragmatische Umsetzungsvorschläge machten. Das Schuldezernat übernahm die Kommunikation mit den Eltern und begleitete die Umsetzung; es hielt im Detail finanzielle Aufwendungen und die Einhaltung rechtlicher Vorgaben nach. (I2)

Den eigenen Arbeitsstil beschrieben die Beschäftigten des Schuldezernats als "lavoro d'equipe" (Teamarbeit), wobei "continuità e condivisione degli obiettivi" (Kontinuität und gemeinsame Zielsetzung) grundlegend seien. Die Kommunikation unter Gleichgestellten anzuregen, sei ein wichtiger Baustein ihres Erfolgs. So gehörte zum Konzept, z.B. KöchInnen aus verschiedenen Küchen oder LehrerInnen aus verschiedenen Schulen zusammenzubringen, die sich unter Gleichen über ihre Probleme und vor allem über Problemlösungen austauschen konnten. Das habe den Vorteil, dass die Probleme nicht mehr als individuelle Anforderung bzw. Überforderung wahrgenommen und zudem praktizierte Umgangsformen und Lösungen geteilt und verbreitet würden. (I2) Die Bildungsdezernentin bemängelte, dass in der Parteipolitik der Teamgeist manchmal fehlte. Ihre Bewertung der Rolle der Verwaltung für das Nahrungsprojekt fiel daher positiv aus: „L'amministrazione fa andare la macchina politica." (Die Verwaltung ist der Motor der Politik.) (I10)

Die Kommunikation mit den Lebensmittellieferfirmen war ein alltägliches Geschäft: „Ci sentiamo mille volte alla settimana" (wir telefonieren fast ununterbrochen miteinander), erklärten die MitarbeiterInnen im Schuldezernat. Hier wurden Beschwerden und Mängelprotokolle der KöchInnen angenommen, falls eine Lieferung fehlerhaft, falsch etikettiert oder unzureichend ausgefallen war. Manchmal sandte das Dezernat eine unabhängige Fachperson in die Küche, um die Lieferung zu begutachten und ihrerseits einen Bericht anzufertigen. Die Kommunikation mit den Lieferfirmen wurde möglichst unbürokratisch abgewickelt. Das Vertrauensverhältnis („sono rapporti vantaggiosi" (unsere Beziehungen sind wechselseitig vorteilhaft)) wurde von den Beteiligten als wichtig, angenehm und vor allem ökonomisch effizient betrachtet. Ein Kräftemessen sei bisher nicht vorgekommen, da die Firmen ein großes Interesse an einer reibungslosen Zusammenarbeit hätten. (I8)

Innerhalb der Verwaltung erfolgte nach und nach eine Kompetenzverschiebung, die sich in dieser Phase manifestierte: Das Schuldezernat übernahm mehr und mehr Aufgaben im Bereich der Beschaffung von Lebensmitteln, die vorher von einer Zentraleinheit für die gesamte kommunale Beschaffung abgedeckt worden waren.

Unterstützung fand die Initiative zur Veränderung der Speisenzusammenstellung im national und international geführten Diskurs über Ernährungsstörungen, der Ende der 1990er Jahre aufkam; dieser wurde von einigen engagierten PolitikerInnen sowie von der Verwaltungsspitze aufgegriffen.

Aktuelles Wissen über Ernährung und seine regionale Spezifizität wurden in öffentlichen Veranstaltungen und durch schriftliche Materialien an Eltern, PädagogInnen und die interessierte Öffentlichkeit herangetragen. Umweltverbände waren eher indirekt beteiligt, denn ein Teil der engagierten
Elternschaft war in ihnen organisiert.

Die Schuldezernentin und die Leiterin der dezernatsinternen Schulabteilung machten es sich zur
persönlichen Aufgabe, die Ergebnisse aus der Modellphase in andere Kommunen und Provinzen der
Region zu transportieren und Ergebnisse aus anderen Projekten nach Ferrara zu bringen. (I2)

Ferrara wird zur nachhaltigen Stadt
In 1996 unterschrieb die Gemeinde Ferrara die Charta von Aalborg und initiierte eine Lokale Agenda
21. Das Ernährungsprojekt, in dessen Rahmen lokale Ressourcen genutzt und aufgewertet wurden,
war leicht in diesen Zusammenhang integrierbar. Über das Thema Beschaffung wurde die ökologische und ökonomische Bedeutung des Nahrungsprojekts unterstützt. Das Nahrungs-Projekt, bisher
vor allem eine Verwaltungsinitiative, erfuhr durch die Lokale Agenda 21 seine Institutionalisierung
als ein Projekt der Stadt.

„Die Lokale Agenda 21 hat in der Vergangenheit gefischt", erklärte der Lokale Agenda 21-Koor-
dinator, der das Nahrungsprojekt als einen der wichtigsten vorhandenen Ansätze bezeichnete, die
unter das Dach der Lokalen Agenda 21 aufgenommen wurden. Die im Nahrungsprojekt bestehende
institutionelle Flexibilität, z.B. eine Kommission wieder aufzulösen, die ihre Funktion erfüllt habe,
führte er auf politisch-kulturelle Faktoren in Ferrara zurück. Auch die Schuldezernentin bezog sich
auf den Nachhaltigkeits-Diskurs, indem sie die Zusammenführung der Bereiche Umwelterziehung
und Ernährung unterstützte. (I3)

Die Verwaltung bezeichnete sich selbst gegenüber den Anstößen von außen (z.B. aus dem Stadtparlament) zur Ökologisierung und nachhaltigen Entwicklung als „gut vorbereitet" (I4). Insbesondere in Sachen ökologischer Beschaffung tauschte sich die Beschaffungsabteilung schon Anfang der
1990er Jahren informell mit Vorreiterfirmen aus.

Die wichtigsten Netzwerke dieser Phase waren:
- Schuldezernat sowie Küchen- und Lehrpersonal der Vorschulen
- ExpertInnen-Netzwerk mit einem Teilnetzwerk um einen Ernährungswissenschaftler
- Schuldezernat und ParteipolitikerInnen
- Lokale Agenda 21-Netzwerk im Bereich Beschaffung

2. Phase materiell
Der Beschluss der Giunta zur Versorgung aller Vorschulen mit veränderten Speisen sah vor, ca. 50%
des energetischen Bedarfs der Kinder mit Brot, Nudeln, Reis, Mehl, Bohnen, und gepellten Tomaten
aus biologischer, Äpfeln, Möhren, Kartoffeln und Salat aus integrierter Produktion und extra nativem
Olivenöl zu decken. (vgl. Nardo 2003, 5) Der Beschluss war mit dem Beschaffungsdezernat abgestimmt, das Kontakt mit Firmen aus der Ökologiebranche hatte und insofern über Marktinformatio-
nen und Planungsgrundlagen für Preise und Qualitäten von Bio- und integrierten Produkten verfügte. (I4)

Gesunde Produkte zu gesunden Menus zusammengestellt

Die Vor- und Nachteile biologischer Produkte waren bezüglich ernährungswissenschaftlicher Gesichtspunkte und ihrer praktischer Verwendbarkeit in den Küchen beforscht worden. Die genaue Analyse durch DiätistInnen und ErnährungsexpertInnen stellte heraus, dass die – auf nationaler Ebene einheitlich festgelegte – Kalorienmenge und Zusammensetzung der Speisen, die für die Kinder in den verschiedenen Altersklassen vorgesehen waren, für die regionalen Verhältnisse in Ferrara nicht passten. Es wurde eine spezifische den regionalen Anforderungen angemessene (geringere) Kalorienmenge neu festgelegt; insbesondere die täglich verabreichte Proteinmenge sollte verringert werden. (I12) Die dadurch bei den Lebensmittelkosten erzielten Einsparungen sollten in Qualität umgeleitet werden. Die Veränderung wurde nationalen ernährungswissenschaftlichen Gremien mitgeteilt und setzte dort einen Diskussionsprozess in Gang (I12).

Die Veränderung der Speisenmenge verursachte Probleme, denn es herrschte die Meinung bei den meisten Beteiligten vor, „dass die Teller der Kinder voll zu sein" (I8) hätten. Also war es notwendig, das Ideal mit der Realität zusammenzubringen, sie pragmatisch abzugleichen. In der Praxis bedeutete dies insbesondere einen Ausgleich zu schaffen zwischen den neuen Anforderungen und traditionellen Vorstellungen, die bei Schulleitungen, KöchInnen, Eltern, ErzieherInnen und LehrerInnen vorherrschten, wonach z.B. ein Stück Fleisch eine bestimmte Größe aufzuweisen hatte. (I2, I8)

Zu Beginn gab es Probleme in den Küchen der Vorschulen, die Biolebensmittel verarbeiteten. Die Lebensmittel hatten zum Teil ungekannte Kocheigenschaften, so dass es vorkam, dass z.B. der Teig nicht gelang oder die Pasta verkochte. Der tägliche Umgang mit den neuen Produkten erforderte eine andere Arbeitsweise. (I2)

Die Philosophie des Schuldezernats bestand darin, dass alle Beteiligten die Ziele eines Projekts möglichst teilten und niemand gegen die eigene Überzeugung agieren musste. Es wurde kontinuierliche Arbeit investiert, um das Personal und die Eltern der neu aufgenommenen Vorschulkinder zu informieren und von der gesunden Ernährung zu überzeugen. Die Beteiligten betonten, dass die Mühe sich langfristig ausgezahlt habe, auch wenn Ideale nicht immer erreicht wurden. Gezeigt hat sich der Erfolg der Informationsarbeit ihrer Meinung nach u.a. darin, dass die Eltern der Kinder, die in den Vorschulen mit Bioessen und den neu zusammengestellten Speisen versorgt worden waren, diese „Privilegierung von Qualität" auch für das Schulessen in den Grundschulen forderten[212] (I2).

Kommunikation und Bildung großgeschrieben

Der politische Hintergrund lag in einer neuen sozialen Entwicklung: Ende der 1990er Jahre gab es einen öffentlichen Diskurs über Magersucht, Bulimie und andere Ernährungsstörungen insbesondere bei Jugendlichen. Die Ernährungspolitik Ferraras war durch das Bewusstsein motiviert, dass diese Essstörungen nicht nur durch bestimmte Ernährungsgewohnheiten und Lebensmittel entstanden, sich aber in der Ernährung äußerten. So sollte über Ernährung präventiv gegen gesellschaftliche Störungen gearbeitet werden. Mit öffentlichkeitswirksamen und teilnahmestarken Veranstaltungen in Ferrara wurden die Erkenntnisse, insbesondere die veränderte Speisenzusammensetzung, vorgestellt und diskutiert. Es sollte mit allen, die mit der physischen und psychischen Gesundheit von Kindern befasst waren, in einen Diskurs eingetreten werden, nicht um Bioprodukte als einzige Lösung darzu-

---

[212] Diese Interpretation der SchuldezernatsmitarbeiterInnen ist beschönigend, wenn man den Elternprotest in der folgenden Phase zur Vervollständigung der Konstellation hinzunimmt.

stellen, sondern um Betroffene und MultiplikatorInnen bezogen auf die Bedeutung von Ernährung zu bilden. (I10)

Die wichtigste Informationsquelle neben den Veranstaltungen war die schriftliche Dokumentation über die Modellphase (Andreotti /Baldi /Canducci 1995); diese wurde 1996 an die Eltern der Vorschulkinder ausgegeben; außerdem stellte die Kommune bzw. das Bildungsdezernat jährlich aktualisierte Materialien über die kommunal organisierte (Vor-)Schulernährung bereit. Den Eltern wurden konkrete Speisepläne an die Hand gegeben, mit denen sie die Ernährung der Kinder, die tagsüber in den Vorschulen (und später Schulen) verpflegt wurden, sinnvoll ergänzen sollten.

Die biologische Ernährung wurde in die Kriterienkataloge ökologischer Beschaffung der Gemeinde aufgenommen, die erst ab dem Jahr 2000 für alle Bereiche, also über die Nahrung hinaus, systematisiert wurde. Durch die Integration der Bio-Mensen in die ökologische Beschaffungspolitik der Stadt wurden die pädagogischen Angebote im Rahmen der Ernährungs- und Umwelterziehung erweitert. So sammelten z.B. Schulkinder Abfälle aus den Mensen getrennt ein, um sie zum Teil weiter zu verwerten. (I10) Die ganzheitliche Ernährungserziehung wurde in Ferrara sehr breit ausgelegt.

Die materiellen Leistungen dieser Phase bestanden in erster Linie:
- in der veränderten Zusammenstellung der Nahrung
- in der Ausweitung des neuen Ernährungskonzepts auf alle Vorschulen
- in Informationen, Bildung und Ernährungserziehung für Erwachsene und Kinder

3. Phase 1998-2000: Erste Bio-Ausschreibung und Schwerpunkt Ernährungserziehung: „Il gusto va educato. "[213]

Die wichtigsten prozeduralen Entwicklungen dieser Phase bestanden in einem Gemeinde-Beschluss zur Beibehaltung der dezentralen Küchen in den Vorschulen, in der Einbeziehung der auch überregionalen ExpertInnen und Öffentlichkeit in Bildungsveranstaltungen sowie in Elternprotest gegen die Schulspeisen.

Materielle Leistungen dieser Phase waren, dass Ernährungserziehung ausgeweitet und Biobestandteile nun auch in die Schulnahrung integriert wurden.

3. Phase prozedural

Strukturentscheidung zum Erhalt der Vorschulküchen

Nach einer politischen Diskussion in der Verwaltungsspitze darüber, aus Kostengründen Catering einzuführen, entschied die Gemeinde Ferrara1998, in den Vorschulen eigene Küchen zu belassen. Die Mitte-Links-Regierung der Stadt wollte mit der Entscheidung einerseits die „weitsichtige Planung" der Verwaltung unterstützen und andererseits politisch den hohen Stellenwert von Bildung in Ferrara bekräftigen. (I9) Die neue Ausschreibung zur Gemeinschaftsverpflegung[214] für die Jahre 1998 bis 2000 sah für alle städtischen Vorschulen vor, Bionahrung zu verwenden. In Form der Ausschreibung sollten die Ergebnisse des Modellprojekts umgesetzt und die bereits erlangten Erfolge abgesichert werden.

---

[213] Erziehung bildet den Geschmack.
[214] Da die jährlichen Ausgaben für die Mensen Ferraras 250.000 Euro überstiegen, musste die Verwaltung europaweit ausschreiben.

Erfolgreicher Elternprotest gegen risikoreiche Kindernahrung

Nachdem die Eltern 1997 im Zusammenhang mit einer geplanten Erhöhung ihrer Beiträge für die Versorgung ihrer Vorschulkinder sensibilisiert worden waren, wurde 1999 starker Protest von Eltern, deren Kinder eine Grundschule besuchten, gegen die dort eingesetzte Nahrung laut: Die Eltern sammelten innerhalb eines Monats mehr als 1.000 Unterschriften, um die Verwendung gentechnisch veränderter Organismen in den Mensen zu verbieten und den Einsatz von biologisch produzierten Lebensmitteln durchzusetzen. Die Unterschriften übergaben sie dem Bürgermeister am 17.12.1999. (vgl. Resto del Carlino 1999)

Initiativen von Seiten des Gemeinderats

Im März 2000 erging ein Erlass der Giunta, mit dem konkrete Produkte aus biologischer und integrierter Produktion bestimmt wurden, die in den Vorschulen einzusetzen waren. Dass es zu dieser klaren Vorgabe an die umsetzende Verwaltung kam, wird u.a. darauf zurückgeführt, dass bei den Kommunalwahlen von 1999 eine Abgeordnete der Grünen in den Stadtrat gewählt worden war, die zu den protestierenden Eltern gehört hatte. (I12)

Der Rat der Stadt Ferrara entschied am 22. Mai 2000 auf Antrag dieses Grünen Ratsmitglieds mit vier Enthaltungen und ohne Gegenstimme, dass *alle* in den Mensen der Vorschulen, Grundschulen und Mittelschulen eingesetzten Lebensmittel „biologischer Herkunft, vorzugsweise aus lokaler Produktion" zu sein hätten (vgl. Comune di Ferrara 2000a).

Überregionale Vernetzung

Ein 1999 in Ferrara veranstalteter Kongress sorgte für eine verstärkte Kommunikation über die Bio-Schulverpflegung in den relevanten Institutionen der Emilia Romagna und in der Öffentlichkeit. Einige AkteurInnen in Ferrara gehen davon aus, dass ihre Erfahrungen und deren Dokumentation Einfluss auf die nationale Gesetzgebung hatte, die durch den Artikel 59 in der „Finanziaria 2000" in Europa von sich reden machte, und dass die Erfolge aus Ferrara auch in andere übergreifende Initiativen einflossen (I2).[215]

Die wichtigsten Netzwerke dieser Phase waren:
- Verwaltung und Gemeinderat
- Eltern und Grüne Fraktion im Rat
- Verwaltung und überregionale Schulverpflegungs-ExpertInnen

3. Phase materiell

Ernährungspolitik der Gemeinde

1998 entschied die Gemeinde, in den Vorschulen eigene Küchen zu belassen. Diese Strukturentscheidung wurde mit der Ermöglichung besserer Garantien und Kontrollen, von der damaligen Bildungs-Dezernentin aber damit begründet, dass gerade bei den kleineren Kindern Wissen und Bewusstsein über Nahrungsproduktion und Ernährungserziehung als integraler Bestandteil des Unterrichts zu garantieren seien (la Nuova Ferrara 1999). Auch die Eltern sollten in die pädagogische Gestaltung und in die Ernährungserziehung einbezogen werden.

---

[215] Der auf die öffentlichen Mensen bezogene Artikel 59 des Gesetzes stammte vom damaligen Grünen Landwirtschaftsminister. Die Umsetzung wurde auf nationaler Ebene nicht weiter verfolgt, u.a. da der nachfolgende Landwirtschaftsminister kein Interesse daran hatte. (I13)

Der Ratsbeschluss vom 22. Mai 2000 schrieb 100% Bionahrung für alle Schul- und Vorschulmensen sowie die Förderung von Ernährungserziehung fest. Angesichts der differenzierten Vorarbeiten schien der Beschluss mehr eine symbolische politische Zielbestimmung als eine kurzfristige von der Verwaltung umzusetzende Vorlage zu sein. Der Beschluss sah vor, auch solche Produkte in Bioqualität und aus lokaler Produktion zu beziehen, die „derzeit noch" aus integriertem Landbau stammten. Diesen Beschluss kommentierte die für die Schulernährung zuständige Referentin dahingehend, dass seine Umsetzung den Speiseplan weniger abwechslungsreich machen könnte. Bioprodukte unterlägen zum Teil stark saisonalen Verfügbarkeitsschwankungen, zumal die Gemeinschaftsverpflegung ganz besondere Qualitätsanforderungen und Anforderungen, die sich aus dem Alter der Kinder ergeben, stelle. Beanstandungen von Eltern und Lehrpersonal würden erwartet. (I8)

Ausschreibung nach Maßgaben des Marktes
Die Ausschreibung für die Jahre 1998-2000 setzte insofern einen neuen Standard, als dass Qualität und Preis gleichgewichtete Kriterien wurden; bis dahin hatte immer der billigste Bieter den Zuschlag bekommen. Die Ausschreibung wurde hinsichtlich der Zusammensetzung der Nahrungsmittel in qualitativer und quantitativer Hinsicht und hinsichtlich der ökologischen Auswirkungen der Logistik spezifiziert. Von 1998 bis 2000 sollte in den 26 kommunalen Mensen der Vorschulen der Anteil an biologischen Lebensmitteln bei 50% (bezogen auf ihren Nährwert) liegen. Die Ausschreibung sah gesunde, typische, traditionelle Nahrung vor, wobei die Umweltauswirkungen aus Transport und Lieferung beachtet und weitere Qualitätsgarantien gewährleistet sein mussten (I1). Die Kosten der Mahlzeiten stiegen insgesamt um 13,4 Prozent (vgl. ICLEI 2000, 23).

Aufgrund der Nachprüfbarkeit der ökologischen Kriterien (vor allem durch die auf der Europäischen Verordnung über den ökologischen Landbau beruhende Zertifizierung) sowie der immer besseren Verfügbarkeit von biologischen Lebensmitteln und der Erfahrung, dass eine Überteuerung der Produkte nicht mehr durchgängig gegeben war, konnte die Ausschreibung diese strengeren Kriterien vorsehen. (vgl. ICLEI 2000, 25)

Der Erlass der Giunta im März 2000 bestimmte, dass in den Vorschulen folgende Produkte einzusetzen waren:
- Brot, Nudeln, Reis, Mehl, Bohnen, Konfitüre und geschälte Tomaten aus Bio-Anbau;
- Äpfel, Möhren, Kartoffeln und Salat aus integriertem Anbau sowie
- extra natives Olivenöl.
Nach Darstellung der Verwaltung wurde dies praktiziert, so dass nun ca. 50% des notwendigen Energiewertes tatsächlich durch biologische und integrierte Produkte gedeckt wurden. Diese konkret charakterisierten Produkte wurden in den Ausschreibungstext für 2000 aufgenommen. (vgl. Nardo 2002, 9-11)

Bildung und Weiterbildung
Der Stadtratsbeschluss vom 22. Mai 2000 beinhaltete den Auftrag an die Verwaltung, Gesundheitserziehung in der Form zu organisieren, dass auf einen gesunden Ernährungsstil der Bevölkerung im Kindesalter hingewirkt würde (vgl. Comune di Ferrara 2000a).

1998 nahmen ca. 300 Beschäftigte und Personen aus dem Umfeld der Vorschulen an Weiterbildungskursen zur Ernährungserziehung und zur Auffrischung ihrer Kenntnisse in diesem Bereich teil (vgl. la Nuova Ferrara 1999). In 1999 fand ein Kongress zum Thema: „Bambini a tavola" (Kinder bei Tisch) statt (vgl. Nardo 2003, 6), wodurch die Kommunikation in Ferrara sowie mit den Institutionen innerhalb der Emilia Romagna einen neuen Impuls bekam (I7); gleichzeitig wurde die interessierte Öffentlichkeit über den weiterhin hohen Stellenwert der Ernährung für die Politik der Gemeinde informiert (vgl. la Nuova Ferrara 1999).

„Il gusto va educato."
Im Projekt gab es – insbesondere bei der Planung der Sommerfreizeiten – eine lange Diskussion dar-über, inwiefern Kindern die Wahlfreiheit zwischen verschiedenen Gerichten gelassen werden sollte. Es wurde entschieden, dass Geschmack respektiert werden sollte, doch die Erwachsenen auch Medi-atorInnen sein sollten, also die Wahlfreiheit eingeschränkt werden solle, um Kinder an unbekannte Gerichte und Zubereitungen heranzuführen, die sie kognitiv ablehnen würden. (I2)

Ab und zu wurden in den einigen Vorschulmensen Gerichte aus anderen Kulturen angeboten und dies didaktisch begleitet. Damit sollte die Flexibilität der Mensen auch gegenüber externen kulturel-len Einflüssen demonstriert werden. Es sei üblich, negative Kritik auf die Mensa und das angebotene Essen zu projizieren, die sich eigentlich gegen die Schule, das Schulprogramm oder das Lehrpersonal richte. (I8)

Das Thema Weiterbildung für alle, die mit der Ernährung der Kinder zu tun haben, wurde im ge-samten Projektverlauf großgeschrieben. Weil, im Gegensatz zum Beginn des Projektes, heutzutage Informationen über Ernährung vorhanden sind, ging es darum, aus der Menge vorhandener Informa-tionen auszuwählen, sie zu bewerten und zu verarbeiten. Daher standen Ernährungsbildung und Er-nährungserziehung stärker im Vordergrund als Aufklärung durch Information. (I8)

Die Verwaltung übernahm die Aufgabe, die Eltern zu informieren und zu bilden, damit das Thema Ernährung nicht den Vorschul- und Schulmensen überlassen bliebe, sondern in die Familien getragen wurde. Die Verwaltung gab jährlich aktualisiertes familiengerechtes Informationsmaterial über die Ernährung in und auch nach der Schule an die Familien aus.

Elternprotest
Der Protest von Eltern gegen die in einer Grundschule eingesetzte Nahrung zielte darauf, die Ver-wendung gentechnisch veränderter Organismen in den Mensen zu verhindern und den Einsatz von biologisch produzierten Lebensmitteln durchzusetzen. Nach Recherchen der Eltern hatte das die Grundschulmensen beliefernde Unternehmen „symbolische Zeichen gesetzt, indem die Kinder einmal wöchentlich Bio-Brot und einmal monatlich biologische Tomatensauce bekämen" (Resto del Carlino 1999); die Eltern forderten stattdessen, auch in den Grundschulen so viele Bioprodukte wie möglich zu verwenden.

Bio-kritische Eltern, die sich nicht an der Unterschriftenaktion beteiligten, wurden darauf hinge-wiesen, dass bei stärkerem Absatz von Bionahrung die Preise insgesamt sänken; damit sollte ihnen die Furcht vor einer weiteren Verteuerung der Betreuungsangebote durch Bionahrung genommen werden. Die Protestierenden schlugen vor, dass bei einer Preiserhöhung pro Mahlzeit um 2.000 Lire (ca. ein Euro) die Hälfte von den Eltern, die andere Hälfte von der Kommune getragen werden sollte (vgl. Resto del Carlino 1999).

Die wichtigsten Leistungen dieser Phase waren:
- Vorschulküchen blieben
- 50% Bionahrung in Vorschulen
- Bildung und Öffentlichkeit für Ernährungserziehung

4. Phase seit 2000: Biokost auch in Schulen, Verantwortung zwischen Staat und Unternehmen: „È un' alchimia molto complicata."[216]

Die vierte Phase war in der prozeduralen Dimension vor allem durch die steigende Bedeutung privater AkteurInnen in den Netzwerken geprägt. In der materiellen Dimension wuchs die Zahl von Gemeinschaftsverpflegungseinrichtungen, die Biozutaten verwendeten; in einigen von ihnen stieg der Bioanteil.

4. Phase prozedural

Diese Phase umfasste eine Neuausschreibung, durch die die Biokriterien auf weitere Einrichtungen übertragen wurden, sowie eine Übernahme der Verantwortung für die Steigerung des Bioanteils durch zuliefernde Unternehmen.

Biokost in Schulen

Die Verwaltung nahm in die Ausschreibung 2000-2003 erstmals Biokriterien für die durch Catering versorgten Schulen auf; die dafür notwendige Erhöhung des Finanzrahmens wurde vom Gemeinderat bewilligt. Die Ausweitung der Bionahrung auf die Schulen war auch dem Druck von Eltern geschuldet, deren Kinder während ihrer Vorschulzeit bereits mit Bionahrung verpflegt worden waren (I10).

Verantwortlich dafür, dass der Bioanteil im Schulessen weit über die vorgesehenen Basisprodukte hinaus erhöht wurde, war eine der Firmen, die sich 2000 auf die Ausschreibung für das Catering in den Schulen beworben hatten; diese Firma bot an, die Catering-Menus zum großen Teil aus Bioprodukten bzw. integrierten Produkten herzustellen[217]. Da die Firma den gesetzten finanziellen Rahmen sowie die Qualitätsanforderungen einzuhalten angab, bekam sie den Zuschlag.

Qualitätskontrolle unabhängiger

Mit dem Schuljahr 2000/2001 wurde die Qualitätskontrolle der Lebensmittel bezüglich Ernährungsausgewogenheit und -sicherheit umgestaltet. Nicht mehr nur staatliche Institutionen (wie die lokalen Gesundheitsbehörden) sondern auch private Unternehmen wurden mit der Kontrolle der Küchen beauftragt. Damit sollte ausgeschlossen werden, dass Behörden sich selbst kontrollierten (I2). Die angelieferten Lebensmittel sowie die angelieferten Speisen wurden von einem privaten Unternehmen auf gesundheitliche Unbedenklichkeit untersucht; dies geschah in Zusammenarbeit mit dem Bildungsdezernat und staatlichen Prüfgremien. Die Qualitätsprüfungsfirmen waren laut Vertrag auch für die Weiterbildung des Küchenpersonals sowie der Eltern und LehrerInnen zuständig. (I2) Zudem wurde festgelegt, dass die chemische und mikrobiologische Qualität der Lebensmittel und der Küchenausrüstungen durch eine staatliche regionale Behörde (l'Arpa) vorgenommen wurde[218]. Gesetzlich war nur die interne Kontrolle vorgeschrieben; die Erfahrung in Ferrara war aber, dass sich Inves-

---

[216] Die Alchimie ist sehr kompliziert.
[217] aus zwei internen Papieren der Stadtverwaltung ohne Jahr („Le mense scolastiche Biologiche" und „Controllo Qualità", ausgehändigt während I2).
[218] vgl. „Controllo Qualità", s. vorstehende Fußnote.

titionen in externe Kontrollaufträge durchaus rechneten. So stimulierte z.B. die Kontrolle der Produkte durch einen Landwirtschaftsexperten die von Zulieferern und Caterern gelieferte Qualität, so dass sich dies für alle Beteiligten ökonomisch positiv auswirkte. (I2)

BSE-Krise

Fleisch war mit der Ausschreibung von 2000 nicht biologisch ausgeschrieben worden, da es zum Zeitpunkt der Ausschreibungen noch keine ausreichende gesetzliche Grundlage für die Bioqualität dieser Produkte gab; die entsprechende Umsetzung der europäischen Vorgabe trat in Italien erst im August 2000 in Kraft.[219]

Angesichts der BSE-Krise ließ die Schulverwaltung durch eine ExpertInnengruppe aus Mitgliedern u.a. der Gesundheitsbehörde USL und dem Schuldezernat im Jahr 2000 notwendige Maßnahmen untersuchen. Der Auftrag bezog sich nicht nur auf die Risikorelevanz der Inhaltsstoffe, sondern zugleich auf die physiologischen Wirkungen von Ersatzprodukten; Gesundheitsverträglichkeit wurde folglich im Rahmen einer auch langfristigen Risikoabschätzung definiert.

Am 29. November 2000 verabschiedete der Stadtrat von Ferrara eine (vom Haushaltsdezernat unterstützte) Resolution, durch die der finanzielle Rahmen der bestehenden Ausschreibung für die Schulmensen erweitert wurde. Damit wurde die Ausweitung der zertifizierten Bio-Beschaffung auf Fleisch ermöglicht. Die große Mehrheit der Ratsmitglieder stimmte angesichts der sich weiter zuspitzenden BSE-Krise wegen der großen Besorgnis in der Öffentlichkeit zu; lediglich die 12 Ratsmitglieder von Forza Italia und Alleanza Nazionale enthielten sich der Stimme. (I9)

Im Ergebnis bewirkte die Gemeinderatsentscheidung, dass die Verwaltung von ihrer durch Expertisen abgesicherten Strategie abrückte und Rindfleisch fast ausnahmslos durch andere Fleischsorten in Bioqualität ersetzte (I5).

Regionaler Einfluss und unternehmerische Entscheidung

Im Dezember 2001 beantragte das Schuldezernat über die Giunta beim Stadtparlament zu beschließen, den finanziellen Rahmen wieder zu erhöhen, damit in allen kommunalen Mensen Biofleisch verwendet werden könne, da der Markt dies nun ohne weiteres hergäbe (I5). Erst 2003 kam es in Form einer Ausschreibung, die ausdrücklich die Verwendung biologischen Rindfleisches vorsah, zur Umsetzung der politischen Entscheidung aus 2000 zugunsten Biofleisch (I8). Die regionale Gesetzgebung aus dem Jahre 2002, die 100% Biolebensmittel in Vor-/Schulkantinen einzusetzen vorschrieb, gab Aktiven Rückendeckung in dieser Richtung und beeinflusste die politischen Entscheidungsprozesse in Ferrara, auch wenn es keine gesetzlichen Sanktionsmöglichkeiten gegenüber den Gemeinden gab, die nicht vollständig auf Bioprodukte zurückgriffen. (I8)

Den Ausschlag zur Erfüllung der Bioquote aus der regionalen Gesetzgebung gab letztendlich eine unternehmerische Entscheidung. Seit dem Jahr 2003 verwendete der die Schulen beliefernde Caterer fast ausschließlich Bioprodukte, um nur noch eine Produktlinie anbieten zu müssen.

Ein Regionalgesetz, das u.a. die Lehrstundenanzahl von Lehrpersonen in den Schulen regelte, wurde 2004 dergestalt verändert, dass nicht mehr eindeutig daraus hervorging, ob die Präsenz der LehrerInnen während des Essens in den Schulmensen zu ihren Pflichtlehrstunden zu rechnen war.

---

[219] Dekret 1804/00 zu tierischen Produkten (vgl. Trionfi 2000; I5)

Ob die Ernährungserziehung durch die Anwendung des Gesetzes ihre Grundlagen entzogen bekam, sollte sich im Laufe des Schuljahres 2004/2005 zeigen[220].

Vermittlungsrolle des Schuldezernats
Die Vermittlungsrolle zwischen den Anforderungen der Lebensmittelzulieferer und Caterer, dem Küchenpersonal und den Lehrkräften, zwischen dem Druck von Seiten der Eltern und BürgerInnen und den politischen FunktionsträgerInnen in der Giunta und im Stadtparlament hatte das Schuldezernat. Diese Rolle oblag ihm als zuständiger Verwaltungsbereich. Die Beschäftigten engagierten sich allerdings sehr für das Nahrungsprojekt und wussten um die Vor- und Nachteile eines solchen Vorreiterprojekts: Da Ferrara eine der ersten Städte mit einem Bio-Nahrungsprojekt war, ging die Entwicklung hier nur langsam voran. Fördernde rechtliche Rahmenbedingungen wurden z.T. erst später oder parallel zum Projektverlauf entwickelt. Immer wieder brachte der Druck von Eltern oder aus dem grünen politischen Spektrum die Konzentration auf Biokost voran; die Dezernatsbeschäftigten hätten auch andere Kriterien für gesunde Kost gelten lassen (I11).[221] Das Schuldezernat sah es 2004 als seine Aufgabe an, die städtische Mensa-Kommission wiederzubeleben. Die Bedeutung dieses Gremiums, das sich aus je einer ElternvertreterIn aus jeder Vor-/Schule zusammensetzte und als Aufgabe hatte, Kritik und Vorschläge aus der Elternschaft aufzunehmen und gemeinsam mit dem Bildungsdezernat zu einem Programm zu bündeln, war in den vergangenen Jahren rückläufig gewesen. (I8) Aus Sicht der Dezernentin, vor allem aber aus Sicht der DezernatsmitarbeiterInnen war das Nahrungsprojekt aufgrund dieser vielfältigen und komplexen Interaktionen wichtig und interessant: „E' un' alchimia molto complicata." (Die Alchimie ist sehr kompliziert.) (I2)

Die wichtigsten Netzwerke dieser Phase waren:
• Eltern von Schulkindern und Schuldezernat
• Qualitätskontrollnetzwerk zwischen Schuldezernat, staatlichen und privaten Prüforganisationen
• Gemeinderat und Schuldezernat bei der BSE-Risikobearbeitung
• Zulieferer, Caterer und Schuldezernat

4. Phase materiell
Bio auch in den Pflichtschulen
Die Eltern, deren Kinder während ihrer Vorschulzeit in den Genuss von Bionahrung gekommen waren, argumentierten damit, dass die „unmittelbare positive Erfahrung mit Biolebensmitteln" zu einer Bindung daran geführt hätte; hinter die Qualität solle auch im Schulalter nicht zurückgegangen werden (I10). Und in ihrem Sinne wurde mit der Ausschreibung 2000-2003 der Einsatz von Bioprodukten nicht mehr nur in den Vorschulen, sondern auch in den Grundschulen und in mehreren weiterführenden Schulen Ferraras vorgesehen.

---

[220] Leider konnten dazu keine Ergebnisse mehr generiert werden.
[221] Die Rolle der landwirtschaftlichen Bioverbände konnte nicht im Detail beforscht werden. Es fiel allerdings auf, dass das Bio-Mensen-Projekt von Ferrara beim Convegno der AIAB (Associazione Italiana per l'Agricoltura Biologica (Italienische Vereinigung für ökologische Landwirtschaft)) im September 2000 nicht erwähnt wurde (vgl. AIAB 2001). Die AkteurInnen führten dies teilweise darauf zurück, dass die Organisation AIAB ihre eigenen Dinge mache, sich gern unabhängig zeige und daher nicht alles aufgreife, was eventuell nicht ihr alleiniger Verdienst sei (I13). Es liegt die Vermutung nahe, dass die AIAB, die lange eine wichtige Zertifizierungsorganisation für Bioprodukte war, dem pragmatischen Projekt in Ferrara kritisch gegenüberstand, da hier auch Produkte aus integrierter Produktion eingesetzt wurden.

Die Auftragsvergabe für die Vorschulen und Schulen erfolgte nach einem in der Ausschreibung festgelegten Punktesystem; von den 100 Punkten, nach denen der Zuschlag zu entscheiden war, betrafen 50 den Preis, 15 die Qualität der Ausgangsprodukte, die weiteren Kontroll-, Service- und andere Qualitätskriterien (vgl. Comune di Ferrara 2000b, 5; Comune di Ferrara 2000c, 5). 10 Punkte waren für die sich bewerbenden Firmen vorgesehen, die mehr als nur bestimmte Basisprodukte[222] in Bioqualität zu liefern garantierten (vgl. Comune di Ferrara 2000b, 7; Comune di Ferrara 2000c, 6-7) – also ein nicht unwesentliches Kriterium, um den Zuschlag zu bekommen. Die Ausschreibung umfasste 400.000.000 Lire (also ca. 200.000 €) mehr als die vorherige, um die biologische bzw. integrierte Herkunft der Lebensmittel sicher zu stellen (vgl. la Nuova Ferrara 2001b). Die Ausschreibung für die Fertiggerichte in den Schulen sah vor, dass das Essen so vorbereitet und ausgeliefert werden musste, dass es spätestens 45 Minuten nach Zubereitung gegessen werden konnte. Damit konnten nur Firmen am Standort Ferrara den Zuschlag bekommen.

Seit der Ausschreibung von 1998 belieferten zwei Firmen die städtischen Gemeinschaftsverpflegungseinrichtungen. Für die Belieferung der Vorschulküchen mit Lebensmitteln bekam eine multinationale Firma den Zuschlag. Das lokal ansässige Catering-Unternehmen, das für die Fertiggerichte in den Pflichtschulen sorgte, konnte 2000 zusätzlich frisches Obst der Saison, Milch, das gesamte Gemüse, Mozzarella, Joghurt, Ricotta, Graupen und Kekse in Bio- bzw. integrierter Qualität garantieren. Die Firma, die Lebensmittel an die Vorschulen lieferte, steigerte die Qualität der Produkte zusätzlich für Gerste, Kamille und Fruchtsäfte. (la Nuova Ferrara 2001b)

2001 gab es in Ferrara noch drei Grundschulen, in denen die Verpflegung nicht in kommunaler Hand war, sondern von einem Elternkomitee selbst organisiert wurde, das sich ebenfalls um Betreuung bzw. Freizeitaktivitäten für die Kinder kümmerte. Da Personal- und Sachaufwand für die Mahlzeiten sowie die darüber hinausgehenden Angebote aus einem Topf finanziert wurden, gab es 2001 Auseinandersetzungen darüber, ob konventionelle Ernährung weiterhin akzeptabel war oder auch hier eine teilweise Umstellung auf Bio stattfinden sollte (la Nuova Ferrara 2001a). Ab dem Schuljahr 2004/2005 fügte sich eine von diesen Schulen in die kommunale Mensenorganisation ein; eine zweite war noch im Entscheidungsprozess (I8).

Bio-Fleisch in der BSE-Krise

In den Mensen Ferraras wurde, als die BSE-Krise ausbrach, ausschließlich italienisches Fleisch verwendet; und so entschied das Schuldezernat gemeinsam mit weiteren ExpertInnen nach der Prüfung von Alternativen für Nährwert und Inhaltsstoffe, Kalbfleisch im Programm zu lassen: Alle Risikoteile wurden sofort von der Speisekarte ausgeschlossen und strenge Kontrollen durchgeführt. Lediglich die Nahrung für die Kinder im Alter bis zu 8 Monaten wurde auf Bio-Fleisch umgestellt. (I5)

Nachdem die Verwaltung diese Lösung zum Umgang mit BSE-Risiken implementiert hatte, wurde der finanzielle Rahmen zugunsten von 100% Biofleisch um 20.000 Euro erhöht und öffentlich Druck gegen die weitere Verwendung von Rindfleisch ausgeübt. Sowohl der Beschluss des Gemeinderats als auch die praktische Erfahrung, dass die regionale Produktion noch nicht ausreichte, um in Schulen und Vorschulen das vorgesehene Fleisch in Bioqualität einzusetzen, zwangen das Schuldezernat dazu, seine Strategie zu ändern: In der Folge wurden nun Hühner- und Schweinefleisch als

---

[222] In Bioqualität mussten auf jeden Fall geliefert werden: Brot, alle Nudelsorten, Reis, trockene Hülsefrüchte, geschälte Tomaten und Tomatenmark, Mehl und Konfitüre. Kartoffeln, Möhren, Salat, bestimmte Äpfel und Bananen aus integrierter oder biologischer Produktion. (vgl. Nardo 2002, 11; vgl. ähnlich la Nuova Ferrara 2001b)

Ersatz für Rindfleisch verwendet (I5). Lediglich zweimal im Monat wurde noch Rindfleisch eingesetzt, da dies ernährungsphysiologisch als notwendig erachtet wurde. (I8)

Obwohl Ende 2001 der finanzielle Rahmen zur Ermöglichung des Einsatzes von Biofleisch in allen kommunalen Mensen erhöht worden war, bezog erst die Ausschreibung von 2003 erstmals biologisches *Rind*fleisch ein (vgl. Nardo 2004a, 74). Dieses war mittlerweile auf dem Markt recht gut erhältlich. Die Kosten für die Eltern wurden dabei nur im vorgesehenen Maß erhöht[223]. Der Rest wurde
über den Kommunalhaushalt ausgeglichen.

Neues durch die Ausschreibung 2003

Mit der Ausschreibung von 2003 wurden die Kriterien des Zuschlags verändert, und zwar machte der
Preis nun nur noch 49%, die Qualität des Angebots 51% aus. (vgl. Nardo 2004b). Außerdem wurden
die angebotenen Gerichte in den Schulen denen der Vorschulen angeglichen – bis auf Abweichungen, die aufgrund des Alters der Kinder für notwendig erachtet wurden. Anschließend stieg die Akzeptanz des Essens in den Schulmensen, was darauf zurückgeführt wurde, dass die aus den Vorschulen bekannte und beliebte Verpflegung wiedererkannt wurde. (I8)

2003 bekam die lokal ansässige aber mittlerweile Italien weit agierende Firma den Zuschlag für
beide Ausschreibungen; da sie sich auf Schul- und öffentliche Mensen spezialisiert hatte, bot sie
sowohl Fertiggerichte als auch Zutaten für Großküchen an. Seit 2003 verwendete das Unternehmen,
das schon seit 1994 an die Kommune lieferte, fast 100% Biolebensmittel, da es für diese Firma aufwändiger und teurer war, zwei Produktlinien nebeneinander anzubieten. Das hatte zur Folge, dass in
den vom Caterer belieferten Schulen mehr biologische Lebensmittel verzehrt wurden, als in den
Vorschulen. Verantwortlich dafür war auch der veränderte Markt, der mittlerweile mehr und vielfäl-
tigere Biolebensmittel bot (I2) und sicher auch die wachsende Konkurrenz auf dem Lebensmittelmarkt. Zudem trug das verbesserte äußere Erscheinungsbild der Bioprodukte dazu bei, Akzeptanz-
probleme beim Küchenpersonal und bei den KonsumentInnen zu beheben (I8). Aus Sicht der Verwaltung wurde Ferrara zur einzigen Stadt, die Menus vorhalte, die „vollständig" aus Biozutaten hergestellt seien (I8). In der Realität lag der Bio-Anteil in der Nahrung bei 80-90 % (vgl. Nardo 2004).

Der Preis, den Ferrara pro Kind und Mahlzeiten (Frühstück, Mittagessen, Zwischenmahlzeit) in
den Vorschulen bezahlte, stieg von 2000 bis 2003 von 1,86 auf 1,99 Euro, also um ca. 7% (I8). Der
Einsatz von biologischem Rindfleisch führte zu einer Erhöhung der Kosten um € 0,09 pro Gericht
(vgl. Comune di Ferrara 2003a).

Die Kommune Ferrara arbeitete in 2003/2004 erfolgreich daran, durch eine kindgerechte Gestaltung z.B. des Geschirrs insbesondere in den Grundschulen die Akzeptanz der Mensen zu erhöhen
(I8) und damit der eigenen Philosophie von der Wichtigkeit der Ernährungserziehung Nachdruck zu
verleihen (I10).

Qualitätssicherung mit Vorbildfunktion

Nachdem in vergleichbaren Projekten Zweifel an der Bioqualität der Nahrung laut geworden waren[224], sollten in Ferrara diesbezügliche Sorgen über ein noch einmal erweitertes Kontrollsystem ent-

---

[223] Die Erhöhung belief sich auf 1,7% pro Monat, nach einkommensabhängiger Einstufung (I8).

[224] Gegen ein Bio-Mensa-Projekt in Rom hatten 2001 vor allem VerbraucherInnen-Organisationen protestiert. Da der
Preis für Bioprodukte immer noch 30% über dem konventioneller läge, wäre doch davon auszugehen, dass die Zulieferer überall wo möglich an Qualität sparen würden, wenn sie einmal den Zuschlag der Ausschreibung bekommen
hätten. (I8)

kräftet werden, das nicht nur die gesetzlichen Hygiene-Kontrollen beinhaltete. Zusätzlich war eine Prüfung der rohen und gekochten Speisen vorgesehen, die u.a. die Bio- (bzw. bei Nicht-Verfügbarkeit die integrierte) Beschaffenheit der Produkte kontrollierte. Ein Jahr nach Beginn der zweiten Ausschreibungsphase hatte es noch keine Beanstandungen gegeben (vgl. la Nuova Ferrara 2001b). Auch im Jahr 2004 waren die Verantwortlichen zufrieden mit der Qualität und dem Kontrollsystem für die angebotenen Speisen. Denn ein einziger Vorfall von Lebensmittelvergiftungen o.ä. hätte für die Glaubwürdigkeit der Mensen schwerwiegende Folgen nicht nur für die Betroffenen, sondern auch in der Öffentlichkeit. (I8) Bezogen auf die Qualitätssicherung und die Kontrollsysteme der Schulverpflegung wurde die Stadt Ferrara zu einem Inputgeber auf nationaler Ebene und für andere Städte; dies betrifft insbesondere die diätistische Weiterentwicklung der Speisen und die Speisepläne der Vorschulen (vgl. Bondi 2004). Die regionalen Verwaltungsverantwortlichen kommunizierten darüber und regten eine überregionale Mitfinanzierung an. Die Erfahrungen aus Ferrara wurden von anderen AkteurInnen nachgefragt. (I2, I3)

Weiterbildung
Aufbauend auf den Gemeinderatsbeschluss vom 22. Mai 2000 und aufgrund der Einbeziehung der Pflichtschulen war die Anzahl der Weiterbildungen seit 2000 steigend (I8). Die Gemeinde schulte kontinuierlich die ca. 100 Beschäftigten in den Vorschulen (I8), und investierte zudem in die Weiterbildung unterschiedlicher Akteure, um z.B. den Umgang mit Allergien zu erleichtern (I10); im Schuljahr 2001/2002 starteten neue Weiterbildungsangebote für Eltern und Lehrende der Grund- und Vorschulen (vgl. Piazza Municipale 2001, 15). Auch gemeinsame Weiterbildungsangebote für Lehrende und Eltern aus den Schulen wurden gemacht, wobei die Beteiligung 2004 leicht rückläufig war (I8).

Im Anschluss an eine große Kampagne für die Bio-Mensen der Organisation AIAB im Jahr 2000 gab es Aktivitäten der großen italienischen Verbraucherschutzverbände in Sachen Ernährungserziehung. Von 2001 bis 2004 wurden z.B. an 25 Schulen in Ferrara Seminare für SchülerInnen durchgeführt – in enger Zusammenarbeit mit Region, Provinz und privaten Sponsoren. Eine große Verbraucherschutzorganisation zog sich 2004 aus dem Projekt zurück, sodass dessen Zukunft und insbesondere die Einbeziehung des Lehrpersonals ungewiss wurden (I11). Die Region bot weiterhin umfangreiche Projekte in Sachen Ernährungserziehung an.

Die wichtigsten Leistungen dieser Phase bestanden in:
- Biokost in allen städtischen Vorschul- und Schulmensen
- einem Bioanteil von bis zu 90% in den Fertiggerichten der Schulen
- der Höherbewertung von Qualität über das Preiskriterium in den Ausschreibungen
- dem zeitweiligen Ausbau von Weiterbildung und Ernährungserziehung

4.3.2.3 Explorative Auswertung des Prozesses in der prozeduralen und der materiellen Dimension

Mit Hilfe des Instrumentariums wird die Fall-Entwicklung nun zusammengefasst. Das Instrumentarium dient dazu, die wichtigsten Entwicklungen in der prozeduralen und in der materiellen Dimension für jeden Baustein zu erfassen, ohne dass normative Vorannahmen aus dem Nachhaltigkeitsdiskurs den Blick auf die Entwicklungen verengen. Die normative Nachhaltigkeitsfolie wird im Anschluss auf die Ergebnisse gelegt.

Prozedurale Auswertung

Netzwerke

Von Beginn des Prozesses an bildeten AkteurInnen, die sich für die Gesundheit ihrer Kinder[225] und Umweltschutz engagierten bzw. den Grünen Parteien nahestanden, ein Netzwerk. Das Netzwerk war zeitweise ein außerparlamentarisches, das auf öffentlichkeitswirksame Aktionen setzte und maximal in den Steuerungskomitees von Vorschulen und Schulen verankert war, zeitweise überschnitt es sich mit politischen FunktionsträgerInnen im Gemeinderat.

Das Schuldezernat war an drei Netzwerken im Nahrungsprojekt beteiligt. Es war Knotenpunkt erstens des Netzwerks aus Fachleuten in lokalen und Provinz-Behörden. Durch Einbindung privatwirtschaftlicher Qualitätskontrollinstitutionen wurde dieses Netzwerk zeitweise erweitert. Zweitens bereitete das Schuldezernat Entscheidungen der Giunta und des Gemeinderats gemeinsam mit den relevanten AkteurInnen vor und nach[226]. Neben diesen beiden Netzwerken überwiegend staatlicher AkteurInnen koordinierte das Schuldezernat drittens die Vernetzung zwischen den privaten AkteurInnen aus dem Zulieferungs- und Produktionsbereich sowie den Küchen der Vorschulen und den von Caterern belieferten Schulen.

In das ferraraweite Beschaffungsnetzwerk im Rahmen der Lokalen Agenda 21 waren Schuldezernats-MitarbeiterInnen nur punktuell eingebunden, indem sie über das Beschaffungsdezernat ihre Erfahrungen aus der Kooperation mit Unternehmen an andere Bereiche weitergaben.

Die wichtigsten Netzwerke und involvierten AkteurInnen waren:

* das Behörden-Netzwerk aus MitarbeiterInnen und DezernentIn des lokalen Schuldezernats, aus lokalen Gesundheits- und Umweltbehörden, aus den Landwirtschafts- und Gesundheitsbehörden der Provinz, zum Teil erweitert durch private Organisationen
* das Nahrungsnetzwerk zwischen politischen FunktionsträgerInnen der Giunta und des Gemeinderats (Grüne und D.S.)
* das Netzwerk aus Eltern und teilweise Grünen Gemeinderatsmitgliedern

---

[225] Die aufgrund ihrer Elternschaft beteiligten Personen wechselten im Laufe der Zeit, da Kinder die relevanten Einrichtungen wieder verließen bzw. hinzukamen.

[226] Diese Aktivitäten wurden hier als von reinen Verwaltungsabläufen abweichende Netzwerkbildungen aufgefasst, da das Schuldezernat initiativenreich und durch Einbeziehung weiterer Akteurgruppen und Netzwerke agierte.

Beteiligung an Netzwerken und Aufrechterhaltung der Netzwerke

Kriterien aus dem Baustein „Beteiligung am und Aufrechterhaltung des Netzwerks"
• Exklusivität, selektive Beteiligung am Netzwerk
• informelle Kontaktstrukturen
• Beteiligung von staatlichen und nicht-staatlichen Akteuren
• in/stabile Institutionalisierung im politisch-administrativen System
• keine repräsentativdemokratische Legitimation
• sich stabilisierende Verhandlungssysteme

Einige der formal durch Steuerungskomitees in die Arbeit der Vorschulen und Schulen eingebundenen Eltern beteiligten sich in den Netzwerken um das Schuldezernat. Über das Programm „Nahrung - Mensch - Umwelt" war ihre punktuelle Einbindung vorgesehen. Das später entstandene breitere Protest-Netzwerk von Eltern wurde ab 1999 teilweise institutionalisiert, indem ein Elternteil in den Stadtrat gewählt wurde.

Über das von der Giunta gestützte Programm „Nahrung - Mensch - Umwelt" kam das Netzwerk zwischen der interinstitutionellen Kommission und Fachleuten zustande; es erlangte mit dem Modellversuch eine zeitweilige Stabilität. Die Beteiligten kamen aus der lokalen und der Provinz-Verwaltung und wurden aufgrund ihrer spezifischen wissenschaftlichen Kompetenzen inkludiert. Kontakte aus diesem Netzwerk heraus reichten bis zu ExpertInnen in nationalen Gremien. Im Bereich der Qualitätskontrollen ergänzten private AkteurInnen die vorher rein staatlichen Konstellationen.

Das Netzwerk zwischen Schuldezernat, den Modellschulen sowie ihren Küchen und Zulieferern basierte auf gewachsenen Strukturen; durch Ausschreibungsverfahren wurde die Beteiligung der Firmen formalisiert. Ausgeschlossen aus den lokalen Netzwerken blieben LandwirtInnen[227].

Mit Ausnahme des Zusammenschlusses der Eltern entstanden die Netzwerke aus Exekutiv-Organen der Stadt und ihren Initiativen; die Beteiligung nicht-staatlicher und staatlicher überregionaler AkteurInnen geschah selektiv und in der Regel aus bestehenden formellen wie informellen Kontaktstrukturen heraus.

---

[227] Die Interessen der LandwirtInnen sollten über die Landwirtschaftsverwaltung der Provinz in die Netzwerke einfließen.

Arbeitsweise der Netzwerke und fragile Kooperation

Kriterien aus dem Baustein „Arbeitsweise des Netzwerks"	Kriterien aus dem Baustein „fragile Kooperation"
• Vertrauen und Kooperation	• wechselseitig verschränkte Handlungsstrategien
• nicht-hierarchische Arbeitsweise	• marktliche, hierarchische und weitere Koordinationsformen
• ungewöhnliche Allianzen	• Kooperation ungleicher Partner
• problem solving	• Fluidität und Fragilität der Netzwerke
• Integration von Sichtweisen	• Asymmetrie innerhalb und durch äußere Strukturen
• interne Akzeptanz	• Brüchigkeit der Kooperation durch Macht- und Gender-Unterschiede
• Intransparenz nach außen	• Stufenweise Rekonfiguration der Netzwerke
• Konflikte in der Repräsentation von Gruppen	• Verschiebungen in Entscheidungsrollen
• Effizienz	• Verhaltensänderung bis Institution

Die Koordination des Projekts durch das Schuldezernat geschah zum großen Teil nicht-hierarchisch und integrierte verschiedene Sichtweisen. Es bestand eine kooperative und vertrauensvolle Zusammenarbeit in einem Netzwerk mit kurzen Kommunikationswegen. Sowohl die lokalen Behörden als auch die der Provinz agierten mit Unterstützung ihrer Vorgesetzten bzw. bekamen von ihnen freie Hand bei der Projektgestaltung. Während der BSE-Krise musste die Verwaltung eine mit wissenschaftlicher Expertise untermauerte Entscheidung aufgrund des hierarchischen Parlamentsvotums modifizieren.

Hervorzuheben sind als nicht-alltägliche Allianzen die interinstitutionelle und kooperative Zusammenarbeit von Verwaltungseinheiten
• aus Bildung, Gesundheit, Landwirtschaft
• auf lokaler und Provinz-Ebene.

Verantwortlich für die Rolle der Landwirtschaftsverwaltung war auch die personelle Kontinuität des früher auf lokaler Ebene und nun auf Provinz-Ebene agierenden Dezernenten. Das von Vorschul- und Küchen-Personal eingebrachte Engagement wurde insbesondere in der Modellphase vom Schuldezernat in Form von problem solving im Projekt integriert.

In den Netzwerken, die die Eltern einbezogen, kooperierten Haupt- und Ehrenamtliche. Durch das konfliktmindernde Engagement einzelner Personen im Schuldezernat wurden die Netzwerke mit den Eltern sowie mit den Produktions- und Zulieferfirmen stabilisiert. Die Funktionsverschiebungen vom Beschaffungs- zum Schuldezernat geschahen, um hier die komplexer gewordenen abstimmungsintensiven Projektaufgaben zu bündeln.

Die Konfliktlinien im Projekt verliefen erstens zwischen Eltern, da die Protestierenden, die in die Netzwerke um das Schuldezernat integriert wurden, zu Beginn des Projekts nicht deren Mehrheit repräsentierten. Zweitens verdeutlichte der später erneut ausgeübte öffentliche Druck von Seiten der Eltern ihr Misstrauen gegenüber der Verwaltung. Durch die Übertragung des Lebensmittel-Standards

in die Schulen erkannte die Verwaltung die Sichtweisen der kritischen Elterngruppe an; im Schuldezernat wurden diese Sichtweisen mittlerweile größtenteils geteilt.

Drittens bestanden Konflikte unter den Fachleuten. Die ExpertInnen in den Verwaltungen, die das
Projekt unterstützten und vorrangig vom Schuldezernat einbezogen wurden, gehörten nicht unbedingt zu den dominanten Strömungen der Gesundheitswissenschaften. Das ExpertInnen-Netzwerk
aus dem Programm „Nahrung- Mensch- Umwelt" wurde rekonfiguriert, indem nur das Teilnetzwerk
um die ErnährungsexpertInnen nach der Auswertung des Modellprojekts an der Veränderung der
Speisenzusammenstellung weiterarbeitete.

Die Zusammenarbeit des Schuldezernats mit den privaten Firmen verlief kooperativ und nach außen intransparent. Die finanzielle Beteiligung einer Firma deutet auf die wechselseitig verschränkten
Handlungsstrategien hin. Später wandelte sich die kooperative Rolle der WirtschaftsakteurInnen zu
einer Entscheidungsrolle auch dem Schuldezernat gegenüber, das zwar mit den Ausschreibungen den
Rahmen der Zusammenarbeit definierte, die inhaltlichen Entscheidungen der Firmen aber akzeptierte
(z.B. Auswahl der in Bioqualität eingesetzten Produkte).

Die Arbeitsweise der Nahrungs-Netzwerke in Ferrara war durch nicht-hierarchische und gleichwohl teilweise konfliktäre Koordination geprägt. Die Schulverwaltung – in ungewöhnlicher Allianz
mit anderen Fachbehörden – wurde aufgrund ihrer formalen Funktion, aber auch aufgrund ihrer fle-
xiblen Rolle zur Kooperationspartnerin für die verschiedenen Gruppen.

Rolle staatlicher AkteurInnen

Kriterien aus dem Baustein „Rolle staatlicher Akteure"
• unterschiedliche Steuerungs- und Koordinationsressourcen der Akteure
• Koordinationsfunktion und Interventions- oder Blockademöglichkeiten staatlicher Akteure
• Beteiligung staatlicher Akteure in Risikofragen
• Indirekte Steuerung durch staatliche Akteure

Die Modellphase des Nahrungsprojekts wurde im Rahmen des Programms „Nahrung - Mensch -
Umwelt" institutionalisiert und von der Giunta befürwortet. Mit dem Programm selbst war der Gemeinderat formal nicht befasst. Er beschloss aber inhaltliche Vorgaben des Projekts und den finanziellen Rahmen der Ausschreibungen. Die Entscheidung, dezentrale Küchen in den Vorschulen zu
behalten, bedeutete für die staatlichen AkteurInnen die langfristige Sicherung ihres Einflusses und
Handlungsspielraums.

Die wichtigste Koordinationsfunktion des Nahrungsprojekts lag bei der Schulverwaltung, die über
personelle fachliche und Kommunikations-Ressourcen für das Projekt verfügte. Gegenüber den politischen FunktionsträgerInnen hatte das Schuldezernat neben der Implementationsfunktion einen erheblichen Gestaltungsraum. Nur im Fall BSE richtete sich ein Ratsbeschluss explizit gegen das Vorgehen der Verwaltung.

Das Schuldezernat war zudem der Knotenpunkt der Kommunikation zwischen Küchen, Eltern[228],
Zulieferern und Produktion. Eine wichtige Ressource hierfür war die Philosophie kleinschrittiger Zu-

---

[228] Ein vorher engagiertes Elternteil in einem nicht-staatlichen außerparlamentarischen Netzwerk setzte seine Ressourcen
anschließend als Grünes Stadtratsmitglied ein. Inwieweit sein persönlicher Einsatz ausschlaggebend dafür war, dass

sammenarbeit mit verschiedenen Gruppen, der kontinuierlichen Einbindung von Betroffenen und Umsetzenden in die Verwaltungsentscheidungen und der Förderung der Kommunikation der Umsetzenden untereinander. Der Modellversuch und die weitere Projektentwicklung wurden mit Küchen und Produktion abgestimmt.

Das Schuldezernat koordinierte zudem die wissenschaftliche Begleitung des Projekt durch verschiedene Behörden. Die fachlichen Ressourcen in Sachen Gesundheit, Umweltschutz und Landwirtschaft waren auf Stadt und Provinz Ferrara verteilt und wurden im Nahrungsprojekt gebündelt; hier bildeten personelle Kontinuitäten und Verbindungen wichtige Koordinationsressourcen. Auch die Steuerungsressourcen der regionalstaatlichen Ebene[229] flossen in das lokale Nahrungsprojekt, zu nennen sind hier die frühe Umsetzung von EU-Regelungen, die Vorgabe von verbindlichen Zielen, zu deren Erreichung Druck auf die lokalen politischen FunktionsträgerInnen ausgeübt wurde, und die Verbreitung wissenschaftlich abgesicherten Wissens über Ernährung und Ernährungserziehung.

Die AkteurInnen des Schuldezernats verfügten über die wichtigsten Koordinationsressourcen und -funktionen, sie koordinierten auch Handlungen nicht-staatlicher AkteurInnen. Die Interventionen des Gemeinderats und der Giunta erfolgten punktuell und in Risikofragen.

Paradoxien

Kriterien aus dem Baustein „Paradoxien"
• Räumlichkeit und Entgrenzung Begrenzte Entstehungskontexte und deren Erweiterung um Akteure bzw. Materielles
• Kontextualisierungen Stufen der Öffnung und Schließung von Netzwerken durch Ursprungs- und Verwendungskontexte
• Zukunftsfähigkeits-Paradox Erweiterung und Reduktion von Handlungsmöglichkeiten und Unsicherheiten für Individuen, öffentliche Güter und Gesellschaft

Der Prozess in Ferrara ist durch räumliche Paradoxien insofern gekennzeichnet, als dass die italienweit festgelegte Speisenzusammenstellung auf lokaler Ebene verändert wurde. Mit dem zuständigen nationalen Gremium wurde kommuniziert. Zudem wurden durch die lokale Erfahrung fehlende nationale Regelungen beim logistischen Umgang mit Bioprodukten angemahnt. AkteurInnen des lokalen Projekts bezogen sich auf ein nationales Gesetz von 2000 und ein Regionalgesetz von 2002, die beide verbindlich galten, aber da sie nicht mit Sanktionsmechanismen ausgestattet waren lediglich das Ausüben von politischem Druck unterstützen konnten. Als die Fleisch in Bioqualität betreffende EU-Regelung in Italien noch nicht umgesetzt war, konnte Biofleisch im lokalen Projekt zeitweise nicht eingesetzt werden.

Die Umsetzung des Nahrungsprojekts in Form von Ausschreibungen kann als Übergang vom Ursprungs- zum Verwendungskontext gewertet werden. Die Aufnahme der Verpflichtung, Produkte in

---

der Stadtrat weitgehende Beschlüsse zur Einführung von Bionahrung fasste, die vorher nicht einmal im Eltern-Netzwerk Konsens gewesen waren, ist nicht nachweisbar.

[229] Über Parteizugehörigkeiten kooperierten politische FunktionsträgerInnen der lokalen mit der regionalen Politik-Ebene. Konkrete Auswirkungen dieser Verbindungen im Nahrungsprojekt konnten nicht nachgewiesen werden; für die empirische Forschung ermöglichte die Kooperation Kontakte ins Regionalparlament.

Bioqualität und Mahlzeiten innerhalb kurzer Zeit zu liefern, bedeutete einige Ergebnisse aus dem Modellprojekt durch die Firmen in der Praxis anwenden zu lassen. Durch teilweise weiche Vorgaben wurde die Entscheidung den AkteurInnen des Verwendungskontexts überlassen – und entzog sich damit der Kontrolle durch das Schuldezernat – ob sie bestimmte Produkte am Markt in ausreichender Menge und Qualität vorfanden.

Die Kontextualisierungen im Rahmen der Lokalen Agenda 21 bedeuteten, dass diese das Nahrungsprojekt (als ein Ursprungskontext der Beschaffung) aufgriff, um aufbauend auf den Projekterfahrungen Beschaffungskriterien zu entwickeln, die in anderen Beschaffungsbereichen angewandt werden konnten.

Die Entscheidung für die Beibehaltung eigener Küchen in den Vorschulen kann in den Rahmen des Zukunftsfähigkeitsparadoxes gestellt werden. Kurz-, mittel- oder langfristige Nachteile (Mehrkosten, Mehraufwand) sollten in Kauf genommen werden, um evtl. langfristig eine größere Kontrolle über die Nahrung und mehr Spielraum für Ernährungserziehung zu haben.

Damit sind sowohl räumliche, als auch Kontextualisierungs- und Zukunftsfähigkeits-Paradoxien benannt, die die Projektdynamiken mitbestimmten.

Rolle des Materiellen

Kriterien aus dem Baustein „Rolle des Materiellen"
• Interaktion von Artefakten und Materiellem mit Akteuren in Netzwerken
• Verantwortung auch nicht-menschlicher Akteure in Netzwerken
• Enthierarchisierung durch Interobjektivität zwischen Netzwerkbeteiligten

Die integrierte und die Bio-Produktion und damit einhergehend die Lebensmittellogistik können als AkteurInnen in den Netzwerken dieses Prozesses bezeichnet werden; sie stimulierten das Nahrungsprojekt, vermittelt über die ersten Bio-Höfe in Ferrara, die zu Beginn die Großküchen beliefernde Produktions-Kooperative bzw. ihre KundInnen. Die AkteurInnen des wachsenden Markts an Bio- und integrierten Produkten interagierten mit den Verantwortlichen der Vorschulernährung; die Regulierung (auf EU- und Regional-Ebene) stimulierte die logistische Infrastruktur, Deklaration und Verfügbarkeit und ermöglichte die Formalisierung ihrer Netzwerkbeteiligung durch die Ausschreibungen.

Die Interaktionen des bezüglich Ressourcen und Interessen diversifizierten Lebensmittelmarkts mit den Projektbeteiligten im Netzwerk führte auch zur Stärkung der Rolle des Bionahrung erzeugenden Unternehmens im Netzwerk zum Ende des Projekts.

Zudem waren der Vorsorge-Diskurs im Bereich Umwelt und Gesundheit und der gesellschaftliche Diskurs um Ernährungsstörungen materielle Faktoren, die im Netzwerk um das Programm „Nahrung - Mensch - Umwelt" und später in politischen Auseinandersetzungen beteiligt waren. Hier ist allerdings die Abgrenzung zu ihrer bloßen Bedeutung als Argumente ohne Akteurqualität schwierig, da die neuen Interaktionen bereits beteiligten AkteurInnen zurechenbar waren. Eine Veränderung der Akteurkonstellation bestand allerdings in der verstärkten Einmischung von in Sachen Schulerziehung kompetenten AkteurInnen im öffentlichen Raum.

Die BSE-Krise führte dazu, dass die Netzwerke der VerwaltungsakteurInnen und der politischen FunktionsträgerInnen im Gemeinderat kurzzeitig getrennt wurden. Der Gemeinderat vertrat eine der

öffentlichen Perzeption von BSE-Risiken nachempfundene Risikoauffassung. Den VerwaltungsakteurInnen in ihrem Netzwerk aus Fachleuten gelang es im Fall BSE gerade nicht, durch ihre wissenschaftliche Kompetenz im Nahrungsbereich Interobjektivität herzustellen, durch die sie in der Regel
die politischen FunktionsträgerInnen ergänzten.

Zusammenfassend bekamen die Bioproduktion und die Biologistik, der Gesundheits- und Vorsorgediskurs sowie die BSE-Risiken als Materielles in den Netzwerken teilweise Akteurstatus.

Fazit der Kriterienanwendung in der prozeduralen Dimension
In der prozeduralen Dimension sticht die zentrale Koordinationsfunktion des Schuldezernats für das
Nahrungsprojekt in Ferrara hervor. Das Schuldezernat koordinierte die Beteiligung an Netzwerken
und bearbeitete fragile und konfliktäre Akteurkonstellationen insbesondere mit privaten AkteurInnen
in kleinschrittigen Abstimmungsprozessen; auf diese Weise wurde die Öffnung zu den Verwendungskontexten nach und nach vorbereitet. Netzwerke mit Provinz- und Regionalverwaltung dienten
dem Ressourcenpooling zwischen staatlichen AkteurInnen; wissenschaftliche Ressourcen unterstützten die Interaktionen mit Bioproduktion und -logistik. Jedoch war neben der konsensorientierten –
punktuell Eltern in die Netzwerke integrierenden – Schuldezernatspolitik die Protestbewegung der
Eltern, die als unabhängiges Netzwerk agierte, eine wichtige prozedurale Einflussgröße.

Materielle Auswertung

Ressourcen

Kriterien aus dem Baustein „Ressourcen"
• Mobilisierung und Pooling von verstreuten Ressourcen
• ressortübergreifendes Arbeiten

Dem Nahrungsprojekt in Ferrara kam zugute, dass verschiedene Ressorts (Bildung, Landwirtschaft,
Umwelt, Gesundheit, Ökonomie/Beschaffung) der Stadt und der Provinz wissenschaftliche Expertise, finanzielle und personelle Ressourcen und Koordinationskapazitäten bündelten. Das Bildungsressort poolte als quasi neutrale Instanz verteilte Ressourcen aus den lokalen Ressorts Umwelt, Wirtschaft und Gesundheit und aus den Fachgebieten (insbesondere Agrar) auf Provinzebene. Ressourcen
der Region Emilia Romagna waren nicht nur die weitgehende Gesetzgebung zum ökologischen
Landbau und zu schulischen Verpflegungseinrichtungen, sondern insbesondere Know-how und Projekte in Sachen Ernährungserziehung.

Die engagierten Eltern verfügten über wissenschaftliche Kenntnisse und Verbindungen zu Um-
weltverbänden. Die Grünen Fraktionen im Gemeinderat griffen stellenweise auf die selben Ressourcen zu. Die Rolle der Eltern wurde dadurch gestärkt, dass ihre Interventionen zugunsten verbesserter
Vor-/Schulnahrung in kommunale Entscheidungen aufgenommen wurden und in der Folge das Argument der Gewöhnung der Kinder an biologische Mahlzeitenbestandteile für die Ausweitung des
Projekts auf Schulen Gewicht bekam.

Das Schuldezernat band das praktische Know-how und die Erfahrungen der Küchen aus den Ge-
schäftsbeziehungen mit den Zulieferern im Rahmen der Modellstudie und zur Weiterentwicklung des
Projekts ein. Mit personellen Ressourcen und langfristigem Engagement wurde die Umsetzung der
Projektziele erleichtert.

Die Giunta traf einige Entscheidungen zugunsten des Nahrungsprojekt ohne Einbindung der Öffentlichkeit und nutze dabei ihren Gestaltungsfreiraum. Der Gemeinderat legitimierte den Einsatz von Biolebensmitteln mit weitgehenden Beschlüssen und stellte finanzielle Ressourcen bereit.

Neben politischem Protest ermöglichten insbesondere die gebündelten Verwaltungsressourcen und wissenschaftlichen Kenntnisse verschiedener Ressorts und Ebenen die Projektentwicklung; das Projekt fußte zudem auf adäquaten Umsetzungsmethoden.

Leistungen

Kriterien aus dem Baustein „Leistungen"
• Positivsummenspiele
• Akzeptanz und Effektivität
• Vermeidung externer Effekte

Die beiden wichtigsten Leistungen des Projekts sind die Verbesserung der Nahrung in Vorschulen und Schulen unter gesundheitlichen Aspekten und das kommunale Angebot von Ernährungserziehung und Bildung im Bereich gesunder Nahrung.

Das Nahrungsprojekt führte zur Verwendung von ca. 50% Biolebensmitteln in allen Vorschulen (inklusive Produkten aus integrierter Produktion) und zur gesundheitsbezogenen Veränderung der Speisenzusammenstellung gemessen an regionalen Erfordernissen, sowie zu einem 80-90%igen Bioanteil im Catering der Grund- und einiger weiterführender Schulen. Damit einhergehend manifestierten sich ein Bewusstseinswandel und ein neues Leitbild in der Ernährungserziehung, weg vom vollen Teller, hin zur Qualität von Nahrung.

Die Veränderung der Produkte geschah im Rahmen neuer Ausschreibungen, die letztendlich die Qualität höher bewerteten als das Preiskriterium und umweltschonende Transportlogistik vorschrieben. Die Gemeinde erhöhte das Budget der Bildungseinrichtungen, damit diese Bioprodukte und insbesondere Biofleisch anbieten konnten. Eine Leistung ist zudem, dass Produktion und Verfügbarkeit von Biolebensmitteln stimuliert, Logistik und Deklaration auch durch das Nahrungsprojekt in Ferrara verbessert wurden.

Ferrara bot im Rahmen des Nahrungsprojekt Informationen, Bildungs- und Informationsveranstaltungen für Lehrpersonal, Küchenpersonal, Eltern sowie die Fach- und Laien-Öffentlichkeit an; dabei stand die gesellschaftliche Bedeutung von Nahrung in der Erziehung und Gesundheitsvorsorge für Regionalität und Ökologie im Vordergrund.

Weitere Leistungen bestanden darin, in den Vorschulen eigene Küchen zu belassen, Mensen attraktiver zu gestalten sowie die (vor-)letzten autonom geführten Mensen in die kommunale Organisation zu überführen.

Diese Leistungen wurden stark durch Positivsummenspiele auf drei Ebenen getragen. Erstens wurden die Interessen einer Minderheit von Eltern, einer kleinen Gruppe ökonomischer AkteurInnen und der lokalen und regionalen Grünen Parteien gebündelt. Zweitens kooperierten Küchen, Fachleute aus Verwaltungen, LehrerInnen, Eltern und zum Teil die Öffentlichkeit bei der Weiterentwicklung „gesunder" Nahrung, mit der Ernährungserziehung untrennbar verbunden war. Drittens passte das Nahrungsprojekt zur Unterstützung des „mangiare bene" gut in das politische Motto Ferraras, Stadt der Lebensqualität zu sein.

Das Nahrungsprojekt fand zuerst nur Akzeptanz unter den Beteiligten, die durch die schrittweise Nutzung von Interessensynergien ermöglicht wurde. Als Vorreiterprojekt ermöglichte es darüber hinaus, dass nach und nach die Akzeptanz bei verschiedenen politischen Strömungen, die sich in den Gemeinderatsbeschlüssen zeigte, und auch der breiten Stadtöffentlichkeit stieg.

Effektivität wurde durch die Einbindung in die Praxis von Beginn an, die das Ausprobieren von Lösungen ermöglichte, hergestellt. Die Verselbständigung der Steigerung des Bioanteils deutete darauf hin, dass die kritische Masse durch die gemeindlichen Vorleistungen erreicht war. Durch die langsame und teilweise Umstellung der Küchen wurden negative externe Effekte im wirtschaftlichen Bereich abgefedert; durch die Bionahrung wurden negative externe ökologische, durch Ernährungs-erziehung und Weiterbildung soziale Effekte vermieden.

Iterative Veränderungen

Kriterien aus dem Baustein „Iterative Veränderungen"
• Ermöglichung von Positionsveränderungen
• dauerhafter iterativer Veränderungsprozess

Der wichtigsten iterativen Veränderungen vollzogen sich im konkreten Angebot der Vorschul- und Schulnahrung. Zu Beginn standen Umwelt- und Gesundheitsziele von Eltern sowie Interessen der lokalen Biolandwirtschaft im Vordergrund. Dann erweiterte sich das Projekt um Ernährungserzie-hung und Bildung. Durch das Ziel einer umfassenden Gesundheitsvorsorge durch Nahrung traten neben den Einsatz von Biolebensmitteln die gesündere Speisenzusammenstellung und Maßnahmen gegen Fehlernährung als Ausdruck gesellschaftlicher Probleme.

Die Steigerung des Bio-Anteils vollzog sich schrittweise; der Anteil wurde in einzelnen Küchen gesteigert und Bioprodukte in mehr Einrichtungen verwendet. Beim Einsatz von Bioprodukten in den Vorschulen waren Bioprodukte noch nicht ausreichend verfügbar bzw. teuer oder nicht einsetz-bar, daher kamen ersatzweise Produkte aus integriertem Anbau zum Einsatz. Der Bioanteil wurde aufgrund der erhöhten Produktion, der verbesserten Logistik und des Konkurrenzdrucks auf dem Le-bensmittelmarkt gesteigert; lediglich beim Biofleisch mussten noch recht lange Ersatzlösungen ge-funden werden. Ein Caterer erhöhte den Bio-Anteil stärker, als dies programmatisch vorgesehen war.

Ein weiterer wichtiger Bezugspunkt war die Region. Ein Ausgangspunkt des Engagements der Eltern war die lokale bzw. regionale Produktion von gesunden Lebensmitteln; die LandwirtInnen vor Ort zeigten Interesse an der Schulnahrung, wurden jedoch an die Provinzverwaltung verwiesen. Letztendlich wurde Regionalität in den Ausschreibungstexten mit „vorzugsweise aus regionaler Pro-duktion" und der Verpflichtung zu kurzfristigen Nachlieferungen ansatzweise sichergestellt.

Die Forderung der Eltern, Bioprodukte in den Küchen einzusetzen, wurde erst zögerlich, dann nach und nach erfüllt und vom Schuldezernat in ein Nahrungsprojekt transferiert, das verschiedene Fachverwaltungen und Wissenschaftsdisziplinen beteiligte. Dieses Behördenkonglomerat entwi-ckelte ein breites Vorsorge- und Gesundheitskonzept für die Vorschul- und Schulnahrung und setzte es schrittweise um. Die Eltern blieben ein Korrektiv des Projekts, sie begleiteten es kritisch und trie-ben den Ausbau voran.

Nachdem das Schuldezernat anfänglich auf Druck von außen Bioprodukte eingesetzt hatte, über-nahm es im Sinne einer Positionsveränderung nach und nach die Verantwortung für die Gestaltung und Durchführung der Ausschreibungen. Die Beschäftigten machten das Projekt zu ihrem eigenen und managten Konflikte z.B. zwischen befürwortenden und skeptischen Eltern. Diese Verantwortungsübernahme für Bildung in Sachen Ernährung bedeutete, in Kooperation mit regionalen und Provinz-Einrichtungen Ernährungswissen an immer breitere Kreise von Eltern, Küchen- und Lehrpersonal sowie der Öffentlichkeit zu vermitteln. Die Einbeziehung privater Akteure zur Ausweitung der Qualitätskontrollen wurde ebenfalls vom Schuldezernat begleitet.

Die Ausschreibungen entwickelten sich von der Akzeptanz des billigsten Angebots über die Gleichbehandlung von Qualität und Preis dahin, dass die Qualität (51%) höher bewertet wurde als das Preiskriterium (49%). Parallel wurden stets mehr in Bioqualität zu beschaffende Lebensmittel vorgegeben, Regionalität gefordert und die Überschreitung der jeweiligen Bioquote positiv bewertet.

Die politischen FunktionsträgerInnen gestalteten die iterative Entwicklung mit. Der Gemeinderat legitimierte den Einsatz von Biolebensmitteln schon 1991 mit einem weichen aber weitgehenden Beschluss. Es folgten der Giunta-Beschluss, wonach 50% des Energiebedarfs in den Vorschulen in Bio- und integrierte Qualität vorliegen mussten, und der Beschluss des Stadtrats, der 100% Bioprodukte einzusetzen und ein Hinwirken auf ein verbessertes Ernährungsverhalten der Bevölkerung vorschrieb. Zudem erfolgten sukzessive Budgeterweiterungen durch die Kommune, die den Einsatz von Bioprodukten und insbesondere von Bio-Fleisch ermöglichten, ohne die Beiträge der Familien übermäßig zu steigern. Die FunktionsträgerInnen hielten sich bei ihren Entscheidungen in der Regel eng an die von Verwaltungsfachleuten erarbeiteten Vorlagen; lediglich die BSE-Krise durchbrach die aufeinander bezogene Politik zwischen Schuldezernat und Gemeinderat.

Sowohl die in der Gemeinschaftsverpflegung eingesetzten Lebensmittel als auch die Ernährungserziehung, die Ausschreibungen und die politischen Beschlüsse änderten sich schrittweise. Die Fokussierung auf Regionalität und Bioproduktion – zu Beginn eine Position von Minderheiten – wurde von EntscheiderInnen in Verwaltung und Politik übernommen und um Erziehungs- und gesellschaftliche Vorsorgeinhalte erweitert.

Kontext-Dynamiken

Kriterien aus dem Baustein „Kontext-Dynamiken"
• Durchlaufen von Entwicklungskontexten für innovative Ideen, Kontexten der Rekombination mit sozialen Komponenten, Kontexten der gesellschaftlichen Durchsetzung
• beteiligte und ausgeschlossene Kontexte
• Pfadabhängigkeiten
• Innovationssysteme als Standortvor- bzw. -nachteile

Die Innovationsansätze für das Nahrungsprojekt wurden von der Umweltbewegung nahe stehenden Eltern an die Verwaltung herangetragen. Diese führte ein Modellprojekt im Rekombinationskontext Küchen durch. Die Beteiligung der wichtigsten Zulieferfirma am Modellversuch, die insbesondere in der Übernahme der Mehrkosten für die Bioprodukte bestand, ermöglichte das Projekt. Die Zuliefer- und Produktionsbetriebe entwickelten neue Produktqualitäten, die sie während des Modellprojekts gemeinsam mit den Küchen rekombinierten. Die dauerhafte Einführung der Biolebensmittel im Verwendungskontext Großküchen wurde vorbereitet.

Das Nahrungsprojekt in Ferrara kann einem national und regional bestimmten Pfad zugeordnet werden, der in den Gesetzen zur Verwendung von Bioprodukten bei der staatlichen Vorschul- und Schulkinderernährung zum Ausdruck kommt. Die Region war italienische Vorreiterin bezüglich Regelungen über die integrierte landwirtschaftliche Produktion, den biologischen Landbau und Ernährungserziehung.[230] Insofern waren die weitgehenden Beschlüsse des Gemeinderats nur an diese überörtliche Regulierung angelehnt und forderte der Elternprotest nicht viel mehr als gesetzlich geregelte Tatbestände ein – für Vorschulen und nachfolgend auch für Schulen. Ernährung war in den dominanten politischen Strömungen der Region und vor Ort ein gesellschaftliches Thema. Qualität und Zusammensetzung von Lebensmitteln sowie ihre Zusammenstellung zu Menus, Ernährungsverhalten und Ernährungserziehung galten in diesem Diskurs als beinahe gleichrangig. Ernährung und die negativen Folgen von Fehlernährung galten als Indikator für gesellschaftliche Entwicklung. Über die getroffenen Verwaltungs- und Politikentscheidungen materialisierte sich der Präventionsdiskurs. Die AkteurInnen versuchten, aus der gegebenen Informationsflut zielgruppenspezifisch und -adäquat Informationen herausfiltern und praktische Handlungsanleitungen zu entwickeln. Der Einsatz von Bioprodukten in städtischen Mensen und die Förderung der Ernährungserziehung und Weiterbildung bedeutete für die Kommune eine ökonomische Belastung, die als politische Entscheidung getragen wurde und in diesen regionalpolitischen Kontext gestellt werden kann.

Auch dadurch, dass das *Schul*dezernat in Ferrara für die eingesetzte Nahrung in Vorschulen und Schulen verantwortlich zeichnete, wurde Nahrung mit Bildung verknüpft. Ebenso begriffen die lokalen AkteurInnen des Bildungskontexts das Thema Ernährung als zur Gesundheitserziehung zugehörig. Außerdem galten die Gesundheitswirkungen von Bioprodukten als wissenschaftliches Neuland; das stimulierte sowohl die Gesundheitsbehörden, die Wissen über Bioprodukte zu generieren anstrebten, als auch die Landwirtschaftsbehörde, die ihre kritische Beobachtung und die (zum Teil durch die Region gesteuerte) Unterstützung der integrierten und Bio-Produktion verstärkte.

Die BSE-Krise durchbrach den Konsens zwischen Verwaltung und politischen FunktionsträgerInnen. Die im ernährungswissenschaftlichen Kontext erarbeitete breite und langfristig ausgerichtete Risiko-Bearbeitung der Verwaltung war gegenüber der Risikowahrnehmung des Gemeinderats, die auf direkte BSE-Risiken und mögliche Reaktionen der Öffentlichkeit abstellte, nicht durchzusetzen, obwohl der Gemeinderat daraufhin Geld aus dem allgemeinen Stadthaushalt zur Beschaffung von Biofleisch zur Verfügung stellen musste.

Gesundheits-, Umwelt- und Ernährungsfragen wurden miteinander verkoppelt und gemeinsam in verschiedenen Kontexten durch das Nahrungsprojekt bearbeitet. Fachverwaltungseinheiten, Küchen und Betriebe erarbeiteten sowohl praktische Lösungen für den Einsatz von Bionahrung als auch Ansatzpunkte im Bereich Ernährungserziehung. Vorgaben und Vorarbeiten aus der Region prägten die Dynamiken.

Fazit der Kriterienanwendung in der materiellen Dimension
Für die materielle Dimension erbrachte die Kriterienanwendung insbesondere Aufschlüsse darüber, wie sich aus der Minderheiten-Forderung nach Bioprodukten in Vorschulmensen ein breit angelegtes lokales Nahrungsprojekt entwickelte, das den Gesundheits- und Vorsorgediskurs der Region aufgriff und in Vorschul- und Schulmensen vor Ort kontextualisierte und verstärkte. Die ressortübergreifende

---

[230] Ein Beispiel für den direkten Einfluss von überörtlichen Regelungen: Durch die späte italienische Umsetzung der EU-Regelung zu tierischen Produkten in Bio-Qualität konnten diese nicht, wie angestrebt, in eine Ausschreibung übernommen werden.

Verwaltungszusammenarbeit, die interdisziplinäres Arbeiten verschiedener Fachleute beinhaltete, begleitete und unterstützte Entwicklungen des öffentlichen politischen Raums. Positionsveränderungen hin zu einer Unterstützung von Biolebensmitteln und Ernährungserziehung waren vom Gemeinderat über die Mitarbeiterin im Schuldezernat bis hin zu KöchInnen und Eltern zu beobachten. Nicht zuletzt beruhte das Projekt allerdings auf den Entwicklungen in der landwirtschaftlichen Produktion und Produktverarbeitung, die schrittweise aufgenommen und zum Teil durch die Großküchen in Ferrara stimuliert wurden.

4.3.2.4 Analyse der normativen Nachhaltigkeits-Ausprägungen in der prozeduralen und der materiellen Dimension

Normative Nachhaltigkeit in der prozeduralen Dimension
Aufbauend auf der breiten Erfassung des politischen Prozesses zu nachhaltiger Gemeinschaftsverpflegung in Ferrara wird nun der Beitrag prozeduraler Elemente der Nahrungsnetzwerke bezogen auf normative Aspekte aus dem Nachhaltigkeitskonzept bewertet.

Die prozedurale Dimension als normative Kategorie bedeutet Entwicklungen und insbesondere eine erweiterte Zusammenarbeit von staatlichen und nicht-staatlichen AkteurInnen, wodurch positive Veränderungen im Sinne von Demokratisierung hervorgebracht werden sollen. Diese normativen Aspekte der prozeduralen Dimension werden nun anhand der wichtigsten Ausprägungen des Prozesses in Ferrara bearbeitet.

Institutionen und Verfahren

Entwicklungen und insbesondere eine erweiterte Zusammenarbeit von AkteurInnen bezogen auf	**die Art von Institutionen und Verfahren (Beteiligung, Repräsentation, Konfliktregulierung, Entscheidung)**

Der Protest von Eltern gegen die lokale Schulverwaltung kann als ein auslösendes Moment für das Nahrungsprojekt gelten; das Projekt wurde zudem in seinem Verlauf durch Regionalgesetze stimuliert. Ausgehend vom Schuldezernat, das zu Projektbeginn politischen Gestaltungsraum hatte, entstand ein Modellprojekt, das in den Rahmen eines breiteren Verwaltungs-Programms „Nahrung - Mensch - Umwelt" gestellt wurde. Dies wurde von der Giunta befürwortet, es erfolgte keine Gemeinderatsbefassung.

Im Rahmen des Programms wurde eine interinstitutionelle Kommission geschaffen, die Zusammenarbeit institutionalisiert. Ein in Sachen Ernährungswissenschaft gegründetes kleineres Netzwerk löste die breite Kommission später ab. Im Rahmen der BSE-Krise wurde eine neue Kommission zur kurzfristigen Maßnahmen-Erarbeitung einberufen. Auch aufgrund personeller Kontinuität zwischen lokaler und Provinz-Ebene arbeiteten beide Ebenen fachlich und organisatorisch eng zusammen.

Die formale Zuständigkeit und die Gestaltungsmacht des Schuldezernats lagen im sozialen und Bildungsbereich, wodurch es einerseits auf die Kooperationsbereitschaft der anderen Ressorts angewiesen war, diese andererseits an den Entscheidungen partizipierten, sofern ihre Kernbereiche betroffen waren. Da zudem die Regulierung von Konflikten größtenteils in der Hand des Schuldezernats mit der zentralen Koordinationsfunktion lag, wurden die klassischen Konflikte zwischen Wirtschafts- und Umweltressort vermieden bzw. vermindert.

Das Schuldezernat förderte den Austausch unter verschiedenen beteiligten Gruppen – insbesondere unter hierarchisch Gleichen – und die Problemlösungskompetenzen von Betroffenen. Vorgänge und Verfahren waren explizit kleinschrittig angelegt, um Lernprozesse und die Rückholbarkeit von Entscheidungen zu ermöglichen.

In der Kooperation zwischen Schuldezernat und Vor-/Schulen mit privaten WirtschaftsakteurInnen stellten sich über die Jahre des Experimentierens Vertrauen und Wissen um das Aufeinanderangewiesensein ein. Die Beauftragung von privaten Kontrollfirmen machte laut Schuldezernatsbeschäftigten die bisher nur staatlich verantworteten Kontrollen effizienter.

Durch die Beibehaltung der kommunalen Verantwortung für die eigenen Vorschulküchen verblieb die Möglichkeit zur Gestaltung von Menus, Mahlzeiten und Ernährungserziehung auch bei der BürgerInnenschaft, die über Schulgremien, Verwaltung und Gemeinderat mitgestaltete.

Entscheidungsrollen

Entwicklungen und insbesondere eine erweiterte Zusammenarbeit von AkteurInnen bezogen auf	**Entscheidungsrollen in Politikprozessen (von Input bis Output)**

Die Entscheidungen des Gemeinderats zum Nahrungsprojekt beruhten teilweise auf Anträgen der Grünen Fraktionen im Parlament; zudem war der an die ParlamentarierInnen und die Stadtspitze gerichtete Elternprotest wirkungsvoll. Der Gemeinderat stimmte über Verwaltungsvorlagen ab, die schrittweise vorbereitet und teilweise durch ausführliche Abstimmungen zwischen verschiedenen Verwaltungsbereichen zustande gekommen waren.

Innerhalb der lokalen und Provinz-Verwaltung erarbeiteten ExpertInnen Lösungen für auch langfristigere Probleme. Mit der Neuzusammenstellung der Nahrung abweichend von der nationalen Vorgabe wurde zum Beispiel projekt- und lokalspezifischer Input gegeben. Die Entscheidung, welche Produkte in Bioqualität eingesetzt wurden, überließ das Schuldezernat zumindest teilweise den Küchen und den Zulieferfirmen. Dass diese Aspekte ebenfalls in den Ausschreibungstexten (Output) weich formuliert waren, deutet auf die Berücksichtigung dieser Akteurgruppen hin.

Trotz der wichtigen Funktion von Eltern, Verwaltung und ExpertInnen zeigte sich im Fall BSE, dass die Output-Entscheidungen – trotz der Variationen während des Projektverlaufs – letztendlich der Zustimmung der Giunta bzw. des Gemeinderats bedurften.

Ebenen

Entwicklungen und insbesondere eine erweiterte Zusammenarbeit von AkteurInnen bezogen auf	**die berücksichtigten Ebenen (global bis lokal)**

Der Prozess in Ferrara ist durch horizontale und durch vertikale Vernetzungen zwischen unterschiedlichen Ebenen gekennzeichnet. Die Projekterfahrungen der Stadt Cesena bildeten einen wichtigen Anknüpfungspunkt; der Informationstransfer fand in erster Linie zwischen VerwaltungsakteurInnen statt. Materielle Vorgaben der regionalen Politikebene beeinflussten das lokale Projekt; eine institutionelle und direkte personelle Zusammenarbeit bestand aber fast nur zwischen den lokalen und regionalen Grünen und D.S.-Fraktionen.

Die lokale Ebene wurde über die Bildung von Netzwerken um ExpertInnen der Provinzverwaltung erweitert; durch die Arbeit an Themen, die auf nationaler, europäischer und internationaler Ebene reguliert wurden, sowie über wissenschaftliche Kongresse entstand eine zumindest punktuelle Zusammenarbeit von lokal, national und international eingebundenen AkteurInnen.

Politikbereiche

Entwicklungen und insbesondere eine erweiterte Zusammenarbeit von AkteurInnen bezogen auf	**unterschiedliche Politikbereiche (Ressorts, Sektoren, Policies)**

Angeregt wurde das Projekt von Personen, die der Umweltbewegung nahe standen und die Gesundheit ihrer Kinder verbessern wollten. Die zuständige Verwaltungseinheit war das Bildungs- und Schuldezernat. Dieses bezog die Verwaltungsressorts Gesundheit, Wirtschaft und Landwirtschaft zur Verwirklichung des Nahrungsprojekts ein. Auch wenn ein Projekt-Ziel die Einführung von Produkten aus der biologischen Landwirtschaft war, blieb das Thema Gesundheit der Policy-Schwerpunkt, über den die verschiedenen Verwaltungsbereiche integriert wurden. Im Rahmen der Veränderung der Speisenzusammenstellung waren kulturelle Fragen relevant: Der Widerstand von KonsumentInnen und aus den Küchen gegen die Veränderung der Esskultur bedeutete, AkteurInnen der Bereiche Konsum und Versorgung zu involvieren. Umweltfragen wurden nur am Rande behandelt, auch wenn das Projekt durch die Grünen Parteien und die umweltengagierten Eltern wichtige Impulse erhielt. Neben dem Ziel Gesundheitsförderung stand der Bereich Gesundheitserziehung im Vordergrund, und mit ihm das Lehrpersonal, die Eltern von Vorschul- und Schulkindern sowie lokale bis nationale BildungsexpertInnen.

Im Beschaffungsnetzwerk, das im Rahmen der Policy-übergreifenden Lokalen Agenda 21 gegründet wurde, arbeiteten die Bereiche Umwelt, bei dem die Koordination lag, und (wegen der Zuständigkeit für Beschaffung) Wirtschaft mit dem Schuldezernat und weiteren Ressorts zusammen.

Normative Nachhaltigkeit in der materiellen Dimension
Hier werden materielle Ziele, Folgen und Leistungen von Nachhaltigkeit, wie sie in Kapitel 2 konzipiert wurden, im Prozess identifiziert. Die materielle Dimension als normative Kategorie bedeutet die Integration widerstreitender Ansätze und insbesondere die Überwindung von Konflikten in verschiedenen Bereichen, die nun nacheinander bearbeitet werden.

Säulen

Integration widerstreitender Ansätze und insbesondere die Überwindung von Konflikten	**zwischen den Säulen Ökonomie, Ökologie und Soziales/ Kultur**

Die Entscheidung für die Beibehaltung eigener Küchen in den Vorschulen bedeutete für die Kommune Ferrara einerseits Mehrkosten und Mehraufwand, andererseits eine größere Kontrolle über die Gestaltung von Menus und Mahlzeiten und mehr Spielraum für Ernährungserziehung; letzteres betraf die Ökologie- und vor allem die Soziales/ Kultur-Säule. Am Ende des Untersuchungszeitraums war in den Vorschulen mit eigenen Küchen der Bio-Anteil in der Nahrung geringer als in den per Catering belieferten Schulen, womit die ökologische Säule gegenüber der sozialen leicht abgewertet wurde.[231]

In den Schulen stieg der Bioanteil der Lebensmittel, womit gesundheitliche, die der sozialen/ kulturellen wie ökologischen Säule zuzuordnen sind, und ökologische Vorteile verbunden waren. Der Anteil regional erzeugter Lebensmittel (mit ökologischen und ökonomischen Aspekten) wurde über eine weiche Ausschreibungsklausel beeinflusst. Für die von einem multinationalen Caterer versorgten Schulen wurde hinsichtlich Regionalität allein sichergestellt, dass das Essen kurzzeitig nach der Zubereitung angeliefert wurde. Insofern bekam die ökonomische Säule mehr Gewicht.

Der sozial-kulturelle Diskurs des „vollen Tellers" wurde im Projekt zugunsten von Gesundheit überwunden; damit waren sowohl ökologische und sozial-kulturelle, aber auch ökonomische Vorteile verbunden, da die Einsparungen durch geringere Mengen in eine bessere Qualität umgelenkt wurden.

Die Platzierung des Projekts im Gesundheitsbereich bedeutete unscharfe Konfliktlinien: Biolebensmittel mit ihrer gesundheitlichen Wirkung für Kinder und Ernährungserziehung wurden kaum gegen wirtschaftliche Fragen ausgespielt[232]. Die Umweltsäule trat in den Hintergrund; Umwelterziehung wurde als ein Teil des erzieherischen Auftrags im Bereich Ernährung gehandhabt (z.B. Müllrecycling in Vorschulküchen).

Im Rahmen der Lokalen Agenda 21 wurden die biologischen Lebensmittel als Beschaffungsthema aufgegriffen, wobei das Spannungsfeld zwischen der ökonomischen und der ökologischen Verantwortung der Stadt bearbeitet wurde.

Intragenerationale Gerechtigkeit

Integration widerstreitender Ansätze und insbesondere die Überwindung von Konflikten	**in Sachen lokaler bis globaler intragenerationaler Gerechtigkeit**

Dass das lokale Projekt durch die Verwendung von Biolebensmitteln und verbesserte Transportlogistik einen Beitrag zum Ressourcenschutz und zur Emissionsminderung und somit zur weltweiten Umweltgerechtigkeit leistete, thematisierten sowohl die engagierten Eltern als auch die das Projekt unterstützenden Parteien. Ebenso stand die Einführung ökologischer Beschaffung als Lokale Agenda 21-Projekt im internationalen Kontext und verwies auf überörtliche Umweltziele. Die Regelungen und Projektförderungen der regionalen Politikebene bedeuteten Unterstützung für lokale AkteurInnen und Projekte der gesamten Region und förderten die Vernetzung insbesondere von Bio-ProduzentInnen, wodurch zumindest ähnliche Chancen gesunder Ernährung für alle regionalen Vor-/Schulen bestanden.

Das gelegentliche Angebot von Menus aus anderen Kulturen sollte den Austausch zwischen kulturellen Minder- und Mehrheiten unter den KonsumentInnen fördern; damit wurde auf die globale Dimension des Nahrungsprojekts zumindest hingewiesen.

---

[231] Inwieweit einzelne Küchen, für die separat eingekauft und in denen täglich gekocht wird, und Catering, bei dem an einem Ort für verschiedene Einrichtungen gekocht und die Mahlzeiten transportiert und ggf. vor Ort wieder aufgewärmt werden, ökologisch unterschiedlich zu bewerten sind, wurde in Ferrara nicht thematisiert.

[232] Bei der Thematisierung von langfristigen Umweltfolgen wären Ökologie und Ökonomie sicherlich einander gegenübergestellt worden.

Intergenerationale Gerechtigkeit

Integration widerstreitender Ansätze und insbesondere die Überwindung von Konflikten	**der langfristigen, intergenerationalen Gerechtigkeit**

Bildung und Erziehung wurden in Ferrara großgeschrieben, um die eigenständige Entwicklung von Ideen und die persönliche Geschmacksbildung bei Kindern und Jugendlichen zu fördern. Damit lernten diese u.a. die Qualität von Lebensmitteln selbst zu beurteilen. Auch die Beibehaltung eigener Vorschulküchen bedeutete die langfristige Ausrichtung des Projekts, um auch den nachfolgend eingeschulten Kindern – und über gezielte Information auch ihren Eltern – diese Eigenständigkeit zu vermitteln. Die Stadt nahm dafür Mehrkosten und Mehraufwand in Kauf. Insofern wurden inhaltlich wie organisatorisch Weichen gestellt, damit nicht nur die derzeitige Generation vom Projekt profitieren sollte.

Im Regionalparlament wurden anstelle von kurzfristig und punktuell wirkenden Förderinstrumenten vor allem verbindliche Zielvorgaben für alle Vorschul- und Schulküchen der Region festgesetzt. Damit sollte die gesundheitsfördernde und ökologische Politik (u.a. durch den Einsatz von Biolebensmitteln) zumindest über die aktuelle Legislaturperiode hinaus und unabhängig von kurzfristig veränderlichen Haushaltslagen gesichert werden.

Gender

Integration widerstreitender Ansätze und insbesondere die Überwindung von Konflikten	**in der Genderdimension**

Über das Nahrungsprojekt wurden Konsum und Reproduktion ohne Genderbezug öffentlich in Verwaltung und Politik thematisiert[233]. Die Ernährungskrankheiten, die männliche und weibliche Kinder und Jugendliche unterschiedlich betreffen, wurden als allgemeines Thema behandelt. Damit war Ernährung und Erziehung einerseits allgemeinpolitische Relevanz zuerkannt; andererseits bleiben die zwischen den Geschlechtern unterschiedliche Verantwortungsübernahme und mögliche Konflikte in der Genderdimension ausgeblendet.[234]

Wissenschaftsdisziplinen

Integration widerstreitender Ansätze und insbesondere die Überwindung von Konflikten	**zwischen Wissenschaftsdisziplinen**

Vorteile von Bioprodukten wurden im Umwelt- und Agrarbereich zuerst thematisiert; unter den beteiligten ErnährungswissenschaftlerInnen und Hygiene- und Gesundheitsbeauftragten waren Bioprodukte zu Projektbeginn umstritten. Soweit dies im Rahmen des Projekts möglich war, wurde die Gesundheitsverträglichkeit der neuen Produkte untersucht; Mängel bei der Zertifizierung, der Logistik

---

[233] Verpflegung ist in staatlichen Vorschulen üblich und Schulen mit Verpflegungsangeboten können (abhängig auch von den ökonomischen Möglichkeiten der Eltern) gewählt werden.

[234] Die in Interviews von der Dezernentin und der D.S.-Politikerin thematisierten Genderbezüge ihrer Politik wurden nicht bezüglich des Nahrungsprojekts ausgeführt.

und vor allem der Speisenzusammenstellung kamen zutage. Durch die Ausweitung der Fragestellung über die bloße Gesundheitswirksamkeit von Bioprodukten hinaus wurden verschiedene Ansätze der Ernährungs- und Gesundheitswissenschaften integriert; die – nicht konsensualen, aber insgesamt gemeinsam getragenen – Lösungsansätze wurden auf den lokalen Kontext zugepasst.

Risikobewertungen

Integration widerstreitender Ansätze und insbesondere die Überwindung von Konflikten	**in und zwischen wissenschaftlichen und politischen Risikobewertungen**

Risikobewertungen prägten das Projekt bezüglich der langfristigen Bedeutung von Ernährung insgesamt und bezüglich einzelner Lebensmittel. In Reaktion auf die BSE-Krise musste die Schulverwaltung ihre wissenschaftlich abgesicherte Strategie, die den Einsatz von Rindfleisch weiterhin vorsah, zwar verändern. Doch die vom Gemeinderat politisch beschlossene kurzfristige Lösung, die in der alleinigen Verwendung von Biorindfleisch bestand, konnte erst zwei Jahre später vollständig umgesetzt werden. Das Schuldezernat musste aufgrund des Beschlusses eine Zwischenlösung finden, bei der es die langfristigen ernährungsphysiologischen Aspekte wieder in der Vordergrund rücken konnte – und insofern fand durch die praktische Risikobearbeitung eine Integration von widerstreitenden Ansätzen statt.

Dass auch das Ernährungsverhalten risikobehaftet ist, war in Ferrara wenig umstritten; der Ernährungsstil „voller Teller" konnte über ausführliche Informationsarbeit in den Großküchen verändert werden. Indem Ernährungsstörungen als Ausdruck gesellschaftlicher Probleme interpretiert wurden, galten Ernährungsrisiken an sich als ein Problembereich, der in konfliktären gesellschaftspolitischen Auseinandersetzungen zu verorten war.

Reproduktion, Konsum, Produktion

Integration widerstreitender Ansätze und insbesondere die Überwindung von Konflikten	**zwischen Reproduktions-, Konsum- und Produktionserfordernissen**

Bei der Einführung von Bioprodukten in Ferraras Großküchen wurden Konflikte zwischen Produktion und Zulieferern auf der einen sowie den Küchen und den KonsumentInnen auf der anderen Seite Schritt für Schritt gelöst; auf beiden Seiten geschahen Anpassungsschritte: von der Mehrkostenübernahme des Zulieferers während der Modellphase über die getrennte Verpackung und Lagerung von biologischen und konventionellen Produkten bis hin zur Information skeptischer Eltern.[235] Als es um die veränderte Speisenzusammenstellung ging, waren die Positionen anders verteilt: Das Reproduktionserfordernis, das geringere Mengen und andere Lebensmittelkombinationen bedeutete, stand dem KonsumentInnen-Wunsch nach vollen Tellern und dem Produktionsinteresse nach Lieferung gewohnt großer Mengen entgegen. Der Ausgleich wurde über Aufklärungsarbeit bei den KonsumentInnen und der Abnahme höherer Qualität statt Quantität von der Produktion hergestellt. Auch hier

---

[235] Die Interessen lokaler Landwirtschaft konnten aufgrund der europäischen Ausschreibungsvorgaben nicht integriert werden.

geschah die Konfliktlösung schrittweise; immerhin stand die Vor-/Schulernährung kulturellen Werten entgegen.

Auch hinsichtlich der Preiserhöhungen für die Vor-/Schulnahrung bestanden Konflikte zwischen Gemeinde (in diesem Fall auf Seiten der Produktion) und Eltern (in der Position der KonsumentInnen); die gesteigerte Qualität der Ernährung und die Verteilung der Kosten auf Gemeinde- und KonsumentInnen-Haushalte führten zur Konfliktbeilegung.

4.3.2.5 Fazit

In der prozeduralen Dimension fällt auf, dass normative Nachhaltigkeitsvorgaben breit erfüllt wurden: Die Arbeit der Verwaltung geschah ressortübergreifend und Wissenschaftsdisziplinen kooperierten; staatliche und nicht-staatliche AkteurInnen arbeiteten kleinschrittig zusammen; die Erweiterung der Netzwerke um AkteurInnen geschah zumeist ressourcenneutral; Positivsummenspiele dominierten die Netzwerkarbeit. Nichtsdestotrotz war der stetige Druck von Seiten privater und in den Grünen Parteien Engagierter notwendig, um städtische und regionale Vorgaben in das Verwaltungshandeln umzusetzen - auch dies konform mit idealen Nachhaltigkeitsansätzen. Lediglich die Reichweite der Netzwerke gibt zu denken, waren die Aktivitäten doch beschränkt auf überschaubare, intransparent arbeitende Gruppen. Durchbrochen wurden diese geschlossenen Konstellationen z.B. durch Gemeinderatsbefassungen und Ausschreibungsverfahren, die formal korrigierend wirkten.

Die Entscheidung für Bionahrung geschah im Zusammenhang auch mit überörtlicher Regulierung, doch war das lokale Interesse daran ebenfalls − früher als in großen Teilen der Region − vorhanden. Die ökologischen Auswirkungen der Bionahrung, insbesondere in Form der durch einen Caterer an die Schulen gelieferten Bio-Menus, können unterschiedlich beurteilt werden; das selbe gilt für die mögliche regionale Herkunft der Lebensmittel. Herausragend in der Erfüllung normativer Aspekte der materiellen Nachhaltigkeitsdimension waren dagegen die langfristig wirksamen Entscheidungen für dezentrale Vorschulküchen, die gesundheitsfördernde Speisenzusammenstellung, Information und insbesondere Bildung zum Ernährungsverhalten für Lehr- und Küchenpersonal und für die Familien.

4.3.3   Bremen

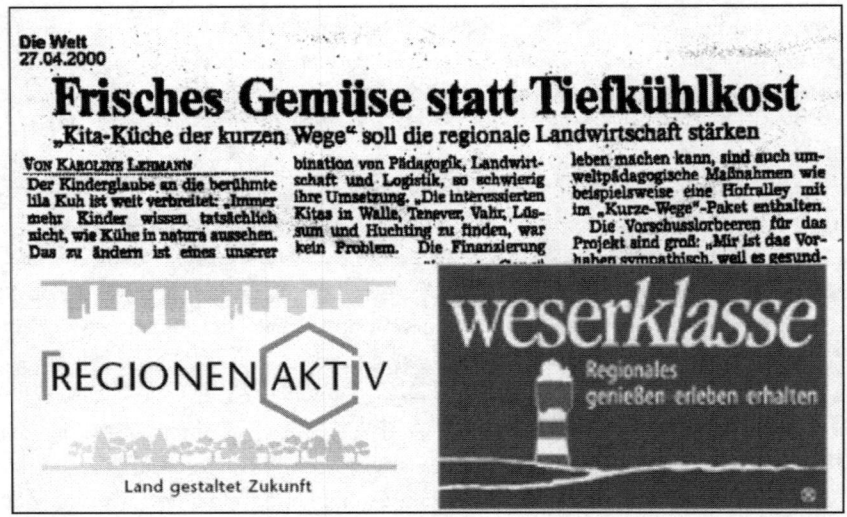

Abbildung 3: Ausschnitt aus einem Zeitungsartikel über das Ursprungsprojekt; Logos der Initiativen,
unter deren Dach das Projekt weitergeführt wurde

4.3.3.1   Der Fall Bremen

Kurzbeschreibung

Das Bremer Projekt zu nachhaltiger Nahrung entstand Ende der 1990er Jahre im Rahmen eines Lokale Agenda 21-Prozesses. Das Ziel des Projekts war der Einsatz frischer regionaler Produkte in den
Küchen einiger Bremer Kindertagesstätten (nachfolgend Kitas genannt). Bei einem „Runden Tisch"
des Lokale Agenda 21-Prozesses entstand die Arbeitsgruppe „Aus der Region für die Region", aus
der das Projekt „Kita-Küchen der kurzen Wege" hervorging.

Die wichtigsten InitiatorInnen waren kirchliche Träger von Kitas; in der Entstehungsphase beteiligten sich ebenfalls die kommunale Verwaltung, LandwirtInnen und Beschäftigte der Kitas aktiv. Zu
Beginn stieß das Projekt auf breite Zustimmung; weitere Akteurgruppen aus Wirtschaftsförderung,
Wissenschaft, aus Verwaltung, Parteien und Kitas kamen hinzu. Ihre Unterstützung fiel jedoch
schwächer aus als in der Anfangsphase von den ProtagonistInnen angenommen. Zudem veränderten
sich mit der Ausweitung des Netzwerks die Ziele des Projekts: Der vermehrte Einsatz frischer und
regionaler Lebensmittel in den Kitas rückte in den Hintergrund. Wichtigste Ergebnisse des Projekts
waren gestärkte Wirtschaftsbeziehungen im Bremer Raum, neue Kommunikationsstrukturen, Weiterbildung für Projektbeteiligte und ein Virtueller Marktplatz. Letzterer wurde schrittweise angepasst
mit dem Ziel, die Transportlogistik zu optimieren und Transportentfernungen zu reduzieren. Das
Projekt wurde noch vor einer angestrebten Optimierung des Virtuellen Marktplatzes unter dem Dach
eines regionalen Verbundprojekts namens „Nordlichter" fortgeführt, das auf die Ergebnisse des Bre-

mer Anfangsprojekts aufbaute und zum Teil von den selben AkteurInnen getragen wurde. Das weiterführende Projekt sollte vor allem eine Nachhaltigkeits-verträgliche Organisation des Warentransports von Erzeugern an Großküchen ermöglichen.

Auswahl

Der Prozess erfüllt die oben definierten Kriterien (vgl. Abschnitt 4.1):

• lokaler Nachhaltigkeitsprozess seit Anfang / Mitte der 1990er Jahre

Die Initiative zum Bremer Nahrungsprojekt stammte aus der Lokalen Agenda 21; zudem wurden in der Zusammenarbeit mit dem Forschungsprojekt „Informieren - Anbieten -Verordnen" verschiedene Perspektiven des Projekts auf nachhaltige Entwicklung entwickelt. Die Vorarbeiten zum Nahrungsprojekt begannen 1996.

• materielle und prozedurale, auch lokal definierte, Nachhaltigkeitsleistungen im Bereich Gemeinschaftsverpflegung

Durch das Projekt wurden mehr frische regionale Lebensmittel in Kindertagesstätten verwendet, wodurch u.a. Transportentfernungen reduziert wurden. Zudem wurde die Logistik im Sinne der materiellen Dimension verbessert. Im Rahmen des Projekts entstanden Netzwerke und neue Kooperationen zwischen vorher getrennt agierenden Gruppen.

• staatliche Akteure involviert

Das Nahrungsprojekt wurde im Rahmen eines Lokale Agenda 21-Prozesses initiiert; in seinem Verlauf wurde es von der Stadtverwaltung mit koordiniert und von politischen FunktionsträgerInnen beeinflusst.

Rahmenbedingungen des Nahrungsprojekts in Bremen

Die im Folgenden dargestellte Rahmung des Projekts beeinflusste die Bremer Nachhaltigkeitsleistungen; die konkreten Leistungen des Projekts sollen hier vor allem durch die konkreten Nahrungsnetzwerke erklärt werden, deren empirische Untersuchung im Anschluss dargestellt wird.

1. Deutschland

In Deutschland stammte 1997 nur ein Prozent der Bruttowertschöpfung aus der Landwirtschaft; Deutschland ist, obwohl großer Produzent landwirtschaftlicher Produkte, ein eher industriell geprägtes Land. Die Esskultur hat sich in den letzten Jahren internationalisiert, jedoch liegen wenig Daten über das konkrete Essverhalten der Deutschen vor[236]. Behörden und Politik bearbeiten im Zusammenhang mit dem Thema Ernährung vor allem die gesundheitlichen, finanziellen und gesellschaftlichen Folgen von Fehlernährung und mangelnder körperlicher Bewegung[237]. Seit 2001 wird regierungsseitig die ländliche Entwicklung in Regionen mit dem Pilotprojekt „Regionen Aktiv – Land

---

[236] In 2005 wird daher eine nationale Verzehrstudie vorbereitet. vgl. http://www.was-esse-ich.de/, 01.10.2005

[237] z.B. wurde 2004 eine "Plattform Ernährung und Bewegung" zur Aktivierung eines breiten gesellschaftlichen Bündnisses gegen diese Probleme vom Bundesverbraucherschutzministerium geschaffen. vgl. BMVEL-Informationen Nr. 34 vom 1. Oktober 2004, http://www.bmvel.de/, 01.10.2005

gestaltet Zukunft" gefördert; die angestrebte „stärkere Qualitätsorientierung der landwirtschaftlichen Erzeugung" betrifft insbesondere den Bereich Ernährung[238].

Deutschland liegt bei der Biolandwirtschaft mit Anteilen von 4,1 Prozent der Fläche und 3,3 Prozent der Betriebe über dem europäischen Durchschnitt[239]. Mit dazu beigetragen haben die 2002 initiierten Maßnahmen des Bundesprogramms Ökologischer Landbau. So wuchs im Jahr 2004 die ökologisch bewirtschaftete Fläche um 4,6 %; die Anzahl der ökologisch wirtschaftenden Unternehmen erhöhte sich um 2,7 %; wobei das Umsatzwachstum der Branche ca. 13% betrug. Das Wachstum bei den Bioprodukte verarbeitenden Betrieben war in 2004 besonders groß.[240]

Für den Außer-Haus-Verzehr wendeten die Deutschen 1998 nur ein Fünftel ihres Lebensmittel-Budgets auf; die Tendenz ist jedoch stark steigend[241].

2. Bremen

Die Freie Hansestadt Bremen ist gleichzeitig das kleinste Bundesland Deutschlands. Der Bürgermeister ist Präsident des Senats und übt gleichzeitig die Funktion des Ministerpräsidenten aus. Die Stadt Bremen hat ca. 540.000 EinwohnerInnen[242].

Wirtschaft und Landwirtschaft

Seit den 1980er Jahren ist Bremen von einem „tiefgreifenden ökonomischen Strukturwandel" betroffen, der den Stadtstaat ca. ein Drittel aller Arbeitsplätze kostete (vgl. Brand /Christ /Heimerl et al. 2001, 58); Verschuldung und Haushaltskrise sind weiterhin die dominierenden Probleme. Das Thema Landwirtschaft gilt in Bremen eher als unwichtig; der Anteil landwirtschaftlicher Nutzfläche beträgt ca. 25%; wichtigster Produktionszweig der Bremer Landwirtschaft ist die Milch; es gibt insgesamt ca. 350 Betriebe, die zu 70% im Haupterwerb geführt werden (vgl. Bremen 1996b). Es besteht eine starke Flächenkonkurrenz zwischen der Landwirtschaft und den Bereichen Wohnen, Gewerbe und Verkehr (vgl. Nordlichter 2002, 13-14), die normalerweise zuungunsten der Landwirtschaft gelöst wird; zugespitzt wurde der Sachverhalt so beschrieben: „Bremen ist eine Hansestadt, und diese Stadt nimmt Landwirtschaft nur als Ausgleichs- und Vorhalteflächen für Gewerbegebiete wahr" (I2).

Die Nahrungs- und Genussmittelindustrie ist in Bremen stark vertreten; hier produzieren bekannte Firmen wie Frosta und Kelloggs. Initiativen in Sachen Nachhaltigkeit von Seiten dieser Firmen waren Ende der 1990er Jahre in Form von ökologisch orientierten Einzelprojekten wahrnehmbar[243]. Die Wissenschaftsstadt Bremen[244] besitzt Kompetenz in der Nachhaltigkeitsforschung.

---

[238] vgl. zu Regionen Aktiv : http://www.nova-institut.de/modellregionen/, 01.10.2005

[239] Beinahe ein Drittel der europäischen Bio-Betriebe liegen in Italien; sie bewirtschaften mehr als ein Fünftel der Bio-Fläche Europas. Die höchsten Anteile an Fläche (8,7 Prozent) und Betrieben (9,3 Prozent) bezogen auf das Land selbst hat Österreich. vgl. http://www.soel.de/oekolandbau/europa.html#1, 01.10.2005

[240] Doch haben einige Bundesländer die Förderung von Neuanträgen zur Umstellung von Betrieben auf die ökologische Wirtschaftsweise ab 2005 ausgesetzt. vgl. BMVEL-Informationen Nr. 12 vom 1. Juli 2005, http://www.bmvel.de/, 01.10.2005

[241] vgl. Ca. 80 % der Ausgaben privater deutscher Haushalte für Lebensmittel entfielen 1998 auf Lebensmittel, die zu Hause zubereitet wurden; ca. 20% entfielen auf den Außer-Haus-Verzehr (vgl. Eberle /Fritsche /Hayn et al. 2004, 40 mit Bezug auf TUM 2003). Für weitere Daten sei auf Abschnitt 2.5 verwiesen, der sich bei der Darstellung der Trends in Sachen Gemeinschaftsverpflegung beispielhaft auf Deutschland bezieht.

[242] Mit zum Bundesland Bremen gehört der Ort Bremerhaven mit ca. 117.000 EinwohnerInnen. vgl. http://www. bremen.de/sixcms/detail.php?template=01_texte_d&id=1357227&_hauptid=551437&_subid=635659, 01.10.2005

[243] Zum Beispiel startete Frosta 2002 den Versuch, mit geringer Preiserhöhung das Gemüse vollständig aus Bioproduktion zu beziehen; doch wurde das Projekt innerhalb eines Jahres wieder eingestellt. (I5)

[244] vgl. http://www.city-of-science.de/home.jsp, 10.10.2005

Lokale Politiktraditionen in Bremen

Bremen ist von Suburbanisierungs-Tendenzen stark betroffen. Als Stadtstaat hat dies eine besondere Bedeutung, da Steuereinnahmen von aus Bremen heraussiedelnden Betrieben und Bewohnern an die Umlandgemeinden gehen. Versuche zur verstärkten regionalen Zusammenarbeit mit Niedersachsen gelingen nur vereinzelt, da hierfür Barrieren „einer jahrhundertealten Tradition der gegenseitigen Nichtbeachtung" durchbrochen werden müssen. (vgl. Brand /Christ /Heimerl et al. 2001, 63)

Die lokale Politiktradition Bremens ist aufgrund des kleinen Territoriums diskursorientiert und von Partizipationskultur, starker Konsensorientierung und dichten informellen Strukturen und Netzwerken geprägt. Auch die durch Ortsbeiräte abgesicherte Dezentralisierung ist ein wichtiges Merkmal. Dem Regierenden Bürgermeister und Präsidenten des Senats fehlt die Richtlinienkompetenz, weswegen auch die politische Spitze nicht unabhängig von Aushandlungen im Senat entscheiden kann. (vgl. Brand /Christ /Heimerl et al. 2001, 69-70, 226)

Lokale Agenda 21 in Bremen

Am 2. April 1996 beschloss der Senat die Einrichtung einer Lokalen Agenda 21 für Bremen, die durch einen NGO-Initiativkreis und einen Verwaltungsarbeitskreis vorbereitet worden war. Neben einem Runden Tisch und thematischen Arbeitskreisen wurden vom Senat ein Agenda-Büro und von beteiligten NGOs ein BürgerInnen-Büro Agenda 21 eingerichtet. Der Lokale Agenda 21-Prozess in Bremen bot aus Sicht einiger Senatsmitglieder die Möglichkeit, Potenziale zur Überwindung der strukturellen Krise zu mobilisieren (vgl. Brand /Christ /Heimerl et al. 2001, 221). „Die kreativen Potenziale aller Milieus sollten zur Bewältigung des Strukturwandels beitragen, anstatt als Vetopositionen mobilisiert zu werden" (ebenda 67). Bürgermeister Scherf 1996 zur Lokalen Agenda 21: „Bremen hat mit seinen kleinräumigen Strukturen und wegen seiner Stellung als Bundesland eine Chance, Vorreiter zu sein. [...] Gerade in Zeiten enger finanzieller Spielräume müssen Investitionen auf ihre langfristigen Auswirkungen hin überprüft werden" (Bremen 1996a). Einige Informations- und Aufklärungsprojekte ebenso wie praktische Initiativen aus den Arbeitskreisen wurden ab 1997 umgesetzt, aber einen konsensfähigen Entwurf eines Aktionsprogramms für ganz Bremen gab es erst zu Beginn 1999. Er wurde vom Senat und von der Bürgerschaft[245] zur Kenntnis genommen, aber nicht positiv bestätigt. Auch nach der Bildung einer neuen Landesregierung im Sommer 1999 wurde die bis dahin während Moratoriumsphase nicht aufgelöst; es bestand „keine Klarheit über die Formen und Inhalte einer Wiederaufnahme der lokalen Agenda 21" (vgl. Brand /Christ /Heimerl et al. 2001, 76). Der offizielle Bremer Lokale Agenda 21-Prozess endete 1999.

Gemeinschaftsverpflegung in Bremen

Täglich werden in der Stadt Bremen ungefähr 45.000-50.000 Essen in Kantinen ausgegeben; zudem werden ca. 10.000 Kinder in Kindertagesheimen mit Essen versorgt.[246] In den 117 Kitas der Kirchen

---

[245] dem Bremer Parlament

[246] Allein in den 39 evangelischen Kindertagesstätten sind es täglich 2.700 Essen. Es handelt sich hier um geschätzte Zahlen (vgl. BEK /ISL 2002, 1-1). Zur Datenlage: „Weder in der Region Weserland noch in den Städten Bremen und Delmenhorst besteht derzeit ein aussagefähiges Kataster über Großverbraucher. Gerade diese Großverbraucher wie öffentliche Gemeinschaftsverpflegungseinrichtungen (Kindertagesstätten, Schulen, Mensen, Pflegeheime), private Verpflegungseinrichtungen (Kantinen größerer Unternehmen, Catering-Firmen) sowie Gaststätten und Restaurants stellen aber ein großes Potenzial für regionale wie auch regionale ökologische Frischeprodukte dar. Hervorzuheben ist in diesem Zusammenhang die Tatsache, dass mit dem Arbeitskreis Bremer Gemeinschaftsverpflegungseinrichtungen eine organisierte Vertretung von Großverbrauchern existiert und diese auch in der Initiative ‚Nordlichter' mitwirkt." (Nordlichter 2002, 11)

und der Stadt Bremen fallen monatlich 208.000 Essen mit Gesamtausgaben von 250.000 Euro an. Bislang werden (nach der Untersuchung von Böge 2001) schätzungsweise 45% der Kartoffeln, 20% des Gemüses, 10% des Fleisches und 65% der Milch aus der Region verwendet. Gerade in den Bereichen Fleisch und Gemüse bestehen Steigerungspotenziale, sollten die Nachfrageinteressen der Kitas adäquat von regionalen Anbietern erfüllt werden können. (vgl. Nordlichter 2002, 11)

Materiallage und Forschungssituation
Die ersten, die wichtigsten und auch detailliertesten Informationen zum Nahrungsprojekt in Bremen wurden aus Projektberichten des vom deutschen Bundesforschungsministerium im Rahmen der „Modellprojekte für Regionales Nachhaltiges Wirtschaften" geförderten Projekts „Informieren - Anbieten - Verordnen" entnommen. Das Projekt hatte eine Laufzeit vom 01.12.1998 bis zum 30.09.2001. Der Zwischenbericht lag im Juli 2001, der Endbericht im September 2002 vor; freundlicherweise stellten die beteiligten ForscherInnen einige Kapitel als Vorabversionen zur Verfügung. Berichte von zwei weiteren Institutionen sowie Veröffentlichungen der Stadt Bremen dienten als weitere Quellen. Neben einem Interview mit einer Bearbeiterin des Projekts „Informieren - Anbieten - Verordnen" (I1) wurden in 2003 drei Interviews mit Beschäftigten der kirchlichen Trägerinstitutionen der am Modellprojekt beteiligten Kindertagesstätten durchgeführt (I2, I3, I6). Weitere InterviewpartnerInnen waren ein Wissenschaftler des am Projekt beteiligten Logistikinstituts (I4) sowie ein für umweltbezogene Wirtschaftsförderung zuständiger Senatsmitarbeiter (beim Senator für Bau und Umwelt) (I5). Es waren weitere Interviews mit SenatsmitarbeiterInnen geplant, die jedoch aufgrund deren mangelnder Auskunftsbereitschaft nicht zustande kamen.

4.3.3.2 Die Phasen des Prozesses in der prozeduralen und der materiellen Dimension

1. Phase 1996-1998: Lebensmittel in Kindertagesstätten „aus der Region für die Region":
„So ein schönes Agenda-Projekt"
Die Phase von 1996-1998 war von der Gründung einer Lokale Agenda 21-Arbeitsgruppe „aus der Region für die Region" und deren Teilnetzwerk, die das Kita-Projekt entwickelte, geprägt. Materiell standen mögliche Nachhaltigkeitsleistungen des Einsatzes regionaler Lebensmittel und die Weiterbildung von Kita-Beschäftigten im Vordergrund.

1. Phase prozedural
Kurz nach der Initiierung des Bremer Lokale Agenda 21-Prozesses begann die Vorbereitung des Kita-Projekts. Am 15.08.1996 wurde eine Lokale Agenda 21-Arbeitsgruppe „Aus der Region für die Region" gegründet (vgl. Lange /Blinde /Böge et al. 2000, 10). Dieser im Folgenden „AG Region" genannten Arbeitsgruppe gehörten VertreterInnen der Landwirtschaftskammer, des Landvolks, der Evangelischen Kirche, der Umweltverbände, der Tourismusverbände und von Parteien an; zudem beteiligten sich je eine Person aus einem unabhängigen Beratungsbüro für Ökologie-Projekte (Arbeitsgruppe „Stadt-Land-Ökologie" im Folgenden SLÖ genannt), aus einer Erzeuger-Verbraucher-Genossenschaft sowie der Senator für Bau und Umwelt. (I3)[247]
Im September 1997 bildete sich die sogenannte „Projektkerngruppe", die das Projekt von nun an forcierte und begleitete. Mitglieder dieser Gruppe waren:

---

[247] Die AG als „Denk- und Arbeitszusammenhang" (I3) blieb länger bestehen als die Lokale Agenda 21.

- eine Person vom Evangelischen Bildungswerk
- eine Person des „Landesverbands evangelische Tageseinrichtungen für Kinder" (im Folgenden: Landesverband)
- zwei Personen der SLÖ, von denen eine später für den Landesverband arbeitete
- eine Person aus einem katholischen Gemeindeverband
- eine Person aus dem städtischen Umweltressort

Diese Personen hatten ein persönliches Interesse an der Mitarbeit im Projekt „da hohe persönliche Gewinne, wie z.B. neue Kontakte, interessante Aufgabenstellungen, Weiterbildung, Bewusstseinserweiterung und das Gefühl, etwas Sinnvolles für die Umwelt zu tun" (Lange /Blinde /Böge et al. 2002, 31) erwartet wurden; teilweise sahen sie in ihrer Beteiligung auch eine Möglichkeit zur „Sicherung des eigenen Erwerbsarbeitsplatzes" (ebenda 30). Zudem vertraten sie schlicht ihre Institutionen; die Arbeit erfolgte überwiegend innerhalb bezahlter Arbeitszeit. Die Motivation war hoch, „weil wir uns so toll fanden", so eine Akteurin (I3).

Ein AG-Mitglied, Vertreter der Evangelischen Kirche, machte auf den „gut organisierten" Bremer Landesverband evangelischer Tageseinrichtungen für Kinder aufmerksam, der sicher ein guter Partner für solch ein Projekt sei. Die katholische Kirche wurde ebenfalls angesprochen. Die städtisch getragenen Kitas wurden zu Beginn nicht einbezogen. (I3)

Das Bremer Agenda-Büro forderte die AG Region auf, einen Projektantrag zu schreiben, um die Projektidee für Kindertagesstätten in der Trägerschaft der evangelischen und der katholischen Kirche zu konkretisieren. Im Oktober 1998 wurde eine Person per Werkvertrag über die SLÖ für die Antragserstellung beschäftigt. Sie finanzierte sich anschließend mit Arbeitslosengeld und qualifizierte sich weiter. (Lange /Blinde /Böge et al. 2002, 30) Die Erstellung lag in der Hand von diesem und einem weiteren Mitglied der AG Region.

Im Dezember 1998 wurden von der AG Region potenzielle Geldgeber angefragt und angeschrieben; Gespräche und Diskussionen mit diversen Behörden, insbesondere die Bremer Verwaltung, dienten der Einholung von politischer Unterstützung. In Einzelgesprächen mit den Leitungen der drei betroffenen Ressorts Umwelt, Wirtschaft und Soziales, initiiert von verschiedenen Beteiligten der AG Region, wurden Kritik an dem Kita-Projektkonzept und konkrete Umsetzungsinitiativen erarbeitet.

Die SenatorInnen reagierten insgesamt verhalten; das Gespräch mit dem Umweltressort machte den AntragsverfasserInnen deutlich, dass zwar durch die Lokale Agenda 21 formal bestimmt war, dass ein bestimmter Prozentsatz des Gesamtetats und damit auch des Etats der verschiedenen Ressorts in nachhaltige Projekte fließen sollten. Doch es gab keinen Topf bzw. keine Titelgruppe, aus der die Gelder buchbar gewesen wären. Eine federführende Behörde für ressortübergreifende Agenda-Projekte war nicht bestimmt worden. Nach Aussage des Umweltsenators war „der Agenda-Prozess [...] nicht institutionalisiert, weder finanztechnisch noch verfahrensmäßig" (zitiert nach I3). Somit war das für die Kitas erarbeitete Konzept nicht auf die in Bremen mögliche Förderpraxis abgestimmt (I3).

Vom Bremer Agenda-Büro wurde die AG Region auf die Möglichkeit der Förderung durch EU-Mittel verwiesen. Doch da die mittlerweile einjährige Arbeit an dem Projekt auf die Lokale Agenda 21 abgestimmt war und die AG-Mitglieder es lokal umsetzen wollten, baten sie den Bremer Bürgermeister telefonisch um Unterstützung: „Sie sind Schirmherr für den Agenda-Prozess, wir machen das Kita-Projekt und wir wollen einen Termin haben. Wir wissen nicht mehr weiter." (I3) Mit dieser direkten Aktion handelten sie sich im Nachhinein negative Kritik vom Agenda-Büro ein, da der offizielle Weg über das Büro gegangen wäre. Der Bürgermeister war zu einem Gespräch bereit, in dem er versprach, sich persönlich um die Bereitstellung des beantragten Geldes zu kümmern: „Kein Problem. Ich rede mit meinem Staatsrat. Nächsten Dienstag habt Ihr das Geld." (I3) Eine Gesprächsbeteiligte: „Dann sind wir da raus und waren ganz glücklich." (I3)[248]

Die wichtigsten Netzwerke dieser Phase waren:
• Lokale Agenda 21-Arbeitsgruppe „Aus der Region für die Region"
• und als Teilnetzwerk davon die Projektkerngruppe

1. Phase materiell

Die Politik in Bremen war von einer öffentlich geführten Diskussion über Sparmaßnahmen auch im sozialen Bereich geprägt, mit denen die Haushaltslage konsolidiert werden sollte. Die Lokale Agenda 21 bekam in dieser Diskussion 1996 einen wichtigen Stellenwert, da sie als ein möglicher Rahmen galt, innerhalb dessen Härten aus Einsparungen durch gesellschaftliche Beteiligung abgefedert werden könnten.

Die AG Region befasste sich thematisch in der Tat mit regionalen Projekten; kleinere Projekte wurden mit Agenda-Geldern gefördert. Dabei wurde die Kopplung verschiedener durch die AG betroffener Bereiche, wie Tourismus und Landwirtschaft, angestrebt; möglichst viele der aktiven AG-Mitglieder sollten sich beteiligen. (I3) Unter anderem wurden ein Fachtag „Wege zu einer zukunftsfähigen Landwirtschaft", fünf Fortbildungstage zum Thema Verwendung regionaler Produkte, Schulungen von Kita-Köchinnen und eine „Kartoffelaktionswoche" durchgeführt (Lange /Blinde /Böge et al. 2000, 10).

Dass das Thema Lebensmittel und Großabnehmer in der AG Region 1997 auf die Tagesordnung kam, galt als unspektakulär. Eine Beteiligte: „Das ist ja keine richtig neue Idee, regionale Produkte in Großküchen zu verwenden. Das steht ja in ganz vielen Ansätzen zu nachhaltiger Ernährung" (I3). Die AG Region konkretisierte die Idee dahingehend, dass regionale Produkte in Kindertagesstätten verwendet werden sollten; Kitas wurden als „gutes Einfallstor, den Absatz von Lebensmitteln aus der Region zu stabilisieren bzw. zu erhöhen" (Lange /Blinde /Böge et al. 2002, 115) angesehen. Zudem war eine der geplanten Sparmaßnahmen im sozialen Bereich auf der politischen Agenda Bremens, „aus Kostengründen den Anteil von Tiefkühlkost und Fertigprodukten stark [zu] erhöhen bzw. langfristig die Essensversorgung ganz aus[zu]lagern" (Lange /Blinde /Böge et al. 2002, 28 mit Bezug auf Wibera 1999).

Das von zwei Mitgliedern der AG Region erarbeitete umfangreiche Konzept umfasste, angelehnt an die Ideen der Agenda 21, die drei Säulen Ökologie, Ökonomie und Sozial-Kulturelles. Die drei entsprechenden Senats-Stellen sollten jeweils einen auch finanziellen Teil beitragen. Das Konzept traf auf breite Zustimmung in der AG Region und darüber hinaus, „da es so ein schönes Agenda-Projekt war" (I3).

Die Unterstützung von Seiten des Senats fiel anders als von den InitiatorInnen erwartet aus. Ein bestimmter Prozentsatz des Gesamtetats und damit auch des Etats der verschiedenen Ressorts war zwar für nachhaltige Projekte der Lokalen Agenda 21 vorgesehen; die Umsetzung für das Kita-Projektkonzept wurde jedoch nicht angegangen. Die Senatorin für Soziales kritisierte das Konzept kon-

---

[248] „Und dann hat das, glaub ich, noch ein Jahr gedauert." (I3)

struktiv, stellte aber heraus, dass ihr Bereich kein Geld für ein solches Projekt habe. Der Wirtschafts-
senator unterstellte dem Kita-Projekt eine einseitige Ausrichtung auf die Förderung ökologischen
Landbaus; die Förderung des Themas regionale Landwirtschaft im Rahmen des Kita-Projekt konnte
oder wollte er nicht unterstützen. Das Umweltressort befürwortete das Projekt, hatte aber ebenfalls
kein Geld. (I3)

Im Oktober 1997 wurden zur inhaltlichen Vorbereitung des Projekts Art und Herkunft der Lebensmittel in ausgewählten Kita-Küchen erhoben (vgl. Lange /Blinde /Böge et al. 2000, 10). Aus bis
zu 150 km Umkreis stammende Lebensmittel wurden im Arbeitszusammenhang des Projekts als
regionale Produkte definiert (I4).

Die materiellen Leistungen dieser Phase bestanden in erster Linie:
*   in dem schriftlichen Konzept[249] des Nahrungsprojekts, das die drei Nachhaltigkeitssäulen umfas-
    sen sollte
*   in Schulungen zur Verwendung regionaler Lebensmittel in Kindertagesstätten

2. Phase 1999-2000: Logistik und Bildung für Nachhaltigkeit: „Das muss alleine laufen.“

Die zweite Phase war durch die Einbeziehung mehrerer Verwaltungsressorts in das Nahrungsnetzwerk und Finanzierungsanträge an unterschiedliche Stellen geprägt. Ein neuer inhaltlicher Schwerpunkt wurde die Optimierung der Logistik, um Transportentfernungen zwischen Landwirtschaft und
Kitas zu reduzieren.

2. Phase prozedural

Ein Jahr nach Beginn der Aktivitäten zum Kita-Projekts begann eine Forscherin aus dem Projekt „Informieren - Anbieten - Verordnen“, sich aktiv an Sitzungen zu beteiligen, mit den AkteurInnen des
Projekts in Bremen zu interagieren und einige von ihnen zu beraten (I1).

Für das als ein Pilotprojekt konzipierte Vorhaben wurden im Februar 1999 vier evangelische und
eine katholische Kita ausgewählt. Sie waren recht gleichmäßig über Bremen verteilt; einige lagen im
Norden und einige im Zentrum der Stadt; insofern waren sie unter dem Aspekt Logistik repräsentativ
(I5); zudem variierten sie in der Größe[250], auch sogenannte „Brennpunktgebiete“ waren berücksichtigt (vgl. BEK /ISL 2002, 2-2). Funktionalität, Effizienz und Übertragbarkeit des Pilotprojekts sollten
im Vordergrund stehen; das Projekt war prinzipiell auf die ähnlich strukturierten städtischen Kitas
übertragbar (I5). Die Begrenzung der beteiligten Einrichtungen war auch rein praktisch motiviert:
„Zu Anfang sollte man nicht mit zu vielen Partnern beginnen“ (I5).

In der Folge des Gesprächs beim Bürgermeister fand am 13.04.99 eine Sitzung der Projektkerngruppe mit allen betroffenen Ressorts bei der Umweltbehörde statt (Lange /Blinde /Böge et al. 2000,
10) um zu erörtern, wie das Kita-Projekt finanziert werden könnte. Ein ressortübergreifendes Gespräch dieser Art hatte es seit der Initiierung des Lokalen Agenda 21-Prozesses in Bremen noch nicht
gegeben. Die Landesverbandsvertreterin: „Ich fand das so unglaublich, dass die noch nie zusammen-
gesessen hatten und überlegt haben, wie Agenda-Projekte institutionalisiert werden könnten. Das
waren warme Worte und keiner hat das ernst genommen.“ (I3) Ergebnis des „zähen“ (I3) Gesprächs

---

[249] Dieses Schriftstück wird hier, obwohl es eher der Definition von Nachhaltigkeitsfolgen entspricht, aufgrund seiner
    inhaltlichen Bedeutung für die Projektentwicklung als materielle Leistung gehandhabt.
[250] Die Kitas boten täglich je zwischen 20 und 200 Essen an (vgl. ISL 2000, zitiert in BEK /ISL 2002, 3-5).

war, dass die Umweltbehörde die Federführung für die Einbindung des Kita-Projekts in die Verwaltung übernahm.

Es gelang nicht, den Senator für Wirtschaft und das ihm unterstellte Landwirtschaftsressort in das Kita-Vorhaben einzubinden; diese AkteurInnen „haben immer dagegen gehalten" (I1). Im Frühling 1999 fanden Gespräche mit Arbeitsförderungs-Institutionen und dem Senator für Arbeit statt. Im gleichen Zeitraum wurde beim Senator für Bau und Umwelt ein Mitarbeiter der Abteilung Umweltschutz im Referat „Wirtschaftsförderung im Umweltbereich" damit beauftragt zu prüfen, ob Teile des Kita-Projekts unterstützt werden könnten (I5). Auf Anregung einer katholischen Institution wurde am 01. Juni 1999 ein Antrag zur Finanzierung der Weiterqualifizierung von KöchInnen und Eltern bei einer nationalen Umweltstiftung eingereicht; doch er wurde nicht angenommen (vgl. Lange /Blinde /Böge et al. 2000, 10).

Sowohl der Landesverband als auch die Umweltbehörde besaßen Erfahrungen in der Zusammenarbeit mit einem Bremer wissenschaftlichen Institut, das im Feld Logistik tätig war[251]. Ende April 1999 erfolgte die Einbeziehung der AkteurInnen aus diesem Logistikinstitut in das Nahrungsnetzwerk sowie die inhaltliche Umorientierung des Projekts auf den Schwerpunkt Logistik. Der Beteiligung am Kita-Projekt wurde – nach anfänglich kritischer interner Diskussion – vom Logistikinstituts auch aufgrund dessen politischer Einbindung zugestimmt (I4). Das Umweltressort übergab das Projekt an das eigene Referat „Wirtschaftsförderung im Umweltbereich", bei dem die Verantwortung für das Programm lag, aus dem das Logistik-Projekt letztendlich finanziert wurde (I5). Mit der Abwicklung war die Bremer Innovationsagentur GmbH beauftragt. Ohne das persönliche Engagement eines Mitarbeiters der Innovationsagentur wäre die Finanzierung des Kita-Projekts nicht möglich gewesen; diese Person begleitete das Projekt nicht nur organisatorisch während des Förderzeitraums, sondern stand den Projektbeteiligten auch für inhaltliche Diskussionen zur Verfügung. (I3) Für die zweijährige Förderungsdauer wurde ein Projektbeirat eingerichtet, der aus der Projektkerngruppe und ExpertInnen aus Wissenschaft und Praxis bestand (vgl. Lange /Blinde /Böge et al. 2002, 33).

Die ergänzende Finanzierung für den kleineren Bildungteil des Projekts ermöglichte das Umweltressort aus Mitteln, über die die Deputation verfügte; der Mittelvergabe stimmten alle Parteien zu (I5). Senatsmitglieder der Grünen hatten schon vorher Kontakt mit der Projektkerngruppe aufgenommen und ihre Unterstützung für das Projekt bekundet (I3).

Die Begleitforschung betrachtete die Kommunikation zwischen der Projektkerngruppe und den Bremer Umwelt- und Wirtschaftsressorts als „gestört" (Lange /Blinde /Böge et al. 2002, 136). Für den Finanzierungserfolg seien zum Teil informelle Kontakte entscheidend gewesen (vgl. ebenda 31-32). Die Begleitforschung führte Konflikte zwischen den Beteiligten auf unterschiedliche Denkstrukturen zurück: hierarchische Verwaltungs-Kommunikation („nicht zuständig") versus netzdialogisches Denken (vgl. ebenda 39). Die Erweiterung des Netzwerks und die Hinzuziehung der „Schlüsselfigur" Bürgermeister wurden notwendig, um den Konflikt zu entschärfen, der zwischen der „zielorientierten Perspektive" der ProtagonistInnen und der „expertokratischen Perspektive" (ebenda 90) anderer für das Gelingen des Projekts notwendiger Akteure entstanden war. Sie führt die erfolgreiche Finanzierung auf Übersetzungsleistungen zwischen den Perspektiven durch geeignete Personen zurück.

Zu einer Auftaktveranstaltung für das Projekt wurden die derzeit die Kindertagesstätten beliefernden Betriebe sowie weitere, im Rahmen einer Vorstudie befragte, ökologisch und konventionell wirt-

---

[251] Institut für Seeverkehrswirtschaft und Logistik (ISL)

schaftende Unternehmen eingeladen; sie sollten sich bei dieser Veranstaltung für oder gegen die Projektteilnahme entscheiden. Die Projektbeteiligten aus der AG Region, KöchInnen aus den Kitas und Landwirte diskutierten das Projekt öffentlich, moderiert durch den Mitarbeiter der Innovationsagentur. (vgl. BEK /ISL 2002, 2-3 - 2-4)

Während einer Probephase im Juni und Juli 2000 nutzten die vier evangelischen und die katholische Modellkita sowie einige Landwirte den neuen Virtuellen Marktplatz; sie waren vom Landesverband ausgewählt worden. (vgl. BEK /ISL 2002, 3-5; 2-1)

Die wichtigsten Netzwerke dieser Phase waren:
- die Projektkerngruppe, die Modellkitas und einige Landwirte
- die Projektkerngruppe, das Logistikinstitut und die Innovationsagentur

2. Phase materiell
Begleitforschung
Das Begleitforschungsprojekt[252] beeinflusste das Projekt, u.a. indem die ForscherInnen den Projektbeteiligten ihre Vorstellungen von Nachhaltigkeit kommunizierten. Das Kita-Projekt war eins der sogenannten „Praxisprojekte", die auf drei verschiedenen Wegen Veränderungen von überkommenen Verhaltensmustern zur Förderung von Nachhaltigkeit bewirken wollten. „Diese Zielstellung soll[te] über Modernisierung lokaler Strukturen und Beziehungen ermöglicht und unterstützt werden: im Projekt ‚Informieren' durch die Modernisierung des Dienstleistungsangebotes der Kindertagesstätten; im Projekt ‚Anbieten' durch eine Modernisierung des Angebots im Einzelhandel vor Ort und im Projekt ‚Verordnen' durch eine bewohnerorientierte Aufwertung des Wohnquartiers" (Lange /Blinde /Böge et al. 2002, 131). In den Projekten ging es um die Veränderung sozialer, teilweise ökonomischer Beziehungen: „Im Projekt ‚Informieren' stehen die Beziehungen zwischen Kitas und Lieferanten und zwischen Kitas und Kunden (Kinder und Eltern) im Mittelpunkt [...]" (ebenda 131). Negative ökologische Effekte sollten im Wesentlichen über die „dauerhafte Reduzierung von motorisierten Güter- und Personentransporten" (ebenda) erzielt werden. Die drei Säulen der Nachhaltigkeit sollten mit dem Projekt gleichermaßen verfolgt und in folgenden Hinsichten konkretisiert werden:

- das ökologische Ziel: Reduzierung von Transportentfernungen
- das ökonomische Ziel: Erhalt regionaler Lebensmittelerzeuger
- das soziale Ziel: Veränderung des Ernährungsbewusstseins und -verhaltens (vgl. ebenda 27).

Das Projekt sollte zu nachhaltigen Konsummustern beitragen „im Sinne einer Maßstabsverkleinerung/Stabilisierung bzw. Stärkung der lokalen/regionalen Orientierung" (Lange /Blinde /Böge et al. 2002, 111). Konkret sollten durch das Kita-Projekt den KonsumentInnen bestimmte Produkte nahe gebracht werden und zwar in einem zweifachen Sinn: Nahe bringen a) als verfügbar machen und b) als regionale Produkte überhaupt erst bekannt und in ihrer Bedeutung verständlich machen (vgl. ebenda 146). Die Maßstabsverkleinerung als Nachhaltigkeitsziel sollte dabei nicht absolut gesetzt werden, sie sollte nur auf den konkreten Einzelfall bezogen und nur relativ zur bisherigen Versorgung der Kitas mit Lebensmitteln sein (vgl. ebenda 149). Diese normativen Nachhaltigkeitsziele wurden von der Begleitforschung für das Kita-Projekt erarbeitet; dies geschah unabhängig von den

---

[252] BMBF-gefördertes Forschungsprojekt mit einer Laufzeit vom 01.12.1998 bis zum 30.09.2001, Ergebnisbericht zitiert als Lange Blinde Böge et al. 2002

Zielsetzungen der einzelnen Projektbeteiligten und ihren Netzwerken, die in dieser Arbeit im Zentrum der Analyse stehen.[253]

Neuausrichtung auf Logistik

1999 wurde ein Antrag bei einer Umweltstiftung[254] gestellt, um die Qualifizierung von Köchinnen und Köchen sowie Informationen und Aufklärung für Eltern und PädagogInnen zu gewährleisten. Die Stiftung lehnte den Antrag wegen mangelnder innovativer Anteile ab. (I5)

Die inhaltliche Projektausrichtung erfuhr am 22. April 1999 einen Wendepunkt, als zum ersten Mal ein mögliches Logistik-Telematik-Teilprojekt erörtert wurde. Die Logistik beim Produktaustausch zwischen Erzeugern und Kindertagesstätten war in der Projektkonzeption bis zu diesem Punkt wenig beachtet worden. Und im Nachhinein wurde das lokale Logistikinstitut als geradezu natürlicher Kooperationspartner betrachtet: „Nicht jede Region verfügt über so ein renommiertes Institut mit so viel Know-how. [...] Allein der Gedanke ‚hier muss Transport organisiert werden' hat uns [... zu diesem Logistikinstitut] geführt." (I5) Der Schwerpunkt wurde auf das Teilprojekt „Entwicklung eines umweltentlastenden Logistik-Konzeptes zur Vernetzung von Kindertageseinrichtungen mit landwirtschaftlichen Erzeugern" (BEK /ISL 2002, 1-1) gelegt, da hier Finanzierungsmöglichkeiten gesehen wurden.

Der ursprüngliche Projektantrag wurde so umformuliert, dass der Schwerpunkt bei der Organisation von Informations- und Warenaustausch zwischen den Kitas und den Erzeugenden lag. Die Qualifizierungs-Aspekte für Nahrungsauswahl und -zubereitung wurden nun von der Logistik getrennt behandelt. Aufgrund der Beteiligung des Logistikinstituts, das z.B. höhere Personalkosten ansetzte als die bisher beteiligten Institutionen, musste die Finanzkonzeption für die neu angestrebte Förderung umgearbeitet werden. Die einzige Finanzierungsmöglichkeit, die in Bremen verfügbar schien, gehörte in den Bereich der Landesförderung und sollte vor allem mittelständischen Unternehmen zu Gute kommen. Nachdem der Antrag an die hier vorgesehene Förderstruktur angepasst war – das Jahr 2000 hatte mittlerweile begonnen – stellte sich heraus, dass die Mittel bereits überzeichnet waren. Doch wurde über die Innovationsagentur eine unbürokratische Lösung gefunden, indem Gelder aus einem anderen – für Technologieförderung zugeschnittenen – Fonds die Finanzierung des „Logistik-Antrags" ermöglichten. (I3)

Am 28. Januar 2000 wurde der Antrag „Logistik / Telematik" beim Umweltressort bzw. bei der Bremer Innovationsagentur abgegeben (vgl. Lange /Blinde /Böge et al. 2000, 10). Es wurden DM 480.000 beantragt, in denen Eigenanteile der Partner im Projekt (z.B. Personalkosten in Landesverband und Logistikinstitut) enthalten waren. Es wurden DM 308.000 zusätzliche Mittel aus dem Förderprogramm „Programm zur Förderung anwendungsnaher Umwelttechniken" bewilligt. Die Behörde hat damit den möglichen Spielraum genutzt" (I5)[255]. Der Förderzeitraum erstreckte sich ab Frühjahr 2000 über zwei Jahre (I5; vgl. Lange /Blinde /Böge et al. 2002, 33).

Der „Qualifizieren"-Teil des Projekts wurde reduziert; seine Finanzierung betrug im Endeffekt nur noch ein Zehntel des Gesamtprojekts. Das Umweltressort, das grundsätzlich die Ansätze des

---

[253] Da die Berichte der Begleitforschung eine wichtige Quelle für diese Fallstudie darstellen, kann leider nicht immer eindeutig zwischen Standpunkten von Projektbeteiligten und Interpretation der Begleitforschung unterschieden werden.

[254] Deutsche Bundesstiftung Umwelt (DBU)

[255] Alle Beteiligten agierten flexibel, indem z.B. der Landesverband zwischenzeitlich als ein „wirtschaftlich tätiger Verein" trotz seiner Zugehörigkeit zur gemeinnützigen Kirche definiert wurde. Sowohl das Umweltressort, die Innovationsagentur als auch Logistikinstitut und Landesverband nutzten mögliche Spielräume. (I3)

Projekts, Lebensmittel „aus der Region für die Region" und die Gesundheit von Kindern zu fördern, unterstützte (I5), stellte DM 40.000 aus sogenannten „Lottomitteln" für zwei Jahre bereit. Damit sollten gemeinsam mit den PädagogInnen in den Modell-Einrichtungen Methoden und Materialien entwickelt werden, um Wissen über und Akzeptanz von regionaler Landwirtschaft und regionalen Produkten zu erhöhen. In der Beschlussvorlage wurde das Projekt Kita-Küche der kurzen Wege als „eines der Schlüsselprojekte für die Umsetzung der Bremer Lokalen Agenda" (Der Senator für Bau und Umwelt 2000) bezeichnet. Entscheidungsgrundlagen waren, dass das Projekt „im Vorfeld auch von Vertretern des Bremischen Landwirtschaftsverbandes e.V. und der Landwirtschaftskammer Bremen begrüßt" und dass eine sozialwissenschaftliche Begleitstudie vom Bundesforschungsministerium gefördert wurde. Die Bewilligung der Gelder stand unter dem Vorbehalt der Bewilligung des „Logistik" -Teil-Antrags. (vgl. ebenda) Zwischen der Zusage des Bürgermeisters, das Modellprojekt zu finanzieren, und der Finanzierung lag im Endeffekt ein Jahr Zeit.

1999/2000 wurde eine Vorstudie zur Erhebung der „Lieferpotenziale regionaler und ökologischer Betriebe an bremische Kindertagesstätten"[256] durchgeführt.

Aus Sicht der Beteiligten bestand letztendlich für die Verwirklichung der Kita-Küche der kurzen Wege „gar keine schlechte Unterstützung von den Behörden" (I3). Doch andere AkteurInnen äußerten sich zum Lokale Agenda 21-Projekt skeptisch: „Möglicherweise war einfach nicht klar, wo die Projekte hinführen" (I5). Die ablehnende Haltung aus dem Wirtschaftsressort gegenüber dem Kita-Projekt wurde nicht verändert; regionale Versorgung wurde hier allein unter der Prämisse von Wirtschaftlichkeit bearbeitet (I5). Dem großen Teil der ParteienvertreterInnen war das Kita-Projekt „eher lästig", sie meinten: „Das muss alleine laufen" (I1). In Zeitungsartikeln wurde vom „bundesweit einmaligen Projekt" geschrieben, das sympathische Ziele verfolge und u.a. dem Höfesterben entgegenwirke (vgl. Weser Kurier 2000), doch standen auch in der Berichterstattung die Finanzierungsprobleme im Vordergrund. Die Bewertung der Zukunftsaussichten durch die Presse blieben vage, z.B.: „Wenn Kinder wie auch die Verantwortlichen auf den Geschmack kommen, könnte der zweijährige Modellversuch ausgeweitet werden" (Die Welt 2000).

Der Schwerpunkt des Projekts lag ab dieser Phase auf der Entwicklung eines Virtuellen Marktplatzes zum Datenaustausch und für eine optimierte Logistik. Eine Probeversion dieses internetbasierten Angebots- und Bestellsystems wurde entwickelt und bereitgestellt. Im Juni und Juli 2000 lief der Virtuelle Marktplatz im Probebetrieb. Die fünf Modellkitas hatten sich verpflichtet, ihre Bestellungen in dieser Zeit über das System Virtueller Marktplatz abzuwickeln; ihre Probleme und Hinweise wurden registriert und zur Verbesserung des Systems verwendet (I4).

Die AkteurInnen in Küchen und Landwirtschaft waren, verglichen mit anderen Beschäftigungsgruppen, sehr wenig mit Computern ausgestattet und im Umgang mit PC und Internet unerfahren. Es wurden gezielte Schulungen zum Ausgleich dieser Defizite durchgeführt; erst dann gelang es Erzeugern, ihr Angebot einzustellen und den Köchinnen, Waren zu bestellen. Für die Köchinnen kamen aber der hürdenreiche Zugang zu einem PC, der sich normalerweise nicht in der Küche sondern im Büro einer Kita befand, sowie Probleme mit der zu Beginn fehlerhaften Software des Virtuellen Marktplatzes erschwerend hinzu. „Das kann man sich ausrechnen, wenn eine Köchin erst irgendwo hinlaufen muss, sich dann mit ihrer Chefin streiten muss, dann den Rechner hochfahren muss, dann ein System hat, das nicht besonders benutzerfreundlich ist, dass sie dann nicht besonders motiviert waren, über dieses System zu gehen." (I4)

---

[256] AG Stadt-Land-Ökologie 2000, zitiert in BEK, ISL 2002, 2-3

Die Auftaktveranstaltung am 06. Juni 2000 diente potenziellen (in der Vorstudie über ihre Lieferpotenziale befragten) Betrieben sowie den Betrieben, die bereits an die Kitas lieferten, zur Information sowie zur Entscheidung, ob sie sich am Projekt aktiv beteiligen wollten (vgl. BEK /ISL 2002, 2-3). Zudem diente die Veranstaltung der Versicherung der Projektbeteiligten untereinander und in der Öffentlichkeit, dass mit der laufenden Förderung die Arbeit an den Kita-Küchen der kurzen Wege fortgeführt werden konnte (I4).

Die materiellen Leistungen dieser Phase bestanden in erster Linie:
- in der Trennung des Projekts in die Bereiche Logistik und Qualifizieren
- in der jeweiligen Mittelbereitstellung für die Teilprojekte
- in der Entwicklung des Virtuellen Marktplatzes und seinem zweimonatigen Probebetrieb

3. Phase 2000-2002: Der Virtuelle Marktplatz online und Weiterbildungsseminare für die Kitas: „Na(h) Mahlzeit"

Ab Sommer 2000 wurde der Virtuelle Marktplatz weiterentwickelt, um im August 2001 in den Echtbetrieb zu gehen; dafür wurde das Netzwerk um AkteurInnen insbesondere aus dem Bereich der Produktion und um drei Kitas erweitert. Zudem wurden, in der materiellen Dimension, neben der virtuellen auch die physische Logistik durch das Projekt bearbeitet und regionale Wirtschaftsbeziehungen gefestigt.

3. Phase prozedural

Mit der Beteiligung von 15 Erzeugern und Lieferanten startete im August / September 2000 das neue Angebots- und Bestellsystem Virtueller Marktplatz probeweise (vgl. Lange /Blinde /Böge et al. 2002, 36-37). Nachdem das System modellhaft unter Beteiligung von fünf Kitas (vier evangelische und eine katholische) entwickelt worden war, kamen im Oktober noch eine katholische sowie zwei evangelische Einrichtungen hinzu (vgl. BEK /ISL 2002, 3-5). Damit waren ab Herbst 2000 insgesamt acht Kitas beteiligt (BLK ISL 2002, 3-3). Die Systempflege des Virtuellen Marktplatzes übernahm formal eine Firma, die beim Landesverband angesiedelt war (vgl. Lange /Blinde /Böge et al. 2002, 37).

Die Vorstellungen der Beteiligten zur Nutzung des Systems wurden bei Treffen und Workshops konkretisiert, die von den Projektpartnern organisiert und geleitet wurden. Die Workshops mit Erzeugern und Lieferanten wurden zum Teil getrennt nach Produktgruppen veranstaltet. Es fanden ebenfalls mehrere Treffen mit den Kitas statt. Die Bereitschaft teilzunehmen war hoch; die Atmosphäre sehr konstruktiv (I4). Außer bei der Auftaktveranstaltung im Juni 2000 und bei der Regionalmesse am 19. Oktober 2000 gelang es organisatorisch allerdings nicht, Anbieter und Küchen an einen gemeinsamen Tisch zu bekommen (BLK ISL 2002, 3-3): „Wegen der Zeitproblematik wurde das immer getrennt, sonst hätten wir das lieber zusammen gehabt, Köchinnen haben zu anderen Tageszeiten Zeit als die Landwirte" (I4). Die Kommunikation mit Landwirten und Kita-Köchinnen gestaltete sich schwierig, da „oftmals ein gemeinsames Problemverständnis" (BEK /ISL 2002, 4-2) fehlte.

Im Herbst 2000 wurden Fachtage für PädagogInnen angeboten, an denen Beschäftigte aus drei Modellkitas teilnahmen; ab Frühjahr wurden zusätzlich Eltern von Kita-Kindern weitergebildet und insbesondere bei der Erarbeitung von Bildungs-Material und -Methoden beteiligt. Dies geschah durch Einzelveranstaltungen, eine Woche Bildungsurlaub und eine Projektwoche. Alle Projektbeteiligten wurden über – für Anbieter insgesamt 20 und Kitas insgesamt 34 getrennt verfasste – Rundbriefe informiert; in 24 Arbeitskreissitzungen bearbeiteten die Beteiligten möglichst konsensual das Vorgehen im Projekt (vgl. BLK ISL 2002, 3-1). Für die Köchinnen boten die Praxisseminare eine Möglichkeit, sich untereinander auszutauschen, Lösungen zu suchen und mitzugestalten und „damit ihre sozialen Bedingungen [zu] verbessern" (BEK /ISL 2002, 3-42). Mit der Weiterbildung beauftragt war insbesondere eine Pädagogin, die eng mit der Projektkerngruppe zusammen arbeitete.

Der Vorschlag der Senatorin für Soziales von 1998, mit einer Wiedereingliederungsinitiative für Frauen ins Erwerbsleben zu kooperieren, wurde umgesetzt.

Das Rindfleischverbot, das für die evangelischen Kitas während der BSE-Krise galt, wurde am 28. August 2001 bei einem Treffen aller evangelischen Kitas Bremens diskutiert (BLK ISL 2002, 3-3).

Ab 2000 wurde die vorher bei der SLÖ beschäftigte Person zur Weiterbearbeitung des Kita-Projekts beim Evangelischen Landesverband eingestellt (vgl. Lange /Blinde /Böge et al. 2002, 33). Ihr Engagement für das Projekt wird von Beteiligten sehr hoch eingeschätzt: „Dass man immer jemand hatte, den man anrufen konnte, der sofort Probleme beseitigen konnte, sofort die Kontakte zwischen Personen hergestellt hat, der Workshops organisiert hat, wo sich die Leute sehen konnten, wo sie sich physisch begegnet sind" (I4). Diese Person hat viele Klinken für das Projekt geputzt und „mit Witz und Charme" (I4) am Projekt gewirkt.

Das begleitende BMBF-Forschungsprojekt lief bis zum 30.09.2001, also beinahe bis zum Ende des Förderzeitraums des Logistik-Projekts. Im Jahr 2001 löste sich die AG Region auf.

Die Begleitforschung bezeichnete die Kommunikation in der Projektkerngruppe als gut, auch wenn in dieser Phase interne Konflikte u.a. wegen der Außenvertretung auftraten. Durch die hohe Emotionalität und den Zusammenhalt wurden jedoch verbindliche Organisationsstrukturen behindert und abweichende Standpunkte zum Teil nicht beachtet; dies habe Potenziale der Weiterentwicklung innerhalb der Gruppe blockiert. (vgl. Lange /Blinde /Böge et al. 2002, 31-32) Insgesamt sei verwaltungsaffines Denken und Handeln dominant geworden: „Ob sich Verwaltungen stärker querschnittsorientierter Denkweise öffnen sollten, sei dahingestellt. Vorerst scheint es erfolgversprechender zu sein ökologische, ökonomische und soziale Themen getrennt zu behandeln und jeweils konzentriert anzugehen, um die Potentiale und Kräfte ‚von unten' nicht mit unüberwindlichen Schwierigkeiten zu konfrontieren." (Lange /Blinde /Böge et al. 2002, 119)

Die wichtigsten Netzwerke dieser Phase waren:
- Projektkerngruppe, Kita-Köchinnen und Kita-Pädagoginnen
- Projektkerngruppe und landwirtschaftliche Erzeuger / Zulieferer
- Kitas und Wiedereingliederungsinitiative

3. Phase materiell
Die dritte Phase war durch den mit Verzögerung startenden Echtbetrieb des Virtuellen Marktplatzes und die Einbeziehung physischer Logistik in das Projekt geprägt; Weiterbildung spielte im Bremer Nahrungsprojekt weiterhin eine Rolle.

Das neue Angebots- und Bestellsystem Virtueller Marktplatz startete im August / September 2000 im Probebetrieb mit ca. 250 Produkten von 15 Erzeugern und Lieferanten (vgl. Lange /Blinde /Böge et al. 2002, 36-37).

Eine Erhebung im Rahmen der Begleitforschung in den Sommerhalbjahren 2000 und 2001 sollte den Einsatz regionaler Produkte in den fünf Modell-Kitas vor und nach seiner Inbetriebnahme vergleichen; aufgrund von Verzögerungen des Beginns des Online-Betriebs konnten nur mögliche Wirkungen bearbeitet werden. Wegen bestehender Verträge zwischen Kitas und Zulieferern, wegen des begrenzten Angebots und der begrenzten Funktionsfähigkeit des Virtuellen Marktplatzes steigerten die Kitas bis August 2001 den Anteil an frischen und regionalen Lebensmitteln nicht nennenswert; allerdings nahmen sie eine Erweiterung des Angebots solcher Produkte bei ihren bisherigen Zulieferern und Anbietern wahr. In zwei Kitas wurde bereits im Jahr 2000 der Einsatz regionalen Gemüses stark erhöht; in einer Kita wurde die Kochpraxis radikal verändert. (vgl. Böge 2001)

Dem Kita-Projekt wurde am 25. Januar 2001 eine Auszeichnung für Lokale Agenda 21-Projekte in Bremen verliehen; Das Preisgeld wurde für ein sogenanntes „Bergfest" nach der Hälfte der Projektlaufzeit verwendet, das am 07. Juni 2001 für alle Beteiligten stattfand. (vgl. Lange /Blinde /Böge et al. 2002, 37, BEK /ISL 2002, 3-3)

Die vor allem bei Treffen kommunizierten Probleme und Hinweise der beteiligten Modellkitas und Landwirte / Zulieferer wurden nach und nach in den Virtuellen Marktplatz aufgenommen. Das System ging am 20. August 2001 in den online-Echtbetrieb. (I2, vgl. BEK /ISL 2002, 3-38)

Damit der Marktplatz funktionieren konnte, musste auf der Seite der Landwirte das Angebot ständig aktuell gehalten werden. Bestellungen über das System waren schnell zu bestätigen und auszuführen. „Das heißt beispielsweise, wenn einer im Winter Tomaten dazukauft, dann sind die natürlich teurer als die, die er sich im Sommer selbst züchtet, dann muss er den Preis natürlich ändern, [...] dann sind da bestimmte Handelsmargen mit drauf, dann wird das teurer. Da hatten die Landwirte Schwierigkeiten mit, da es ja auch nicht ihr Kerngeschäft ist, den Marktplatz zu füllen." (I4)

In dieser Phase rückte die physische Logistik, also der Belieferungsmodus bzw. Einkauf der Kitas in den Vordergrund des Projekts, da neben der Herkunft der Waren hierüber das Projektziel der Reduzierung von Transportkilometern gesteuert werden sollte. Vom Logistikinstitut wurden verschiedene Modelle erarbeitet, wie die physische Logistik aussehen könnte, das heißt, wie die unterschiedlichen Anforderungen der Küchen mit denen der beliefernden Landwirte auf einen Nenner gebracht werden konnten (vgl. BEK /ISL 2002, 3-4 - 3-39). Die Küchen hatten zum Teil nur begrenzte Lagermöglichkeiten, eine tägliche Anlieferung wurde gewünscht (I4); um den Wochenbedarf zu lagern, war teilweise die Anpassung der Lagerkapazitäten an Hygienevorschriften notwendig (vgl. BEK /ISL 2002, 3-6). Weil den Landwirten der direkte Kundenkontakt wichtig war, erwies es sich als schwierig, den Transportaufwand reduzierende Bündelungseffekte zu erzielen. „Bisher war das ja immer so, dass der Landwirt zur Kita gefahren ist und sein eines Bündel Petersilie abgeliefert hat" (I4). Über den persönlichen Kontakt glaubten die Landwirte einerseits, sich das Geschäft zu sichern; andererseits bot ihnen die eigene Anlieferung die Möglichkeit, die Qualität der angelieferten Waren zu kontrollieren. Jedoch entsprachen die bevorzugten Lieferzeiten der Landwirte in der Praxis genau den Zeiten, in denen die Köchinnen normalerweise kochten. Zudem wünschten die Kitas, mit einem Vollsortiment beliefert zu werden. „Das heißt die Küchen wollten nicht nur Gemüse und Fleisch, sondern beispielsweise auch Trockenprodukte, Nudeln und so was, das konnten die Landwirte nicht liefern. Wir haben überlegt, ob wir einen entsprechenden Händler mit in das Geschäft einbinden, da gab es [.. einen großen Lebensmittelkonzern] in Bremen, der [...] beliefert auch schon Gemeinschaftsverpflegungseinrichtungen sehr stark, da hatten die Landwirte aber wieder die Angst, dass der denen das komplette Geschäft nimmt. [... Der Konzern hätte] die physische Logistik machen können, die haben einen Fuhrpark, die hätten die Sachen einsammeln können, waren auch sehr interessiert daran, aber die Landwirte wollten nicht, die meinten, wenn [... der] meine Waren ausliefert, dann kauft der sich demnächst Fleisch dazu, und dann bin ich raus." (I4) Es blieb daher bei der Einzelbelieferung.

Animositäten zwischen verschiedenen Gruppen von Landwirten (z.B. konventionell versus ökologisch, groß versus klein) traten nicht auf. Allerdings waren die Landwirte skeptisch, wie sich der Zusammenschluss im Projekt auf die bisherige Kita-Belieferung auswirken würde. Die Landwirte waren „ein bisschen gebietsorientiert. [...] Da war es dann schon eher schwierig denen zu sagen, das kann man bestellen und dann kommt es eben von da oder von da. Die haben mir natürlich doch gesagt, nee, nee, die Kita ist aber doch in meinem Gebiet. Also da gab es [...] Schwierigkeiten [...]. Der Gedanke ist ja, dass mehr Lebensmittel aus der Region abgesetzt werden, sonst gehen ja die Köchinnen ganz normal einkaufen zu Real oder Extra, [...] kaufen ganz normal im Supermarkt ihre Sachen ein. Wenn sich jetzt ein zusätzlicher Absatz ergibt, dadurch, dass mehr von den Lebensmitteln aus der Region abgesetzt werden, [...] dann sind die Landwirte natürlich auch gerne bereit, an alle zu liefern. Man kann die natürlich mit den erhöhten Absatzzahlen locken." (I4)

Neben dem internetbasierten Logistik-Angebot war ursprünglich geplant, „einen zentralen Logistikdienstleister für die Abwicklung der physischen Logistik sowie einen zentralen Informationsdienstleister für den Betrieb des elektronischen Informations- und Bestellsystems einzusetzen" (Lange /Blinde /Böge et al. 2002, 116). Doch die Erzeuger / Lieferanten hatten vor allem Interesse am Ausbau ihrer Direktvermarktung und waren nicht an einem zusätzlichen Logistikdienstleister interessiert (vgl. ebenda). Bei einzelnen Großhändlern bestand Interesse an einer Kooperation, um regionale Produkte an kleine Einrichtungen zu liefern, mit denen sie durch das Projekt in Kontakt gekommen waren (vgl. BEK /ISL 2002, 4-4).

Auch mit der Installation des Virtuellen Marktplatzes wurden vor allem bestehende Geschäftsbeziehungen fortgeführt, das Projekt verfestigte jedoch bestehende regionale Beziehungen. Das Anliegen einer Minderheit in der AG Region, vorrangig regional produzierte *Bio*lebensmittel zu verwenden, hatte schon zu Beginn des Projekts im Kernnetzwerk keine Mehrheit gefunden. Letztendlich blieb es bei einer Mischung aus konventionellen und Bio-Produzierenden, die die Kitas belieferten. (I1) Das Budget, das den Kitas für Ernährung zur Verfügung stand, und damit der geringe finanzielle Spielraum für die Ernährung, blieb trotz des Projekts unverändert.

Der Virtuelle Marktplatz war für Kitas nur sinnvoll, wenn sie darüber neben den frischen auch Trocken- und Tiefkühlprodukte beziehen konnten. Der Marktplatz sollte zukünftig ebenfalls für Gastronomie und andere Großküchen geeignet sein und ein Vollsortiment bieten. Um dies zu verwirklichen, wurde er auch für nicht-regionale Lebensmittelanbieter geöffnet. (vgl. Lange /Blinde /Böge et al. 2002, 113) Dies geschah erst, nachdem die regionalen Direktvermarkter davon überzeugt werden konnten, dass das System dadurch insgesamt auch für die Kitas attraktiver wurde (vgl. BEK /ISL 2002, 4-3).

Durch die Kooperation mit einer Initiative, die für die Wiedereingliederung von Frauen nach der Erziehungsphase ins Erwerbsleben arbeitete, konnten die Kita-Köchinnen an Schulungen teilnehmen. Währenddessen übernahmen Frauen, die wiedereingegliedert werden wollten, vorübergehend die Arbeit in den Küchen. Für einige von ihnen kam über diese Tätigkeit der Wiedereinstieg voran. (I3)

2000 und 2001 wurden insgesamt sechs Weiterbildungsveranstaltungen zu verschiedenen Themen durchgeführt, die zum Ziel hatten, Köchinnen, Küchenpersonal und Interessierte aus den Einrichtungen über Produkte und deren Herkunft und Zubereitungsmöglichkeiten zu informieren und sie im Umgang damit zu schulen. Ein Ziel war, an Stelle von Convenience-Produkten saisonale und frische

Produkte einzusetzen. (vgl. BKE, ISL 2002, 3-41) Dabei wurde auf die konkreten Anforderungen an das Kochen für die Kitas Wert gelegt: „Es gab ganz abenteuerliche Kochkurse, wo auch auf die Multi-Kulti-Aspekte eingegangen wurde, da die Kinder ja aus unterschiedlichen Kulturkreisen kommen." (I4)

Im Herbst 2000 wurden Fachtage für Pädagoginnen zum Thema Milch, Fleisch und Gemüse organisiert, drei der Modellkitas nahmen teil. Ab Frühjahr 2001 wurden pädagogische Materialien und Methoden mit Pädagoginnen und Eltern entwickelt. Im Sommer 2001 fanden eine Projektwoche „Na(h) Mahlzeit" in zwei Kitas, ein einwöchiger Bildungsurlaub für Eltern und weitere Fortbildungsangebote statt. Außerdem wurde ein Auftrag zur Erstellung eines umweltpädagogischen Internet-Handbuchs vergeben.

Über die Seminare erhöhte sich das Bewusstsein über die Qualität der Produkte bei den EinkäuferInnen in den Kitas. In 2002 wurde resümiert: „Die Gestaltung der Speisepläne hat sich in allen Küchen grundlegend geändert. Es kommen frische, regionale Lebensmittel auf den Tisch, die saisonalen Angebote werden mehr beachtet. Vorgefertigte Produkte (fast food aus dem Kühlregal) sind ausgetauscht worden gegen frische, eigenständig zubereitete Mahlzeiten aus Zutaten der Region" (BEK /ISL 2002, 3-42). Die Kita-Küchen ließen sich vermehrt von regionalen Anbietern beliefern, statt selbst einzukaufen, und nutzten die dadurch gewonnene Zeit zur Verarbeitung frischer Produkte (BEK /ISL 2002, 4-4). Es wurden geringe Änderungen im Einkaufs- und Kochverhalten von Kita-PädagogInnen und Eltern festgestellt (vgl. Lange /Blinde /Böge et al. 2002, 117-118).

Die Weiterbildung im IT-Bereich für Köchinnen und Landwirtschaft bestand in Internet- und Software-Kursen, praktischen Schulungen zur Bedienung des PC und des Virtuellen Marktplatzes. Sowohl die Köchinnen als auch die Landwirte verpflichteten sich für die Umsetzungsphase, ihre Bestellungen und ihr Angebot über den Virtuellen Marktplatz zu tätigen. Der Betrieb des Virtuellen Marktplatzes wurde zwischenzeitlich mehrfach aufgrund technischer Probleme unterbrochen. Zum Ende der Projektförderung wurde ein Überarbeitungsbedarf des Systems definiert, der sich aus der Kritik aller Beteiligten speiste.

Die Begleitforschung konstatierte, dass das soziale Ziel, nämlich die ‚Region' Bremen in der Wertschätzung zu erhöhen und das Ernährungsverhalten über das Ernährungsbewusstsein zu verändern, teilweise erreicht wurde – mit der Einschränkung, dass solche Veränderungen in der Regel längere Zeit als die Projektlaufzeit in Anspruch nehmen (vgl. Lange /Blinde /Böge et al. 2002, 116). Bezogen auf die Verwirklichung von Lokale Agenda 21-Projekten bilanzierte die Begleitforschung skeptisch: „Eine Verknüpfung verschiedener inhaltlicher Bereiche ist aufgrund der vorhandenen Verwaltungsstrukturen und Zuständigkeiten praktisch nicht möglich. Vor diesem Hintergrund gehen aber die für nachhaltigkeitsorientierte Projekte wesentlichen querschnittsorientierten Inhalte verloren." (Lange /Blinde /Böge et al. 2002, 119)

Die materiellen Leistungen dieser Phase bestanden in erster Linie:
- in der Weiterentwicklung des Virtuellen Marktplatzes
- in der Absicherung bestehender regionaler Wirtschaftsbeziehungen zwischen landwirtschaftlichen Betrieben und Kita-Küchen
- im vermehrten Einsatz frischer und regionaler Produkte in den am Projekt beteiligten Kindertagesstätten

4. Phase seit 2002: Kooperative Logistik im regionalen statt lokalen Verbund:
„Es sollen keine Gegenmaßnahmen gefördert werden."
Mit der 4. Phase verließ das Bremische Projekt den lokalen Rahmen. Damit wurden sowohl weitere AkteurInnen einbezogen und neue Netzwerke gebildet, als auch eine neue materielle Ausrichtung vorgenommen.

4. Phase prozedural
Ende 2002 verließ das Kita-Projekt den lokalen Rahmen Bremens. Die Projekte Logistik und Qualifizieren blieben getrennt; das Nahrungsnetzwerk erweiterte sich um regionale teilstaatliche und private Akteure.

Nach der Hälfte der Laufzeit der Kita-Projekte diskutierten die Beteiligten Möglichkeiten zur weiteren Förderung. Es standen mehrere Optionen offen[257]. Ein Antrag an den Bremer Senator für Wirtschaft im Rahmen der EU-Infrastrukturförderung wurde verworfen, als sich herausstellte, dass zwar 60% der Stadt Bremen zu den hieraus förderbaren Gebieten gehörten, nicht aber die (teilweise im Land Niedersachsen ansässigen) Erzeuger und der Landesverband. Also wurde im Sommer 2002 entschieden: „Wir können das vom Land Bremen her nicht weiter unterstützen." (I5)

Letztlich wurde unter der Federführung von Logistikinstitut und Landesverband ein Antrag auf ein „Leuchtturmprojekt Kooperative Logistik" im Rahmen des Bundeswettbewerbs „Regionen Aktiv" gestellt. Das Projekt „Kooperative Logistik" zur Vernetzung von Großverbrauchern mit regionalen Erzeugern wurde ab November 2002 finanziert, allerdings war die Bewilligung geringer als der beantragte Umfang[258]. Teilprojekte das Leuchtturmprojekts waren „Qualifizierung von KöchInnen und Küchenpersonal" sowie „Regionale Regale" in Fachgeschäften und Supermärkten[259]. Projektleiterin des Leuchtturmprojekts – und gleichzeitig Vorstandsmitglied im die Leuchtturmprojekte übergreifenden „Nordlichter"-Verbund der Region „Weserland" – wurde die Person, die vorher beim Landesverband im Rahmen des Kita-Projekts beschäftigt war (I5). Offizielle Träger der Kooperativen Logistik waren die SLÖ und ein weiterer Verein, eine Person, die bisher die Qualifizierung der Kita-Küchen-Beschäftigten durchgeführt hatte, sowie die ÖkoMarkt Bremen GbR (vgl. Nordlichter 2004a, 87-88).

Die Leistungen des Logistikinstituts waren aufgrund des Kostenrechnungsmodus beschränkt, wodurch sein Beitrag im Vergleich mit dem anderer Beteiligter teurer war; doch auch spezifische Ressourcen und das Bewusstsein darüber spielten eine Rolle: „Gleichzeitig haben wir als Institut in dieser Region Alleinstellungsmerkmale, da es so ein Institut in der Region eben nicht noch einmal gibt, das gleichzeitig Informatik und Anwendung programmieren kann und auf der anderen Seite die physische Logistik abbildet, dann entsprechend auf Bibliotheken und Projekterfahrung aus 50 Jahren

---

[257] Im Herbst 2001 wurde über die Beantragung von Mitteln beim BMBF aus dem Programm sozial-ökologische Forschung, aus der Regionalförderung bei der DBU oder aus dem Programm Regionen Aktiv des BMVEL beratschlagt (I5).

[258] Der Wettbewerb wurde vom BMVEL (Bundesministerium für Verbraucherschutz, Ernährung und Landwirtschaft) ausgerichtet. Von den beantragten 298.000 Euro für das Leuchtturmprojekt Kooperative Logistik (plus Eigenmittel) sollte auch ein großer Teil für Koordination enthalten sein (€ 128.000 plus Eigenmittel) (vgl. Nordlichter 2002, 48). Für die Projektlaufzeit von November 2002 bis Februar 2004 wurden 104.500 Euro bewilligt; die Koordination wurde am stärksten gekürzt. Die finanzielle Abwicklung des Förderprogramms sollte der Senator für Bau und Umwelt übernehmen, die konkrete Abwicklung sollten sich die Referate „Landesplanung – Stadt-Umland-Beziehungen" und „Vollzug der Schutzvorschriften (Forstwesen, Jagd, Landwirtschaft)" teilen (vgl. Nordlichter 2002, 47). Ein weiteres Leuchtturmprojekt zur regionalen Fleischvermarktung hatte einen beantragten Förderumfang von € 310.000; bewilligt wurden 100.360 Euro für den Zeitraum Dezember 2002 bis November 2003. (vgl. Nordlichter 2004a, 83-88)

[259] vgl. http://www.nordlichter-region-weserland.de/projekte/L.02.05.html, 25.11.2003

zurückgreifen kann, daher sind wir mit dabei, deswegen dürfen wir auch unseren Stundensatz, natürlich mit dem entsprechenden Eigenanteil, einbringen. Aber deswegen wird auch unsere Arbeitsleistung auf das Nötigste eingeschränkt" (I4).

Die Erweiterung des Kreises der beteiligten Großküchen und Landwirte erwies sich als relativ einfach, da durch die Vorprojekte einige Zugänge, z.B. über die Kirchen bereits geöffnet waren. Die Einbeziehung der Verbraucherzentralen und verschiedener anderer Institutionen, wie zum Beispiel der „Arbeitsgemeinschaft Großküchen Bremen" eröffneten Kontakte zu den Küchen, weswegen neben kirchlichen und städtischen Kitas auch Jugendverpflegungseinrichtungen, Krankenhäuser usw. von dem Regional-Projekt angesprochen wurden. Die Landwirte wurden überwiegend über „intermediates" gewonnen, z.B. über die Projektleitung der Bremer Ökomärkte, der die dort Beteiligten zur Mitarbeit motivierte, und über die Organisationsorgane von Wochenmärkten etc. (I4)

Die Kooperation mit den Landwirten im Projekt wurde durch deren Gradlinigkeit teilweise erschwert: „Die Landwirte sind extrem professionell in dem, was sie machen. Die haben ihre ganz klaren Vorstellungen, was sie wollen und was sie nicht wollen. Ihre Waren wollen sie nicht abgeben, sehen jetzt aber, nachdem wir sie ein Jahr lang verbal bearbeitet haben, dass das möglicherweise gar nicht anders geht." (I4) Auch mühsame Kommunikationsprozesse zwischen den Projektbeteiligten blieben an der Tagesordnung.

An dem Leuchtturmprojekt waren Bremische und regionale (teil-)staatliche Stellen wie Landkreisverwaltungen, Landwirtschaftskammern und Verbraucherzentralen[260] beteiligt, wenn auch oft passiv: „Als Informationslieferanten sind die natürlich Gold wert" (I4). Doch die Koordination der politischen Unterstützung in den regionalen Gremien ließ zum Teil zu wünschen übrig. Etwas früher als im Nordlichter-Projekt wurde in Oldenburg ein Projekt zur regionalen Vermarktung von landwirtschaftlichen Produkten bei privaten EndverbraucherInnen über eine – dem Bremer Virtuellen Marktplatz ähnliche – Plattform gefördert und umgesetzt: „Und im Grenzgebiet zwischen Bremen und Oldenburg sind natürlich extrem viele Landwirte, die sich fragen, soll ich da oder soll ich da mit machen. Bei beiden geht's nicht. Wir haben dummerweise unterschiedliche Systeme entwickelt. Die müssten ihre Lebensmittel ganz kompliziert über zwei verschiedene Systeme anbieten, über zwei verschiedene Wege einstellen und so, das ist natürlich schon blöd." In der Meinung der Projektbeteiligten hat vor allem „die Politik" verpasst, frühzeitig die Projekte miteinander zu vernetzen und Synergieeffekte herzustellen: „Also da hätten die Politik und die öffentliche Verwaltung viel besser schalten müssen, was so läuft und was die eigentlich fördern." (I4) Die Beteiligung staatlicher regionaler und lokaler Institutionen war teilweise unterstützend; in der Summe jedoch allein auf diesen Nenner zu bringen: „Es sollen keine Gegenmaßnahmen gefördert werden." (I4)

---

[260] Die Verbraucherzentrale des Landes Bremen e.V. war neben dem Kompetenzzentrum Ökolandbau in Niedersachsen e.V. und der Landwirtschaftskammer Weser-Ems die Trägerin des Leuchtturmprojekts „Regionale Fleischvermarktung" (vgl. Nordlichter 2004a, 83).

Die wichtigsten Netzwerke dieser Phase waren:

- Kitas, Landwirte und Teile der Projektkerngruppe, durch den Virtuellen Marktplatz verbunden
- Landesverband, Logistikinstitut, Landwirte sowie weitere Erzeuger, Verarbeiter und Großküchen der Region

4. Phase materiell

Ab Ende 2002 wurde der Virtuelle Marktplatz an Erfordernisse der Anbieter und Verbrauchsstätten weiter angepasst. Die regionale statt lokale Orientierung schlug sich in einer Diversifizierung der mit dem Marktplatz verknüpften Angebote und Strategien nieder.

Der Virtuelle Marktplatz war im Sommer 2003 zwischenzeitlich aus dem Betrieb genommen (I2), die Anforderungen aus der Praxis wurden folgendermaßen umgesetzt: Für die Kitas wurden die Bestelllisten derart vereinfacht, dass eine Kita ihr Einkaufsprofil speichern und in die damit festgelegten Kategorien nur noch die aktuell gebrauchten Mengenzahlen eingeben konnte. Seit die Köchinnen regelmäßig anfallende Bestellungen nicht jedes Mal neu definieren mussten, war ein wichtiger Kritikpunkt am Virtuellen Marktplatz ausgeräumt. Zudem wurde für die fehlerfreie schnelle Übermittlung der Daten an die Landwirtschaft eine Faxfunktion eingebaut, so dass die Bestellung bei Bedarf, anstatt über das Internet abgeschickt zu werden, ausgedruckt und gefaxt werden konnte. Für die Zukunft wurde eine SMS-Funktion vorgesehen, mit der die Landwirte über eine neu eingegangene Bestellung benachrichtigt werden. (I4)

Der Marktplatz sollte weiter optimiert, die Logistik-Konzepte sollten auf die größere Region angepasst werden, da jetzt nicht nur Stadt, sondern auch Land zu berücksichtigen waren. „Das heißt, [...] wir entwickeln weiter den Marktplatz, wir halten den Probebetrieb aufrecht, wir erstellen [...] möglicherweise Vernetzungskonzepte zu anderen laufenden Projekten" (I4). Ein Teilprojekt war die „Nordlichter-Landkarte", mit der virtuell AkteurInnen, Vermarktungswesen und Warenströme der Region abgebildet wurden (vgl. Nordlichter 2004a, 89). Ab 2003 wurde vom Logistikinstitut ein Business-Plan für den Virtuellen Marktplatz erstellt. Dieser war zunächst ein Modell zur Abbildung, wie sich das logistische System (physische und virtuelle Logistik) wirtschaftlich selbst tragen könnte, z.B. über Bestellgebühren oder über konkrete Logistikkosten. Zudem wurde die Trägerschaft eines solchen Systems bearbeitet: ob es von den Landwirten betrieben werden sollte oder ob eine Firma zwischengeschaltet würde. (I4) Neue Kooperationen zwischen Nachfragern und Anbietern wurden nur in Ansätzen gefördert (vgl. Nordlichter 2004a, 90).

Das KöchInnen-Qualifizierungs-Projekt wurde als ein Teilprojekt des Projekts „Kooperative Logistik" 2003 und 2004 in Form von Schulungen für KöchInnen und Küchenpersonal weitergeführt. Die wichtigste Zielgruppe waren KüchenleiterInnen von Gemeinschaftsverpflegungseinrichtungen (insbesondere Schulküchen oder kleinere Betriebskantinen). Dabei standen der Umgang mit frischen Lebensmitteln, die Gestaltung des Speisenplans und die Bezugsquellen regionaler Produkte auf dem Programm. Das Qualifizierungsprojekt wurde im Februar 2004 zum „Projekt des Monats" aus den 350 Projekten des Programms „Regionen Aktiv" gewählt (Nordlichter 2004b). „Das größte Problem für eine durchgängige Verwendung regionaler Produkte im Speiseplan sind für Großeinrichtungen die oft unzureichend professionalisierten Vertriebswege" (Nordlichter 2003b). Diese wurden weiterhin in den Projekten „Kooperative Logistik" und „Regionale Fleischvermarktung" zu optimieren versucht (vgl. Nordlichter 2003a, Nordlichter 2004b). Auch die Nutzungsbereitschaft des Virtuellen Marktplatzes war sehr unterschiedlich: Nutzten größere Großküchen in der Regel leicht neue Medien, so waren kleinere oft innovativer, hatten aber nicht so gute technische Möglichkeiten. (I4)

„[...] schwierig ist der Bereich Überzeugungsarbeit, diese neuen Ideen Landwirten und Küchen zu verkaufen, weil sie eben Zeit aufwenden müssen dafür. Sie kriegen kein Geld dafür, zumindest nicht direkt, sie müssen Zeit investieren, da den Nutzen für diese Investition von Zeit aufzuzeigen, das ist ganz ganz schwer." (I4)

Die Landwirtschaft stellte sich nach und nach darauf ein, dass die Vorverarbeitung der Lebensmittel eine entscheidende Komponente für die Großküchen war. Für die Produktgruppe Fleisch wurden die entsprechenden Verarbeiter in den Nordlichter-Projekten beteiligt. (I4) Im Leuchtturmprojekt, „Regionale Fleischvermarktung" wurde für den Bereich Fleisch ein beträchtlicher Entwicklungsbedarf festgestellt, weil „dieses Produkt für die regionale Landwirtschaft besonders bedeutsam ist und sich gleichzeitig die aktuellen Absatzbedingungen problematisch darstellen" (Nordlichter 2002, 27). Innerhalb von zwei Jahren sollten nachweisbare Ergebnisse im Nordlichter-Projekt erzielt werden, eines davon lautete: „In Kindertagesstätten soll der Anteil der Fleischprodukte aus der Region von 10% auf 20% gesteigert werden" (Nordlichter 2002, 29[261]). Ergebnisse dieses Projekts bestehen in der Weiterqualifizierung und Vernetzung relevanter AkteurInnen, im Aufbau einer „Interessengemeinschaft Rindfleisch" und in der Erarbeitung eines Regionalmarketingkonzepts (vgl. Nordlichter 2004a, 86).

Nach der Optimierung des Marktplatzes sollte ab Januar 2004 (in einer 18 Monate langen zweiten Förderphase) das erarbeitete neue Logistik-System unter den neuen regionalen Logistik-Anforderungen in die Praxis umgesetzt werden. Die Testnutzer auf beiden Seiten der Logistik, mit Letters of Intent zur Teilnahme verpflichtet, beteiligten sich an zwei parallelen Testphasen, „einmal Nutzung des Internet-Marktes und zum andern konventionelle Medien, also Nutzung von Telefon und Fax und so weiter, um abschätzen zu können, was effizienter, effektiver, besser läuft. Weil das Hauptziel ja die Anbahnung oder Entwicklung neuer Handelsbeziehungen in der Region ist, [...] wenn wir jetzt rauskriegen, dass das über den Marktplatz nicht so gut möglich ist wie über konventionelle Wege, dann müssen wir uns überlegen, ob wir eine entsprechenden Agentur oder sonst was einrichten, die die Handelsbeziehungen entwickelt, pflegt und ausbaut" (I4). Auch bezüglich der physischen Logistik blieb die Offenheit bezüglich der Organisationsformen auch in 2004 bestehen: „Vielleicht ist ja eine Kombination aus Telefon und Logistik-Dienstleister besser als eine Kombination aus Marktplatz und Direktbelieferung, da gibt es natürlich verschiedene Spielarten, die man sich da überlegen kann" (I4). Ergebnis der Projektphase sollte die Definition von Rahmenbedingungen sein, hinsichtlich derer sich der Marktplatz ökonomisch trägt: bei welchen Gebühren, bei welcher Mindestzahl an Kunden und bei welchen Abnahmemengen, bei wie ausgestatteten Zulieferern (z.B. mit und ohne Vollsortiment). „Das heißt, am Ende des Projekts kriegen wir dann raus, lohnt sich das mit dem Internetmarktplatz, oder ist das für Lebensmittel utopisch und nicht machbar" (I4). Auf die Abhängigkeit von Fördermitteln sollte mittelfristig verzichtet werden: „Das System muss sich entweder selbst tragen, oder es geht nicht. [...] Wir wollen, dass das System läuft, ohne dass es in irgendeiner Form von außen gefördert wird." (I4)

Durch die Ausbreitung des Projekts auf die Region Weserland wurden die Städte Bremen und Delmenhorst und die Bereiche Wesermarsch, Osterholz und Verden gleichermaßen beteiligt. Aus der größeren Anzahl der landwirtschaftlichen Betriebe, die über die Fläche verteilt, und der Großverbraucher, die eher in den städtischen Regionen angesiedelt waren, ergab sich, dass die Produkte eher

---

[261] Diese Zielvereinbarung erscheint zwar im Antragswerk, enthält aber den Zusatz, dass sie noch nicht vom Regionalforum verabschiedet sei, vgl. ebenda.

in Richtung Stadt geliefert wurden – mit Folgen für die Logistik: „Die Wege [sind] jetzt natürlich viel weiter und die Logistik ist dementsprechend viel komplizierter zu planen. Wenn jemand ganz im Norden des Landkreises Wesermarsch sitzt, und der liefert ein Produkt, das jemand in Bremen gern hätte oder in Verden, dann sind das ganz andere Wege, da muss man viel differenzierter eine physische Logistik planen und sich überlegen, ob man möglicherweise Lagerflächen mit einbeziehen muss." (I4)

Regionalität wurde allein mit dem Bezug auf die Region Weserland definiert und die Definition regionaler Versorgung faktisch auf über 150 km ausgedehnt. „Wenn man im Nordlichter-Kontext fragt, was denn regional ist, dann kriegt man irgendwie zehn Antworten" (I4). Die Herkunft von Vorprodukten oder Verpackungen wurde wegen der schwierigen Rückverfolgbarkeit in der Regel nicht geprüft. (I4)

Das regionale Projekt hatte in dieser Phase kein Alleinstellungsmerkmal mehr; die Realisierungschancen und damit auch sein Beitrag zu Nachhaltigkeitsleistungen – deren Umsetzung in dieser Arbeit nicht mehr bearbeitet werden konnten, da in 2005 der Abschlussbericht noch nicht vorlag – wurden als begrenzt eingeschätzt: „Das Geschäft ist extrem schwierig. Es gab ganz viele Ansätze Internetmarktplätze für Lebensmittel zu etablieren, die sind fast alle gescheitert. Das heißt, man muss sich schon ganz klar das Profil und die Ausrichtung verdeutlichen, die man da haben will. Wenn entsprechend die Akteure mitmachen, dann denke ich mal, sind unsere Erfolgsaussichten sehr gut. Wobei man sich eher auf die mittelgroßen bis kleinen Großküchen stürzen muss heute als auf die ganz ganz großen. Die kann man sich im Zweifel schnell vergrätzen, wenn da mal eine Lieferung nicht funktioniert, dann gehen die sofort wieder zum Großmarkt und fertig." (I4)

Ein Akteur beurteilt das Projekt zusammenfassend dahingehend, dass die Logistikkonzepte zwar noch nicht vollständig umgesetzt seien, dass sich langsam aber Erfolg einstelle: „Das hat Zeit gekostet, dass die Leute sich kennen und sich gegenseitig akzeptieren. Dass die jetzt auch, wenn sie jetzt nicht über den Marktplatz bestellt haben, sich gegenseitig auf dem Wochenmarkt besucht haben, und die Köchinnen, wenn es ging, nicht in den Supermarkt gegangen sind, sondern zum regionalen Bauernmarkt. Dass wir schon geschafft haben, verschiedene Handelsbeziehungen zu knüpfen, einfach auf Grundlage dieses Projektes. [...] Wir haben Erfolge im Bereich der Weiterbildung erzielt, die Köchinnen sind geschult worden in Verarbeitung und Verwendung von regionalen und von frischen Produkten, die Qualifikation für das Internet haben wir gestärkt bei Küchen und Landwirten, wir haben das Gefühl für die neuen Medien geweckt [...]. In den Bereichen Vertrauensbildung, Qualifizierung, Kennenlernen und Schaffung von Handelsbeziehungen, da haben wir vielleicht Erfolge erzielt, die viel höher zu bewerten sind, als dieses Marktplatzsystem, das physisch vorhanden ist." (I4)

Die materiellen Leistungen dieser Phase bestanden in erster Linie:
- in der weiteren Qualifizierung von Küchenpersonal und Küchenleitungen für die Verwendung regionaler Produkte
- in der Optimierung des Virtuellen Marktplatzes
- in einer regional abgestimmten Modellentwicklung für die Informations- und für die physische Logistik
- in der Schaffung von neuen regionalen Handelsbeziehungen

4.3.3.3 Explorative Auswertung des Prozesses in der prozeduralen und der materiellen Dimension

Das in Kapitel 3 entwickelte Instrumentarium wird nun auf die Fall-Entwicklung angewandt; anschließend wird das Nachhaltigkeitsraster auf die Ergebnisse angewandt, um die normativen Aspekte zu bearbeiten.

Prozedurale Auswertung

Netzwerke

Das Ursprungsnetzwerk entstammte der Lokalen Agenda 21; es versammelte in der AG Region AkteurInnen unterschiedlicher institutioneller Einbindung. Mit der Fokussierung auf Kindertagesstätten wurde eine Vertreterin des Landesverbands integriert, die über die verschiedenen Phasen und Konstellationsveränderungen hinweg eine zentrale Figur des Netzwerks blieb. Trotz der Trennung des Kita-Projekts in zwei inhaltliche Bereiche formierten sich die AkteurInnen zu einem Nahrungsnetzwerk, das sich um Landesverband, Logistikinstitut und Innovationsagentur sowie Modellkitas und Landwirte der Region gruppierte, und sich später um Großküchen und weitere Anbieter, Erzeuger und Landwirte der Region erweiterte. Mit der Regionalisierung des ursprünglich lokalen Projekts wurden Bremische Stadt- wie LandesvertreterInnen zu beratenden AkteurInnen bzw. wirken nur noch am Rande des Netzwerks mit.

Beteiligung an Netzwerken und Aufrechterhaltung der Netzwerke

Kriterien aus dem Baustein „Beteiligung am und Aufrechterhaltung des Netzwerks"
• Exklusivität, selektive Beteiligung am Netzwerk
• informelle Kontaktstrukturen
• Beteiligung von staatlichen und nicht-staatlichen Akteuren
• in/stabile Institutionalisierung im politisch-administrativen System
• keine repräsentativdemokratische Legitimation
• sich stabilisierende Verhandlungssysteme

Die AG Region war anfangs ein formal für Interessierte offenes Netzwerk; BremerInnen mit klaren institutionellen Orientierungen, z.B. eine leitende Person aus dem Senat, dominierten darin. Die Projektkerngruppe als Teilnetzwerk der AG Region war von nicht-staatlichen AkteurInnen dominiert; das staatliche Umweltressort blieb jedoch beteiligt. Die Lokale Agenda 21, die repräsentativdemokratische Verfahren ergänzen soll, bedeutete eine Verbindung der AG Region mit dem politisch-administrativen System; staatliche AkteurInnen wurden jedoch vor allem punktuell eingebunden, um das Projekt weiterführen und damit das Netzwerk stabilisieren zu können. Über die Verwaltung wurde die Innovationsagentur eingebunden und bekam aufgrund des Engagements eines Mitarbeiters einen wichtigen Stellenwert im Netzwerk. Das Logistikinstitut wurde mit einer Sonderfunktion in das Netzwerk eingebunden, da von ihm Weiterführung und Stabilisierung des Projekts abhingen. Kitas, LandwirtInnen und weitere Erzeuger / Zulieferer wurden zu dauerhaften Projektbeteiligten, doch waren sie eher passive Nahrungsnetzwerkmitglieder.

Arbeitsweise der Netzwerke und fragile Kooperation

Kriterien aus dem Baustein „Arbeitsweise des Netzwerks"	Kriterien aus dem Baustein „fragile Kooperation"
• Vertrauen und Kooperation	• wechselseitig verschränkte Handlungsstrategien
• nicht-hierarchische Arbeitsweise	• marktliche, hierarchische und weitere Koordinationsformen
• ungewöhnliche Allianzen	• Kooperation ungleicher Partner
• problem solving	• Fluidität und Fragilität der Netzwerke
• Integration von Sichtweisen	• Asymmetrie innerhalb und durch äußere Strukturen
• interne Akzeptanz	• Brüchigkeit der Kooperation durch Macht- und Gender-Unterschiede
• Intransparenz nach außen	
• Konflikte in der Repräsentation von Gruppen	• Stufenweise Rekonfiguration der Netzwerke
	• Verschiebungen in Entscheidungsrollen
• Effizienz	• Verhaltensänderung bis Institution

Das Kita-Projekt wurde zu einer Art öffentlicher „Institution" in Bremen, da es ein Symbol für die (wenn auch nur temporär bestehende) Lokale Agenda 21 war und einen wichtigen Ausgangspunkt für die Nordlichter-Projekte im Programm „Regionen Aktiv" darstellte; es erzielte langfristige Wirkungen in Form der Vernetzung der AkteurInnen sowie der Entwicklung von passenden Kooperationsformen. Die Beziehungen zwischen den NetzwerkakteurInnen waren insgesamt von Engagement und Vertrauen geprägt. Die kurzfristige Allianz zwischen den AG Region-Mitgliedern und weiteren Senats- und VerwaltungsvertreterInnen bis hin zum Bürgermeister war ungewöhnlich, jedoch schaffte sie keinen Rahmen für eine mögliche Integration von Sichtweisen; die Kooperation stoppte vielmehr an formalen Ressortgrenzen. Die Beiträge der Verwaltung im Rahmen der Antragsverfahren blieben stellenweise intransparent.

In der ersten Antragsstellungsphase trat innerhalb der Projektkerngruppe ein Konflikt wegen der Repräsentation bei Verhandlungen mit dem Senat auf; ebenso entstand ein Konflikt mit dem Agenda-Büro, dessen Vertretungsanspruch übergangen wurde.

Ein Verfahren zur Integration der Sichtweisen zwischen den Verwaltungsressorts wurde nicht gefunden. Zwischen Logistikinstitut und dem übrigen Nahrungsnetzwerk jedoch bedeutete die Verschränkung der Handlungsstrategien eine teilweise Integration ihrer Sichtweisen, insbesondere bezogen auf Formen der Kooperation mit Küchen und Landwirtschaft. Damit wurden jedoch Macht- und Gender- Unterschiede innerhalb des Netzwerkes sowie die Brüchigkeit der Konstellation vergrößert: Die Kooperation mit dem Logistikinstitut bedeutete eine Aufwertung der Beteiligung von AkteurInnen, die mit Infrastruktur, Transport und Technologien befasst waren; zu Beginn hatten Beteiligte mit dem Schwerpunkt Weiterbildung dominiert. Die somit innerhalb des Nahrungsnetzwerks ab Phase 2 verschobenen Entscheidungsrollen zugunsten des Logistik-Instituts führten zu einer Asymmetrie zwischen den Beteiligten, die im regionalen Projekt weiterbestand. Die Netzwerkstruktur war jedoch so stabil, dass trotz der inhaltlich und förderstrukturell begründeten Trennung in die Bereiche Logistik und Qualifizieren keine Netzwerkspaltung erfolgte; vielmehr blieben die NetzwerkakteurInnen in den Netzwerken um die Projektkerngruppe, in Kitas und Landwirtschaft in beiden Bereichen die selben.

Die Fragilität des Netzwerks kann nicht allein mit der Abhängigkeit des Nahrungsprojekts von der Mitwirkung des Logistikinstituts begründet werden; ohne die Beteiligung des Logistikinstituts wäre das Projekt zwar nicht in dieser Form zustande gekommen, das Netzwerk aber evtl. bestehen geblieben. Aus dieser Konstellation begründete sich allerdings seine stufenweise Rekonfiguration: Das Logistikinstitut bekam eine wichtige Entscheidungsrolle, die auch im regionalen Projekt trotz der veränderten Trägerstruktur insgesamt erhalten blieb.

Umweltressort und Innovationsagentur kooperierten mit der Projektkerngruppe pragmatisch im Modus problem solving. Durch den persönlichen Einsatz einer Person steigerte die Innovationsagentur die Kooperationseffizienz und stellte dies auch gegenüber der Öffentlichkeit dar.

Der Partizipationsansatz des Landesverbands bedeutete insbesondere bezogen auf Küchen und Landwirtschaft die Förderung nicht-hierarchischer Arbeitsweisen und stellte auf die Kooperation auch ungleicher PartnerInnen, also zwischen KöchInnen, ihren WeiterbildnerInnen, den InformatikerInnen im Logistikinstitut usw. ab. Das Nahrungsnetzwerk selbst jedoch bestand faktisch aus wenigen Personen aus dem Landesverband und dem Logistikinstitut, die teilweise stellvertretend für die anderen AkteurInnen agierten.

Aus Sicht der Netzwerkbeteiligten und der Begleitforschung bedeutete das Projekt zwar eine Umsetzung der Lokalen Agenda 21, hierarchisch koordiniert war aber lediglich die Federführung des Umweltressorts innerhalb der Verwaltung, nachdem der Bürgermeister interveniert hatte. Die Entscheidung für eine lange Modellphase, in der Geldgeberinstitutionen über Koordinationsformen mitbestimmten, bedeutete marktliche Koordinationsformen zeitlich bis zum Praxisbetrieb auszusetzen. Durch das Antragswesen und die Begleitforschung wurde ein gewisses Maß an Transparenz der Arbeitsweisen nach außen gewährleistet[262].

Rolle staatlicher AkteurInnen

Kriterien aus dem Baustein „Rolle staatlicher Akteure"
• unterschiedliche Steuerungs- und Koordinationsressourcen der Akteure
• Koordinationsfunktion und Interventions- oder Blockademöglichkeiten staatlicher Akteure
• Beteiligung staatlicher Akteure in Risikofragen
• Indirekte Steuerung durch staatliche Akteure

Die Lokale Agenda 21 in Bremen war teilweise von staatlichen AkteurInnen getragen; in der AG Region, aus der das Nahrungsprojekt hervorging, wirkten Parteien- und VerwaltungsvertreterInnen mit. Bis auf einen Vertreter des Umweltressorts arbeiteten im Nahrungsnetzwerk jedoch keine staatlichen AkteurInnen mit. Trotzdem wurde an den Bremer Senat die Rolle des Financiers herangetragen; erst durch die Intervention des Bürgermeisters offenbarte sich die Nicht-Institutionalisierung der Lokalen Agenda 21 im Senat. Das Umweltressort behielt die Koordinationsfunktion seitens des Senats. Die Finanzierung des Projekts erfolgte aus verschiedenen Programmen; durch diese indirekte staatliche Steuerung wurden die Netzwerkkonstellationen und Projektausrichtungen verändert. Ausgelöst durch die Zusammenkunft verschiedener Senat-Ressorts mit den ProjektprotagonistInnen entstand eine

---

[262] Die in Projektanträgen geplanten und in Projektberichten beschriebenen Koordinationsmodi zwischen den Beteiligten und ihre Arbeits- und Umsetzungsformen entsprachen jedoch, wie zu erwarten und in den Interviews feststellbar war, nur zum Teil den faktischen Verfahren.

punktuelle Zusammenarbeit mit der Wiedereingliederungsinitiative; die konkrete Projektbearbeitung wurde von der Stadt an die privatwirtschaftliche Innovationsagentur delegiert.

Die Steuerungskompetenz der staatlichen AkteurInnen im Senat war auf die Verwaltung überörtlich gespeister Förderfonds begrenzt; selbst diese Kompetenz wurde einmal auf die Probe gestellt, als sich die zuerst von ihnen empfohlene Finanzquelle als nicht verfügbar erwies. Erst durch die flexible Reaktion staatlicher *und* nicht-staatlicher AkteurInnen gelang die Finanzierung.

Im regionalisierten, aus einem staatlichen Programm finanzierten Projekt, behielten staatliche AkteurInnen insbesondere beratende Funktionen am Rande des Nahrungsnetzwerks.

Paradoxien

Kriterien aus dem Baustein „Paradoxien"
• Räumlichkeit und Entgrenzung Begrenzte Entstehungskontexte und deren Erweiterung um Akteure bzw. Materielles • Kontextualisierungen Stufen der Öffnung und Schließung von Netzwerken durch Ursprungskontexte und Verwendungskontexte • Zukunftsfähigkeits-Paradox Erweiterung und Reduktion von Handlungsmöglichkeiten und Unsicherheiten für Individuen, öffentliche Güter und Gesellschaft

Angeregt von der internationalen Agenda 21 entstand in Bremen die Lokale Agenda 21 und mit ihr die AG Region, aus der das Nahrungsprojekt hervorging. Für die im Stadtgebiet Bremens liegenden Kitas wurden ProduzentInnen aus der Region um Bremen einbezogen; die anfängliche Eingrenzung auf einen Umkreis von 150 km wurde mit der Regionalisierung des Projekts auf das gesamte „Weserland" ausgeweitet.

Die Kontextualisierungen wurden durch die Finanzierungsmodi beeinflusst; unterschiedliche Kontexte der Projektkerngruppenmitglieder, Kontexte der Kitas, Erzeuger und Zulieferer öffneten sich gegenüber den Logistik-AkteurInnen; aufgrund ihrer Erfahrungen mit dem Virtuellen Marktplatz entwickelten die LogistikerInnen verschiedene Systemoptionen für erweiterte Verwendungskontexte: sowohl für die Kitas und Erzeuger des lokalen Projekts als auch für Anbietende regionaler und nicht-regionaler Produkte und Großküchen verschiedener Größe.

Kontextualisierungen fanden auch durch das Antragswesen statt: Die AkteurInnen des Kernnetzwerkes passten die Projektkonzeption flexibel an unterschiedliche Institutionen und formale Anforderungen an. Letztlich wurde der lokale Ursprungskontext, in den von Beginn an regionale AkteurInnen einbezogen waren, für den regionalen Anwendungskontext aufgegeben.

Bezogen auf die Zukunftsfähigkeit sollte die Maßstabsverkleinerung regionale Verbindungen zwischen AkteurInnen herstellen, um langfristig zu Nachhaltigkeitszielen beizutragen; damit war explizit eine die vorherrschende Ent-Regionalisierung ergänzende bzw. ihr entgegensteuernde Richtung zur Schaffung lokaler Handlungsspielräume eingeschlagen.

Rolle des Materiellen

Kriterien aus dem Baustein „Rolle des Materiellen"
• Interaktion von Artefakten und Materiellem mit Akteuren in Netzwerken
• Verantwortung auch nicht-menschlicher Akteure in Netzwerken
• Enthierarchisierung durch Interobjektivität zwischen Netzwerkbeteiligten

Die frischen und regionalen Lebensmittel in den Kita-Küchen ermöglichten neue Kochpraxen und durch die Anlieferung mehr Zeit für die Kochvorgänge; sie veränderten bzw. intensivierten insbesondere die Zusammenarbeit zwischen Kitas und LandwirtInnen. Auch wenn die Kita-Beschäftigten und die LandwirtInnen selten in gemeinsamen Workshops zusammenwirkten, so wuchs auf beiden Seiten die Möglichkeit, eine Interobjektivität der verschiedenen Standpunkte herzustellen.

Das wichtigste Artefakt bzw. Materielle im Bremer Projekt war der Virtuelle Marktplatz, durch den die Zusammenarbeit zwischen LandwirtInnen und Kitas neu gestaltet wurde. Erst durch den Virtuellen Marktplatz konnte das Kita-Projekt-Netzwerk um Förderinstitutionen erweitert und von ihnen gefördert werden. Der Virtuelle Marktplatz war zudem verantwortlich für die Einbeziehung auch nicht-regional produzierender Unternehmen in das Projekt.

Es fand eine neue Hierarchisierung zwischen den Netzwerkbeteiligten statt, weil die Finanzierung der Arbeit der QualifiziererInnen von der Entwicklung des Virtuellen Marktplatzes abhängig gemacht wurde. Jedoch war es notwendig, die NutzerInnen des Virtuellen Marktplatzes mittels PC- und Softwareschulungen weiterzubilden, so dass diese Asymmetrie im Projektverlauf abgemildert wurde.

Innerhalb der Kitas wurden bestehende Hierarchien stellenweise aufgebrochen, da die KöchInnen mit der Nutzung von Computern ihren Arbeitsbereich erweiterten.

Fazit der Kriterienanwendung in der prozeduralen Dimension
Wenige AkteurInnen aus der AG Region bildeten ein Kernnetzwerk, durch das weitere staatliche und nicht-staatliche AkteurInnen in das Netzwerk einbezogen wurden. Die Zusammenarbeit war stellenweise konfliktär, da die angestrebte Institutionalisierung in der kommunalen Lokalen Agenda 21 nicht gelang. Die Einbeziehung des Logistikinstituts in das Netzwerk bedeutete einen Wendepunkt in der prozeduralen Prozessdimension, da dies die Entscheidungsverantwortlichkeiten verschob und die Öffnung des Netzwerks für verschiedene weitere AkteurInnen bedeutete.

Materielle Auswertung

Ressourcen

Kriterien aus dem Baustein „Ressourcen"
• Mobilisierung und Pooling von verstreuten Ressourcen
• ressortübergreifendes Arbeiten

Das Kita-Projekt poolte die für das Projekt notwendigen praktischen Ressourcen des Landesverbands und damit der darin organisierten evangelischen Kitas, weiterer (katholischer) Kitas und LandwirtInnen; diese wurden ergänzt durch Strategien und Wissen insbesondere im Bildungsbereich der anfänglich beteiligten AkteurInnen. Im begrenzten Modellprojekt blieben potenzielle Ressourcen städtischer Kitas wie andere Rezepturen, Vernetzungen, Lieferstrukturen außen vor. Die „virtuellen" (Internetplattform) und später auch physischen logistischen Ressourcen (Organisation von Lieferungen) wurden zuerst strategisch zur Finanzbeschaffung bei staatlichen Stellen, dann praktisch einbezogen. Mit der Regionalisierung des Projekts kamen regionale Ressourcen aus Produktion, Großküchen und Logistik hinzu. Staatliche Ressourcen flossen in Form von Finanzmitteln aus lokalen bis nationalen Programmen ein, zudem zu Beginn in Form konkreten Know-hows des Senats, im regionalen Kontext als Beratungsleistungen verschiedener Institutionen.

Die Ressourcen waren ungleich verteilt, da nur die staatlichen Akteure über Zugang zu bestimmten Finanzquellen verfügten. Die erste Finanzierung der Weiterbildung kam aus einem repräsentativ-demokratisch verwalteten Fonds, die Finanzierung der umfangreicheren Projekte erfolgte ebenfalls aus staatlichen Geldern. Unabhängig von den Bremer Verwaltungsressorts, die nicht ressortübergreifend arbeiteten, arbeitete das Projekt analog z.B. zur inhaltlichen Interdependenz von Qualifizierung und Logistik und damit über Politikfeldgrenzen hinweg.

Leistungen

Kriterien aus dem Baustein „Leistungen"
• Positivsummenspiele
• Akzeptanz und Effektivität
• Vermeidung externer Effekte

Die wichtigsten Leistungen des Kita-Projekts bestanden in Qualifizierungsmaßnahmen von Kita-KöchInnen zur Verwendung regionaler Lebensmittel, in Schulungen für Kita-Personal und LandwirtInnen zum Umgang mit PC, Internet und dem Virtuellen Marktplatz, zudem in der Installation und Erprobung des Virtuellen Marktplatzes, in der Absicherung und im Ausbau regionaler Wirtschaftsbeziehungen und im vermehrten Einsatz frischer und regionaler Produkte in Kitas. Insbesondere innerhalb des Logistikinstituts, das erstmalig einen reproduktionsnahen Bereich bearbeitete, aber auch in der Öffentlichkeit wurde die Ernährung in Kitas zu einem akzeptierten nachhaltigkeitsrelevanten Thema. Waren die ökologischen und gesundheitsbezogenen Auswirkungen des lokalen Projekts noch gering eingeschätzt worden, so bedeutete die Ausweitung des Logistik- und Qualifizierungs-Projekts auf die Region Weserland und damit auf viele Großküchen, landwirtschaftliche und Lebensmittel-Betriebe ein großes Steigerungspotenzial für die Effektivität der Maßnahmen und für die Verminderung negativer externer Effekte.

Iterative Veränderungen

Kriterien aus dem Baustein „Iterative Veränderungen"
• Ermöglichung von Positionsveränderungen
• dauerhafter iterativer Veränderungsprozess

Die ursprünglich auf die drei Nachhaltigkeitssäulen ausgerichtete Projektkonzeption wurde in Antragsform gebracht und flexibel für angestrebte Förderquellen umgearbeitet.

Die LandwirtInnen befassten sich im Kita-Projekt mit der Verwendung ihrer Produkte in Großküchen; die Kita-Küchen wurden mit der Herkunft der Lebensmittel konfrontiert. Unabhängig vom Virtuellen Marktplatz veränderte sich in einigen Küchen durch das Projekt das Einkaufsverhalten (Markt statt Supermarkt, weniger Fertigprodukte); einige Küchen behielten die bestehende Lieferpraxis durch die LandwirtInnen bei oder schlossen sich dieser neu an. Die Verwendung regionaler Lebensmittel durch die Kitas ging einher mit der Veränderung und Erweiterung von Kenntnissen bei den Beteiligten. Zum Teil orientierten sich LandwirtInnen am Bedarf von Kitas und kooperierten mit anderen Anbietenden, um ein Vollsortiment bieten zu können; teilweise transformierten sie ihre Geschäftsstruktur durch die Ergänzung ihrer Herstellungs- um Dienstleistungsfunktionen.

Innerhalb des Logistikinstituts bedeutete der Virtuelle Marktplatz eine Ergänzung bisheriger Projekte um ein inhaltlich ungewöhnliches, zuerst eher kleines Lebensmittelprojekt, das allerdings politisch forciert wurde. Eine größere inhaltliche Positionsveränderung fand in der Projektkerngruppe statt, da die physische Logistik zwar von Anfang an mit dem Ziel der Verringerung von Transportentfernungen einbezogen wurde, jedoch ein virtuelles System nicht in Betracht gezogen worden war. Die Nutzung des Virtuellen Marktplatz erforderte eine komplementäre Qualifizierung für die Verwendung regionaler Lebensmittel; insofern gelang schrittweise die Integration des neuen Schwerpunkts in die Projektstruktur. Die Sinnhaftigkeit der virtuellen Komponente wurde im Untersuchungszeitraum nicht eindeutig beantwortet; vielmehr ging der Bewertungsprozess weiter, ob eine virtuelle Plattform überhaupt ein notwendiges Instrument zur Minimierung von Transportentfernungen und zur ressourceneffizienten Gestaltung der Logistik für Kitas und andere Großküchen sein könnte.

Kontext-Dynamiken

Kriterien aus dem Baustein „Kontext-Dynamiken"
• Durchlaufen von Entwicklungskontexten für innovative Ideen, Kontexten der Rekombination mit sozialen Komponenten, Kontexten der gesellschaftlichen Durchsetzung
• beteiligte und ausgeschlossene Kontexte
• Pfadabhängigkeiten
• Innovationssysteme als Standortvor- bzw. -nachteile

Der Entwicklungskontext des Nahrungsprojekts in Bremen war die Lokale Agenda 21, in der die Integration der drei Nachhaltigkeitssäulen zur Umsetzung in Kita-Küchen konzipiert wurde. Eine Rekombination mit weiteren Komponenten erwies sich bei der Finanzierung einer Modellphase sowie bei der Nutzung des Virtuellen Marktplatzes als hürdenreich. So war die Finanzierung des drei Säulen-Konzepts nicht umsetzbar, wohl aber die eines modernen virtuellen Systems, das in verschiedene Förderfonds integriert werden konnte. Dahinter lag eine deutsches Innovationsförderungssystem, in dem neue Technologien eine wichtige Rolle spielten und das somit das Kita-Projekt beeinflusste. Die Einbindung des Virtuellen Marktplatzes in die Praxis erforderte die Weiterqualifizierung der beiden Akteurgruppen LandwirtInnen und Kitas; ihre Kooperationsstrukturen veränderten sich. Der Virtuelle Marktplatz war so aufwändig zu bedienen, dass er für die Kitas nur mit Vollsortiment nützlich war, zudem beeinflusste er die Personalstrukturen in den Kitas, indem Küchenpersonal Zugang zum PC bekam. Die LandwirtInnen mussten Zusatzleistungen wie das regelmäßige Prüfen von Bestellungseingängen und ständige Aktualisieren ihrer Angebote erbringen. Die Rekombination blieb im Modellbetrieb; es galt am Ende des Untersuchungszeitraums als nicht unwahrscheinlich, dass gerade die virtuelle Komponente nicht unbedingt zur gesellschaftlichen Durchsetzung regionaler Strukturen beitragen würde, dass vielmehr persönliche Verbindungen gerade im regionalen Kontext für Wirtschaftsstrukturen konstituierend und festigend wirkten, und das Bestellsystem höchstens eine Ergänzung dazu sein könnte.

Die Kontextualisierung des Virtuellen Marktplatzes hatte auch zur Folge, dass das Angebot der regionalen Erzeuger und Zulieferer durch überregionale Waren ergänzt wurde. Viele angrenzende Kontexte wurden einbezogen (z.B. Gastronomie, ein Bio-Unternehmen als Projektmitträger, große Großküchen und Erzeuger). Der Anwendungskontext wurde folglich erweitert, doch endete der Untersuchungszeitraum, bevor praktische Erfahrungen mit dem regionalen System (das in Konkurrenz zu parallelen Entwicklungen stand) und die ökonomische Tragfähigkeit des innovativen Systems die Durchsetzungsfähigkeit bewiesen hätten.

Fazit der Kriterienanwendung in der materiellen Dimension
Der Virtuelle Marktplatz, ein das ursprünglich erarbeitete Konzept der „Kita-Küchen der kurzen Wege" ergänzendes Moment, wurde aufgrund seiner finanziellen Förderungsfähigkeit zum Dreh- und Angelpunkt des Projekts. Neben seiner – im Untersuchungszeitraum nicht abgeschlossenen – Entwicklung und Erprobung veränderten sich Wirtschaftsbeziehungen zwischen Landwirtschaft, Verarbeitungs- und weiteren Lebensmittelfirmen und Kita-Küchen in Bremen; weitere Küchen und Firmen der Region „Weserland" kamen hinzu. Neben der faktischen Veränderung des Lebensmitteleinsatzes in einigen Küchen profitierte eine nicht geringe Anzahl von Personen von auf ihre Bedürfnisse zugeschnittenen Weiterbildungsveranstaltungen und von Kommunikationsangeboten, die langfristig im Sinne des Ziels der Festigung regionaler Wirtschaftsstrukturen wirken dürften.

4.3.3.4 Analyse der normativen Nachhaltigkeits-Ausprägungen des Prozesses in der prozeduralen und der materiellen Dimension

Aufbauend auf der breiten Erfassung des Bremer Prozesses wird nun der Beitrag der beschriebenen prozeduralen und materiellen Elemente bezogen auf normative Aspekte aus dem Nachhaltigkeitskonzept bewertet.

Normative Nachhaltigkeit in der prozeduralen Dimension
Die prozedurale Dimension als normative Kategorie umfasst Entwicklungen und insbesondere positive Veränderungen durch eine erweiterte Zusammenarbeit von staatlichen und nicht-staatlichen AkteurInnen.

Institutionen und Verfahren

Entwicklungen und insbesondere eine erweiterte Zusammenarbeit von AkteurInnen bezogen auf	**die Art von Institutionen und Verfahren (Beteiligung, Repräsentation, Konfliktregulierung, Entscheidung)**

In der Lokalen Agenda 21, in der AG Region und auch im Kita-Projekt-Netzwerk arbeiteten staatliche und nicht-staatliche AkteurInnen in einer neuen Konstellation zusammen. Die Beteiligung an den

Entscheidungsverfahren, die zur Projektfinanzierung führten, war insbesondere von institutionellen Vorgaben bestimmt, mit denen zum Teil erfolgreich flexibel verfahren wurde (Innovationsagentur), die aber zum Teil eine Projektneuausrichtung notwendig machten (Senatsressorts).

Die Betroffenen (Kita-Personal, Eltern, LandwirtInnen) wurden am Projekt beteiligt; aufgrund kommunikativer und organisatorischer Hürden wurden sie im steuernden Projektnetzwerk vermittelt über andere AkteurInnen (Weiterbildnerin, Landesverband, SLÖ) eher indirekt repräsentiert.

Der Konfliktregulierung nahm sich in aufwändigen Kommunikationsprozessen vor allem eine Person an. Entscheidungen wurden mit wenigen Ausnahmen gemeinsam vorbereitet und konsensual getroffen.

Entscheidungsrollen

Entwicklungen und insbesondere eine erweiterte Zusammenarbeit von AkteurInnen bezogen auf	**Entscheidungsrollen in Politikprozessen (von Input bis Output)**

Nachdem die Projektidee in der AG Region entstanden war, erarbeiteten der Landesverband (gemeinsam mit den eigenen und katholischen Kitas) und die Projektkerngruppe die Projektkonkreti-sierung. Dieser Input aus dem Kita-Projekt-Netzwerk wurde von politischen FunktionsträgerInnen verbal unterstützt, jedoch auf ihre Initiative hin durch die federführende Beteiligung des Logistikin-stituts in wesentlichen Teilen verändert. Die verschiedenen Inputs zur Projektbeantragung leistete wiederum das Nahrungsnetzwerk, unterstützt von der städtisch beauftragten Innovationsagentur; das Projekthandeln – das hier grob dem Output zugeordnet werden kann – oblag wiederum dem selben Netzwerk und den Projektbetroffenen Kitas und Landwirtschaft. Kita- und Landwirtschaftsbeschäf-tigte waren beim Input kaum beteiligt; der nach und nach vom Kita-Projekt-Netzwerk errungene Gestaltungsraum bei der Mittelbeantragung des selbst entwickelten Projekts kann hingegen als ein Zugeständnis von Seiten der politischen FunktionsträgerInnen im Sinne einer erweiterten Zusam-menarbeit beim Input interpretiert werden.

Ebenen

Entwicklungen und insbesondere eine erweiterte Zusammenarbeit von AkteurInnen bezogen auf	**die berücksichtigten Ebenen (global bis lokal)**

Unter Berufung auf die international eingeführte Lokale Agenda 21 wurde das lokale Programm „aus der Region für die Region" entwickelt, das vor allem Bremer und wenige weitere AkteurInnen aus dem direkten regionalen Umfeld involvieren sollte. Durch den Transfer des Projekts auf die regio-nale Ebene kamen insbesondere nicht-staatliche AkteurInnen aus Nachbarstädten und der Region hinzu, während die Finanzierung aus einem bundesweiten Programm erfolgte.

Politikbereiche

Entwicklungen und insbesondere eine erweiterte Zusammenarbeit von AkteurInnen bezogen auf	**unterschiedliche Politikbereiche (Ressorts, Sektoren, Policies)**

Die AG Region deckte ursprünglich alle Politikbereiche der Regionalpolitik (auch Tourismus etc.) ab; im Kita-Projekt waren AkteurInnen insbesondere der Bereiche Kirche, Landwirtschaft, Technologie- und Wirtschaftspolitik, Weiterbildung und Ökologie aktiv. Hinzu kam das Logistik-Institut als Akteur der Wissenschaft. Industrie und Handel waren im Regional-Projekt teilweise eingebunden. Die Zusammenarbeit erstreckte sich damit auf eine breite Palette von Politikbereichen, allerdings war der Versuch der Ausrichtung an den drei Säulen Ökologie, Ökonomie und Soziales innerhalb des Senats fehlgeschlagen.

Normative Nachhaltigkeit in der materiellen Dimension

Hier werden materielle Ziele, Folgen und Leistungen von Nachhaltigkeit, wie sie in Kapitel 2 konzipiert wurden, in den Prozessen nachgewiesen. Die materielle Dimension als normative Kategorie bedeutet die Integration widerstreitender Ansätze und Konfliktüberwindung in verschiedenen, hier nacheinander bearbeiteten Bereichen.

Säulen

Integration widerstreitender Ansätze und insbesondere die Überwindung von Konflikten	**zwischen den Säulen Ökonomie, Ökologie und Soziales/Kultur**

Ausgehend von der staatlichen Förderung, die eine Entwicklung des Virtuellen Marktplatzes stärker berücksichtigte als den Einsatz regionaler Lebensmittel in Kita-Küchen, schien die Ökonomie über die Ökologie – hier: regional erzeugtes Gemüse – die Oberhand gewonnen zu haben. Dies ließ sich auch aus dem Bericht des Begleitforschungsprojekt herauslesen: Über die Restriktionen, insbesondere die finanziellen, gewannen „ökonomische Gesichtspunkte sowie modern und lukrativ geltende Themen die Oberhand" (Lange /Blinde /Böge et al. 2002, 112).[263] Die Projektentwicklung ist jedoch auch anders interpretierbar. Danach ist der Virtuelle Marktplatz zwar eine vor allem ökonomisch motivierte Lösung, jedoch wurde der Ökonomie-Ökologie-Konflikt durch das Projekt so gelöst, dass, erstens, Weiterbildungen für KöchInnen, PädagogInnen, LandwirtInnen und andere Beteiligte auch im Rahmen der Einführung des Virtuellen Marktplatzes durchgeführt wurden, die letztendlich auch ökologisch wirksame Resultate hatten[264], und dass, zweitens, der Virtuelle Marktplatz zum Transfer des Projekts auf die regionale Ebene verhalf, wodurch die ökologischen Effekte in einem größeren Raum zur Geltung kommen konnten.

Der Konflikt zwischen der Bereitschaft von Kita-Beschäftigten und LandwirtInnen, den Virtuellen Marktplatz nutzen zu wollen (Ökologie), aber über das notwendige Know-how nicht zu verfügen (Soziales/ Kultur und Ökonomie), wurde durch Weiterbildungsangebote zur PC- und Internet-Nutzung gelöst. Diese waren auch über den konkreten Nutzen hinaus für diese beiden Gruppen von Beschäftigten wertvoll.

Der Konflikt für die Küchen, frisches Gemüse verarbeiten zu wollen (Ökologie, Gesundheit), doch den daraus entstehenden Mehraufwand ökonomisch nicht tragen zu können, wurde zum Teil

---

[263] Eine BMBF-Projektbearbeiterin zog daher den Schluss, dass es erfolgversprechender sei, „ökologische, ökonomische und soziale Themen getrennt zu behandeln und jeweils konzentriert anzugehen, um Potenziale und Kräfte ‚von unten' nicht mit unüberwindlichen Schwierigkeiten zu konfrontieren." (Lange /Blinde /Böge et al. 2002, 119)

[264] Die nicht nur in den Kitas sondern auch bei den LandwirtInnen durch das Projekt hervorgerufenen Veränderungen im Konsum- und Lernverhalten zeigen sich erst nach Jahren und sind nicht ohne Weiteres messbar (so auch: Lange /Blinde /Böge et al. 2002, 119).

dadurch gelöst, dass LandwirtInnen die Küchen direkt belieferten und ihnen dadurch Einkaufszeit ersparten.

Dass die Küchen nur Lieferer mit einem Vollsortiment akzeptieren wollten, war ökonomisch und praktisch (Soziales /Kultur) begründet; während die LandwirtInnen zu Beginn auf ihrem nur eigenen, regionalen Produktangebot bestanden (Ökologie, Ökonomie). Zur Lösung des Konflikts trugen die LandwirtInnen bei, die ihr Angebot an Produkten und Dienstleistungen umgestalteten, um weiterhin Kita-Küchen beliefern zu können.

Intragenerationale Gerechtigkeit

Integration widerstreitender Ansätze und insbesondere die Überwindung von Konflikten	in Sachen lokaler bis globaler intragenerationaler Gerechtigkeit

Die im Bremer Projekt angestrebte Stärkung der regionalen Wirtschaft und die Förderung des Regionalbewusstseins bei den KonsumentInnen wurde als Beitrag zu lokaler *bis* globaler Nachhaltigkeit aufgefasst.[265]

Intergenerationale Gerechtigkeit

Integration widerstreitender Ansätze und insbesondere die Überwindung von Konflikten	der langfristigen, intergenerationalen Gerechtigkeit

Durch das Kita-Projekt sollte eine Grundlage bei den Kindern für Gesundheit und Geschmacksbildung gelegt werden, die mindestens ihre eigene, wenn nicht die folgenden Generationen mit prägen würde; die Reduzierung von Transportkilometern verfolgte auch langfristige Umweltziele. Die Förderung regionalen Wirtschaftens und regionaler Wirtschaftsbeziehungen sollte eine langfristige Weichenstellung gegen negative Auswirkungen von Globalisierung sein.

Gender

Integration widerstreitender Ansätze und insbesondere die Überwindung von Konflikten	in der Genderdimension

In der Anfangshase des Projekts fehlte die öffentliche Akzeptanz für das Projekt in Politik und Wissenschaft, wofür sein Gender-Bezug ausschlaggebend sein könnte[266]. Als nur der auf Technologieförderung ausgerichtete Logistik-Teil des Projekts finanzierbar schien, rückte die Qualifizierung von Köchinnen und Erzieherinnen für – mit Frauen assoziierter – Reproduktionsarbeit in den Kitas in den Hintergrund. Doch wurde diese Schwerpunktverschiebung insofern aufgefangen, als dass deut-

---

[265] Der Konflikt für einige LandwirtInnen, der aus zwei regionalen, mit staatlichen Geldern parallel entwickelten, konkurrierenden Internetplattformen für den Warenaustausch entstanden war, konnte nicht gelöst werden; Förderprogramme staatlicher Stellen waren nicht im Sinne normativer Nachhaltigkeitsziele aufeinander abgestimmt.

[266] Ihre persönliche Beteiligung sahen die interviewten Männer als positives Indiz für die Bedeutung des Projekts an. Darin drückt sich ein Rechtfertigungserfordernis aus den eigenen Kontexten aus. Es kann aber ebenso als „Profilierungseffekt" (vgl. Abels /Behrens 1998, 87-88) mit paternalistischen Zügen der weiblichen Forscherin gegenüber interpretiert werden.

lich wurde, dass der Erfolg der virtuellen und physischen Logistik u.a. von der entsprechenden Weiterbildung von Kita-Personal und LandwirtInnen abhing. Trotz der unterschiedlichen Finanzaus-
stattungen der Projektteile wurde das Projekt als ein gemeinsames bearbeitet; auch im regionalen
Projekt gingen die Bereiche Logistik und praktische Handhabe in Küchen und Landwirtschaft Hand
in Hand.

Wissenschaftsdisziplinen

Integration widerstreitender Ansätze und insbesondere die Überwindung von Konflikten	**zwischen Wissenschaftsdisziplinen**

Die Wissenschaftsbereiche Umweltschutz, Logistik und Technologie bildeten folglich keinen Gegen-
part zu Bildungsansätzen und regionaler Ökonomie; diese Auffassung wurde durch das Kita-Projekt
innerhalb des Logistikinstituts gefestigt.

Risikobewertungen

Integration widerstreitender Ansätze und insbesondere die Überwindung von Konflikten	**in und zwischen wissenschaftlichen und politischen Risikobewertungen**

Ökologische und soziale Risiken aus den Wirtschaftsbeziehungen ohne Regionalbezug wurden nicht
thematisiert bzw. von allen Beteiligten als unstrittig bewertet. Risiken aus dem Ernährungsverhalten
wurden allein in den Weiterbildungen der KöchInnen und PädagogInnen thematisiert. Lebensmittelskandale und die BSE-Krise erzeugten im Bremer Projekt keine Konflikte.

Reproduktion, Konsum, Produktion

Integration widerstreitender Ansätze und insbesondere die Überwindung von Konflikten	**zwischen Reproduktions-, Konsum- und Produktionserfordernissen**

Einsatz und Weiterentwicklung des Virtuellen Marktplatzes waren der praktischen Überwindung von
Konflikten zwischen Produktions- und Konsumseite zuzurechnen, die aus unterschiedlichen Sorti-
ments-, Logistik-, Bildungs- und Kommunikationsansätzen entstanden waren. Reproduktionserfordernisse wurden im Rahmen der Bildungsveranstaltungen für Kita-Personal und mit Eltern kommuniziert, aber nur ansatzweise integriert.

4.3.3.5 Fazit

Es war ein Verdienst des Kita-Projekts, dass Nahrung überhaupt zu einem Thema der lokalen Politik
in Bremen wurde. Städtische Institutionen hatten formal keine Zuständigkeit für Großküchen. Obwohl als vom Bürgermeister unterstütztes Agenda-Projekt an den Bremer Senat herangetragen und
für zwei Modelljahre über den Senat finanziert, wurde das Projekt nicht auf originär städtische Einrichtungen ausgeweitet. Vielmehr waren die lokalen InitiatorInnen auf die Kooperation mit regionalen AkteurInnen und Netzwerken angewiesen, um das Projekt weiterführen zu können, und zwar auf
regionaler Ebene. Vom normativen Konzept prozeduraler Nachhaltigkeit aus besehen aktivierten im
Bremer Projekt nicht-staatliche AkteurInnen staatliche nur punktuell. Entwicklungen wurden zwar

auch von staatlichen AkteurInnen angestoßen – durch Aktivierung des Logistikinstituts für das Projekt, durch die beauftragte Innovationsagentur – doch kam eine erweiterte Zusammenarbeit der
Akteurgruppen diskontinuierlich und in geringerem Maße zustande als von der Mehrzahl der nicht-
staatlichen Beteiligten ursprünglich angestrebt.

Die Vernetzung der lokalen Großküchen mit lokaler Produktion geschah zum großen Teil vermittelt durch den Virtuellen Marktplatz, wobei die Nutzung dieser Internetplattform zu erheblichem
Mehraufwand für Küchen und ProduzentInnen führte, der zum Teil durch Weiterqualifizierung ausgeglichen, zum Teil bestehen blieb. Dass die Küchen im Endeffekt mehr frische und regionale Lebensmittel einsetzten, war nur zu einem kleinen Teil auf den Virtuellen Marktplatz zurückzuführen;
verantwortlich dafür zeichneten die persönlichen Kontakte zu den ProduzentInnen, praktische Lösungen der Liefer- und Lagerungsprobleme sowie Wissen und Anregungen aus den Weiterbildungsange-
boten. Die normativ angestrebten Nachhaltigkeitsziele Ökologie – in Form der Reduzierung von
Transportentfernungen – und Ökonomie – in der Belebung kleiner regionaler Wirtschaftsstrukturen
– wurden nur teilweise erreicht. In Sachen Ökologie und Ökonomie im allgemeinen und vor allem
im Bereich Soziales /Kultur jedoch wurden Kommunikations-, Wissens- und zum Teil auch Handlungsmöglichkeiten regionalen Wirtschaftens und des regional- und gesundheitsbewussten Lebensmitteleinsatzes erweitert, wodurch normative Nachhaltigkeitsleistungen erzielt wurden.

4.4   Auswertung der empirischen Fallstudien und Schärfung des Instrumentariums

Nach der Bearbeitung der Fallstudien anhand der Kriterien und mit der normativen Nachhaltigkeits-schablone werden die drei Fallstudien nun systematisch auf Parallelen untersucht[267]. Ziel dieses Abschnitts ist die Identifizierung von Nachhaltigkeit erklärenden Kriterien in den Fallstudien. In der folgenden Zusammenschau der Fallstudien wird herausgearbeitet, welche Aspekte aus dem breiten normativen Nachhaltigkeitskonzept der Agenda 21 praktisch realisiert wurden und wie diese Auswahl zustande kam.

Dies geschieht nacheinander in den beiden Dimensionen, indem die **Kriterien** aus den Bausteinen identifiziert werden, die in den Fallstudien zur Beschreibung der Prozesse in der prozeduralen bzw. materiellen Dimension besonders geeignet waren[268]. Anschließend werden die in den drei Fallstudien nachgewiesenen normativen Ausprägungen von prozeduraler bzw. materieller Nachhaltigkeit systematisch dargestellt, um zu identifizieren, welche der Kriterien bzw. Bausteine zu ihrer Erklärung Beiträge leisten.

4.4.1   Prozedurale Dimension

Dieser Abschnitt führt die prozedurale Dimension der drei Fallstudien anhand der Kriterien aus den Bausteinen sowie anhand der normativen Nachhaltigkeits-Elemente zusammen. Anschließend werden die wichtigsten Kriterien bezüglich ihrer Erklärungskraft für normative Nachhaltigkeitsentwicklungen geschärft.

4.4.1.1 Prozedurale Bausteine und Kriterien

Netzwerke
Der Fokus der prozeduralen Analyse lag auf Netzwerken, also auf der mehr als punktuellen Kooperation von AkteurInnen aus verschiedenen Bezugssystemen bzw. Kontexten, die nicht allein hierarchisch koordiniert war. In den drei Fallstudien wurden die Dynamiken ihrer Entstehung und Wandlung nachgezeichnet. Dabei hatten immer einige wenige EinzelakteurInnen, eingebunden in eine sie in der Regel unterstützende Organisation bzw. Institution, in den Netzwerken eine tragende Rolle: in Wien der leitende KAV-Wissenschaftler, in Ferrara die Schuldezernatsmitarbeiterinnen sowie in Bremen die Mitarbeiterin des evangelischen Landesverbands[269].

---

[267] Die hier formulierten Ergebnisse sind nicht auf Städte mit anderen äußeren und inneren institutionellen, materiellen und Politik-Strukturen übertragbar. Die Fallstudien sind durch die in Abschnitt 4.1 beschriebenen Spezifika charakterisiert; insbesondere beziehen sie sich auf Vorreiterprojekte; die lokalen Rahmenbedingungen sind durch offensive Umweltschutz-Politiken bzw. operationalisierte Nachhaltigkeits-Strategien charakterisiert. Das Ziel der vergleichenden Bearbeitung ist dem gemäß nicht, eine Übertragbarkeit zu suggerieren. Vielmehr sollen Erklärungsmuster für die Dynamiken zwischen AkteurInnen bzw. Netzwerken in den untersuchten Nachhaltigkeitsprozessen und für deren Beitrag zur Verwirklichung normativer Nachhaltigkeitsziele erarbeitet werden.

[268] Die identifizierten Kriterien werden durch **fette Schrift** hervorgehoben.

[269] die erst durch das Projekt in den Landesverband eingebunden wurde.

Allerdings kann die Bedeutung dieser EinzelakteurInnen nur durch ihre Interaktionen mit Beteiligten aus anderen Kontexten erklärt werden: Der KAVler in Wien war mit KüchenleiterInnen ebenso vernetzt wie mit politischen FunktionsträgerInnen, das Schuldezernat in Ferrara mit Zulieferern, Eltern und PolitikerInnen, der Bremer Landesverband mit dem Logistikinstitut und dem Senat. Die Beteiligung und die Rollen der verschiedenen Netzwerkmitglieder, insbesondere die staatlicher FunktionsträgerInnen, veränderten sich über die Projektphasen, worauf nun im Einzelnen eingegangen wird.

Die überwiegend nicht-hierarchische Koordination bezog staatliche, teilstaatliche und nicht-staatliche AkteurInnen ein und wurde punktuell von hierarchischen Interventionen ergänzt bzw. durchbrochen.

Baustein „Beteiligung am und Aufrechterhaltung des Netzwerks"

VerwaltungsakteurInnen und politische FunktionsträgerInnen hatten durch Programme oder formale Verfahren Zugang zu den Netzwerken: in Wien vor allem über das KliP und seine Gremien, in Ferrara über das Programm „Nahrung - Mensch - Umwelt" sowie die Ausschreibungsverfahren, in Bremen durch die Lokale Agenda 21 und das Antragswesen. Der Zugang für **nicht-staatliche AkteurInnen** war teilweise offen, spätestens nach den ersten Schritten zur Präzisierung der Programminhalte jedoch wurden die Netzwerke **exklusiv** und integrierten weitere nicht-staatliche AkteurInnen **selektiv**:

Eine breite **Beteiligung** von Betroffenen oder BürgerInnen an der Arbeit der Netzwerke wurde nicht vorgesehen oder unterstützt; im Fall Ferrara stimulierte der Elternprotest zwar das Projekt, doch kann seine teilweise Integration in die Grünen Parteien im Gemeinderat als eine exkludierende Tendenz interpretiert werden. Nicht-staatliche und teilstaatliche AkteurInnen wurden aufgrund ihrer Ressourcen und ihres Know-hows für Umsetzung und Absicherung (z.B. in Wien das Ernährungsforschungsinstitut, in Ferrara der Zulieferer, in Bremen das Logistikinstitut) selektiv eingebunden. **Informelle Kontakte** zu den Einzubindenden bestanden in allen Fällen.

Eine **Institutionalisierung im politisch-administrativen System,** insbesondere innerhalb der Verwaltungen, wurde in den Fallstudien Wien und Ferrara festgestellt; zusätzlich trug die Integration in Programme von Stadtregierung bzw. Parteien zu einer **Stabilisierung der Netzwerke** bei und führte zu einzelnen Befassungen der Gemeindeparlamente mit den Projekten. Bei der Fallstudie Bremen kam es zu keiner stabilen Integration in die lokalen Institutionen; mit der Öffnung für weitere regionale AkteurInnen wurde das lokale System verlassen.

Weder die Beteiligung an Netzwerken **noch** die Aufrechterhaltung der Netzwerke war **im Rahmen des repräsentativdemokratischen Systems legitimiert,** wobei die Verhandlungssysteme zum Teil auf demokratisch legitimierten Programmen (z.B. auf dem Wiener KliP) beruhten.

Wichtige Ergebnisse im Bereich der Verknüpfung von Netzwerken mit dem politisch-administrativen System waren die selektive Einbeziehung nicht-staatlicher AkteurInnen nach der Anfangsphase und der Beitrag von Verwaltungen zur Stabilisierung der Netzwerke.

Baustein „Arbeitsweise des Netzwerks und fragile Kooperation"

In allen drei Fallstudien war die dominante Arbeitsweise der Netzwerke **nicht-hierarchisch** und von **Vertrauen und Kooperation** geprägt. Über die für Netzwerke als konstituierend angesehene

Kooperation von AkteurInnen aus verschiedenen Kontexten hinaus kamen in den lokalpolitischen Kontexten eher **ungewöhnliche Allianzen** zustande, ermöglichten **effiziente** Verfahren die **Integration von Sichtweisen** sowie die Zusammenarbeit in Form von **problem solving**.

Das Kriterium **Integration von Sichtweisen**[270] verwies auf Arbeitsweisen bzw. einen prozeduralen Rahmen, die Sichtweisen zu integrieren ermöglichten. Das Kriterium beschrieb die verfahrensmäßige Möglichkeit der Öffnung von AkteurInnen gegenüber anderen Sichtweisen, aufgrund derer es überhaupt zu materiellen Übereinstimmungen kommen konnte. So war der nicht-öffentliche Raum, in dem in Wien die Modellphase stattfand, ein Ort des Ausprobierens, an dem staatliche, teilstaatliche und nicht-staatliche AkteurInnen die Möglichkeit hatten, sich mit den Sichtweisen der anderen auseinander zu setzen und sie untereinander anzugleichen. Im Fall Ferrara war für die Möglichkeit der Integration von Sichtweisen insbesondere der Gestaltungsraum der Verwaltung bei der Konsultation anderer Behörden und nicht-staatlicher AkteurInnen und ihre Einbindung im Rahmen situativ bestimmter Beteiligungsformen ausschlaggebend. In Bremen kam es zur Integration von Sichtweisen innerhalb der Projektkerngruppe, insbesondere aufgrund des Drucks im Rahmen des Antrags- und Finanzierungswesens, aber auch zwischen ProjektinitiatorInnen und neuen Projektmitgestaltenden; hier prägten den Netzwerken äußerliche Faktoren die Situation.

Interne Akzeptanz und **Intransparenz nach außen** schlugen sich in Vertrauen und effizienten Problemlösungen nieder. **Konflikte in der Repräsentation von Gruppen** traten vor allem im Fall Bremen auf, erst indem einzelne AkteurInnen der Projektkerngruppe unabgestimmte Absprachen mit SenatsvertreterInnen trafen, dann als der das Projekt behindernde institutionelle Rahmen Lokale Agenda 21 vom Nahrungsnetzwerk verlassen wurde.

Zudem wurden durch die Anwendung der aus den Innovationsnetzwerke-Konzepten generierten Kriterien Arbeitsweisen deutlich, die auf die Fragilität der Arbeit in diesen auf Nachhaltigkeit bezogenen Netzwerken hinwiesen. **Handlungsstrategien** von AkteurInnen verschiedener institutioneller und sachlicher Kontexte **verschränkt**en sich wechselseitig miteinander, was zumeist zu einer **Kombination aus hierarchischen, marktlichen und weiteren nicht-hierarchischen Koordinationsformen** führte. Hierarchische Interventionen des politischen Raums, in Wien durch das KliP, in Ferrara stellenweise durch den Gemeinderat und in Bremen durch die Fördergeldervergabe, durchbrachen die ansonsten dominierenden nicht-hierarchischen Koordinationsmechanismen. Die in der Fallstudienauswahl intendierte Einbindung der Nahrungsprojekte in einen lokalpolitischen Rahmen bedeutete die direkte Beteiligung staatlicher und nicht-staatlicher AkteurInnen, weswegen Marktmechanismen als eine Koordinationsform neben anderen Koordinationsformen aufgefasst wurden: Trotz des Beginns über Modellprojekte bzw. der Vermittlung über Ausschreibungsverfahren waren Marktmechanismen in allen drei Fallstudien ein Korrektiv für die weiteren Koordinationsformen und Projektentwicklungen. Während zu Beginn im Wiener und Ferrara- Projekt selektiv über bestehende Verbindungen mit Markt-AkteurInnen konkurrenz- und marktbezogene Koordinationsaspekte in die Netzwerke integriert wurden, blieben diese im Fall Bremen über das hierarchisch koordinierte Antragswesen vermittelt bzw. wurden auf die Zukunft verschoben. Im Fall Wien bewirkten spürbare Wechselwirkungen zwischen Biolebensmittel-Markt und Projekt veränderte Arbeitsweisen der Bioverbände, der Produzierenden und der Küchen; auf der Erwartung fortschreitender Marktdynamiken bauten die hierarchischen Interventionen innerhalb des KAV und das von Parteien getragene KliP

---

[270] Das Kriterium Integration von Sichtweisen in der prozeduralen Dimension ist zu unterscheiden von seinem materiellen Pendant, dem ressortübergreifenden Arbeiten, das die Integration verschiedener sachlicher Felder bearbeitet.

auf. Ebenso stimulierten sich in Ferrara Markt- und nicht-hierarchische wie hierarchische politische Mechanismen gegenseitig; über die Ausschreibungen wurde die Anzahl der Marktbeteiligten jedoch sehr früh begrenzt. In Bremen wurden Landwirtschaft, Zulieferer und Kitas zwar als Marktbeteiligte einbezogen, doch war es erst ein Ziel des Projekts, Hilfestellungen für neue marktliche Koordinationsformen zu schaffen.

Die **Kooperation ungleicher Partner** sowie **Macht- und Gender-Unterschiede** stellten zum Teil Routinen, seltener Vertrauensbeziehungen in Frage; jedoch traten dadurch **Asymmetrien innerhalb der Netzwerke** zutage, in Wien zwischen Wissenschaft und Küchen sowie involvierten politischen FunktionsträgerInnen und Verwaltung; in Ferrara zwischen Minder- und Mehrheiten unter Eltern und WissenschaftlerInnen, aber auch zwischen Verwaltung und privaten Firmen; in Bremen zwischen den QualifiziererInnen und den LogistikerInnen. Mit der **stufenweisen Rekonfiguration der Netzwerke** über die Phasen, in denen nicht-staatliche, teilstaatliche und staatliche AkteurInnen wechselnde **Rollen** einnahmen, verschoben sich Entscheidungsspielräume zwischen den Gruppen. Insgesamt blieben die meisten Netzwerke sogar über die gesamte Projektlaufzeit stabil; in allen Projekten gab es jedoch Momente der **Brüchigkeit** oder sogar Auflösungserscheinungen. Die Brüche in der Kooperation zwischen Küchen und Biounternehmen in der Anfangsphase des Wiener Projekts wurden von stetigen und vertrauensvollen Verbindungen abgelöst. Das KliP bedeutete die Institutionalisierung des Nahrungsprojekts und bisher auf praktischen Interessen fußender Kooperationen, dadurch verschoben sich die Rollen der am Projekt Beteiligten von ursprünglich eher Gleichen hin zu Programmsetzenden und Implementierenden. Im Fall Ferrara lassen sich die Netzwerke mit dem Begriff der Fluidität erfassen; die Netzwerke zwischen verschiedenen Verwaltungsbereichen, Eltern, Küchen und Privaten wurden rekonfiguriert, teilweise aufgelöst, teilweise in übergreifende Netzwerke integriert, wobei Konflikte entstanden und Entscheidungsrollen sich verschoben.

In allen drei Städten wurden die Nahrungsprojekte zu einer Art **Institution**: in Wien als ein wichtiger und öffentlichkeitswirksamer Teilbereich des KliP, in Ferrara als Ausgangspunkt für Ernährungserziehung und weitere Lokale Agenda 21-Projekte zu ökologischer Beschaffung, in Bremen als Lokale Agenda 21-Symbol und als Basis für das regionale Projekt. Die Arbeitsweisen prägenden **Asymmetrien durch äußere Strukturen** bestanden in den Projekten durch institutionelle Rahmungen und Ressourcenverteilung, die insbesondere mit der Rolle staatlicher AkteurInnen zusammenhingen (vgl. unten).

> **Unterschiedliche Mischungen stabiler und fragiler Elemente prägten die Arbeitsweisen der Netzwerke. Herausragend waren die proceduralen Kriterien Integration von Sichtweisen und verschiedene Koordinationsformen wegen ihres Einflusses auf die Dynamiken in Netzwerken und Entscheidungsrollen.**

Baustein „Rolle staatlicher Akteure"

Staatliche AkteurInnen brachten in allen drei Fällen **Steuerungs- und Koordinationsressourcen** ein, die sich von denen nicht-staatlicher AkteurInnen unterschieden. So waren wichtige Ressourcen für das Wiener Projekt, dass die Programme der Parteien SPÖ und Grüne Bionahrung befürworteten und dass über das Bekenntnis des Bürgermeisters zum Stellenwert gesunder Nahrung auch eine breite politische Unterstützung seitens der Wiener Öffentlichkeit hergestellt wurde. Im KliP-Beschluss manifestierte sich diese politische Ressource in einem direkten Implementationsauftrag an die Verwaltung. Dabei wurden Diskussionen und Abstimmungsprozesse zwischen verschiedenen

Verwaltungsabteilungen (z.B. darüber, wie die Bioquote zu implementieren war) notwendig, die von den breiten fachlichen und wissenschaftlichen Ressourcen des Magistrats profitierten. Ähnlich war die Situation in Ferrara, wo das Schuldezernat vor allem über Kommunikationsressourcen verfügte, mit denen es u.a. fachlichen und wissenschaftlichen Sachverstand aus anderen Behörden im Rahmen des Nahrungsprojekts zu koordinieren und zu bündeln verstand. Im Fall Bremen wurden die Ressourcen im Senat zwar nicht für die Lokale Agenda 21 insgesamt, im Endeffekt aber wohl für das Nahrungsprojekt eingesetzt, indem über die Verwaltung die Finanzierung der Modellphase aus staatlichen Programmen organisiert wurde.

Staatliche AkteurInnen nutzten ihre **Interventions- oder Blockademöglichkeiten** in den drei Fällen recht unterschiedlich, auch wenn den Verwaltungen – gemäß ihrer institutionellen Stellung – die Koordination der staatlichen Anteile der Projekte oblag. Es kam aber darüber hinaus zu direkten Interventionen von Seiten der politischen FunktionsträgerInnen in die Arbeit der Verwaltungen. So setzten sich die Projektbeteiligten in Wien mit der Forderung der Grünen nach 100%iger Bionahrung auseinander, beschloss der Gemeinderat in Ferrara eine Umstellung auf 100% Bionahrung und versprach der Bremer Bürgermeister die sofortige Finanzierung des Kita-Projekts. Diese Interventionen ohne Vorprüfung der Möglichkeiten bzw. Einholung des Einverständnisses der Verwaltung schlugen fehl. Andere Interventionen jedoch waren erfolgreich bzw. lösten Blockaden. So untermauerten in Wien die neuen KliP-Institutionen die Erfolgsstrategien des Nahrungsprojekts und Parteipolitikerinnen aktivierten dem Nahrungsprojekt gegenüber kritisch eingestellte Magistratsabteilungsleiter zur Projektteilnahme. In Ferrara arbeiteten auch der Bildungsdezernent und seine Nachfolgerin bei der Konfliktbewältigung mit und die wissenschaftliche Arbeit staatlicher Behörden unterstützte das Projekt gegen KritikerInnen. In Bremen löste die Beauftragung der Innovationsagentur durch das Umweltressort die institutionelle Finanzierungsblockade, im regionalen Projekt hatten staatliche AkteurInnen überwiegend die Interventionsfunktion über die Projektfinanzierung. Dass diese Interventionen die Projekte voranbrachten, kann mit darauf zurückgeführt werden, dass sie die Kooperationsmodi der Verwaltung mit den umsetzenden Küchen und Betrieben nicht direkt betrafen.

Elemente **indirekter Steuerung durch staatliche AkteurInnen** lassen sich in allen drei Fällen nachweisen. In Wien diente das KliP als durch neue Steuerungsinstrumente unterstützter Rahmen, der der Verwaltung ermöglichen sollte, Ideen und Ressourcen des eigenen Personals und ihrer Verbindungen in die Praxis „von unten" aufzunehmen und effektiv zu verwerten. In Ferrara bedeuteten die Strukturentscheidungen, Vorschulküchen in eigener Regie zu belassen und die regionale Gesetzgebung in Gemeinderatsbeschlüsse zu übersetzen, der Verwaltung Spielräume aber auch die Verpflichtung zum Voranbringen des Nahrungsprojekts zu übergeben. Mit der Lokalen Agenda 21 sollten in Bremen innovative Politikpotenziale zur Abmilderung der wirtschaftlichen Strukturkrise aktiviert werden, was mit dem Kita-Projekt ansatzweise gelang.

In Risikofragen im Fall BSE setzten die Verwaltungen Rechtsvorgaben pragmatisch um; unabhängig davon nutzte der Wiener Bürgermeister die Krise für einen populistischen Auftritt und stand in Ferrara die wissenschaftlich unterstützte Position der Verwaltung der des Gemeinderats anfänglich entgegen.

Die Koordinationsfunktion der Verwaltung unterstützte in allen Fällen die Nahrungsprojekte. Zudem wurden sie durch politische Programme bzw. Gemeinderatsbeschlüsse abgesichert. Interventionen von politischen FunktionsträgerInnen in die Projekte waren

nur dann erfolgreich, wenn den Verwaltungen die Koordination bzw. die Gestaltung der Kooperation mit Küchen und Wirtschaftsbetrieben überlassen wurde.

Baustein „Paradoxien"

Der Paradoxien-Baustein verweist auf die Beteiligung von AkteurInnen aus Räumen, Kontexten und Zukunftskonstellationen, die nicht von vorneherein in Entscheidungsfindung und Verantwortungsübernahme in politischen Prozessen einbezogen waren. Im Unterschied zur materiellen Kontextualisierung, die Veränderungen im Materiellen bzw. Artefakt selbst und in den beteiligten Kontexten bearbeitet, geht es um Akteurkonstellationen als prozedurale Wirkungen von Prozessen. Es wurden auch solche Konstellationen einbezogen, die nur gegenläufige Tendenzen beinhalteten und damit nur auf Paradoxien hinwiesen (vgl. Abschnitt 3.3).

Paradoxie 1: Die **begrenzten Entstehungskontexte** wurden in den drei Fallstudien **um AkteurInnen bzw. Materielles erweitert**. Durch die Einbettung der Projekte in den Nachhaltigkeitsdiskurs, der der Fallauswahl zugrunde lag, wurden in den Fallstudien internationale Bezüge erwartet, die sich im Fall Wien im Bereich Klimaschutz und in den Fällen Ferrara und Bremen in der Ausrichtung lokaler Programme an der Agenda 21 äußerten. Darüber hinaus erweiterte sich im Fall Wien der lokale Entstehungskontext insbesondere durch die Vernetzung mit österreichischen WissenschaftlerInnen und internationalen Gremien. Das lokale Projekt in Ferrara stand nicht nur unter dem Einfluss regionaler Politik, sondern übte Veränderungsdruck auf verschiedene nationale Regulierungen (Speisenzusammensetzung, Produktkennzeichnung) aus. Während in allen drei Fällen vorzugsweise mit LebensmittelproduzentInnen der umgebenden Regionen kooperiert wurde, weitete sich das Bremer Projekt auch auf Großküchen der Region aus; das Projekt verließ den lokalen Rahmen.

Paradoxie 2: In allen Projekten konnten verschiedene Stufen der **Öffnung und Schließung von Netzwerken durch Ursprungskontexte und Verwendungskontexte** nachgewiesen werden. Als paradoxe bzw. gegenläufige prozedurale Tendenz wurde in den Fallstudien identifiziert, dass die Projekte verschiedene Kontexte und damit Akteurkonstellationen durchliefen, wobei die Unterscheidung zwischen Ursprungs- und Verwendungskontexten fließend blieb[271]. Insbesondere die Einbeziehung erst weniger, dann mehrerer Küchen mit unterschiedlichen KonsumentInnengruppen und die Kooperation mit wechselnden Zulieferern wurden als veränderte Konstellationen erfasst. In den Modellphasen neu beteiligte Verwaltungs- und WissenschaftsakteurInnen wurden teilweise wieder ausgeschlossen. Im Zuge der Institutionalisierung und teilweisen Übertragung der Projekte in andere Kontexte wurden die Netzwerke wieder geöffnet. In den Fällen Wien und Ferrara verknüpften sich die Nahrungsnetzwerke mit den Beschaffungsinstitutionen, im Fall Bremen folgte aus der Öffnung gegenüber dem Logistikinstitut schrittweise die Öffnung gegenüber dem staatlichen Wirtschaftsförderungs- wie gegenüber dem regionalen Kontext.

Paradoxie 3: In Sachen Zukunftsfähigkeit wurden in den Projekten Tendenzen der **Erweiterung und Reduktion von Handlungsmöglichkeiten und Unsicherheiten für Individuen, öffentliche Güter und Gesellschaft** festgestellt. In Wien sollte durch die Beteiligung der Wissenschaft am praktischen Nahrungsprojekt Unsicherheit reduziert werden; parallel zielte das Klimaschutznetzwerk auf die Erweiterung zukünftiger Handlungsmöglichkeiten. Die Entscheidung Ferraras für die Beibehaltung eigener Vorschulküchen zielte auf die Beibehaltung städtischer Handlungsmöglichkeiten und

---

[271] In der materiellen Dimension hingegen wurde von einer eindeutigen Identifizierbarkeit der materiellen Veränderungen des Artefakts und der Kontexte ausgegangen.

damit gesellschaftlicher Ernährungsverantwortung, während die Verantwortung für die angestrebte Maßstabsverkleinerung in Bremen auf AkteurInnen der Region Weserland übertragen wurde.

Während Paradoxie 1 und 3 lediglich Parallelen zwischen den Fallstudien erkennen lassen, erweisen sich die beobachteten Kontextualisierungen in Form von Öffnung und Schließung der Netzwerke bzw. Einbeziehung und Ausschluss unterschiedlicher AkteurInnen als ein in allen Projekten grundlegender und weichenstellender Mechanismus.

Baustein „Rolle des Materiellen"

In den drei Fallstudien wurden die wichtigsten materiellen „Beteiligten" in den Netzwerken als AkteurInnen betrachtet, um ihre Interaktionen mit anderen AkteurInnen zu erfassen. Es konnte dabei nicht eindeutig unterschieden werden, ob das Materielle über AkteurInnen vermittelt oder ein eigenständig Handelndes war. In den Fällen Wien und Ferrara veränderte die Einführung von biologisch erzeugten Produkten die Konstellationen zwischen Küchen und Landwirtschaft / Zulieferern; die Bioprodukte bewirkten z.B. Vernetzungen zwischen Verwaltungsbereichen, die mit Ausschreibungen und Gesundheitsvorsorge befasst waren, und Erzeugern sowie wissenschaftlich Tätigen. Insofern traten die Bioprodukte als **Materielles in Interaktion mit Akteuren in Netzwerken**. Es bekamen weitere Aspekte **Verantwortung in Netzwerken**, die **nicht direkt menschlichen AkteurInnen** zuzuordnen sind, wie z.B. die BSE-Krise in Wien und Ferrara und der Virtuelle Marktplatz in Bremen, indem sie den Kreis der in die Projekte Involvierten erweiterten bzw. begrenzten. Die Dynamik zwischen Hierarchisierung und **Enthierarchisierung durch Interobjektivität zwischen Netzwerkbeteiligten** zeigte der Virtuelle Marktplatz als materieller Akteur im Bremer Beispiel, der einerseits Hierarchien zwischen den AkteurInnen bewirkte, die mit Logistik bzw. Weiterbildung befasst waren, der andererseits Qualifizierungsbedarf bei verschiedenen, dadurch eher gleich gestellten Akteurgruppen erzeugte.

Der Baustein „Rolle des Materiellen" stellte die Bedeutung von Produkt- und Verfahrensentwicklungen für die prozedurale Dimension heraus, die spezielle Konstellationen in Nahrungsprojekten bewirkten und damit die Eingebundenheit der Akteurkonstellationen in unterschiedlich organisierte Sachbereiche betonten.

Fazit

Mit Hilfe der Kriterien konnte die prozedurale Dimension der lokalen Politikprozesse differenziert rekonstruiert werden, ohne idealtypische oder normativ erwartete Verläufe vorwegzunehmen. Zusammenfassend betrachtet hatten politisch-administrative Elemente, die in der Fallstudienauswahl vorausgesetzt waren, vor allem folgende Funktionen: Die Verwaltungen trugen insbesondere durch Übernahme von Koordinationsaufgaben zur Stabilisierung der Netzwerke bei; politische FunktionsträgerInnen hingegen agierten nicht kontinuierlich in den Nahrungsnetzwerken, sondern überließen in der Regel den Verwaltungen die Koordination der Arbeit mit nicht-staatlichen AkteurInnen. Die Integration von Sichtweisen zwischen verschiedenen Akteurgruppen (zwischen nicht-staatlichen, aber auch zwischen nicht-staatlichen, teilstaatlichen und staatlichen) wurde durch den Austausch unter den AkteurInnen gefördert, der meist nicht-öffentlich, teils in explizit dafür geschaffenen Foren stattfand. In den untersuchten Fällen fand sich eine für die Projekte produktive Mischung verschiedener Koordinationsformen; hierarchische und nicht-hierarchisch-kooperative Elemente wurden im Projektverlauf schrittweise um eher konkurrenzgeprägte Formen ergänzt.

Die Mechanismen der Einbeziehung und des Ausschlusses unterschiedlicher AkteurInnen wiesen damit gegenläufige, teils paradoxe Tendenzen auf. Der Zugang zu den Netzwerken war selektiv; gerade nicht-staatliche, marktbezogene AkteurInnen wurden nach der Anfangsphase, bis die Projekte z.B. in Form von Ausschreibungsverfahren institutionalisiert waren, handverlesen einbezogen. Den Produkt- und Verfahrensentwicklungen in den Projekten ist eine prägende Wirkung auf Verfahren und Konstellationen zuzuschreiben: Kontroll- und Zertifizierungsmechanismen, Technologie und durch Innovationen bedingte Qualifizierungsbedarfe veränderten, jeweils abhängig von den ins Netzwerk integrierten Artefakten, die Akteurkonstellationen.

Das politisch-administrative System hatte für die mittelfristige Absicherung der Projekte eine große Bedeutung. Durch Programme bzw. Gemeinderatsbeschlüsse, die auf den Vorarbeiten der Netzwerke aus verschiedenen Akteurgruppen aufbauten, wurden diese Netzwerke stabilisiert.

Die Kombination der aus Policy- und Innovationsnetzwerke-Konzepten gewonnenen Kriterien ermöglichte, stabile wie brüchige Netzwerkstrukturen und lineare wie komplexere Konstellationsdynamiken in den Fallstudien zu identifizieren.

4.4.1.2 Normative Nachhaltigkeit prozedural

Die Fallstudien wurden auch auf Nachweise für normative Nachhaltigkeits-Ausprägungen, also auf Entwicklungen und insbesondere eine erweiterte Zusammenarbeit von (staatlichen und nicht-staatlichen) AkteurInnen untersucht. Diese werden nun für die Fallstudien zusammengefasst.

Die Art von Institutionen und Verfahren (Beteiligung, Repräsentation,
Konfliktregulierung, Entscheidung)

Bezogen auf Entwicklungen von Institutionen und Verfahren (Beteiligung, Repräsentation, Konfliktregulierung, Entscheidung) bildeten sich in allen drei Fallstudien neue Gremien in der Verwaltung bzw. mit Verwaltungsbeteiligung: in Wien im Rahmen des KliP, in Ferrara zwischen Verwaltungsressorts und darüber hinaus, in Bremen die AG Region.

In den Stadtverwaltungen wurden unterschiedliche Strategien angewandt: Das mit neuen Methoden gesteuerte KliP führte zu Kooperationen bisher getrennt arbeitender Institutionen in Wien, gleichzeitig blieben informelle Verbindungen zwischen VerwaltungsakteurInnen aber auch in den Gemeinderat für die Projektentwicklung von Relevanz. Die KonsumentInnen und die Öffentlichkeit wurden nur informiert. In Ferrara dagegen initiierten KonsumentInnen das Projekt; die Verwaltung band die Eltern über Schulgremien und verschiedene ExpertInnen über Verwaltungskommissionen ein; zwischen ihnen und mit den Küchen und pädagogischen Einrichtungen entstanden informelle wie formalisierte Verbindungen. In Bremen scheiterte der Versuch, in die Verwaltung Verfahren im Sinne einer idealtypischen Lokalen Agenda 21 einzuführen; der Projektverlauf war einerseits durch enge institutionelle Vorgaben geprägt, andererseits durch ihre flexible Handhabung auch durch VerwaltungsvertreterInnen und Innovationsagentur.

Zudem wurden in allen drei Projekten Konfliktregulierungs- und Entscheidungsmechanismen zwischen den Projektbeteiligten so ausgerichtet, dass Austauschmöglichkeiten zwischen hierarchisch Gleichen bestanden und ihre Problemlösungskompetenzen genutzt wurden; dabei standen Kommunikation und ausführlich vorbereitete möglichst konsensuale Entscheidungen im Vordergrund.

Repräsentativdemokratische Entscheidungswege unterstützten die Projekte: In Wien trug das KliP und in Ferrara die Erhöhung des Nahrungsetats durch den Gemeinderat zur langfristigen Absicherung und Ausweitung der Projekte bei.

Im Ergebnis wurden die Nahrungsprojekte unter Einbindung diverser Institutionen und durch die Kombination unterschiedlichster Verfahren realisiert. Bedeutsam war, neben der auch strategischen Nutzung formaler Entscheidungswege und lokalpolitischer Gremien, die kontinuierliche kleinschrittige Zusammenarbeit mit den Küchen und mit dem Produktionsbereich. Hierfür schufen die ProjektprotagonistInnen einen institutionalisierten Rahmen.

Entscheidungsrollen in Politikprozessen (von Input bis Output)

Eine erweiterte Zusammenarbeit staatlicher und nicht-staatlicher AkteurInnen manifestierte sich, wie im Nachhaltigkeitskonzept intendiert, u.a. in der prozeduralen Vermischung von Input und Output in Politikprozessen: Die in den Fallstudien aktivsten NetzwerkakteurInnen agierten über alle Phasen hinweg und übernahmen Entscheidungsrollen von Input bis Output.

Beim Projektinput waren staatliche (insbesondere Verwaltungs-) und nicht-staatliche AkteurInnen beteiligt. Eine breite Beteiligung Betroffener fand nicht statt; die von den ProjektinitiatorInnen gesteuerte selektive Beteiligung nicht-staatlicher AkteurInnen beim Input machte die informelle und nicht repräsentativdemokratisch legitimierte Struktur der Netzwerke deutlich. Dadurch entstand ein Vorteil für die Netzwerke, der durch die Bausteine „Beteiligung an und Aufrechterhaltung von Netzwerken" und „Rolle staatlicher AkteurInnen" expliziert wurde: Nachdem die Projektkonzeptionen im Groben entwickelt und die Konstellationen gefestigt waren, koordinierten und steuerten die wichtigsten KoordinationsakteurInnen (in Wien der KAV, in Ferrara das Schuldezernat, in Bremen die Projektkerngruppe gemeinsam mit dem Logistikinstitut) die Zusammenarbeit mit den Küchen und Zulieferern. Die politischen FunktionsträgerInnen übernahmen die aus den Konstellationen hervorgegangenen materiellen Entscheidungen. Mit ihren steuernden und koordinierenden Einmischungen trugen sie zur Festigung und Ausbreitung der Projekte bei: ParteienvertreterInnen und Bürgermeister in Wien ermöglichten durch das KliP die Übertragung des Nahrungsprojekts in weitere Institutionen; in Ferrara forcierte die Giunta die Beibehaltung der Vorschulküchen und die Erhöhung des Finanzierungsrahmens; in Bremen sorgten Bürgermeister und Umweltsenator mit für die Finanzierung des Projekts.

Der Output wurde in allen Fällen von einer breiten Koalition von AkteurInnen gestaltet, die sich nur zum Teil von den am Input Beteiligten unterschied. In Wien setzte das KliP, in Ferrara die Zustimmung von Giunta bzw. Gemeinderat, in Bremen die Finanzierung aus staatlichen Programmen den Rahmen für die Projektumsetzung.

Das Ergebnis aus den Fallstudien, dass die selben staatlichen und nicht-staatlichen AkteurInnen an Input und Output beteiligt waren, bestätigt, dass in den Nachhaltigkeitsnetzwerken Mischungen dieser Rollen vorlagen. Auffallend war jedoch, dass politische FunktionsträgerInnen beim Input zwischenzeitlich ausgeschlossen waren bzw. dass die Interventionserfolge politischer FunktionsträgerInnen größer waren, wenn sie die Kooperationen der Verwaltungen mit nicht- und teilstaatlichen AkteurInnen unangetastet ließen. Zur Netzwerkstabilisierung und Ausweitung der Projekte war ihre Beteiligung wie-

der notwendig. **Folglich kamen den Verwaltungs- und nicht-staatlichen AkteurInnen Entscheidungsrollen beim Input zu, während beim Output alle staatlichen und nicht-staatlichen AkteurInnen entscheidungsrelevante Positionen einnahmen.**

Die berücksichtigten Ebenen (global bis lokal)

Gemäß normativen Nachhaltigkeitskonzeptionen ist die Erweiterung des Akteurspektrums um AkteurInnen verschiedener Ebenen ein Schlüssel zu nachhaltiger Entwicklung. Die untersuchten lokalen Projekte zeigten eine Konzentration auf lokale Strukturen, die gleichwohl ergänzt bzw. durchbrochen wurden. Die Beteiligung von nicht lokal ansässigen WissenschaftlerInnen erweiterte die Konstellationen in Wien und Ferrara, wobei die nationale und internationale Forschung zu Gesundheit und Ernährung auch in Form konkreter AkteurInnen eingebunden wurde. Im Bremer Projekt waren das Logistikinstitut und die Begleitforschung lokal ansässig. Das Wiener und das Bremer Projekt fußten zwar auf internationalen Programmen, dies spiegelte sich aber nur in Wien auf der Akteurebene wider. Ferrara's AkteurInnen waren mit AkteurInnen in Provinz und Region vernetzt; im Bremer Projekt waren vorwiegend in der letzten Phase AkteurInnen der Region beteiligt.

Nicht-kommunale AkteurInnen und überörtliche Vernetzung bereicherten die lokalen Projekte; insbesondere internationaler, nationaler und regionaler Austausch unter WissenschaftlerInnen spielte eine Rolle.

Unterschiedliche Politikbereiche (Ressorts, Sektoren, Policies)

Da Nahrungspolitik ein Querschnittsfeld ist, war die zumindest punktuelle politikfeldübergreifende Zusammenarbeit bzw. Mischung von Sektoren und Bereichen zu erwarten. Die Nahrungsprojekte wurden von AkteurInnen aus den Bereichen Gesundheit, Ökologie und Landwirtschaft vorangetrieben, und beteiligten folglich, wie im Nachhaltigkeitskonzept intendiert, „unterschiedliche Politikbereiche (Ressorts, Sektoren, Policies)". In prozeduraler Hinsicht relevant war in den Fallstudien jedoch, dass die (teils wechselnde) Zuordnung zu den Policies aufgrund der dominanten Institutionen stattfand. Das ressortübergreifend angelegte Arbeiten im Wiener Klimaschutzprogramm ermöglichte, dass die GesundheitsakteurInnen das Nahrungsprojekt über eine ökologiebezogene Beschaffungsvorgabe institutionalisieren konnten. In Ferrara war das Schuldezernat formal für die Nahrungsorganisation in den Bildungseinrichtungen zuständig; der Fokus lag daher auf Erziehung. Zur Ermöglichung von institutionalisierten Gesundheitskontrollen und aufgrund der Ausschreibungsmodalitäten wurde später das Thema ökologische Beschaffung relevant. In Bremen rückten Technologie- und Wirtschaftsförderungspolitik ins Zentrum des auf Soziales und Weiterbildung ausgerichteten, kirchlich inspirierten Projekts, weil die lokalen bzw. Landesinstitutionen in diesem Bereich über Fördergelder verfügten.

Indem die Nahrungsprojekte in umfassendere Programme und Verfahren bzw. größere Netzwerke integriert wurden, entwickelte und erweiterte sich die Zusammenarbeit von staatlichen und nicht-staatlichen AkteurInnen unterschiedlicher Ressorts und Sektoren.

Fazit

Normativ angestrebte Nachhaltigkeit in der prozeduralen Dimension wurde durch institutionelle Entwicklungen und die erweiterte Zusammenarbeit von nicht-staatlichen und staatlichen AkteurInnen punktuell verwirklicht. Für die Entwicklung der untersuchten Prozesse wurden formale Prozeduren, informelle Verbindungen und neue, mehr und weniger institutionalisierte Verfahren bedeutsam. Doch wurden bekannte lokalpolitische Verfahren in keinem Fall systematisch ergänzt. Die Verwirklichung dieser Vorreiterprojekte, die Nachhaltigkeitsleistungen auf lokaler Ebene hervorbrachten, beruhte somit auf einzelnen Erweiterungen in den verschiedenen Bereichen normativer Nachhaltigkeit.

Diese Erweiterungen müssen jedoch nicht allein pragmatisch, rein situativ und damit aus Kontingenz begründet werden. Vielmehr lassen sich, aufbauend auf diesen Ergebnissen der normativen Analyse aus der Zusammenschau der Fallstudien, aus den oben bearbeiteten Kriterien der prozeduralen Bausteine die im Folgenden dargestellten Zusammenhänge ableiten.

4.4.1.3 Ergebnisse normativer Nachhaltigkeit und Schärfung der Kriterien in der prozeduralen Dimension

Die anhand der Bausteine und Kriterien aus den Policy- und Innovations-Netzwerke-Konzepten bearbeiteten Fallstudien machten sichtbar, dass die – parallel zu den repräsentativdemokratischen Verfahren entwickelten – im normativen Nachhaltigkeitskonzept vorgesehenen Entwicklungen und erweiterten Akteurkooperationen nur eine begrenzte Reichweite hatten. Neben der differenzierten Erarbeitung der Projektdynamiken besteht das Ergebnis der Kriterienanwendung in der Identifizierung der Beiträge, die ergänzende Verfahren zu normativer Nachhaltigkeit leisteten.

Die in den drei Fallstudien übereinstimmende Identifizierung normativer Nachhaltigkeitsbeiträge wird im Folgenden in jeweils einen Satz zusammengefasst. Die wichtigsten Kriterien, die zur Identifizierung dieser normativen prozeduralen Nachhaltigkeitselemente beigetragen haben, werden den Sätzen jeweils zugeordnet. Der jeweilige Beitrag dieser Kriterien und der sie umfassenden Bausteine wird dadurch sichtbar; die Zuordnungen bedeuten die empirisch induzierte Schärfung des Instrumentariums.

Es wird unterschieden in prozedurale Entwicklungen, die normativen Nachhaltigkeitsaspekten entsprechen, in solche, die ihnen widersprechen und zuletzt in diejenigen, die nicht-nachhaltige Zwischenschritte in gleichwohl normativ nachhaltiger Entwicklung darstellen.

Normativen Konzepten entsprechende prozedurale Entwicklungen
Folgende **den normativen Nachhaltigkeitselementen entsprechende** Entwicklungen bzw. Erweiterungen der Zusammenarbeit wurden nachgewiesen:

Die kleinschrittige Entwicklung der Projekte ermöglichte eine variierende, im Ergebnis erweiterte Zusammenarbeit unterschiedlicher AkteurInnen.

Bausteine	Kriterien
Beteiligung und Aufrechterhaltung	• Beteiligung von staatlichen und nicht-staatlichen AkteurInnen
Arbeitsweise und fragile Kooperation	• Verschiebungen in Entscheidungsrollen
Paradoxien	• Räumlichkeit und Entgrenzung
	• Kontextualisierungen

Durch die Nahrungsprojekte fand eine erweiterte Zusammenarbeit zwischen staatlichen und nicht-staatlichen AkteurInnen statt.

Bausteine	Kriterien
Arbeitsweise und fragile Kooperation	• Kooperation ungleicher Partner • Verschiebungen in Entscheidungsrollen
Paradoxien	• Öffnung und Schließung

Verwaltungen übernahmen Koordinierungsfunktionen und trugen zur Stabilisierung bzw. Institutionalisierung der Projekte bei.

Bausteine	Kriterien
Beteiligung und Aufrechterhaltung	• Stabilisierung der Netzwerke
Rolle staatlicher Akteure	• Steuerungs- und Koordinationsressourcen

Zuerst entstanden einzelne nahrungsbezogene Netzwerke, die später in umfassendere Programm-Netzwerke integriert wurden.

Baustein	Kriterium
Beteiligung und Aufrechterhaltung	• Institutionalisierung im politisch-administrativen System

Widersprüche bzw. nicht-nachhaltige prozedurale Entwicklungen

Die Analyse anhand der prozeduralen Bausteine machte zudem deutlich, dass es nicht-nachhaltige Entwicklungen und Widersprüche in den Prozessen gab. Zur Schärfung der Kriterien wird nun ihr je spezifischer Beitrag zu diesen Aspekten dargestellt.

Widersprüche bzw. Nicht-Nachhaltigkeit wurden nachgewiesen, die normativer Nachhaltigkeit entgegenstehen, da die Erweiterung der Zusammenarbeit brüchig war, nur für einzelne Personen oder Gruppen galt bzw. ein neues Verfahren nur punktuell eingeführt wurde:

Politische FunktionsträgerInnen waren von der Zielkonkretisierung ausgeschlossen.

Baustein	Kriterien
Rolle staatlicher Akteure	• Interventions- und Blockademöglichkeiten • indirekte Steuerung

Nicht-staatliche AkteurInnen wurden nur selektiv einbezogen.

Baustein	Kriterium
Beteiligung und Aufrechterhaltung	• selektive Beteiligung

Für die Integration von Sichtweisen wurde ein nicht-öffentlicher bzw. intransparenter Rahmen geschaffen.

Baustein	Kriterium
Arbeitsweise und fragile Kooperation	• Integration von Sichtweisen

Nicht-nachhaltige Zwischenschritte in der prozeduralen Dimension

Es wurden **Zwischenschritte** in den Prozessen konstatiert, die nicht direkt auf nachhaltige Entwicklung ausgerichtet waren:

Nicht-hierarchisch-kooperative und hierarchische Koordinationsformen wurden erst nach und nach durch marktliche bzw. konkurrierende Formen erweitert.

Baustein	Kriterium
Arbeitsweise und fragile Kooperation	• marktliche, hierarchische und weitere Koordinationsformen

Akteurkonstellationen entstanden nicht aufgrund der erweiterten Beteiligung von interessierten, verantwortlichen und betroffenen Akteurgruppen, sondern ausgehend von bestehenden Netzwerken in den unterschiedlichen Sachbereichen und aus der Interaktion mit Artefakten.

Bausteine	Kriterien
Beteiligung und Aufrechterhaltung	• selektive Beteiligung • informelle Kontaktstrukturen
Rolle des Materiellen	• Materielles in Interaktion mit AkteurInnen

Netzwerke wurden nicht nur erweitert; einige Verwaltungs-, Wissenschafts- und auch WirtschaftsakteurInnen, die zu Prozessbeginn die Netzwerke mittrugen, wurden aus den Netzwerken wieder ausgeschlossen.

Baustein	Kriterium
Paradoxien	• Kontextualisierungen

Diese Bausteine und Kriterien wurden damit als solche identifiziert, die einen Beitrag zur Erfassung der dem Nachhaltigkeitskonzept inhärenten Zwischenschritte leisten.

4.4.2 Materielle Dimension

In der materiellen Dimension werden nun die wichtigsten Kriterien aus den Bausteinen sowie die normativen Ausprägungen materieller Nachhaltigkeit aus den Fallstudien auf Parallelen und Unterschiede hin untersucht. Ziel der Darstellung ist es, die Auswahl der realisierten Nachhaltigkeitsinhalte mit Hilfe der Kriterien zu erklären.

4.4.2.1 Materielle Bausteine und Kriterien

Politikfelder

Umweltziele im Sinne von Ressourcen- und Energieeinsparungen spielten in allen drei Projekten eine große Rolle. Doch wurden die Prioritäten im Verlauf der Prozesse jeweils unterschiedlich gesetzt: In Wien dominierte das Thema Klimaschutz, das dem Feld Umwelt zugerechnet werden kann, das aber in seiner faktischen Umsetzung durch den Wiener Magistrat nicht nur in ökologische Beschaffung, sondern auch in Gesundheits-, Gerechtigkeits- und neue Verfahrensansätze mündete. Das das Nahrungsprojekt rahmende KliP ist im Ergebnis als ein übergreifendes Nachhaltigkeitsprogramm zu interpretieren. In Ferrara entwickelte das von Umwelt-, aber vor allem Gesundheitsmotiven dominierte Nahrungsprojekt den Schwerpunkt Ernährungserziehung. Das Nahrungsprojekt in Bremen zielte auf die Stützung regionaler Produktion und die ökologisch wirksame Reduktion von Transportentfernungen; im Ergebnis wurden regional eingebundener Konsum mit Bildungsangeboten, eine technologiebasierte Logistiklösung und regionale Wirtschaftsbeziehungen gefördert.

Priorität	**Wien**	**Ferrara**	**Bremen**
1	Klimaschutz	Gesundheit	Regionale Ökonomie
2	Gesundheit	Erziehung	Umwelt
3	Umwelt	Umwelt	Bildung

Tabelle 21: Für die Nahrungsprojekte zentrale Politikfelder

Baustein „Ressourcen"

Das **Ressourcenpooling** umfasste personelle und fachliche, darüber hinausgehende institutionelle sowie finanzielle Ressourcen.

Personelle und fachliche Ressourcen

In allen drei Nahrungsprojekten wurden koordinierende fachliche und wissenschaftliche Ressourcen aus der Verwaltung bzw. mit Unterstützung der Verwaltung aktiviert und im Projekt gepoolt, um biologisch bzw. regional produzierte Nahrung einsetzen zu können. In Wien waren die Magistratsressourcen im Bereich Gesundheitswissenschaft sowie die Kapazitäten und Arbeitsstrukturen des KliP von Bedeutung. Hinzu kam das Engagement aktiver KüchenleiterInnen, das eine wichtige Funktion für die politische wie marktliche Einpassung des Nahrungsprojekts hatte. Eine wichtige Ressource in diesem Zusammenhang trugen Bioverbände in Form personeller Kapazitäten bei.

In Ferrara stellten die lokale und die Provinz-Verwaltung fachliche Ressourcen aus den Feldern Gesundheit, Erziehung und Landwirtschaft bereit, später mit der institutionellen Einbindung in das Beschaffungsmodul der Lokalen Agenda 21 auch aus Ökologie und Ökonomie. Im lokalen Bildungsressort wurden vorhandene personelle und Kommunikations-Ressourcen durch das Engagement Einzelner im Sinne des Projekts ausgebaut sowie durch Beiträge kooperativer und interessierter Zulieferer ergänzt.

Die Bremer Verwaltung hatte die AG Region mit initiiert; die Koordination und das Gros personeller und fachlicher Ressourcen in der Verwirklichung des Bremer Nahrungsprojekts wurden bei der evangelischen Kirche, in ausgewählten Kindertagesstätten und bei LandwirtInnen sowie beim Logistikinstitut rekrutiert.

Institutionelle Ressourcen

Die sozialdemokratischen und Grünen Parteien in Wien und Ferrara sahen die Förderung biologischer Produktion in ihren Programmen vor und griffen die Gesundheitssorgen der BürgerInnen angesichts von Lebensmittelskandalen und Umweltbedrohung auf. Entscheidende Ressourcen für die Nahrungsprojekte waren Gemeinderatsbeschlüsse: in Wien zum Bioanteil (KliP), in Ferrara zur Budgeterhöhung für die Nahrung. Die Unterstützung hochrangiger politischer FunktionsträgerInnen sicherte in allen drei Städten die Zukunft der Projekte. Während in Wien der überörtliche Klima- und in Bremen der überörtliche Nachhaltigkeitsdiskurs die lokalen Nahrungsprojekte beeinflusste, wurde das Nahrungsprojekt in Ferrara vom politischen Freiraum der Giunta sowie von regionalen Gesetzen zu Erziehung, biologischen Lebensmitteln und Landwirtschaft geprägt.

Finanzielle Ressourcen

Für die Nachhaltigkeitsprojekte wurden die finanziellen Ressourcen der Gemeinschaftsverpflegung in allen Städten von den Verwaltungen bzw. Gemeinden etwas erweitert. Während die Marktmacht der Stadt Wien einerseits Zulieferer zum Angebot von Bioprodukten zwang, passte sich das Projekt andererseits in den erstarkenden Biomarkt Österreichs ein. Bedeutsam waren zudem in Ferrara die finanzielle Beteiligung eines Lebensmittelzulieferers und in Bremen Förderprogramme des Bundes. Die wissenschaftliche Begleitung der drei Projekte wurde aufgrund parteipolitischer Mehrheits- bzw. Verwaltungsentscheidungen finanziert.

Es kam in allen drei Projekten zu **ressortübergreifendem Arbeiten** innerhalb der Verwaltungen; dieses ging in Ferrara am weitesten und scheiterte in Bremen nach einem ersten Versuch. Über den Verwaltungsrahmen hinaus kam es zu weitreichenden inhaltlichen Überschneidungen: In Wien wurden Gesundheitsinhalte mit Umweltthemen und mit der Förderung von Biolandwirtschaft kombiniert und unter dem Ökologie-Dach Klimaschutz integriert. In Ferrara wurden Gesundheits- und Bildungsfragen als interdependent interpretiert und mit Umwelt-, Landwirtschafts- und ökonomischen Themen verknüpft. Auffällig war in Bremen die Verknüpfung von Umwelt- und Ressourcenschutz mit logistischen und technologischen Lösungen, die wiederum Bildungsmaßnahmen erzeugten.

Zusammenfassend wurden in allen Projekten personelle, fachliche und finanzielle Ressourcen aus verschiedenen Sachbereichen gebündelt. Jeweils unterschiedliche Verwaltungsressorts und Wissenschaftsbereiche bearbeiteten das Querschnittsthema Nahrung. Jedes Projekt integrierte bei der Einführung regionaler bzw. biologischer Lebensmittel in Großküchen mehrere Politikfelder: In Wien standen Klimaschutz und Gesundheit im Mittelpunkt, in Ferrara Gesundheit und Bildung, in Bremen Umweltschutz und Ökonomie.

Baustein „Leistungen"

In Wien wurden mit der Einführung von Biolebensmitteln im Ergebnis als **Positivsummenspiel** Gesundheitsvorsorge und der Ausbau regionaler biologischer Lebensmittelproduktion erreicht, wozu die Zertifizierung von Produktionsbetrieben sowie Veränderungen des Markts durch neue Anbieter und veränderte Sortimente gehörten. Der Nachweis ökonomischer Möglichkeit und gesundheitlicher Zuträglichkeit dieser Produkte wurde erbracht. Zudem wurden Ausschreibungsmodalitäten weiterentwickelt und die KliP-Festschreibung als wichtige Richtschnur für Politik und Lebensmittelpraxis nicht nur innerhalb des Magistrats etabliert. In Ferrara fanden ähnliche Marktveränderungen durch das Nahrungsprojekt statt. In der Summe der Veränderungen ist der über Bioprodukte hergestellte Umwelteffekt nur ein Teil der Leistungen. Vielmehr wog der Gesundheitseffekt schwerer, der über veränderte Speisen kombiniert mit Ernährungserziehung und Bildung erzielt wurde. Auch in Bremen waren marktliche Veränderungen zu verzeichnen; dabei wurden weniger Strukturen verändert, sondern mehr regionale Wirtschaftsbeziehungen intensiviert, ausgeweitet, abgesichert. Bildungsleistungen für Kita-Personal und LandwirtInnen zusammen mit dem Virtuellen Marktplatz als Entwicklungsprojekt dienten sowohl der Stärkung dieser Beziehungen als auch dem erhöhten Einsatz frischer und regionaler Produkte in Kitas.

Zur **Vermeidung externer** (Umwelt-)**Effekte** trugen alle drei Projekte durch den Einsatz biologischer (in Wien 20 bis 40% in verschiedensten Einrichtungen, in Ferrara 50 bis 80% in Vorschulen und Schulen) und regionaler Lebensmittel (insbesondere in Bremen) bei. In Ferrara kamen Bildung und Ernährungserziehung und ein Fokus auf Nahrungsqualität statt -quantität hinzu, wodurch negative soziale und Gesundheitseffekte vermieden wurden; die Ausweitung des Bremer Projekts in die Region stärkte das Potenzial regionaler Wirtschaftsbeziehungen, also den langfristigen ökonomischen Effekt.

Die geteilte Verantwortung der Kosten für die Ernährung in den betroffenen Einrichtungen wurde beibehalten. Finanzielle Effekte für KonsumentInnen wurden in allen Projekten gering gehalten; ebenfalls wurden die kommunalen Haushalte durch die Nahrungsprojekte nicht stark belastet. Damit wurde auf beiden Seiten die **Akzeptanz** der Projekte erhalten und gestärkt.

Die **Effektivität** der Projekte lässt sich an ihren Leistungen und deren mittelfristigen Weiterführung ablesen: Die in Wien im Nahrungsprojekt erzeugten Erfahrungen auch im Bereich der Klima- und Gesundheitseffekte wurden im KliP institutionalisiert und in der politischen Zielsetzung eines 50%igen Bioanteils aufgegriffen. In Ferrara wurde das Nahrungsprojekt von verschiedenen politischen Strömungen in Gemeinderat und Gemeinde akzeptiert; die Beibehaltung und Übernahme von Mensen in die kommunale Verantwortung deutet ebenfalls auf Effektivität der lokalen Nahrungspolitik hin. Im Bremer Projekt kann die Übertragung auf die Region als Effektivitätsbeweis gelten, während der bisherige Fokus auf die technologiebasierte Logistiklösung eventuell zugunsten einer Anpassung an regionale Erfordernisse fallengelassen wird. Bestehende kommunalpolitische Programme wurden von den Nahrungsprojekten effektiv genutzt: In Wien wurde der Kapazitätsumbau des Magistrats und das Thema Ökolandbau, das sowohl bei Partei- wie auch Ökonomie-AkteurInnen hoch im Kurs stand, kombiniert. In Ferrara trug das Nahrungsprojekt zum kommunalen Ziel der hohen ökologisch-sozialen Lebensqualität bei, und in Bremen wurde die lokale logistische Kompetenz in die Förderung landwirtschaftlicher und ökonomischer Ressourcen einbezogen.

In der Zusammenfassung lagen die Leistungen der Projekte in der Förderung von Gesundheit, Bildung und Ökologie mit je unterschiedlicher Gewichtung. Dabei waren in Wien und Ferrara biologische Lebensmittel zentral, in Ferrara zudem Bildung, in Bremen regionale Wirtschaftsbeziehungen. Effektivität wurde erzielt, indem vorhandene Möglichkeiten für die Nahrungsprojekte genutzt und ausgebaut wurden; zudem banden alle Städte das Nahrungsprojekt jeweils in die Politikfelder ein, deren Vorrangigkeit bei Gemeinderat, Verwaltung und Öffentlichkeit außer Frage stand: In Wien gehörte Nahrung zum Klima- und Umweltschutz, in Ferrara in den Bereich Bildung und Erziehung, in Bremen diente das Nahrungsprojekt der Stärkung der regionalen Ökonomie.

Baustein „Iterative Veränderungen"

Das Thema Ökologie bildete den Ausgangspunkt zweier Projekte: In Ferrara brachten umweltenga-
gierte Eltern das Projekt ins Rollen, und in Bremen sollten Transportkilometer reduziert werden. Das
Wiener Projekt bekam durch seine Einbindung ins KliP den Umweltfokus. Der Gesundheitsschwer-
punkt war in Wien der Ausgangspunkt und dominierte in Ferrara den Projektverlauf, während er in
Bremen dem Ökologiefokus nachrangig blieb. Die Themen Landwirtschaft und regionale Wirtschaft
wurden durchgängig behandelt: Während das Wiener KliP den Ausbau der Bioproduktion unterstützte, wurden im Ferrara-Projekt landwirtschaftliche Betriebe auch als Anschauungsobjekt für die
Produktion gesunder Nahrung genutzt; im Bremer Projekt stand die regionale Landwirtschaftsförde-
rung von Beginn an oben auf der Projekt-Agenda. Das anfänglich zentrale Politikfeld jedes Projekts
wurde mit mindestens einem anderen nicht nur lose verknüpft, sondern eng gekoppelt. Die in Ferrara
und Bremen dabei aufgewerteten Bildungsfragen spielten in Wien eine Nebenrolle.

Im Wiener Projekt manifestierten sich **Positionsveränderungen**[272] bei den PolitikerInnen, die
nicht mehr die ursprünglich propagierte Grätzlnküche forderten, sondern den Magistrat bei der Umsetzung eines finanzierbaren Bioanteils der Menus städtischer Großküchen unterstützten. Auch die
KliP-ProtagonistInnen erweiterten das Programm zu Energie und Verkehr um die Beschaffung auch
von Lebensmitteln, deren Minderungspotenziale bezüglich Treibhausgasemissionen sie anfänglich
unterschätzt hatten.

In Ferrara unterstützte insbesondere die Schulverwaltung nach anfänglicher Zurückhaltung den
Einsatz von Biolebensmitteln. Die Positionsveränderung beruhte erstens auf dem Druck von Seiten
der Eltern und – vermittelt auch über den Gemeinderat – der Öffentlichkeit, zweitens auf der Kommunikation mit Fachleuten aus Gesundheit und Landwirtschaft, und drittens auf der pragmatischen
Entscheidung, dass der Einsatz zertifizierter Biolebensmittel nach innen und nach außen dokumentierbar war. Der Gemeinderat fasste immer weitergehende Beschlüsse in der selben Richtung und
erhöhte die Küchenbudgets. Die Entwicklung gipfelte in der regionalpolitisch unterstützten Vorgabe,
100% Bioprodukte in den kommunalen Mensen einzusetzen, sowie in einem umfassenden Ernäh-
rungserziehungsauftrag an die Verwaltung.

In Bremen wurde das Logistikinstitut zur Verwirklichung des nahrungsbezogenen Projekts einbezogen. Die Bedeutung seiner wichtigsten Kreation für das Projekt, des Virtuellen Marktplatzes,
wurde aufgrund der Projekterfahrungen später aus dem Logistikinstitut heraus in Frage gestellt. Die
Projektkerngruppe stellte das Ziel des Einsatzes frischer regionaler Lebensmittel in den Kitas zwar
nicht zurück, aber doch gleichrangig neben die Einführung des Virtuellen Marktplatzes, der wiederum nur einen Schritt auf dem Weg zum umfassenden Ziel der Verbesserung der physischen Logistik darstellte.

Parallelen in den Projekten

Aufgrund der Erfahrungen mit den Modellprojekten und der schrittweisen Steigerung der Verwendung regionaler bzw. Bioprodukte änderten die AkteurInnen aus Landwirtschaft, Produktion und Zulieferung in allen Projekten in einem **dauerhaften iterativen Veränderungsprozess** Produkte, Darreichungsformen und Logistik. Die Unternehmen bildeten Kooperativen und Kooperationen, um ein
größeres Sortiment, weiterverarbeitete Produkte oder auch Dienstleistungen anbieten zu können. Für

---

[272] Positionsveränderungen als das materielle Gegenstück zur Integration von Sichtweisen beschreiben veränderte
     Positionen, die sich im Verhalten und in der Außendarstellung manifestieren.

einige von ihnen machten sich Engagement, Experimente und Anpassung in Form von langfristigen Lieferbeziehungen mit den Großküchen bezahlt.

Auch innerhalb der Großküchen wiesen die Veränderungsprozesse in allen drei Projekten Kontinuität auf. Die neuen Produkte erforderten veränderte Einkaufs-, Anlieferungs- und Lagerkonzepte; die veränderte Produktqualität führte zu neuen Rezepturen und Menus. Die Übernahme von Mehrarbeit durch die Küchen, da die neuen Produkte nicht in der gewohnten Vorverarbeitung erhältlich waren, wurde zum Teil überflüssig, als Herstellungs- und Verarbeitungsfirmen diese Arbeitsschritte (wieder) übernahmen. Die Umstellungsprozesse in den Küchen gingen mit Lernprozessen einher; zum Teil vermittelten die Projekte dem Küchenpersonal Erfolg und die Aufwertung ihrer Arbeit. Die Weiterbildung unterstrich diesen Aspekt noch und half das Engagement aus den Modellküchen auf weitere Küchen zu übertragen. Die Kommunikation zwischen Küchen und Zulieferern veränderte sich in nur kleinen Schritten, VerwaltungsakteurInnen bzw. in Bremen weitere Projektengagierte dienten hier als Kommunikationsscharniere.

In allen drei Projekten wurde der Einsatz von biologisch bzw. regional erzeugten Lebensmitteln von wenigen Modellküchen in weitere Einrichtungen und anschließend auch auf Einrichtungen anderen Typs übertragen. In Wien von Spitälern und Pensionistenwohnhäusern auf Kindertagesheime und Schulen; in Ferrara von Vorschulen auf Schulen; in Bremen von wenigen kirchlichen Kitas auf Großküchen und Gastronomie der Region.

Unterschiede zwischen den Projekten
In Wien verwendeten die Krankenhausküchen Fleisch als erstes Produkt aus biologischer Produktion; in Ferrara hingegen wurde die Produktgruppe Fleisch als letzte in neuer Qualität eingekauft. Diese Reihenfolge wurde in beiden Projekten mit Markt- und Zertifizierungsgegebenheiten sowie Konsumgewohnheiten begründet.

Weitere Produkte wurden nach und nach in Bioqualität eingesetzt, in Wien zuerst Milch und Milchprodukte, begründet mit Gesundheitsargumenten, in Ferrara zuerst ausgewählte Frischprodukte und vor allem Trockenprodukte, wobei der Preis ausschlaggebend war. Während in Wien die Biopalette um Quellwasser und Fair Trade-Produkte erweitert wurde, ging das Projekt in Ferrara schrittweise vom Einsatz von Produkten aus integrierter zu solchen aus biologischer Produktion über. Während in Wien der Ansatz wählbarer Bio-Menus für einen gleichmäßigen Bioanteil in allen Menus aufgegeben wurde, war ein zentraler Schritt in Ferrara, nicht nur die Produktqualität, sondern die ernährungsphysiologische Ausgewogenheit der Produktzusammenstellung zu erhöhen. Dies fand im Rahmen der Orientierung auf eine umfassende Gesundheitsvorsorge in den Bildungseinrichtungen statt, die sich in der Kombination aus den Komponenten Biolebensmittel, Speisenzusammenstellung und Ernährungserziehung sowie in der Beibehaltung der Vorschulküchen manifestierte.

Um angesichts ökonomischer Restriktionen den Bioanteil zu halten, war in Wien die schrittweise inhaltliche wie formale Ausgestaltung des KliP bedeutsam. In Ferrara hingegen wurden die Ausschreibungskriterien hinsichtlich Qualität statt Preis nach und nach umgestaltet und ein Regionalitätskriterium aufgenommen.

Das Bremer Projekt, bei dem Biolebensmittel nur eine Nebenrolle spielten, und eine übergreifende Einkaufssituation, die sich in den anderen Projekten in Form von Ausschreibungen manifestierte, bis zum Ende des Untersuchungszeitraums nicht zustande kam, ist lediglich hinsichtlich der Weiterbildung insbesondere des Küchenpersonals vergleichbar. In Bremen sollte eine schrittweise verbesserte Logistik den Einsatz anderer Produkte ermöglichen; in Wien und Ferrara wurde dagegen die Logistik über die veränderten Produkte schrittweise verändert.

Dass, um Umwelt- und Gesundheitsziele zu erreichen, die Wahl auf biologische Lebensmittel fiel, kann in Ferrara, aber mit einiger Sicherheit auch in Wien, zu einem großen Teil darauf zurückgeführt werden, dass zertifizierte Biolebensmittel verlässliche Deklarationen und Kontrollsysteme boten. Die Erfahrungen, die die Großküchen zu den Anfangszeiten der Biozertifizierung mit Herkunfts- und Verarbeitungsnachweisen gemacht hatten, wurden schrittweise für die Definition von Qualitätskriterien den Zuliefernden gegenüber genutzt und in Ausschreibungstexte umgesetzt.

Zusammenfassend wurden in den drei Modellstädten die Nahrungsprojekte in zwei bis drei Politikfeldern bearbeitet; dabei änderten auch ProjektprotagonistInnen ihre Strategien, um die Nahrung in fördernde politische Kontexte integrieren zu können. Parallelen in den Projekten sind die schrittweise Erweiterung des Einsatzes neuer Produkte und die schrittweise Ausdehnung auf gleichartige und andere Einrichtungen. Die Reihenfolge der Aufnahme von neuen Produkten in die Großküchen divergiert erheblich; im Ergebnis setzten sich in den zentral organisierten Großküchen zertifizierte Biolebensmittel durch, da sie in Ausschreibungen am besten handhabbar waren.

Baustein „Kontext-Dynamiken"
Die von den drei Projekten **durchlaufenen Entwicklungskontexte für innovative Ideen** weisen Gemeinsamkeiten aber auch Unterschiede auf. So ließen sich bei den Wiener KüchenleiterInnen und WissenschaftsakteurInnen, bei den Eltern von Vorschulkindern in Ferrara und in der Bremer AG Region und evangelischen Kirche Umweltengagement und Gesundheitsverantwortlichkeiten ausmachen. Die Schwerpunktsetzung in diesen Feldern divergierte jedoch, von der Wiener Ausrichtung auf Tier- und Klimaschutz und wissenschaftlicher Gesundheitsforschung über den Fokus auf Bildung in Ferrara bis hin zum Bremer Lokale Agenda 21-Konzept.

In den **Rekombinationskontexten** lassen sich weitere Parallelen ausmachen, die u.a. in der wissenschaftlichen Unterstützung der verfolgten Ansätze bestanden: In Wien wurde die Bedeutung biologischer Nahrung für den Klimaschutz erforscht, in Ferrara die gesunde Kindesentwicklung, für die neben der Bioqualität auch die Speisenzusammenstellung bearbeitet wurde, in Bremen die Logistikoptimierung. Hinzu kam in allen Projekten die Rekombination mit dem Produktionsbereich: Durch die Einbindung von Lebensmittel-ProduzentInnen und -Zulieferern wurden die Projektentwicklungen an Anforderungen des Lebensmittelmarktes angepasst. Gleichzeitig wurden die Marktdynamiken beeinflusst.

Schon in den Modellphasen waren auch **Kontexte der gesellschaftlichen Durchsetzung** betroffen, in denen Ökonomie-AkteurInnen und ihre Interessen eine wichtige Rolle spielten. In allen Fällen erfolgte hier zudem die Einbindung in politische Institutionen und Programme, die in diesen kommunalen (teil-) öffentlichen Projekten die gesellschaftliche Durchsetzung (auch in Vertretung der KonsumentInnen-Interessen) bedeutete. Im Wiener Projekt mischten sich lokale ParteipolitikerInnen in die Magistratsarbeit ein. In Ferrara traf der Gemeinderat überwiegend auf Verwaltungsentscheidungen aufbauende Budget- und Programmentscheidungen. In Bremen wirkten politische Institutionen über die Projektfinanzierung mit; bedingt durch die Ferne der Projektdurchführung von Senat und Bürgerschaft und durch den hohen Stellenwert der entwickelten Technologie führte die Einbeziehung des Gesellschaftskontexts aus Kitas und Produktion / Distribution zudem zur Weiterbildung der Beteiligten.

Die gesellschaftliche Durchsetzung beinhaltete bei den kommunal bzw. öffentlich unterstützten Projekten nicht in erster Linie die Durchsetzung bei Produktion und Konsum, sondern die Tatsache, dass politische Institutionen die Projekte inhaltlich mittrugen. Einige der Umwelt- und Gesundheitsziele aus den Entwicklungskontexten wurden im Rahmen politischer Programme und Institutionen durchgesetzt bzw. weiterentwickelt.

Beteiligte, wenn auch variierend bedeutsame **Kontexte** in allen drei Projekten waren Gesundheits-, Umwelt-, Bildungs- und Ökonomie-Kontexte, in denen Verwaltungen und politische Vertretungen sowie jeweils kooperierende halbstaatliche und private, insbesondere wissenschaftliche Organisationen und Individuen Verantwortung für Gemeinschaftsverpflegung übernahmen. Der Kontext individuellen privaten Konsums wurde in Ferrara und Bremen durch aktive Information der Familien und spezielle Bildungsangebote zum Ernährungsverhalten einbezogen; in Wien wurde nur die soziale Funktion von Gemeinschaftsverpflegung für Familien aufgewertet. In Wien wurden Kontexte **ausgeschlossen**, aus denen heraus Ernährungsstile alternativ gestaltet worden wären. In Bremen blieben von der Bürgerschaft mitgetragene Gemeinschaftsverpflegungseinrichtungen trotz des ursprünglich stadtweiten Lokale Agenda 21-Kontexts außen vor.

In allen Projekten lassen sich **Abhängigkeiten** von lokaltypischen und öffentlich geförderten **Pfaden der Entwicklung** nachweisen. In der Umweltmusterstadt Wien führte das Nahrungsprojekt die Förderung biologischen Landbaus, auch im Sinne des Österreichischen „Feinkostladens", weiter. In Ferrara fand das Projekt Anschluss insbesondere an die Regionalpolitik, die Prävention in Form von Bio- und Erziehungs-Förderung als aus öffentlichen Mitteln zu finanzierende Aufgabe verstand. Das Bremer Projekt schloss an die wirtschafts- und technologiezentrierte Bremische und deutsche Förderlandschaft an.

Auch im Nahrungsbereich können damit **Innovationssysteme** ausgemacht werden, die **als Standortvor- bzw. -nachteile** wirkten. Österreich als Vorreiterland im Bereich Bio-Zertifizierung, -Logistik und -Förderung wirkte gemeinsam mit den lokalen Vorzügen von Quellwasser und eigenen Bioländereien im Sinne eines für das Wiener Nahrungsprojekt vorteilhaften Innovationssystems. In Ferrara war es insbesondere der regionale Bildungsschwerpunkt, der ein förderndes System mit Ressourcen und Interessen für gesunde Nahrung und Erziehung bereithielt. Die Technologieförderung am Standort Bremen unterstützte das Nahrungsprojekt, rückte allerdings zeitweise individuelle Kommunikationserfahrungen und regionale Wirtschaftsbeziehungen in den Hintergrund, obwohl diese letztendlich für die Projekterfolge verantwortlich zeichneten.

Pfadabhängigkeiten bestimmten in allen drei Projekten die Prozessergebnisse mit. So waren die überörtliche Förderung biologischer Lebensmittel und die lokale Organisation von Gemeinschaftsverpflegung in Wien und Ferrara sowie die Technologieförderung in Bremen mitverantwortlich für die Projektergebnisse. Mit Hilfe der Kriterien des Bausteins „Kontextdynamiken" wurde erfasst, an welcher Stelle überörtliche Kontexte die Nahrungsprojekte beeinflussten. Durch die dreistufige Kontextualisierungs-Analyse ließ sich zudem ablesen, dass die Interaktionen mit den überörtlichen Kontexten aus den lokalen Projekten heraus gestaltet wurden. In Weiterentwicklung der Umwelt- und Gesundheitsziele der Entwicklungskontexte erarbeiteten und gestalteten die Nahrungspro-

jekte in den Rekombinationskontexten und den Kontexten gesellschaftlicher Durchsetzung eigene lokale Beiträge zu nachhaltiger Entwicklung.

Fazit

Die Kriterien zur Analyse der materiellen Dimension von lokalen Politikprozessen zeigten insbesondere die Bedeutung der beteiligten Kontexte und die Dynamiken ihres Zusammenwirkens auf. Die Nahrungsprojekte wurden in sechs verschiedenen Politikfeldern bearbeitet; Umwelt war überall darunter. Die Projekte in Wien und Ferrara wiesen den Schwerpunkt Gesundheit gemeinsam auf; weitere Übereinstimmungen bestanden zwischen Ferrara und Bremen in dem Schwerpunkt auf Erziehung bzw. Bildung. In allen Projekten verschob sich der Schwerpunkt im Laufe der Prozesse.

Die Leistungen aller Nahrungsprojekte sind entsprechend über die verschiedenen Politikfelder gestreut. In den teils ressortübergreifend arbeitenden Verwaltungen und durch weitere Institutionen wurden personelle, fachliche, institutionelle und finanzielle Ressourcen zugunsten der Projekte gepoolt. Akzeptanz bei den verschiedenen beteiligten Gruppen wurde hergestellt und ihre Kapazitäten effektiv genutzt. Punktuelle inhaltliche Entscheidungen hochrangiger politischer FunktionsträgerInnen unterstützten die Stabilisierung aller Projekte.

Im Laufe der Politikprozesse veränderte sich die als nachhaltig definierte Nahrung iterativ. Dies ging parallel zu Positionsveränderungen maßgeblicher AkteurInnen, die durch das Zusammenspiel von Zielen, praktischen Möglichkeiten der Großküchen und Pfadabhängigkeiten der Veränderungspotenziale bedingt waren und die Weiterentwicklung der Projekte ermöglichten. So entstanden neben den groben, auch überregional bestimmten Linien, die in den zentral organisierten Einrichtungen Wiens und Ferraras in einem möglichst hohen Anteil biologischer Lebensmittel, in Bremen in gestärkten regionalen Wirtschaftsbeziehungen bestanden, ebenso lokalspezifische Ausprägungen der Projekte. Aufgrund des Zusammenwirkens politischer und kultureller Faktoren mit institutionellen wie individuellen Entscheidungen wurden die Menus in Wien nicht, in Ferrara in hohem Maße und in Bremen in einzelnen Küchen verändert. Darüber hinaus schafften sich individuelle ProtagonistInnen der Projekte Räume zur Verwirklichung weiterer Nachhaltigkeitsansätze: Zu nennen sind das Wasser-Projekt in Wien, der organisierte Austausch unter KöchInnen in Ferrara und die Kochkurse in Bremen.

4.4.2.2 Normative Nachhaltigkeit materiell

Die Fallstudien werden nun in der materiellen Dimension bezüglich der normativen Kategorien der Integration widerstreitender Ansätze und der Überwindung von Konflikten auf Parallelen und Unterschiede hin analysiert.

Säulen Ökonomie, Ökologie und Soziales/ Kultur

In möglichst vielen städtischen Einrichtungen Wiens Biolebensmittel einzusetzen, diente der ökologischen Zielerreichung in Sachen Klimaschutz, gab der regionalen und nationalen Biolandwirtschaft einen Impuls (ökonomisches Ziel) und integrierte gleichzeitig sozial-kulturelle Ziele, die in Gesundheit, sozialer Gerechtigkeit und Aufrechterhaltung von Nahrungstraditionen lagen.

In Ferrara wurden Ziele der drei Säulen durch Qualität statt Quantität von Gemeinschaftsverpflegung integriert. Das auf Kinder spezialisierte Nahrungsprojekt integrierte durch Ernährungserziehung und eigene Küchen die Säule Soziales/ Kultur gleichwertig neben den beiden anderen und im Vergleich der drei Fallstudien am weitestgehenden. Jedoch variierte die Integrationsstärke zwischen den verschiedenen Einrichtungen Ferraras: In den Schulen wurde der höchste Bioanteil erreicht; in den Vorschulen mit eigenen Küchen gab es mehr ernährungspädagogische Arbeit. Ziele aus der Säule Soziales/ Kultur wurden in Wien und Ferrara zudem über die Umverteilung von Mehrkosten auf alle KonsumentInnen und die Gemeinde erreicht.

Zertifizierte Bionahrung wurde in Wien und Ferrara unter den Oberbegriff Ökologische Beschaffung subsumiert, womit Ökologie und Ökonomie integriert wurden. Bioqualität einzusetzen wurde erleichtert durch Zertifizierungsnormen, die den Großküchen gesicherte Qualität und lückenlose Deklaration boten. Das Regionalitätskriterium, das ebenso Ziele aus Ökologie und Ökonomie erfüllte, stand in Ausschreibungen in Konflikt mit EU-Wettbewerbs-Regeln, so dass Regionalität in den Ausschreibungen durch Frische-Kriterien und kurze Lieferzeiten angestrebt, aber nicht zum Hauptkriterium wurde.

Dagegen sollte die Integration von Ökologie und Ökonomie im Fall Bremen, in dem es keine zentralen Ausschreibungen gab, durch Regionalität hergestellt werden, praktisch (ökonomisch motiviert) durch eine verbesserte Logistik (direkt geliefertes frisches Gemüse und Vollsortimente). Die sozial-kulturelle Säule wurde, obwohl auch hier Kinderernährung der Schwerpunkt war, durch PC-Weiterbildungen und Kochkurse für Erwachsene integriert.

Das Gesundheitsziel war den Säulen Ökologie und Soziales/ Kultur zuzurechnen und bedeutete Konflikte mit der Ökonomie-Säule. Während Gesundheit in Wien durch traditionelle Speisen in hoher Qualität hergestellt werden sollte, wurden in Ferrara Ernährungserziehung und die neue Speisenzusammenstellung groß geschrieben und in Bremen neben der (frischen) Qualität der Lebensmittel in einigen Küchen ein gesünderer Ernährungsstil.

Die Konflikte zwischen Catering und eigenen Großküchen wurden in allen drei Städten diskutiert und unterschiedlich gelöst. Dabei spielte der ökologisch relevante Energieeinsatz (z.B. im cook and chill-Bereich vergleichsweise hoch) die geringere Rolle, sondern die ökonomischen Kosten von Arbeit und Kücheninfrastruktur sowie der soziale Nutzen der Kontrolle über die Menus und der Möglichkeit zur Ernährungserziehung dominierten diese Diskussion.

Das normative Ziel der Säulenintegration wurde für Ökonomie und Ökologie in den untersuchten Gemeinden durch den Einsatz von biologisch bzw. regional produzierten Lebensmitteln bei Übernahme eines Teils der Kosten durch staatliche Stellen verwirklicht. Ziele der Säule Soziales/ Kultur wurden durch Gesundheitsförderung, zudem in Wien durch Traditionserhalt, in Ferrara durch Ernährungserziehung und in Bremen durch Weiterbildung integriert.

Lokale bis globale intragenerationale Gerechtigkeit
Ein wichtiges Ziel des Wiener Projekts war neben den Vorteilen der Bioprodukten für lokale ProduzentInnen und KonsumentInnen ihr Beitrag zum globalen Umweltschutz; die globale Sicht wurde durch die Verwendung von Fair Trade-Produkten noch unterstrichen. In Ferrara waren die Hinweise auf globale Umweltgerechtigkeit in den vorwiegend lokalen bis regionalen Initiativen geringer, fanden jedoch in dem geförderten Austausch zwischen kulturellen Minder- und Mehrheiten eine praktische Umsetzung. In Bremen wurde ein regionaler Fokus bei der Stärkung der Wirtschaft und der Förderung von Konsum gesetzt; hier wurde – trotz kirchlicher Trägerschaft des Projekts – der Gerechtigkeitsaspekt am wenigsten thematisiert.

Intragenerationale Gerechtigkeit wurde in den drei Projekten unterschiedlich und nur in Ansätzen verwirklicht.

Langfristige, intergenerationale Gerechtigkeit

Alle drei Nahrungsprojekte strebten durch den Umweltfokus langfristige Ziele an. In Ferrara wurden verbindliche Zielvorgaben als Instrumente eingesetzt, die über eine Legislaturperiode hinaus wirken sollten. In Bremen galt Umwelt- und Regionalförderung als langfristiges Mittel gegen negative Globalisierungsauswirkungen. Explizit auf mehr als eine Generation ausgerichtet waren die Weiterbildungen für Geschmacksschulung und Selbständigkeit in Sachen Ernährung, die in Ferrara und Bremen mit PädagogInnen, KöchInnen, Eltern bzw. Kindern durchgeführt wurden.

Intergenerationale Gerechtigkeit wurde durch Umweltschutz, in Ferrara und Bremen ansatzweise im Bildungsbereich angestrebt.

Genderdimension

In Wien unterstützten ParteipolitikerInnen das Projekt, auch um die Mehrfachbelastung von Frauen zu vermindern; in Ferrara vertraten ParteipolitikerInnen gendersensible Konzepte. Die Genderdimension ist in Sachen Gemeinschaftsverpflegung nicht so offensichtlich wie beim privaten Konsum; insofern ist es nicht verwunderlich, dass Ernährung ohne einen Genderfokus zum Thema lokaler Politik wurde. Nichtsdestotrotz weisen bestimmte Diskurse in den Projekten starke Genderbezüge auf: die in Ferrara thematisierte Fehlernährung, die in einem gesamtgesellschaftlichen Kontext gesehen wurde; das Technologie- und Landwirtschafts-bezogene und damit eher männlich konnotierte Bremer Projekt, dessen Umsetzung letztendlich von der Überwindung von Kommunikationsbarrieren zwischen (überwiegend männlichen) LandwirtInnen und (überwiegend weiblichen) Kita-Beschäftigten und beider Gruppen Weiterbildung abhing.

Insgesamt wurde die Genderdimension lediglich am Rande der Nahrungsprojekte explizit behandelt.

Wissenschaftsdisziplinen

In Projekten lokaler Reichweite können in der Regel keine wissenschaftlichen Communities entstehen; und doch kamen in allen drei Fallstudien Kooperationen von WissenschaftlerInnen verschiedener Disziplinen zustande.

Im Wiener Projekt verknüpften GesundheitswissenschaftlerInnen gesundheitliche und langfristige umweltbezogene Wirkungen von biologisch erzeugten Lebensmitteln, wodurch der auch wissenschaftliche basierte Klimaschutz um den Bereich Lebensmittelbeschaffung erweitert wurde.

In Ferrara wurde der anfänglich zwischen Umwelt- bzw. Agrar- und GesundheitswissenschaftlerInnen bestehende Konflikt gelöst, nachdem Gesundheitsbedenken der letzteren Gruppe auf lösbare Probleme in der Bioproduktion (Deklaration, Logistik) zurückgeführt worden konnten. Im Diskurs um Vorsorge und Ernährungsstörungen wurden die Themen Gesundheit, Bildung und gesellschaftliche Verantwortung als Disziplinen übergreifend bzw. transdisziplinär integriert und auf Tagungen kommuniziert.

Durch das Projekt in Bremen wurden Ansätze aus Logistik und Technologie mit Bildung und regionalbezogener Ökonomie zur Lösung ökologischer Probleme kompatibel gemacht.

Im Ergebnis wurden die Herangehensweisen verschiedener Wissenschaftsdisziplinen innerhalb der Projekte integriert.

Wissenschaftliche und politische Risikobewertungen

Wissenschaftliche und politische Risikobewertungen wurden insofern integriert, als dass angesichts wissenschaftlich bearbeiteter Lebensmittelskandale im Rahmen der drei Ernährungsprojekte qualitativ hochwertige und besser kontrollierte Lebensmittel politische Unterstützung fanden. Lediglich im Fall Ferrara gab es während der BSE-Krise einen punktuellen Konflikt zwischen wissenschaftlicher und politischer Bewertung der Verwendung von Rindfleisch.

Bezüglich Ernährungsrisiken, die mehr aus Verhalten als aus Lebensmitteln und ihrer Produktion herrühren, wurden in Ferrara gesellschaftspolitische Auseinandersetzungen für notwendig erachtet, die explizit Konflikte mit und Abgrenzung von wissenschaftlichen Bewertungen beinhalten sollten. Im Vergleich der drei Fallstudien wurden in Ferrara die größten Auseinandersetzungen über die Veränderung von Ernährungtraditionen geführt. Auch im Bremer Projekt wurde die Veränderung von Ernährungsstilen zur Vermeidung von Ernährungsrisiken bearbeitet. Lediglich in Wien wurde ein traditioneller Ernährungsstil als risikolos angesehen.

In allen drei Fällen bewerteten Wissenschaft und Politik gemeinsam Nahrungsrisiken; deren Schwerpunkte variierten von Inhaltsstoffen bis zu Ernährungsstilen.

Reproduktions-, Konsum- und Produktionserfordernisse

Die Anlage der drei Projekte war, bezogen auf ihre Berührungspunkte mit Reproduktionskontexten, sehr unterschiedlich. Während das Projekt in Wien auf Kinder, Kranke und Alte ausgerichtet war, ging es in Ferrara und Bremen nur um Kinder. Während in Wien das Nahrungsprojekt die Reproduktionsverantwortung von Frauen erleichtern sollte und in Bremen Eltern und KöchInnen für Reproduktionsaufgaben weitergebildet wurden, wurde Reproduktion in Ferrara als auch öffentliche Aufgabe angesehen. Die öffentlichen Einrichtungen für Kinder hatten hier einen weitgehenden Bildungs- und vor allem Erziehungsauftrag. Reproduktionsverantwortung wurde zudem als zwischen Bildungseinrichtungen und Privathaushalten geteilt aufgefasst, folglich wurden Maßnahmen im öffentlichen Bereich mit den Möglichkeiten von Privathaushalten verknüpft.

In allen drei Projekten wurden die Mehrkosten für die höhere Nahrungsqualität nicht auf die KonsumentInnen allein übertragen, sondern durch öffentliche Gelder ausgeglichen. Damit wurden Konflikte zwischen Produktions- und Konsumbereichen vermieden. Die Küchen der Gemeinschaftsverpflegung und die darin Beschäftigten, als Zwischenglieder zwischen Produktion und Konsum, trugen in den ersten Phasen der Projektentwicklungen zusätzliche Kosten, in Ferrara zwischenzeitlich auch ein Zulieferer.

In Wien fand vor allem eine Integration der Interessen von österreichischer, insbesondere regionaler, Bioproduktion und Distribution mit denen der KonsumentInnen statt. In Bremen wurden Konflikte zwischen Landwirtschaft und Kita-Küchen durch neue Sortiments-, Logistik-, Bildungs- und Kommunikationsansätze gelöst.

In Ferrara wurde das Reproduktionsinteresse nach einer geringeren Lebensmittelmenge und anderen Lebensmittelkombinationen vollständiger befriedigt als das der Produktion, die allerdings über Qualitätsentwicklungen wieder auf ihre Kosten kam.

Während Reproduktionskontexte unterschiedlich stark einbezogen wurden, gelang in allen drei Projekten der Ausgleich zwischen Produktions- und Konsumerfordernissen (u.a. mit Hilfe öffentlicher Gelder).

Fazit

Normative materielle Nachhaltigkeit wurde in den drei Projekten in den meisten der geprüften Bereiche verwirklicht. Jedoch unterscheiden sich die Projekte stark nach den thematisierten und gelösten bzw. ungelösten Konflikten. Während in Wien durch den weitgehenden Umweltansatz insbesondere große Lebensmittelmengen aus biologischer Produktion beschafft und verwendet wurden, stand in Ferrara diese Intention und der dabei zu lösende Konflikt mit Produktionsstrukturen und Kosten gleichberechtigt neben einem sozialen Erziehungsansatz im Bereich Ernährung. Der in Bremen dominierende Ansatz regionaler Nachhaltigkeit betonte neben der Logistik Kommunikations- und Bildungsansätze.

Neben den derart variierenden Schwerpunkten Umwelt und Nahrungsmittelqualität entstanden in allen drei Projekten jedoch teils vergleichbare Lösungen von Konflikten zwischen Wissenschaftsdisziplinen sowie Konsum- und Produktionserfordernissen.

Bereiche von Nachhaltigkeitspotenzialen und im normativen Sinne vorbildliche Weiterentwicklungsansätze fanden sich in den unterschiedlichen Bearbeitungen von langfristigen Gerechtigkeitsvorstellungen, Genderbezügen und Reproduktionserfordernissen: Hier sind die Fair Trade- Produkte in Wien, die Elterninformation in Ferrara und die kommunikationsfördernden Workshops in Bremen zu nennen.

4.4.2.3 Ergebnisse normativer Nachhaltigkeit und Schärfung der Kriterien in der materiellen Dimension

Der Vergleich der mit dem Instrumentarium bearbeiteten Fallstudien machte deutlich, dass normative Nachhaltigkeitsleistungen in allen drei Säulen und ebenso bezogen auf die meisten anderen normativen Kategorien erzielt wurden. Insbesondere Konflikte zwischen den Säulen Ökonomie und Ökologie und zwischen Konsum- und Produktionserfordernissen wurden gelöst. Jedoch spielten soziale und kulturelle Aspekte in allen drei Fallstudien nicht nur Nebenrollen; vielmehr hätte ohne die Gesundheits- und Bildungsziele und -leistungen keines der Projekte die vorgefundene weitgehende Integration von Erfordernissen aus den Säulen, Gerechtigkeitsdimensionen, Wissenschaftsdisziplinen und Wirtschaftsbereichen erreicht.

Im Folgenden wird der Beitrag der jeweils wichtigsten Kriterien zur Identifikation normativer Nachhaltigkeitselemente herausgestellt. Die in den drei Fallstudien übereinstimmende Identifizierung normativer Nachhaltigkeitsbeiträge wird dazu jeweils in einen Satz zusammengefasst, dem die einschlägigen materiellen Analysekriterien zugeordnet werden. Damit wird der Beitrag dieser Kriterien zur Identifizierung bestimmter normativer Nachhaltigkeitsaspekte im Sinne einer empirisch induzierten Schärfung des Instrumentariums kenntlich gemacht. Die materiellen Entwicklungen werden dabei unterschieden in solche, die innerhalb normativ nachhaltiger Prozesse normative Ansätze erfüllten, in diejenigen, die nicht nachhaltig waren, und zuletzt in diejenigen, die nicht-nachhaltige Zwischenschritte darstellten.

Normativen Konzepten entsprechende materielle Entwicklungen
Den normativen Nachhaltigkeitselementen entsprechend wurden in den drei Fallstudien folgende Nachweise der Integration widerstreitender Ansätze und der Überwindung von Konflikten gefunden.

Konflikte zwischen der Säule Ökonomie und der Säule Ökologie wurden im Rahmen der Projekte mit Hilfe der Ressourcen verschiedener AkteurInnen und Institutionen gelöst; dabei stimulierte die Nachfrage nach biologisch bzw. regional erzeugten Lebensmitteln Produktion und Logistik.

Bausteine	Kriterien
Ressourcen	• Ressourcenpooling
	• ressortübergreifendes Arbeiten
Leistungen	• Positivsummenspiele

Parallel zur Integration ökologischer und ökonomischer Ansätze wurde die soziale Säule in Form edukativer Projektentwicklungen aufgewertet und die sozialverträgliche Weiterführung bestehender Angebote der Gemeinschaftsverpflegung unterstützt.

Bausteine	Kriterien
Ressourcen	• ressortübergreifendes Arbeiten
Leistungen	• Akzeptanz und Effektivität
Iterative Veränderungen	• dauerhafter iterativer Veränderungs-prozess

Die Umsetzung von Umwelt- und Gesundheitszielen erfolgte mit Hilfe von wissenschaftlichen Nachweisen und Diskussionen von Forschungsergebnissen zu den Nahrungsinnovationen und der Integration dieser Innovationen in politische Institutionen und Programme.

Bausteine	Kriterien
Kontext-Dynamiken	• Durchlaufen von Kontexten
Iterative Veränderungen	• Positionsveränderungen
Leistungen	• Akzeptanz

Durch die Einpassung der Projekte in vorhandene lokale wie überörtliche Politikprogramme und ihre effektive Anpassung an die örtlichen Gegebenheiten wurden widerstreitende Ansätze zwischen den drei Säulen sowie in Sachen lokaler bis globaler intragenerationaler Gerechtigkeit integriert.

Bausteine	Kriterien
Ressourcen	• Ressourcenpooling
Leistungen	• Effektivität
Kontext-Dynamiken	• Pfadabhängigkeiten
	• Standortvorteile

In allen Projekten erfolgte eine schrittweise nachhaltige Entwicklung der Produktion und Verarbeitung der Lebensmittel, der Logistik und der in den Großküchen verwendeten Produkte; erfolgreiche Lösungen wurden zudem auf weitere Einrichtungen übertragen.

Bausteine	Kriterien
Iterative Veränderungen	• Positionsveränderungen
	• dauerhafter iterativer Veränderungsprozess
Kontext-Dynamiken	• Durchlaufen von Kontexten

Nicht gelöste Konflikte bzw. nicht-nachhaltige materielle Entwicklungen

Die Analyse anhand der materiellen Bausteine legte zudem nicht-nachhaltige Ziele und Folgen und ungelöste Konflikte in den insgesamt Nachhaltigkeitsleistungen hervorbringenden Prozessen offen.

In den Projekten wurden unterschiedliche Schwerpunkte gesetzt, kein Projekt verwirklichte die gesamte Palette nachhaltiger Nahrung.[273]

Bausteine	Kriterien
Ressourcen	• Ressourcenpooling
Leistungen	• Effektivität
Kontext-Dynamiken	• Durchlaufen von Kontexten
	• beteiligte /ausgeschlossene Kontexte
	• Pfadabhängigkeiten
	• Standortvor- bzw. -nachteile

Eine lokale Schwerpunktsetzung der Vorreiter-Projekte war abhängig von einer Einbindung in überörtliche Programme.

Bausteine	Kriterien
Ressourcen	• Ressourcenpooling
	• ressortübergreifendes Arbeiten
Kontext-Dynamiken	• Pfadabhängigkeiten
	• Standortvor- bzw. -nachteile

Zwischen den folgend genannten normativ nachhaltigen Ziel-Paaren wurde in den Nahrungsprojekten keine einheitliche Integration widerstreitender Ansätze hergestellt, sondern jeweils eine einseitige Schwerpunktsetzung vorgenommen:

- Verwendung von biologisch versus regional erzeugten Lebensmitteln
- Aufrechterhaltung von Ernährungstraditionen versus gesundere Ernährung
- Ressourceneffizienz durch Catering versus Mitentscheidungen und Bildung des Küchenpersonals
- Neben der Garantie hoher Nahrungsqualität liegt der Schwerpunkt lokaler Verantwortung für Gemeinschaftsverpflegungseinrichtungen a) bei der Marktsteuerung über starke Nachfrage (Produk-

---

[273] Z.B. gab es in Wien kaum Ernährungserziehung, in Ferrara wurde die lokale Landwirtschaft nicht eingebunden und in Bremen blieb das Projekt auf wenige Kitas begrenzt.

tions- und Konsumverantwortung) versus b) bei umfassender Ernährungserziehung und Bildung (Reproduktionsverantwortung).

Bausteine	Kriterien
Ressourcen	• Ressourcenpooling
Leistungen	• Effektivität
Iterative Veränderungen	• Positionsveränderungen • dauerhafter iterativer Veränderungsprozess
Kontext-Dynamiken	• ausgeschlossene Kontexte • Pfadabhängigkeiten

Nicht-nachhaltige Zwischenschritte in der materiellen Dimension

An dieser Stelle werden im Laufe der Projekte wieder überwundene Zwischenschritte analysiert, die nicht auf normative Nachhaltigkeitsziele ausgerichtet waren.

Idealistische (z.B. Grätzlnküche) und nicht-nachhaltige (z.B. Nicht-Verwendung von Biolebensmitteln aufgrund des begrenzten Angebots) Ziele wurden durch die Integration wissenschaftlicher und politischer Bewertungen revidiert.

Bausteine	Kriterien
Ressourcen	• Ressourcenpooling
Leistungen	• Effektivität
Iterative Veränderungen	• Positionsveränderungen
Kontext-Dynamiken	• Durchlaufen von Kontexten

Die zu Beginn beschränkten, nur ansatzweise normativ nachhaltigen Ziele (z.B. Schadstofffreiheit, Förderung regionaler Landwirtschaft) wurden zuerst um einzelne Aspekte erweitert, später in umfassendere Nachhaltigkeitskonzepte verwandelt.

Bausteine	Kriterien
Ressourcen	• Ressourcenpooling • ressortübergreifendes Arbeiten
Leistungen	• Positivsummenspiele • Vermeidung externer Effekte
Iterative Veränderungen	• dauerhafter iterativer Veränderungsprozess
Kontext-Dynamiken	• Pfadabhängigkeiten

Logistisch und ökonomisch realisierbare, aber aufwändige bzw. unökologische Lösungen (z.B. nur einzelne Produkte oder wählbare Menus in Bioqualität; Virtueller Marktplatz) wurden zu ausgefeilteren, für Großküchen angepassten und damit die drei Säulen integrierenden Lösungen weiterentwickelt.

Bausteine	Kriterien
Ressourcen	• ressortübergreifendes Arbeiten
Leistungen	• Positivsummenspiele
	• Effektivität
Iterative Veränderungen	• dauerhafter iterativer Veränderungs-prozess
Kontext-Dynamiken	• Durchlaufen von Kontexten

4.4.3 Auswertung der Anwendung des Instrumentariums

Das in den Kapiteln 2 und 3 erarbeitete Analyseinstrumentarium für explorative und normative Untersuchungen von Nachhaltigkeit wurde in Kapitel 4 auf politische Prozesse zur Gestaltung von Gemeinschaftsverpflegung mit einer Ausrichtung auf Nachhaltigkeit angewandt. Auswertung und Weiterentwicklung des Instrumentariums können daher in dieser Arbeit nur bezogen auf die untersuchten Beispiele vorgenommen werden.

Die Schärfung des Instrumentariums fußt auf der in der prozeduralen und in der materiellen Dimension erarbeiteten Zusammenfassung der drei Fallstudien anhand der explorativen Kriterien aus den Policy-Netzwerke- und Innovationsnetzwerke-Ansätzen und auf der Zusammenschau der normativen Ergebnisse der Fallstudien. Die wichtigsten Ergebnisse normativer Nachhaltigkeit aus den Fallstudien wurden getrennt nach den beiden Dimensionen dargestellt; zudem wurden ihnen die jeweils einschlägigen Untersuchungskriterien zugeordnet, deren Funktion in der Nachhaltigkeitsanalyse damit fokussiert, geschärft, wurde. Die Zuordnungen verdeutlichen, welche Nachhaltigkeitsaspekte mit Hilfe welcher Kriterien in dieser Arbeit identifiziert wurden. Weitere Nachhaltigkeitsanalysen, die normative Nachhaltigkeitsansätze und auch ihre nicht-nachhaltigen Folgen und Widersprüche zu erarbeiten anstreben, können auf diesen Zuordnungen aufbauen.

Abschließend wird an dieser Stelle das Ergebnis der Empirie-geleiteten Kriterienschärfung zusammengefasst.

Prozedurale Dimension
Kleinschrittige Projektentwicklungen und die Kooperation von staatlichen und nicht-staatlichen AkteurInnen im Sinne **normativen Konzepten entsprechenden prozeduralen Entwicklungen** wurden u.a. auf eine Arbeitsweise mit veränderbaren Entscheidungsrollen zurückgeführt. Der Beitrag von Verwaltungen zur Stabilisierung der Netzwerke und ihre Verknüpfung mit größeren Netzwerken wurden anhand von Koordinationsressourcen und von institutionelle Einbindung identifizierenden Kriterien erarbeitet.

Widersprüche bzw. Nicht-Nachhaltigkeit in Form brüchiger bzw. nur punktuell erweiterter Zusammenarbeit wurden anhand der Prüfung von Interventionsmöglichkeiten und realer Beteiligung nachgewiesen; das Kriterium Integration von Sichtweisen erlaubte die Intransparenz von Verfahren zu identifizieren.

Die nicht-nachhaltigen **Zwischenschritte** in den Prozessen, die mehr durch informelle Kontakte und bekanntes Materielles als durch Handeln aus Betroffenheit, Interesse oder Konkurrenz geleitet waren, wurden mit Hilfe von Kriterien erarbeitet, die neben Beteiligungs- und Koordinationsstrukturen die Bedeutung von Kontexten und Materiellem in Netzwerken differenzierten.

Kriterien, die das Verhältnis von Netzwerken zum politisch-administrativen System reflektieren, wurden damit zur Erfassung von normativen und normativ nicht angestrebten Nachhaltigkeitsentwicklungen in der prozeduralen Dimension gleichermaßen benötigt wie solche, die Dynamiken innerhalb von und zwischen Netzwerken sowie in Bezug auf Materielles zu identifizieren ermöglichen.

Materielle Dimension

Für die **normativen Konzepten entsprechenden materiellen Entwicklungen** wurden die Kriterien folgendermaßen geschärft: Zur Säulenintegration für nachhaltige Nahrung spielten neben ressortübergreifendem Arbeiten die mit Kriterien aus dem Baustein Leistungen erarbeiteten Projekterfolge eine wichtige Rolle. Nahrungsbezogene Aspekte der sozialen Säule wurden mit Hilfe von Kriterien aus dem Baustein Iterative Veränderungen identifiziert: Insbesondere Erziehungs- und Gesundheits-Leistungen bedurften also komplexerer Prozesse als die Ökonomie- und Ökologie-Integration. Die an die lokale Situation angepasste ökonomische und ökologische Ausgestaltung der Gemeinschaftsverpflegung wurde ebenso anhand von Kriterien des Bausteins Iterative Veränderungen erfasst. Gerechtigkeitsfragen hingegen wurden mit Kriterien identifiziert, die nicht nur lokale, sondern zudem überörtliche Kontext-Faktoren (Pfadabhängigkeiten und Standortkriterien aus Innovationssystemen) berücksichtigen.

Nicht gelöste Konflikte bzw. nicht-nachhaltige materielle Entwicklungen wurden insbesondere mit Hilfe der vorhandenen Ressourcen (Ressourcenpooling) und mit Hilfe von Pfadabhängigkeiten und Kontext-Dynamiken, die auf Innovationssysteme und ausgeschlossene Kontexte verweisen, identifiziert. Dass bestimmte Ziele in den Projekten nicht verfolgt wurden, wurde mit Hilfe des Effektivitätskriteriums nachgewiesen, das insbesondere Synergien von Entwicklungen vor Ort darzustellen ermöglichte.

Aus der Bearbeitung **nicht-nachhaltiger Zwischenschritte** in der materiellen Dimension kann geschlossen werden, dass die Überwindung nicht-nachhaltiger Positionen weniger komplexe Prozesse erfordert als die Veränderung teil-nachhaltiger Ziele und Lösungen: Die Veränderung idealistischer und nicht-nachhaltiger Ziele konnte auf Positionsveränderungen und die Integration insbesondere wissenschaftlicher Kontexte zurückgeführt werden. Die Weiterentwicklung teil-nachhaltiger Ziele und Lösungen wurde mit Hilfe der Kriterien ressortübergreifendes Arbeiten, Positivsummenspiele und dauerhaft iterativer Veränderungsprozess erfasst.

Die Analyse der materiellen Dimension profitierte davon, dass Bausteine und Kriterien nicht nur auf Ziele, Programme und (Miss-)Erfolge ausgerichtet waren. Insbesondere Kriterien, die einen Fokus auf die Bedeutung beteiligter Kontexte und Artefakte in den verschiedenen Prozessphasen legten, ermöglichten Veränderungsprozesse nachzuzeichnen, die für die (Nicht-)Verwirklichung normativer Nachhaltigkeitsansätze verantwortlich waren. Die Dynamik der politischen Prozesse lag somit gleichermaßen im Bereich von Zielen, Programmen und deren Umsetzung wie bei wissenschaftlichen Forschungsergebnissen, Ressourcen und lokalen wie überörtlichen Rahmenbedingungen.

4.4.4   Fazit

Obwohl an die drei untersuchten Nahrungsprojekte normative Nachhaltigkeitskriterien angelegt wurden, soll an dieser Stelle nicht entschieden werden, ob eines der Projekte „nachhaltiger" war als die anderen. Angesichts unterschiedlichster institutioneller Settings, beteiligter Kontexte, involvierter Einrichtungen der Gemeinschaftsverpflegung etc. soll die in diesem Abschnitt 4.4 erfolgte Zusammenschau nur die Funktion haben, Parallelen der Entwicklungen zu identifizieren, die für die Nachhaltigkeitsforschung aufschlussreich sind:

Die gesteigerte Nachfrage verschiedener Großküchen nach biologisch bzw. regional erzeugten Lebensmitteln veränderte den Lebensmittelmarkt in den drei untersuchten Modellstädten, sodass der Einsatz der gewünschten Lebensmittel nach einiger Zeit realisiert werden konnte. Dieser Mechanismus ist allerdings nur ein kleiner Teil der Prozesse, die vor Ort stattgefunden haben.

Die Veränderungen des Lebensmittelmarktes waren auch durch die politischen Prozesse bedingt, die Veränderungen in den Gemeinschaftsverpflegungseinrichtungen ermöglichten und unterstützten. Durch die explorative Erfassung der am Prozess beteiligten Netzwerke und Nachhaltigkeitsentwicklungen im Rahmen der Prozessrekonstruktionen wurden in den untersuchten Prozessen die folgenden übereinstimmenden Merkmale identifiziert: Es handelte sich um stufenweise verlaufende reflexive Prozesse, in die unterschiedliche AkteurInnen mit unterschiedlichen Koordinations- und Sachressourcen involviert waren, während derer sich die eingesetzten Produkte wesentlich veränderten und weit über die Produktqualität hinausgehende Nahrungsaspekte einbezogen wurden. Damit verzahnt veränderten sich die Strategien involvierter AkteurInnen, die institutionelle Einbindung und ökonomische wie ökologische Bedeutung der Projekte. Insbesondere wandelte sich die Definition dessen, was überhaupt unter nachhaltiger Nahrung zu verstehen ist und welche Aspekte aus der breiten Palette möglicher Nachhaltigkeitsziele angestrebt bzw. als realisierbar und in der kommunalpolitischen Verantwortung liegend betrachtet wurden.

4.4.5   Wechselbeziehungen zwischen den Nachhaltigkeitsdimensionen

Der Fokus dieser Arbeit liegt auf der Erhebung und Erklärung von Nachhaltigkeitsleistungen in zwei Dimensionen. Die analytische Unterscheidung in die prozedurale und in die materielle Dimension wurde ohne die Absicht eingeführt, die Wechselbeziehungen zwischen den beiden Dimensionen auszublenden. An dieser Stelle wird die Dimensionen-Trennung anhand eines Beispiels aus der empirischen Auswertung auf Wechselbeziehungen hin untersucht. Die Bearbeitung der bestehenden Wechselbeziehungen zwischen den beiden Dimensionen würde eine neue Analyse mit einem eigenen Instrumentarium erfordern, wofür an dieser Stelle nur erste Fragestellungen entwickelt werden können.

Als Beispiel für die Wechselbeziehungen zwischen den Dimensionen dient hier die Erweiterung der Netzwerke im Zuge der Eingliederung in größere Programme (prozedural) bzw. die Veränderung von allein auf Gesundheit bzw. allein auf Umweltschutz ausgerichteten Nahrungsprojekten hin zu umfassenderen Nachhaltigkeitsprojekten (materiell).

Die prozedurale Entwicklung im Fall Wien, dass die Gesundheits- und UmweltschützerInnen ihre kleinen, auf je eine Organisation der Gemeinschaftsverpflegung bezogenen, Nahrungs-Netzwerke in das große Netzwerk und die wienweiten neu entstandenen Gremien in das KliP integrierten, trug dazu bei, dass das Nahrungsprojekt von diesen breiteren Strukturen profitierte und institutionell abgesichert wurde.

Die materielle Intention der UrheberInnen des Wiener Projekts, durch den Einsatz von Bioprodukten Gesundheitsförderung mit Umweltvorteilen zu kombinieren, wurde durch die Integration in das KliP um das materielle Ziel erweitert, durch Biolebensmittel Treibhausgasemissionen zu reduzieren. Dies hatte als weitere materielle Folge, dass der Klimaschutz dazu beitrug, die Gesundheits- und Umweltvorteile im Nahrungsbereich zu vervielfachen, indem zur Treibhausgasemissionsreduktion Biolebensmittel in hohen Mengen eingesetzt wurden; zusätzlich wurden sozialpolitische Ziele erreicht.

Die Begründungsebenen lassen sich ebenso mischen: Die prozedurale Entwicklung der Netzwerke-Verknüpfung und -Institutionalisierung könnte aus dem materiellen Interesse einiger Beteiligter an Klimaschutz begründet werden. Die materielle Erweiterung des begrenzten Gesundheits- und Umweltinteresses um Beiträge zum Klimaschutz könnte aus den personellen Konstellationen im Wiener Magistrat erklärt werden, da bestehende Netzwerke zur Absicherung des Nahrungsprojekts genutzt wurden.

Im Rahmen nicht auf einzelne Politikfelder begrenzter Nachhaltigkeitspolitik vollzieht sich politische Koordination u.a. im Rahmen von Netzwerken, die verschiedene Kontexte repräsentieren. In dieser Arbeit wurde die Rolle materieller Innovationen in Netzwerken für die Netzwerkkonstellationen betrachtet. Einen empirischen Beweis für materielle Entwicklungen, die sich direkt aus dem Zusammenwirken der NetzwerkakteurInnen ergeben, konnte diese Arbeit allerdings nicht erbringen. Mit dem Beispiel erklärt: Nicht aus dem Aufkommen des Klima-Diskurses und neuen ExpertInnen-Gremien, sondern erst aus den Marktveränderungen aufgrund der Umsetzung der KliP-Vorgabe konnte der materielle Projekterfolg erklärt werden. Dass Mitglieder der Grünen Partei in Wien ihre Zustimmung zum KliP von der Formulierung der verbindlichen Bioquote abhängig machten, erklärt in diesem Fall die Programmsetzung; die Marktveränderungen sind jedoch noch nicht aus dieser prozeduralen Begebenheit erklärbar. Eine Analyse der Wechselwirkungen zwischen den Dimensionen müsste das Instrumentarium auf die Schnittstelle zwischen der Beteiligung an Koordination und der materiellen Umsetzung von Ergebnissen ausrichten.

Die in dieser Arbeit erst anhand des Instrumentariums nicht-normativ durchgeführte Rekonstruktion der Prozesse und ihre anschließende Bewertung anhand der normativen Nachhaltigkeitskriterien haben gezeigt, dass die am Ende der Prozesse stehenden Ergebnisse durch Entwicklungen zustande kamen, die nur zu einem geringen Teil auf ursprüngliche Programme und Akteurkonstellationen zurückgeführt werden können. In den untersuchten Prozessen haben von Individuen und Organisationen ausgehende zielgerichtete Handlungen stattgefunden, gleichzeitig waren Institutionen, Kontexte und Artefakte Veränderungen unterworfen, die nicht allein aus den Projekten heraus gestaltet wurden. So ist ein Ergebnis der Fallstudien, dass die drei Säulen in den Nahrungsprojekten verbunden wurden, dass soziale und kulturelle Aspekte zum Teil erst die Verwirklichung der beiden anderen Säulen Ökonomie und Ökologie ermöglichten.

Eine Analyse von Wechselbeziehungen müsste die materiellen Bausteine Ressourcen, Kontextdynamiken und iterative Veränderungen, die auf netzwerkinterne wie -externe materielle Bedingungen individuellen Handelns und z.B. faktische Positionsveränderungen abstellen, kombinieren mit den prozeduralen Bausteinen Rolle des Materiellen und fragile Kooperation. Empirische Untersuchungen könnten die Auswahl konkret getroffener Entscheidungen dann auf konkrete Koordinationsformen oder prozedurale Möglichkeiten der Integration von Sichtweisen zurückführen. Die Schwierigkeit dabei besteht in der Differenzierung zwischen dem Einfluss von individuellen Entscheidungen (z.B. durch Lernprozesse) und von strukturellen Rahmenbedingungen (z.B. Rechtsrahmen). Diese Schwierigkeit wurde in dieser Arbeit dadurch gelöst, dass materielle (z.B. der Klimawandel) und prozedurale (z.B. die politischen Systeme) übergreifende Strukturen nur in ihrer konkreten Bedeutung für die Nahrungsnetzwerke bearbeitet wurden, also jeweils gefiltert über die konkrete Akteurkonstellation und die entsprechenden Kontexte. Bei der Analyse von Wechselbeziehungen müssten gleichwohl auch die direkten Wechselbeziehungen äußerer materieller und prozeduraler Strukturen untereinander einbezogen werden, wodurch die Komplexität erhöht und Erklärungsmuster schwieriger zu identifizieren würden.

5 Beiträge zur Nachhaltigkeitsforschung

In diesem Kapitel werden die Ergebnisse der Arbeit zusammengeführt. Abschnitte 5.1 bzw. 5.2 enthalten die Essenz der Literatur- und Theoriearbeit zu Nachhaltigkeit und Netzwerken (aus Kapitel 2 bzw. 3). Abschnitt 5.3 greift, darauf aufbauend, die Ergebnisse der empirischen Fallstudienanalyse wieder auf. In Abschnitt 5.4 werden die erarbeiteten Konzepte anhand der hier empirisch begründeten Ergebnisse für die Nachhaltigkeitsforschung reflektiert und Ansatzpunkte zu ihrer Weiterentwicklung vorgestellt.

5.1 Nachhaltigkeit

Der Abschnitt 5.1 fasst die, auf Literatur und Ansätzen des Nachhaltigkeitsdiskurses fußenden (Kapitel 2), hier erarbeiteten Nachhaltigkeitskonzeptionen zusammen.

Nachhaltigkeit im Sinne der Agenda 21
Nachhaltigkeit gemäß der Agenda 21 ist ein politisches Konzept, das alle gesellschaftlichen Ebenen betrifft, von der lokalen bis zur globalen. Entstanden aus Erkenntnissen über die engen Interdependenzen zwischen Umwelt und Entwicklung wurde es zum Rahmen für Initiativen zur Befriedigung und zum Ausgleich ökologischer, ökonomischer und sozialer Bedürfnisse und Ziele unter dem Vorzeichen globaler Gerechtigkeit. Indem Nachhaltigkeit als Entwicklung konzipiert wurde, ist Nachhaltigkeit zudem ein Verfahrenskonzept, mit dem die zu konsultierenden sowie verantwortlichen Gruppen erweitert und politische Verfahren auch in repräsentativdemokratischen Staaten ergänzt werden sollen.

Nachhaltigkeit in der politologischen Forschung
Als Folgen des Nachhaltigkeitsdiskurses werden erweiterte Beteiligungs- und Konsultations-Angebote sowie neue globale Ansätze, wie z.B. die transnationale Vernetzung von Kommunen, beobachtet. Sie ergänzen das politisch-administrative System und bestehende politische Institutionen. Sie werden durch die politische Diskussion des Nachhaltigkeitskonzepts und durch Teile politologischer und sozialwissenschaftlicher Forschung intensiv bearbeitet.

Diese Arbeit fasst die Beteiligungs- und Verfahrens-Konzepte aus der Agenda 21 auf Grundlage vorliegender Forschung als politologisch besonders relevante Herausforderungen auf und identifiziert zwei zentrale Spannungsfelder: erstens das zwischen politisch-administrativem System und Beteiligungs- sowie Verfahrenserweiterungen und zweitens das Politikfelder übergreifender Politik.

Im Rahmen der politikwissenschaftlichen Fragestellung nach den Bedingungen von Nachhaltigkeitspolitik werden Defizite, Perspektiven und Potenziale von Nachhaltigkeit im Sinne der Agenda 21 zudem anhand der für Nachhaltigkeitsforschung essentiellen Kategorien Gendergerechtigkeit und Transdisziplinarität erarbeitet.

Lokale Nachhaltigkeitspolitik im Rahmen dieser Arbeit umfasst daher mehr als die sich direkt auf die Agenda 21 beziehende Lokale Agenda 21-Politik, und zwar alle politischen Initiativen, die im

Nachhaltigkeitskontext stattfinden. Die Parallele zur Lokalen Agenda 21- Forschung besteht gleich-wohl darin, dass auch diese Arbeit Nachhaltigkeitsprozesse umfassend bearbeitet, also nicht nur Um-setzungs-, sondern insbesondere programmatische Leistungen der lokalen Ebene analysiert werden. Die Bearbeitung lokaler Politikprozesse fokussiert den Prozess, die Dynamiken vollständiger Policy-Prozesse, also die inhaltliche Ausgestaltung überörtlicher Regelungen, die lokalen politischen Pro-gramme sowie ihre Implementation und Weiterentwicklung.

Zwei Dimensionen von Nachhaltigkeit

Fußend auf dem politikwissenschaftlichen Zugang, der die Verwirklichung von nachhaltiger Ent-wicklung in den Rahmen des politisch-administrativen Systems stellt, differenziert diese Arbeit Nachhaltigkeit in zwei Dimensionen, in die prozedurale Dimension und in die materielle Dimension. Die analytische Unterscheidung dient in dieser Arbeit dazu, empirische Befunde zu sortieren. Ihre wichtigste Funktion ist jedoch die Strukturierung der theoretischen Bearbeitung des Themas Nach-haltigkeit; die beiden Dimensionen erlauben zwei unterschiedliche Zugänge zu nachhaltiger Ent-wicklung. Sie bedingen sich nur teilweise gegenseitig, so dass ihre getrennte Konzipierung eine differenzierte Betrachtung der Probleme und Potenziale von Nachhaltigkeit ermöglicht.

Nachhaltigkeits-Ziele, -Folgen und -Leistungen

Verschiedene Konzeptionen von nachhaltiger Entwicklung aus der Literatur werden zu einem am idealtypischen Policy-Zyklus angelehnten Stufenmodell zusammengefasst, anhand dessen sich Er-folge der Entwicklung einordnen lassen. Nachhaltigkeitsziele sind alle auf den Diskurs bezogenen Vorstellungen; sie werden Nachhaltigkeitsfolgen zugerechnet, wenn sie z.B. in Form von Indikatoren operationalisiert und damit als Potenzial für konkrete Kontexte zugepasst wurden. Erst implemen-tierte Folgen werden als Nachhaltigkeitsleistungen bezeichnet. Ziele, Folgen und Leistungen umfas-sen damit alle empirisch nachweisbaren Auswirkungen des Nachhaltigkeitsdiskurses.

Normative Nachhaltigkeit

Aufbauend auf Konzeptionen und Forschung wurde Nachhaltigkeit im normativen Sinn als eine rela-tive Größe definiert. Nachhaltigkeitsleistungen im absoluten Sinn, die mit der Konsultation bzw. ge-rechten Beteiligung aller von einer Entscheidung betroffenen Gruppen und Individuen einhergehen und die soziale, ökologische und ökonomische Belange gleichberechtigt berücksichtigen, werden zwar angestrebt, ihnen stehen jedoch konfligierende Interessen- und Bedürfnislagen entgegen. Sie sind daher kaum konzipierbar und noch weniger zeitnah durch politische Prozesse herstellbar. Mög-lich sind hingegen Nachhaltigkeitsleistungen, die bezogen auf den Status quo die nachhaltige Ent-wicklung und Weiterentwicklung entsprechend normativer Vorgaben bedeuten: in der prozeduralen Dimension Entwicklungen und insbesondere die Erweiterung der Zusammenarbeit von staatlichen und nicht-staatlichen AkteurInnen bezogen auf Verfahren, Entscheidungsrollen, Politik-Ebenen und -Bereichen; in der materiellen Dimension die Integration widerstreitender Ansätze und insbesondere die Überwindung von Konflikten zwischen den Säulen Ökonomie, Ökologie und Soziales /Kultur, zwischen Generationen, Geschlechtern, Wissenschaftsdisziplinen, Wissenschaft und Politik sowie zwischen Reproduktions-, Konsum- und Produktionserfordernissen.

Diese normativen Ausprägungen werden als eine interpretative Folie entwickelt und für die empi-rische Fallstudienanalyse verwendet.

Nachhaltige Nahrung

Die nachhaltige Entwicklung von Nahrung umfasst die ökologische Weiterentwicklung von Produktion und Produkten, also ressourcensparende und langfristig umweltfreundliche Landwirtschaft, Lebensmittelerzeugung, -verarbeitung und -versorgung, gleichzeitig im Produktions-, Konsum- und Reproduktionsbereich ökonomisch tragfähige Modelle, die sozial gerechte, kulturell angepasste und alltagstaugliche Gesundheitsvorsorge durch eine ausgewogene Ernährung sicherstellen. Nachhaltige Nahrung erfordert daher den Ausgleich zwischen der physischen langfristig gesundheitsfördernden Bedürfnisbefriedigung von Individuen und Gesellschaften durch Vorsorgung mit dem Lebensnotwendigen und der kulturellen Einbettung und Entwicklung von Nahrung als Baustein der Gesellschaft, durch den Gruppenzugehörigkeit definiert, Macht ausgeübt und Individualität ausgedrückt wird.

Gemeinschaftsverpflegung bündelt Interessen, da hier, verglichen mit Privathaushalten, größere Mengen an Lebensmitteln verarbeitet und von einer größeren Anzahl von Personen verzehrt werden. Während die Großküchen mengenmäßig Marktmacht haben, wobei sie größtenteils auf vorverarbeitete Lebensmittel zurückgreifen, steht den individuellen KonsumentInnen der Gemeinschaftsverpflegung nur eine geringe Auswahl an Gerichten und eine eingeschränkte Einwirkung auf das Angebot zur Verfügung. Großküchen bestimmen selten autonom über die verwendete Nahrung; in der Regel sind sie Teil von Organisationen, die die Gemeinschaftsverpflegung ökonomisch verantworten bzw. häufig subventionieren. Insofern sind bei der Gemeinschaftsverpflegung Interessen und Bedürfnisse auf Angebots- und Nachfrageseite gebündelt. Diese Konstellation dient in dieser Arbeit als Untersuchungsfeld für nachhaltige Entwicklung.

5.2 Netzwerke

Dieser Abschnitt 5.2 fasst das auf der Grundlage von Literatur- und Theoriearbeit zu politischer Koordination und Netzwerke-Konzepten aus politikwissenschaftlicher Policy-Forschung (Abschnitt 3.1) und sozialwissenschaftlicher Innovationsforschung (Abschnitt 3.2) erarbeitete Analyseinstrumentarium für komplexe politische Prozesse nachhaltiger Entwicklung zusammen (Abschnitt 3.3) und ergänzt es um die Charakteristika lokalspezifischer Netzwerkkoordination (Abschnitt 3.4).

Nicht-normative Netzwerkanalyse

Diese Arbeit geht in ihrer politologischen Perspektive davon aus, dass politische Koordinationsprozesse durch das politisch-administrative System sowie durch Netzwerke geprägt sind. Sie knüpft damit an die sozialwissenschaftliche Governance-Diskussion und an die Betonung von erweiterten Koordinationsformen in der Nachhaltigkeitsforschung an.

An dieser Stelle wird das aus Netzwerke-Ansätzen entwickelte Instrumentarium exzerpiert, mit dem die Fragestellung der Arbeit, welche Nachhaltigkeitsleistungen zustande kommen, bearbeitet wird. Mit Hilfe des Instrumentariums werden Netzwerke und Prozessentwicklungen weitgehend ohne normative Vorannahmen identifiziert; die normative Prägung des Nachhaltigkeitskonzepts wird explizit außen vor gelassen. Erst in einem zweiten Schritt erfolgt die Interpretation der Ergebnisse hinsichtlich ihrer Beiträge zum normativen Nachhaltigkeitskonzept bzw. ihrer nicht-nachhaltigen Beiträge.

Instrumentarium

Das Instrumentarium zur nicht-normativen Analyse beruht auf Policy-Netzwerke-Konzepten und sozialwissenschaftlichen Innovationsnetzwerke-Konzepten. Die ersteren werden hinsichtlich der Koordinationsleistungen von Netzwerken und ihrer Interaktionen mit dem politisch-administrativen System ausgewertet. Die entwickelten analytischen Kriterien ermöglichen die Beteiligung von staatlichen und nicht-staatlichen AkteurInnen in Netzwerken sowie die Arbeitsweisen und den Output von Netzwerken zu erheben. (Abschnitt 3.1)

Aus den Innovationsnetzwerke-Konzepten werden Kriterien zur Erfassung von Dynamiken innerhalb von Netzwerken generiert, also Anhaltspunkte für iterative Veränderungen, Kontextualisierungen, Pfadabhängigkeiten, Entwicklungsparadoxien, Fragilität der Kooperation, soziale Innovationen und zudem für die Bedeutung von innovativen Artefakten und Inhalten. (Abschnitt 3.2)

Die aus beiden Konzeptarten generierten analytischen Kriterien werden zu Analyse-Bausteinen der prozeduralen und der materiellen Nachhaltigkeitsdimension gruppiert. (Abschnitt 3.3)

Von Stufen zu Phasen

Ausgehend von dem auf die Nachhaltigkeitsforschung zugeschnittenen Netzwerke-Konzept und dem daran angepassten Instrumentarium wird das Stufenmodell zu einem Phasenmodell als Beschreibungsmodus für nachhaltige Entwicklung weiterentwickelt. Das Phasenmodell ermöglicht, die Komplexität der Nachhaltigkeitsdynamiken in beiden Dimensionen besser zu erfassen und auch die innovationsspezifischen Aspekte von Nachhaltigkeitsentwicklungen abzubilden: In der prozeduralen Dimension fokussiert das Phasenmodell mögliche Veränderungen von Beteiligung und Verfahren während nachhaltiger Entwicklungen; in der materiellen Dimension werden durch das Phasenmodell Veränderungen, Verkürzungen, Erweiterungen und Revisionen von Nachhaltigkeits-Zielen, Programmen, (Miss-/Er-)Folgen bis hin zu Outcome und Impact erfasst. (Abschnitt 3.3.3)

Lokale Nachhaltigkeitspolitik

Aus der Lokalpolitik-Forschung wird als Ergebnis rezipiert, dass auch beim Nachhaltigkeitsthema durch die lokale Betroffenheit und die personellen Verflechtungen lokaler Politik in der Regel keine besonderen Demokratieerfahrungen ermöglicht werden. Der enge sachliche Entscheidungsspielraum von Kommunen ist die entscheidende Restriktion. Die Repräsentativdemokratie ergänzende Politikformen bleiben auf die Akzeptanz politischer FunktionsträgerInnen und die praktische Verwertbarkeit ihrer Ergebnisse durch Verwaltungen verwiesen. Nachhaltigkeitsnetzwerke befinden sich folglich in einem Spannungsfeld zwischen der normativen Aufwertung lokaler Demokratie im Nachhaltigkeitsdiskurs und ihren engen Grenzen. (Abschnitt 3.4)

5.3 Ergebnisse der empirischen Fallanalysen: die prozedurale und die materielle Dimension von Nachhaltigkeit

Dieser Abschnitt fasst die Rekonstruktion der politischen Prozesse in den drei Modellstädten Wien, Ferrara und Bremen (Abschnitt 4.3) anhand ihrer Ziele, Folgen und Leistungen zusammen und bewertet auf der empirischen Grundlage die Trennung in die beiden Dimensionen und die normative Nachhaltigkeitsfolie.

5.3.1 Nachhaltigkeits-Ziele, -Folgen und -Leistungen aus den empirischen Fallanalysen

5.3.1.1 Die empirischen Fallanalysen

Anhand von drei erfolgreichen Modellprojekten zur nachhaltigen Entwicklung von Gemeinschafts-verpflegung wurden politische Nachhaltigkeitsprozesse von den ersten Ideen bis zur Umsetzung und Weiterentwicklung erfasst. Die Bearbeitung umfasst in der prozeduralen Analysedimension die Be-teiligung staatlicher und nicht-staatlicher AkteurInnen, Verfahren und Verläufe, sowie in der mate-riellen Ideen, Veränderungen und Erfolge, die hier im Überblick jeweils Nachhaltigkeits-Zielen, -Folgen und -Leistungen zugeordnet werden. Die lokale Untersuchungsebene ermöglichte im Rah-men einer Forschungsarbeit die gesamten Prozesse relativ vollständig zu bearbeiten. Das Ergebnis ist eine strukturierte Rekonstruktion von best practice-Fällen, die nicht nur Ergebnisse zum Quer-schnittsthema nachhaltige Nahrung, sondern vor allem durch die dezidierte Erarbeitung der Prozess-entwicklungen theoretisch-methodische Erkenntnisgewinne hervorbringt.

Die Prozessrekonstruktion in Form von Phasen, die jeweils mehrere Nachhaltigkeits-Stufen umfas-sen, dient der Erfassung der Dynamiken, wie Netzwerke entstehen, bestehende Netzwerke genutzt werden und wie die Integration von Politikfeldern erfolgt.[274]

Bevor die beiden Dimensionen im Nachhaltigkeitsdiskurs zugeschriebene normative Bedeutung hinzugenommen wird, erfolgt eine kurze Zusammenfassung der Fallstudienergebnisse anhand der Einteilung in Nachhaltigkeits-Ziele, -Folgen und -Leistungen. Diese sind insbesondere aus Sicht der an den Prozessen beteiligten AkteurInnen normativ geprägt; sie wurden trotz ihres Bezugs auf den Nachhaltigkeitsdiskurs ohne die als relativ definierte normative Nachhaltigkeitsfolie erarbeitet. Die folgende, auf wesentliche Aspekte fokussierte Darstellung dient der Veranschaulichung der Dynami-ken in den drei untersuchten Projekten.

Der Übergang zwischen Folgen und Leistungen ist fließend; einzelne Leistungen aus den Prozess-phasen werden in der Rückschau auf den Gesamtprozess den Folgen zugeordnet.

5.3.1.2 Prozedurale Ziele, Folgen und Leistungen

Die folgende Tabelle fasst zentrale Entwicklungen der drei Projekte in der prozeduralen Dimension gemäß dem hier erarbeiteten Prozess-Modell von Nachhaltigkeit getrennt nach Nachhaltigkeits-Zie-len, -Folgen und -Leistungen zusammen.

---

[274] Die Phasen hätten zusätzlich genutzt werden können, um die Dynamiken jeder Phase anhand des Instrumentariums durchzubuchstabieren und damit auch die Phasen der Fallstudien untereinander vergleichbar zu machen; dies hätte al-lerdings die Komplexität der Untersuchung über den Rahmen dieser Arbeit hinaus erhöht.

	Wien	**Ferrara**	**Bremen**
Ziele	• Institutionalisierung eines Klimanetzwerks mit überörtlicher Bedeutung • Koordination aller personeller Ressourcen des Magistrats für die Ziele der Stadt • Risikobearbeitung durch Antizipation von Sorgen der BürgerInnen	• Beteiligung von Betroffenen an Zielfindungen • Information statt Überredung, Lernen aus eigenen Erfahrungen • Lokale Agenda 21 als Verfahrensrahmen für Beschaffungsprojekte	• Lokale Agenda 21 zur Beteiligung gesellschaftlicher Gruppen • Aktivierung relevanter AkteurInnen aus regionaler Landwirtschaft und lokalen Großküchen
Folgen	• Vernetzung von Produktion, Bioverbänden und Großküchen • politisch-wissenschaftliches Klimanetzwerk • KliP-Institutionen, insbes. ExpertInnennetzwerk Öko-Kauf und AG Lebensmittel • überparteiliche Vernetzung und Synergienutzung • Vernetzung verschiedener Abteilungen innerhalb des Magistrats • Umweltmanagement und -controlling in einigen Einrichtungen	• Verwaltungs-Programm • interinstitutionelle Kommissionen und ExpertInnen-netzwerke • aktive Beteiligung der Zulieferer • Kommunikation in und zwischen Gemeinschafts verpflegungseinrichtungen • Elternproteste, aktivierte Elterninstitutionen; Eltern-vertreterInnen im Stadtparlament	• Etablierung von Vernetzungs -Gremien und -Verfahren (z.B. Projektkerngruppe, Arbeits-kreise, Infobriefe) • Vernetzung bisher getrennt arbeitender Bereiche (Info-Veranstaltungen, Workshops, Bergfest) • Flexibilisierung von Arbeitsweisen und Funktions-erweiterungen • Beteiligung von lokalen und regionalen AkteurInnen
Leistungen	• Verbindliche Festschreibung der Bioquote • Verstetigung von Institutionen übergreifender Zusammenarbeit • Verbindlichkeit des ÖkoKauf in der Beschaffungspraxis • Information der Magistrats- und Stadt-Öffentlichkeit	• Verbindliche Gemeinde-ratsbeschlüsse zu Bioquote und Ernährungserziehung • etablierte und verbesserte Biozertifizierungsverfahren • aktivierte Elterngremien • erweitertes Qualitätskontroll-netzwerk	• gestärkte regionale kommuni-kative und Wirtschafts-beziehungen • Institutionalisierung eines regionalen Projektnetzwerks

Tabelle 22: Wichtige prozedurale Nachhaltigkeits-Ziele, -Folgen und -Leistungen in den drei Projekten

Wie aus der Tabelle ersichtlich, wurde in Wien die Institutionalisierung des Klimanetzwerks sogar in Form verbindlicher Verfahrensvorgaben umgesetzt. In Ferrara konnten Betroffene aus dem Bereich von Produktion und Konsum an Zielfindungen beteiligt werden. In Bremen wurden Ziele der lokalen Ebene auf der Ebene der Region erreicht. Zudem lassen sich an den vielfältigen Folgen wichtige Projektdynamiken ablesen.

5.3.1.3 Materielle Ziele, Folgen und Leistungen

Die wichtigsten Entwicklungen in der materiellen Dimension werden hier ebenfalls in Tabellenform für die drei Projekte anhand der Einteilung in Nachhaltigkeits-Ziele, -Folgen und -Leistungen zusammengefasst.

	Wien	Ferrara	Bremen
Ziele	• Präventive Maßnahmen zum Gesundheitsschutz • Klimaschutz • Tierschutz • Stützung der Biolandwirtschaft • Grätzlnküchen • Bio für alle • Steigerung des Bio-Anteils auf 50%	• Ökologie • dauerhafte gesunde Ernährungsgewohnheiten • Eigenverantwortlichkeit in der Ernährung • Gesundheit, insbesondere durch an das Alter angepasste Ernährung	• umweltfreundliche Reduzierung von Transportentfernungen • Erhalt regionaler Landwirtschaft • Verstärkung regionaler Wirtschaftsbeziehungen • verbesserte Kita-Verpflegung
Folgen	• Erprobung von Biolebensmitteln in Küchen • KliP- Beschaffungs-Vorgaben • Informationen zum Biolandbau • Bio-Zertifizierung von Betrieben • Handhabbare Definition der 30% -Bio-Vorgabe • Übertragung des Projekts auf weitere Einrichtungen der Stadt	• Aufwertung der Speisenzusammenstellung • Marktstudie über den Einsatz von Biolebensmitteln • Gesundheitsprüfungen von Biolebensmitteln • Wissenschaftlicher und Informations-Austausch • Info-Material zur täglichen Ernährung • Übertragung des Projekts auf weitere Einrichtungen der Stadt	• Projektanträge und Bewilligung staatlicher Gelder zur Entwicklung von Logistik und für Qualifizierung • Virtueller Marktplatz • Entwicklung von Kochkursen und Computerkursen • Modelle für die physische Logistik • Übertragung des Projekts auf weitere Einrichtungen der Region
Leistungen	• 20-43% Biolebensmittel in Spitälern, Schulen, Kindertagesheimen und Seniorenhäusern • Stärkung der österreichischen Bioproduktion • Wissenschaftlicher Nachweis der Verwendbarkeit in Großküchen und der ökologischen Vorteile von Biolebensmitteln	• 30-90% Biolebensmittel in Kitas, Vorschulen und Schulen • gesunde Speisenzusammenstellung • aufgewertetes Ausschreibungskriterium Qualität • Ernährungserziehung in Vorschulen und Schulen • Weiterqualifizierung von Lehr- und Küchenpersonal	• teils neue, teils gestärkte regionale Wirtschaftsbeziehungen • mehr frische regionale Produkte in Kitas • Weiterqualifizierung von LandwirtInnen und KöchInnen • Erweiterung des Produktangebots bei Zulieferern bzw. Landwirtschaft

Tabelle 23: Wichtige materielle Nachhaltigkeits-Ziele, -Folgen und -Leistungen in den drei Projekten

In Wien wurden Ziele im Bereich Gesundheits-, Klima- und Tierschutz speziell durch die Verwendung von Biolebensmitteln erreicht. In Ferrara wurde das Ziel Ökologie durch den Einsatz von Bioprodukten zu einem Teil erreicht; im Bereich der angestrebten Ernährungsverantwortlichkeiten wurden umfassende Maßnahmen umgesetzt. In Bremen wurde nicht systematisch evaluiert, ob das Ziel der Transportkilometer-Reduzierung konkret erreicht wurde; die regionalen Wirtschaftsbeziehungen wurden, wie angestrebt, gestärkt. Im Bereich der Folgen lassen sich vielfältige Entwicklungen ausmachen, die teils direkt zur Entwicklung der untersuchten Nahrungsprojekte, teils zu sonstigen Entwicklungen der Gemeinden beitragen.

5.3.2   Bewertung der Nachhaltigkeitskonzepte

Die zentralen in dieser Arbeit entwickelten Nachhaltigkeitskonzepte, die Unterscheidungen zwischen der prozeduralen und der materiellen Dimension sowie zwischen der explorativen und der normativen Nachhaltigkeitsanalyse, werden im Folgenden anhand der durchgeführten empirischen Fallanalysen bewertet.

5.3.2.1 Trennung in zwei Dimensionen von Nachhaltigkeit

Die Unterscheidung zwischen der prozeduralen und der materiellen Dimension wurde in dieser Arbeit aus politikwissenschaftlichen Nachhaltigkeitsforschungsansätzen entwickelt. Die Dimensionen wurden in der Form operationalisiert, dass mit ihnen die Fallstudien erstens getrennt nach den Dimensionen erarbeitet und dargestellt, zweitens beide Dimensionen anhand eigens dafür entwickelter Kriterien explorativ analysiert und drittens die Fallstudien daraufhin untersucht wurden, inwiefern sie normativ nachhaltige Ergebnisse in beiden Dimensionen hervorbrachten. Da die Unterscheidung der Dimensionen analytischer Natur ist, musste zur Darstellung der Prozesszusammenhänge stellenweise auf Aspekte der jeweils anderen Dimension zurückgegriffen werden. Die Bedeutung der in zwei Dimensionen durchgeführten Nachhaltigkeitsanalysen liegt in der explorativen Erfassung der komplexen Entwicklungen und der klaren Differenzierung der Folgen und Leistungen, die den normativ-relativen Vorgaben aus dem Nachhaltigkeitsdiskurs entsprechen bzw. widersprechen.

Im Ergebnis zeigt die differenzierte Darstellung der Fallstudien getrennt nach Dimensionen auf, dass die Entwicklungen an vielen Stellen unabhängig voneinander verliefen. In beiden Dimensionen wurden je eigene Nachhaltigkeits-Folgen und -Leistungen hervorgebracht; ihre Entwicklungen gingen nicht immer parallel. Die Dimensionen-Trennung verhinderte damit die Festschreibung nicht nachweisbarer Wechselwirkungen oder gar Kausalitäten zwischen prozeduralen und materiellen Entwicklungen. Die wichtigsten Analyse-Ergebnisse aus der Dimensionen-Trennung werden nun erst für die explorative, dann für die normativ ausgerichtete Untersuchung zusammengefasst.

Explorative Ergebnisse
Bei der Anwendung des explorativ ausgerichteten Instrumentariums wurde als Ergebnis der Entwicklungen innerhalb der **prozeduralen Dimension** herausgefiltert, dass die sich neu konstituierenden Nahrungsnetzwerke bestehende Netzwerke nutzten. Kam es zu Beginn zu Kooperationen von AkteurInnen aufgrund ihrer Zugehörigkeit zu einem für Nahrung relevanten Politikfeld und ihrer gemeinsamen materiellen Zielorientierung, so aktivierten die ProjektprotagonistInnen im weiteren Verlauf der Prozesse bereits bestehende formelle und informelle Kontakte sowie funktionierende Netz-

werke aus verschiedenen Sektoren und Politikfeldern für die Nahrungsprojekte. Prozedurale Linien in den Gemeinden wurden damit in erster Linie fortgeführt.

In der **materiellen Dimension** waren es ebenso vorhandene Programme und Ressourcen, die für die Nahrungsprojekte genutzt wurden. Allerdings führte die Integration der Projekte in bestehende Programme dazu, dass das Thema Nahrung in andere Politikfelder integriert und ihnen zu- oder untergeordnet wurde; die Leistungen der Projekte hingen damit von materiellen Vorleistungen und programmatischen Vorarbeiten außerhalb von Nahrungskontexten ab. Die Definition von nachhaltiger Nahrung veränderte sich in den Gemeinden.

Wären die Dimensionen gemeinsam analysiert worden, so wären Netzwerke und Programme wohl als weitgehend deckungsgleich aufgefasst worden. Im Gegensatz dazu zeigt die getrennte Analyse, dass die zuerst entstandenen Nahrungsnetzwerke selektiv um einzelne AkteurInnen und zudem um bestehende Netzwerke erweitert wurden, wohingegen auf Nahrung bezogene materielle Ziele und Leistungen anhand vorhandener Ressourcen und bestehender Policies eher fokussiert und damit reduziert wurden.

Normativ nachhaltige Ergebnisse

Die nachhaltigkeitsbezogene Analyse ermöglichte, die normativ bewerteten Folgen und Leistungen in den beiden Dimensionen unabhängig voneinander zu betrachten.

In der **prozeduralen Dimension** entsprach die erweiterte Beteiligung zum Teil normativen Nachhaltigkeitsansprüchen. Die Nahrungsprojekte profitierten von prozeduralen Neuerungen, die unabhängig von ihnen erfolgten, z.B. von überörtlichen Nachhaltigkeits- und Vorsorgediskursen. Jedoch wurden institutionalisierte lokale Verfahren aufgrund der Nahrungsprojekte nur geringfügig verändert; auch das bestehende Verhältnis zwischen dem politisch-administrativen System und der Beteiligung privater AkteurInnen bei Politik-Input und -Output blieb weitgehend unangetastet.

In der **materiellen Dimension** wurden die programmatischen Linien in den Gemeinden weiterverfolgt. Vorhandene Ressourcen, die der Integration der Ziele aus den drei Säulen sowie den Gerechtigkeitsansprüchen und weiterer Ziele des Nachhaltigkeitskonzepts entsprachen, wurden durch die Projekte aktiviert und optimal genutzt. Es erfolgte eine Einpassung der Projektschwerpunkte in dominante überörtliche Kontexte. Dass weitgehende Konfliktlösungen sowie weit mehr Schritte der Integration verschiedener Ansprüche im Sinne normativer Vorgaben erfolgten als im überörtlichen Pfad angelegt, kann den lokalen Projekten gutgeschrieben werden.

	prozedurale Dimension	**materielle Dimension**
explorative Analyse	Entstehung, Erweiterung und Verknüpfung von Netzwerken	Bündelung unterschiedlicher Ziele zu wenigen konkreten Leistungen
normative Analyse	Zielerfüllung in Teilbereichen: • neue Netzwerke und Erweiterungen • wenige neue Verfahren	Zielerfüllung in wichtigen Bereichen: • Integration von Säulen • Integriertes Arbeiten zwischen Wissenschaftsdisziplinen • teilweise Integration von Produktion, Konsum und Reproduktion

Tabelle 24: Zentrale Ergebnisse aus der explorativen und der normativen Analyse der beiden Dimensionen

Bezogen auf die Wechselwirkungen der Dimensionen kann geschlossen werden, dass sich die ProjektprotagonistInnen in die inhaltlichen Schwerpunkte der dominierenden Politikfelder einarbeiteten und sich in die durch die Politikfelder strukturierten bestehenden Netzwerke involvierten. Aus der explorativen Analyse geht hervor, dass die so entstandene Bearbeitung der drei untersuchten Nahrungsprojekte letztendlich von jeweils einem Politikfeld dominiert wurde und folglich die materiell-programmatische Zentrierung eine größere Bedeutung für die Projektentwicklungen hatte als die prozedurale Dimension des Prozessverlaufs. Die normative Analyse ermöglicht eine weitergehende Schlussfolgerung:

Die getrennte Analyse der Dimensionen führt in der normativen Nachhaltigkeitsanalyse zur Erkenntnis, dass die erreichten normativ-relativen Nachhaltigkeitsziele in der prozeduralen Dimension zwar gering waren, aber ausreichend, um die Umsetzung weitergehender normativer Nachhaltigkeitsansprüche in der materiellen Dimension zu ermöglichen.

5.3.2.2 Normative Nachhaltigkeit

An dieser Stelle werden die Ergebnisse der normativen Nachhaltigkeitsanalyse der prozeduralen und der materiellen Dimension in Tabellenform zusammengefasst und die Leistungsfähigkeit der normativen Analyseelemente bewertet.

Entwicklungen und insbesondere eine erweiterte Zusammenarbeit von AkteurInnen bezogen auf ...	den normativen Elementen entsprechend	den normativen Elementen nicht entsprechend
... die Art von Institutionen und Verfahren	• kleinschrittige Zusammenarbeit • neue Netzwerke und -Verknüpfungen • institutionalisierte Kooperation hierarchisch Gleicher • neue Institutionalisierung der Projekte	• keine systematischen Verfahrensveränderungen
... Entscheidungsrollen	• Input- und Output-Rollen vermischt	• selektive Einbeziehung nicht-staatlicher AkteurInnen • Ausschluss politischer FunktionsträgerInnen von Zielkonkretisierung
... die berücksichtigten Ebenen	• überörtliche Vernetzung insbesondere von WissenschaftlerInnen	• -
...unterschiedliche Politikbereiche	• unterschiedliche Ressorts, Sektoren und Policies beteiligt	• -

Tabelle 25: Zentrale Empirieergebnisse bezüglich der Erfüllung normativer Nachhaltigkeitselemente in der prozeduralen Dimension

Als normative Vorgaben des Nachhaltigkeitsdiskurses wurden die erweiterte Zusammenarbeit von AkteurInnen sowie die Ergänzung von Verfahren generiert. Die Fallstudien identifizierten institutionalisierte Formen der kontinuierlichen und kleinschrittigen Zusammenarbeit zwischen bisher getrennt voneinander arbeitenden staatlichen und nicht-staatlichen AkteurInnen und Netzwerken als Formen dieser Weiterentwicklung. In den untersuchten Projekten veränderten sich Handlungsweisen von Individuen und Organisationen ebenso wie Institutionen, Kontexte und Artefakte. In der Auswertungstabelle wurde die Nicht-Erweiterung formaler und bereits institutionalisierter informeller Verfahren als den normativen Elementen nicht entsprechende Entwicklung identifiziert. Es ist ungleich aufwändiger, formalisierte Verfahren zu verändern als nicht formalisierte Mitwirkung. Insofern sind die neu geschaffenen Gremien und Netzwerke, die die langfristige Institutionalisierung der Projekte bewirkten, als einschneidende Erweiterungen zu bewerten, auch wenn dadurch die lokalen politischen Verfahren insgesamt nur geringfügig geändert wurden.

In Sachen nicht formalisierter prozeduraler Erweiterung war das Zusammenspiel von PraxisakteurInnen (aus Produktion und Küchen) und politischen FunktionsträgerInnen von zentraler Bedeutung. Projektphasen, in denen Verwaltung und Wissenschaft (in Bremen auch KirchenakteurInnen) über die Beteiligung von PraxisakteurInnen und über die Nachhaltigkeitsdefinition von Nahrung bzw. die Art der eingesetzten Produkte entschieden, waren ohne Einmischung politischer FunktionsträgerInnen insgesamt produktiver als mit ihrer Beteiligung.

Das bedeutet für die normativ gedeutete Nachhaltigkeit, dass Prozessphasen in eher informellen Akteurkonstellationen und ohne FunktionsträgerInnen, die in der politischen Öffentlichkeit stehen, Projektfortschritte erleichtern können. Hier liegt eine wichtige Bedeutung der Erweiterung von Zusammenarbeit für die schrittweise Projektentwicklung und für die Anpassung an Praxiskontexte.

Integration wider-streitender Ansätze und insbesondere die Überwindung von Konflikten ...	*den normativen Elementen entsprechend*	*den normativen Elementen nicht entsprechend*
... *zwischen den Säulen*	• biologische bzw. regionale Produkte (Ökologie und Ökonomie) kombiniert mit Gesundheitsförderung, Bildung und Erziehung (Soziales/ Kultur)	• Schwerpunktsetzung entweder auf biologische *oder* regionale Produkte
... *in lokaler bis globaler Gerechtigkeit*	• nur Ansätze (Fair Trade und Multikulturalität)	• überörtliche Beeinflussung lokaler Projektschwerpunkte
... *in langfristiger Gerechtigkeit*	• Umweltschutz und ansatzweise Bildung	• –
... *in der Genderdimension*	• nur punktueller Ausgleich zwischen ungleichen Verantwortlichkeiten und Kommunikationsstrukturen	• –
... *zwischen Wissenschaftsdisziplinen*	• Lösungen von Konflikten und Problemen zwischen Gesundheits-, Umwelt-, Bildungs- und Logistik-Wissenschaften	• –
... *in und zwischen wissenschaftlichen und politischen Risikobewertungen*	• Konfliktlösung bezüglich Lebensmittelrisiken durch Qualität • Integration der Risikobewertung von Ernährungsstilen mit dem Qualitätskriterium	• widersprüchliche Bewertung von Ernährungstraditionen • ressourceneffizientes Catering *oder* mehr lokale Verantwortung für die Küchen
... *zwischen Reproduktions-, Konsum- und Produktionserfordernissen*	• öffentliche Kostenübernahme zur Konfliktvermeidung zwischen Produktion und KonsumentInnen • teilweise auch lokale Verantwortungsübernahme für Reproduktion	• Schwerpunktsetzung entweder auf Konsum und Produktion *oder* auf Reproduktion

Tabelle 26: Zentrale Empirieergebnisse bezüglich der Erfüllung normativer Nachhaltigkeitselemente in der materiellen Dimension

Die drei Säulen, als materielle Elemente der normativen Nachhaltigkeitsfolie, wurden weitgehend integriert, wobei neben der Lösung von Konflikten zwischen Ökonomie und Ökologie durch den Einsatz von biologisch bzw. regional produzierten Produkten die Aufwertung der dritten Säule in allen drei Projekten ein zentrales Ergebnis ist. Die Integration der Ziele im Bereich Nahrung wurde zum Teil über Gesundheit (in Wien und Ferrara) und über Bildung (Ferrara und Bremen) hergestellt.

Wissenschaftliche Untersuchungen und Auseinandersetzungen trugen dazu bei, die Säulenintegration zu ermöglichen, indem in allen drei Bereichen potenzielle normative Nachhaltigkeitsleistungen von Nahrung überhaupt erst untersucht, entwickelt und definiert wurden.[275] Nur durch die multi- und teils transdisziplinär arbeitenden ExpertInnen konnten Nahrungsinnovationen wissenschaftlich untermauert und abgesichert werden.

Das Gender-Element der normativen Folie stand in den untersuchten Prozessen nicht im Vordergrund; nicht einmal bezüglich der Reproduktionsfragen wurden Genderunterschiede bearbeitet. Die Reproduktionsfragen selbst hatten im Rahmen der lokal bzw. auch öffentlich getragenen Gemeinschaftsverpflegung unterschiedlich starke Bedeutung: Während Bildung ein wichtiges Element in allen Projekten war, wurde Ernährungserziehung für eine eigenständige Geschmacksbildung sowie Selbstverantwortung in Reproduktionsbereichen unterschiedlich intensiv bearbeitet.

Im Ergebnis setzten die unabhängig vom Nahrungsbereich bestehenden lokalpolitischen Programme den Rahmen dafür, in welchen Sachbereichen Gemeindeverantwortung überhaupt angesiedelt und welche Projektausrichtung als politisch relevant definiert – und damit letztlich realisierbar – wurde. In diesem durch lokale bis regionale Programmatiken abgesteckten Rahmen jedoch wurden die nahrungsbezogenen Projektleistungen schrittweise in Kontexte eingepasst und abgesichert.

5.4 Netzwerke-Konzepte zur Analyse von Nachhaltigkeit

In dieser Arbeit wurde aus den Policy-Netzwerke- und aus den Innovationsnetzwerke-Konzepten ein Instrumentarium in Form von Bausteinen und Kriterien entwickelt (Kapitel 3), um es auf empirische Fallanalysen anzuwenden (Kapitel 4). Die Kriterien wurden daraufhin ausgewertet, welche von ihnen der Analyse, wie normative Nachhaltigkeit verwirklicht wird, dienen, und welche ermöglichen, Widersprüche und Zwischenschritte nachhaltiger Entwicklung aufzuzeigen (Abschnitt 4.4).

An dieser Stelle werden, aufbauend auf den empirisch erzielten Ergebnissen, der theoretisch-methodologische Ansatz der Arbeit und das Instrumentarium reflektiert und bewertet sowie punktuell Ansätze zur Weiterentwicklung vorgestellt.[276]

---

[275] Risiko-Bewertungen im Nahrungsbereich spielten trotz der Lebensmittelskandale und der BSE-Krise vor allem eine Rolle, wenn sie auf die Nahrungszusammenstellung und das Ernährungsverhalten bezogen wurden.

[276] Die ausführlicher bearbeiteten Bausteine bzw. Kriterien (vgl. Kapitel 3) aus den Netzwerke-Konzepten sind jeweils in **fetter Schrift** hervorgehoben.

5.4.1 Die Bedeutung von Policy-Netzwerken für Nachhaltigkeit

Die Auswertung der Policy-Netzwerke-Konzepte ließ Beiträge von Policy-Netzwerken zur Verwirklichung normativer Nachhaltigkeit erwarten.

5.4.1.1 Ergebnisse aus der explorativen Nachhaltigkeits-Analyse

Anhand der oben vorgenommenen Einteilung in Beteiligung, Arbeitsweise und Output (Abschnitt 3.1.2) lässt sich aus den Policy-Netzwerke-Konzepten ableiten, welche Akteurkonstellationen an welchen Stellen des politischen Prozesses für Entscheidungen über Nachhaltigkeit verantwortlich waren.

1. Beteiligung: Exklusivität, Nicht-Legitimation, Kontinuität
Staatliche AkteurInnen arbeiteten in Netzwerken mit, dabei waren VerwaltungsakteurInnen kontinuierlich, politische FunktionsträgerInnen nur phasenweise involviert. Nahrungsnetzwerke entstanden neu und arbeiteten über viele Jahre; sie überschnitten sich allerdings in den meisten Fällen mit bereits vorher und langfristig bestehenden Netzwerken, wodurch die Kontinuität der Nahrungsprojekte begünstigt wurde. Für die Nahrungsprojekte wurden **selektiv** weitere AkteurInnen hinzugezogen. Das Nahrungsthema wurde parallel durch **repräsentativdemokratisch legitimierte Verfahren** und in Netzwerken bearbeitet. Beide Koordinationsformen waren stellenweise miteinander verknüpft. Das formal legitimierte politisch-administrative System bestimmte die Nahrungsprozesse daher nur zu einem Teil. Aufgrund der letztendlich begrenzten Bedeutung der Nahrungsprojekte für die Gemeinden blieben stabile lokalpolitische Machtkonstellationen von den Nachhaltigkeitsprozessen jedoch unberührt.

2. Arbeitsweise: Kooperation und Vertrauen, lösungsorientiertes Verhandeln, Effizienz
Die Funktionen Programmsetzung und Implementation wiesen in den Projekten Überschneidungen auf. Wichtige Impulse der Netzwerkentstehung, der Zielsetzung und inhaltlichen Ausrichtung der Projekte gingen von AkteurInnen aus, die zur Implementation der Policies gerechnet werden, also von Verwaltungen, Küchen und Zulieferern. Zudem lieferten WissenschaftlerInnen inhaltliche Impulse. Politische FunktionsträgerInnen griffen Inhalte und Verfahren auf, die in den Netzwerken entwickelt wurden. Die erfolgreichen Projekte wurden nur phasenweise als Einzelprojekte bearbeitet; ihre langfristige **institutionelle Absicherung** erfolgte durch die Integration der Projekte in übergreifende Policies und Programme.

Der wegen ihrer Ausrichtung auf Effizienz selektive Zugang zu den Netzwerken führte zwar dazu, dass alternative Handlungsansätze ausgeklammert wurden; die geschlossenen Netzwerke boten den verschiedenen Akteurgruppen jedoch den Rahmen, um sich gegenseitig zu instrumentalisieren und aufeinander Druck zur Weiterführung der Projekte auszuüben.

3. Output: Mobilisierung von Ressourcen, Effektivität
Zum **effektiv**en Zusammenwirken von repräsentativdemokratischen mit anderen Koordinationsformen gehörte, dass den Verwaltungen durch die Vorgaben ihrer Leitungsebenen sowie Gemeinderatsbeschlüsse beträchtlicher Spielraum zur Umsetzung und Weiterentwicklung blieb; umgekehrt flossen die Interessen relevanter nicht-staatlicher und WissenschaftsakteurInnen, häufig vermittelt über die

Verwaltungen, in staatliche Regulierung ein. **Ressourcen** aus verschiedenen Kontexten wurden synergetisch zur Verwirklichung der Projekte genutzt[277].

5.4.1.2 Ergebnisse aus der normativen Nachhaltigkeits-Analyse

Die anhand dieses Konzepts ermittelten Ergebnisse stellen sich wie folgt dar:

Die Policy-Netzwerke-Konzepte verdeutlichen, dass zur Herstellung von Nachhaltigkeitsleistungen in allen Policy-Phasen ergänzend zum repräsentativdemokratischen System politische Koordination in Form von Netzwerken notwendig ist.

Durch Kooperation insbesondere bei der Programmentwicklung sowie durch Ressourcenpooling werden dabei herkömmliche Policy-Grenzen überschritten. Die ausgeprägte Umsetzungsperspektive der untersuchten Projekte ist weniger normativen prozeduralen Nachhaltigkeitsvorgaben zuzurechnen. Vielmehr ist die Umsetzungsperspektive die Voraussetzung, um die komplexen Anforderungen zu erfüllen, die bei der Bearbeitung des Querschnittsthemas Nahrung für lokale Policies entstehen. Weitergehende Erklärungen dafür, welche Koordinationsformen für die entscheidenden Entwicklungsschritte der Nachhaltigkeitsprozesse verantwortlich waren und wie Policy-übergreifender Output zustande kommen kann, konnten aus den bearbeiteten Policy-Netzwerke-Konzepten nicht generiert werden. Der Ansatz der Arbeit umfasste daher ebenso Innovationsnetzwerke-Konzepte.

5.4.2 Die Bedeutung von Innovationsnetzwerken für Nachhaltigkeit

Weitere Nachhaltigkeitsleistungen wurden durch Ansätze aus Innovationstheorien erklärt, deren Fokus auf Dynamiken und nicht-linearen Prozessen liegt. In diesem Abschnitt 5.4.2 wird erst die Übertragung der Innovationsnetzwerke-Konzepte auf soziale Netzwerke bewertet, dann werden die Beiträge der Innovationsnetzwerke-Analyse zur Erklärung von normativen Nachhaltigkeitsleistungen identifiziert.

5.4.2.1 Ergebnisse aus der explorativen Nachhaltigkeits-Analyse

Für die explorative Nachhaltigkeitsanalyse wurde aus den Innovationsnetzwerke-Konzepten ein Instrumentarium entwickelt, um Prozessfolgen und Widersprüche in unterschiedlichen Policies zu identifizieren (Abschnitte 3.2 und 3.3). Die Ergebnisse der Innovationsnetzwerke-Analyse und der empirisch induzierten Kriterienschärfung führen nun zu einer kritischen Reflexion der wichtigsten Bausteine bzw. Kriterien des Instrumentariums und zu ihrer Weiterentwicklung. Die Darstellung gliedert sich hier gemäß der in Abschnitt 3.2.1 erarbeiteten drei Gruppen von Charakteristika, die Innovations- und Nachhaltigkeitsprozesse gleichermaßen auszeichnen.

1. Dynamik und Zieloffenheit
Die Essenz der herangezogenen Konzepte ist, dass Innovationsprozesse zielgerichtet und zieloffen, also in sich paradox, dabei aber abhängig von bestehenden Pfaden und Systemen sind. Die Übertragung dieser Charakteristika von Innovationsprozessen auf politische Nachhaltigkeitsprozesse ermöglichte, auch gegenläufige Tendenzen in komplexen Nachhaltigkeitsentwicklungen zu identifizieren.

---

[277] Eine genauere Analyse der Mechanismen des Ressourcenpooling in auf Nachhaltigkeit ausgerichteter Netzwerkkoordination müsste auf die unten ausgewerteten Kontextualisierungsmechanismen aufbauen.

Räumliche, kontextuelle und zukunftsbezogene **Paradoxien** wurden als prozedurale Kriterien konzipiert.

Die Beteiligung von AkteurInnen aus gegenläufig strukturierten Räumen und Kontexten in den Nachhaltigkeitsprozessen wurde nachgewiesen. Sie machten die in den Projekten bearbeiteten Problemdefinitionen und -lösungsansätze zwar komplexer. Im Ergebnis wurden Ressourcen **und institutionelle Kapazitäten jedoch** effektiv **zur Problemlösung genutzt, wie sich am Beispiel der Unterstützung der lokalen Projekte mit überörtlichen Ressourcen und an den frühzeitigen punktuellen Öffnungen der Netzwerke gegenüber Verwendungskontexten zeigte.**

Würden die Paradoxien auf die materielle Dimension von Nachhaltigkeit bezogen, ginge es um paradoxe Tendenzen in den Konzepten und Zielen von AkteurInnen und Institutionen sowie deren Realisierung. Damit könnten evtl. individuelle, Gruppen- und institutionelle Veränderungs- und Lernprozesse nachgewiesen werden, die in dieser Arbeit nicht im Mittelpunkt standen.

Die Bedeutung **unterschiedlicher Koordinationsformen** für Zieloffenheit ermöglichende oder einschränkende Projektdynamiken wurde geprüft. Das Ergebnis war, dass sich kooperative nicht-hierarchische mit hierarchischen Koordinationsformen abwechselten und dass marktliche Formen erst bei der Stabilisierung der Projekte zum Tragen kamen. Dies kann darauf zurückgeführt werden, dass politische und öffentliche Prozesse untersucht wurden, die nach nicht-marktförmigen institutionellen Regeln koordiniert wurden. Allerdings stellte sich heraus, dass die nicht-marktliche Koordination die Weiterführung von Beziehungen und Netzwerken ermöglichte, aus denen Innovationen hervorgingen, die in der Folgezeit sehr wohl marktfähig wurden.

Insofern kann die Ausgrenzung marktlicher Koordination in den lokalpolitischen Prozessen als eine Form der Innovations-Ermöglichung oder sogar -Förderung aufgefasst werden, mit der ursprüngliche Ziele zumindest teilweise erfüllt wurden.

Diese Ausgrenzung marktlicher Koordination aus den lokalpolitischen Prozessen funktionierte dabei nicht vollständig wie z.B. ein von Anwendungskontexten getrenntes Labor. Die selektiv beteiligten Marktakteure hatten vielmehr die für sie langfristig lukrative Chance, mit geringem ökonomischen Einsatz Produkte und Logistik gemeinsam mit den Großküchen zu testen. Insofern wurden Anforderungen aus den Anwendungskontexten einbezogen, allerdings in einem von gegenseitigen Garantien bestimmten Rahmen.

Das Kriterium Vertrauen **aus den Policy-Netzwerke-Konzepten mit seiner vorrangig interpersonellen Bedeutung erfasst die Prozessdynamiken damit weniger genau als das Kriterium** wechselseitig verschränkte Handlungsstrategien.

Es können sehr unterschiedliche Strategien verschiedener AkteurInnen sein, die – unter der Bedingung des selektiven Zugangs – Experimente, Integration von Sichtweisen und die schrittweise Weiterentwicklung von Materiellem, Kontexten und Verfahren innerhalb von Netzwerken ermöglichen.

Der verwendete breite Kontext-Begriff ermöglichte die explorative Erfassung der verschiedenen Sachzusammenhänge, die AkteurInnen und Materielles prägten. **Kontextualisierte** Weiterentwicklungen der Nahrungsprojekte bedeuteten die schrittweise Veränderung auch von Zielen und Positionen der Beteiligten innerhalb der Netzwerke. Zu diesen **Dynamiken** gehörte die Erweiterung der Ursprungsnetzwerke bzw. ihre Kooperation mit anderen Netzwerken.

Dies lässt den Schluss zu, dass die Beteiligung **in der prozeduralen Dimension keine Ausgangsbedingung am zeitlichen Beginn von Prozessen ist, sondern als dynamische Variable mit zum Prozess gehört.**

2. Beteiligung, Rekursivität und Komplexität

Gemäß der Innovationsnetzwerke-Konzepte bedeutete **Beteiligung**, dass sich, häufig ausgehend von einzelnen ProjektprotagonistInnen, Netzwerke bildeten. Neben dem Einschluss in Netzwerke fand auch Ausschluss statt, der in den Fallstudien bei Privaten zu Anfang sowie bei politischen FunktionsträgerInnen in Zwischenphasen der Prozesse nachgewiesen wurde. **Ein- und Ausschluss** veränderten die Netzwerke und Kooperationsmodi, wobei sich Entscheidungsrollen verschoben.

Die rekursive Entwicklung der Nachhaltigkeitsziele und -programme zwischen Kontexten und Politikfeldern, bei Input und Output und in verschiedenen Koordinationsformen führte zur **Fragilität der Kooperation**. Dabei gelang es unterschiedlich eingebundenen AkteurInnen in den Nachhaltigkeitsnetzwerken zumeist, ihre Organisationen dazu zu bringen, Veränderungen mitzutragen. Die Gruppe der politischen FunktionsträgerInnen brachte durch Formulierung und Beschluss bindender Programme die Projekte entscheidend voran. Jedoch standen ihrer kontinuierlichen Mitarbeit in den rekursiv arbeitenden und Ziele variierenden Nachhaltigkeits-Netzwerken politisch-programmatische Festlegungen entgegen, die ihre diskontinuierliche Beteiligung erklären.

Über die Identifizierung des **Materiellen bzw. konkreter Artefakte als Teil der Netzwerke** konnten prozedurale wie materielle Dynamiken erklärt werden. Insbesondere die Verwendung biologisch bzw. regional produzierter Lebensmittel zog die Beteiligung weiterer AkteurInnen, z.B. aus Zertifizierungsorganisationen, und damit neue Akteurkonstellationen nach sich. Zugleich veränderte sich das Materielle in den Projekten, z.B. Kochvorgänge aufgrund anderer Produkteigenschaften und Menus aufgrund der Verfügbarkeit bestimmter Produkte. Die Lebensmittel waren an der Stelle nicht mehr nur materielle Grundlage oder Rahmenbedingung des Handelns, auf die reagiert werden musste, sondern sie traten in Beziehung zu menschlichen AkteurInnen. Auch wenn durch die Projekte Rahmenbedingungen auf regionaler bis nationaler Ebene, z.B. Deklaration und Logistik, beeinflusst wurden, unterscheidet sich das Materielle in den Netzwerken insofern von den vorwiegend stabilen Rahmenbedingungen, dass es in jeder Prozessphase zu **iterativen** und **wechselseitigen Veränderungen von Materiellem und AkteurInnen** bzw. Konstellationen kam. Die Entscheidung, ob es sich bei dieser Perspektive um über AkteurInnen vermitteltes oder um eigenständiges Handeln des Materiellen handelt, kann hier offen bleiben[278].

Die Bedeutung von Interaktionen zwischen menschlichen AkteurInnen und Materiellem mit Akteurstatus in Nachhaltigkeitsnetzwerken ist folglich für die Umsetzung kontextualisierter materieller Problemlösungen empirisch belegt.

---

[278] Forschungspraktisch wurde das Materielle weitgehend über AkteurInnen vermittelt erfasst. Jedoch: Die Projekte präsentierten in der Öffentlichkeit durchaus auch das Materielle, zum Beispiel gehörte eine Verkostung zur Pressekonferenz in Wien.

Die Frage der **Enthierarchisierung** durch den Akteurstatus des Materiellen wurde beispielhaft bearbeitet. Dass AkteurInnen aus den Küchen und aus der Produktion als ExpertInnen einbezogen
wurden und mitbestimmten, welche Ziele durch die Nachhaltigkeitsprozesse intendiert und erreicht
wurden, reduzierte hierarchische Momente in den politischen Entscheidungsprozessen. Ein Zusammenhang zwischen enthierarchisierten Akteurkonstellationen und der Rolle des Materiellen in den
Netzwerken ist zu vermuten, müsste aber detailliert anhand konkreter Sachentscheidungen nachgewiesen werden. Z.B. müsste die in den Projekten unterschiedlich verlaufene Erweiterung der Produktgruppen in neuer Qualität entweder auf die Rolle des Materiellen in den Netzwerken oder auf
externe Faktoren jeweils im konkreten Sachbereich zurückgeführt werden[279].

Das Phänomen der **Kontextualisierung** wurden einerseits prozedural bearbeitet, als paradoxer
Mechanismus von Netzwerk-Öffnungen und -Schließungen zwischen Ursprungs- und Verwendungskontexten, und andererseits materiell, wobei die Transformation einer Innovation von der Idee über
die soziale Einbindung bis zur Durchsetzung zum Tragen kam.

**Öffnungen und Schließungen der Netzwerke wurden in den Projekten nachgewiesen; sie
ermöglichten im Ergebnis die Stabilisierung der Projekte als lokale Institutionen.**

Die drei Kontextualisierungsschritte des materiellen Bausteins **Kontext-Dynamiken** waren in den
untersuchten Projekten vermischt[280]. Die Modellphasen der Projekte hatten das Ziel, die innovativen
Ideen auf ihre gesellschaftliche Durchsetzungsfähigkeit hin zu überprüfen; hier wurden materielle
Weichen gestellt, die zwischen städtischen Möglichkeiten (Budget, Kücheninfrastrukturen etc.), Pro-
duktions- und auch KonsumentInnen-Interessen abgestimmt waren.

**Im Ergebnis wurden zwar überörtliche Nahrungspfade eingeschlagen, jedoch aufgrund
des Wechselspiels der beteiligten Kontexte lokalspezifisch angepasst.**

Zusammenfassend konnte mit der Übertragung der Kontextualisierungsbausteine aus den Innovationsnetzwerke-Konzepten auf politische Prozesse nachgewiesen werden, dass programmatisch festgelegte Ziele und Implementationsprozesse Dynamiken in Nachhaltigkeitsprojekten nur zum Teil
abbilden. Erst die Konzentration auf das Materielle ermöglicht, relevante, im Prozess veränderte
Kontexte zu identifizieren. Z.B. ignoriert das Wiener Programm zur Treibhausgasemissionsreduktion
die Gesundheitsziele der ProtagonistInnen; auch wurde mit der finanziellen Förderung des Bremer
Virtuellen Marktplatzes nicht die Erweiterung der Produktpalette lokaler Bauernhöfe intendiert.

3. Netzwerke zwischen Politikformulierung und Implementation
Politische Nachhaltigkeitsprozesse unterscheiden sich von Innovationsprozessen dadurch, dass Verwendungskontexte nicht der Markt, sondern politische Institutionen und die lokale Öffentlichkeit
sind. Die untersuchten kommunal bzw. öffentlich getragenen Nahrungsprojekte wurden von politischen Institutionen inhaltlich und finanziell mitgetragen. Wichtige lokalpolitische FunktionsträgerIn-

---

[279] Dies setzt eine detaillierte Überprüfung der jeweiligen Rechts-, Markt- und Preis-Situation für die betroffene Produktgruppe sowie eine genaue Analyse der Küchenpraxis voraus.
[280] Eine Differenzierung der Prozessstufen in De- und Re- Kontextualisierungen erscheint für politische Prozesse nicht
sinnvoll, da selektiver Akteurzugang bzw. intransparente Verfahren zwar als teilweise Dekontextualisierung verstanden werden könnten, jedoch sind diese Verfahrensvariationen nicht als so weitgehend vom Anwendungskontext getrennt wie z.B. ein Labor aufzufassen.

nen gingen mit den Veränderungen, die sich in den Kontextualisierungsprozessen ergaben, konstruktiv um und unterstützten ihre Integration in bestehende Programme. WissenschaftlerInnen leisteten gleichermaßen wichtige Beiträge zur Integration der Projekte in den Nachhaltigkeitsdiskurs und diesbezügliche Programme. Politische Programme und das politisch-administrative System bilden jedoch nur einen Teil der für Nachhaltigkeitsprozesse elementaren Vielzahl von Kontexten und Anwendungsbezügen ab.

In der materiellen Dimension wurde die wechselseitige Einflussnahme von Kontexten und AkteurInnen aufeinander über Politikfeldgrenzen hinweg erfasst. Ressourcen wurden teils angeboten und bereitgestellt, teils erkämpft.

Die kontextualisierten Lösungen **spiegeln daher auch Machtstrukturen wider.**

Ausgehend von Gesundheits- und Umweltansätzen der ersten ProtagonistInnen fand eine Fokussierung der materiellen Ziele statt, die von wichtigen politischen Institutionen mitgetragen werden konnte. Diese bestand in Wien im Einsatz von Biolebensmitteln zugunsten von Klimaschutz und Ökolandbau, in Ferrara in Erziehung und Bildung, wozu Biolebensmittel beitrugen, und in Bremen in verbesserten regionalen Wirtschaftsbeziehungen. Die Fokussierung ist aber mitnichten das Ergebnis von Aktivitäten weniger politischer StrategInnen oder MarktakteurInnen.

In allen Fällen wurde die Fokussierung an interne und externe Entwicklungen der Kontexte und an (überregionale) Vorgaben angepasst; sie wurde gleichzeitig durch Institutionen übergreifende Netzwerke stetig erneuert.

Die Praxis bzw. Implementationsebene wiederum profitierte von der Programm- und Ideen-Ebene. In den Projekten fanden teils mehrfache Wechsel der Ebenen statt; die Nahrungsprojekte wurden jeweils aus einem in den anderen Kontext übernommen und leicht variiert. Mal waren es verwaltungstechnische, mal marktliche, mal logistische Ansätze (Verarbeitung, Marktzugang), die verändert wurden, die als Programmpunkte in die Programmebene hineingetragen wurden und – teilweise weiter gefasst – von dort formuliert und somit wieder in die Umsetzungsebene getragen wurden.

Das prominenteste Beispiel dazu: Die auf EU-Ebene geregelten Vorgaben zur Kontrolle und Zertifizierung von Produkten aus dem ökologischen Landbau ermöglichten den Projekten in Wien und Ferrara, entsprechende Produkte in den Ausschreibungen zu bevorzugen. Gleichzeitig wurde jedoch auch ein lokaler bis regionaler Diskurs über diese Fokussierung geführt, ohne den die lokale Akzeptanz dieser Produkte als qualitativ hochwertig und gesund nicht erreicht worden wäre.

Das Ergebnis der Prozesse in den Fallstudien besteht zwar auch in den genannten Fokussierungen. Es konnte jedoch nachgewiesen werden, dass die weiteren, jeweils speziellen, aber immer mehrere Koordinationsformen und Politikfelder umfassenden Nachhaltigkeits -Folgen und -Leistungen (vgl. die Tabellen in Abschnitt 5.3.1) die Fokussierung insgesamt ermöglichten. Als Beispiele seien hier der politische Impuls für das Gesundheitsziel durch die BSE-Krise in Ferrara und Wien sowie die Finanzierung von Weiterbildung für die NutzerInnen des Bremer Virtuellen Marktplatzes genannt.

Auch die stetig erweiterten Projektergebnisse innerhalb der Gemeinschaftsverpflegungseinrichtungen (von Logistik bis zu Produkten) sowie in ihrer Übertragung auf neue Ein-

richtungen kann nur aus dem Zusammenwirken zwischen bestehenden Programmen und Pfaden und der Gestaltung durch konkrete AkteurInnen erklärt werden.

Der Verdienst der Übertragung des technologiebezogenen Innovationsnetzwerke-Konzepts auf Netzwerke in politischen Prozessen liegt erstens in der detaillierten und die Komplexität anhand von Bausteinen und Kriterien strukturierenden Beschreibung der Prozesse. Zweitens wird der Prozess-Outcome aus konkreten Netzwerkkonstellationen und Dynamiken erklärt:

Die Prozesse zeichneten lokale und regionale bzw. nationale Pfade nach und führten sie weiter; „revolutionäre" Innovationen gab es nicht. Die Projekte richteten sich an bestehenden Programmen aus.

In Wien erfolgte die Integration des Nahrungsprojekts (über den Beschaffungsansatz) in das KliP; in Ferrara (über die Sicherheit biologischer Produktion) in die behördliche Gesundheitspolitik, in Bremen (über Logistik und Bildung) in die Wirtschaftsförderung. Dieses Ergebnis kann aus Kontextualisierungsdynamiken erklärt werden: Die innovativen Nahrungsansätze wurden rekursiv zwischen Entstehungs- und Verwendungskontexten abgestimmt, wobei die Form der Netzwerkkoordination die dominierende Rolle hatte. Für die öffentlich getragene Gemeinschaftsverpflegung ist nicht nur der Marktbereich von Produktion und Konsum, sondern auch das politisch-administrative System ein Verwendungskontext; insofern wurden immer auch die Anforderungen seiner Institutionen und Machtbezüge erfüllt.

Kontextualisierungsmechanismen erklären aber auch die lokalspezifischen Ausprägungen der (auch in der jeweiligen Region) herausragenden Projekte. Die Projekte entwickelten sich aufgrund der Kontextualisierung des Materiellen, also der Verwendung bestimmter Lebensmittel in Gemeinschaftsverpflegungseinrichtungen und ihrer gesellschaftlichen Einfügung. Der Erfolg der Projekte ist aus der Bearbeitung dieser konkreten Produkte und Maßnahmen zu erklären.

Während der anfänglichen Modellversuche hatten die PraxisakteurInnen einen gewissen Freiraum zum Anpassen der Produkte und Maßnahmen an die Praxiskontexte; sie stellten die Weichen für die materiellen Entwicklungen. Hierauf fußte dann das Wechselspiel zwischen den selektiv beteiligten AkteurInnen mit wechselseitig verschränkten Handlungsstrategien, die voneinander abhängig waren und sich gegenseitig unter Druck setzten. Auch die politischen Prozesse, die unterschiedlichen Koordinationsformen und die wechselnden Rollen von politischen FunktionsträgerInnen, Verwaltungs- und PraxisakteurInnen bei Input und Output bauten auf dem konkreten Produkteinsatz und den Maßnahmen auf. Dementsprechend übernahmen staatliche AkteurInnen oft moderierende statt steuernde Funktionen.

Die Fallstudien erbrachten den Nachweis, dass die Verwendungskontexte (bzw. die Implementation) dieser komplexen Nachhaltigkeitsprozesse zeitlich nicht am Schluss zur Geltung kamen, sondern eher den Pool für weitere Entwicklungen der politischen Programme darstellten.

Geprägt wurden die Nahrungsprojekte damit einerseits von den lokalen und überregionalen Kontexten hinsichtlich ihrer Anschlussfähigkeit an bereits vorhandene Programme. Andererseits wurde die spezielle lokale Ausrichtung durch die Produkte und durch die praktischen Maßnahmen bestimmt, die sich beim Durchlaufen der lokalen Kontexte als zielfördernd und gleichzeitig realisierbar erwiesen. Die Stützung der Projekte von staatlicher Seite durch finanzielle und institutionelle Ressourcen machte dabei einen kleineren Teil der Realisierungsbedingungen aus, als dies bei politischen Vorzeigeprojekten zu erwarten gewesen wäre.

Dies führt zur Bewertung der Leistungen der Projekte für das normative Nachhaltigkeitskonzept und seine politische Unterstützung, die im Folgenden bearbeitet wird.

5.4.2.2 Ergebnisse aus der normativen Nachhaltigkeits-Analyse

An dieser Stelle werden die normativen Nachhaltigkeitsleistungen anhand der Beiträge der Bausteine bzw. Kriterien aus den Innovationsnetzwerke-Konzepten zuerst in der prozeduralen und dann in der materiellen Dimension erklärt.

Normative Nachhaltigkeitsleistungen in der prozeduralen Dimension, die Entwicklungen und die erweiterte Zusammenarbeit von AkteurInnen betreffen, wurden insbesondere durch variierende **Koordinationsformen** in den Prozessen erklärt. Nahrungsziele wurden teils bottom-up in den Netzwerken zwischen Küchen, Produktion, teils Wissenschaft und teils Verwaltung definiert. Küchen und Produktion bzw. Zulieferer entwickelten Innovationen in nicht gegenüber **Marktmechanismen** geöffneten Strukturen, sondern innerhalb bestehender Netzwerke. Wettbewerbselemente kamen erst zum Tragen, als die Projekte auf weitere bzw. andere Einrichtungen übertragen wurden.

Staatliche AkteurInnen hatten in den Prozessen zentrale Funktionen. Die **Entscheidungsrollen** politischer FunktionsträgerInnen betrafen vor allem Programmsetzung und Zieldefinitionen, doch **veränderte**n sich diese durch die Prozesse.

Im Rahmen wechselseitig verschränkter Handlungsstrategien **kam es zu zwischen staatlichen und nicht-staatlichen AkteurInnen abgestimmten Regelungsprozessen trotz** hierarchischer Asymmetrien: **Während Verwaltungen, private und teilstaatliche AkteurInnen kooperierten, hielten Stadtparlamente und Verwaltungsspitzen Spielräume und Mechanismen für die Umsetzung der dort getroffenen Entscheidungen in ihren Regulierungen vor bzw. integrierten diese Inhalte nachträglich.**

Wie die Analyse zu **Netzwerköffnungen und -schließungen** ergab, bestand die erweiterte Zusammenarbeit dabei nicht nur in der punktuellen Übernahme umsetzungsfähiger Konzepte von PraxisakteurInnen in lokalpolitische Programme, sondern auch in der **Institutionalisierung von Kooperationen** von AkteurInnen aus verschiedenen Ebenen und Politikbereichen. Dafür sind die Gremienbildungen rund um den Wiener Magistrat und um die Schulverwaltung in Ferrara Beispiele, aber auch das um Logistikinstitut und Innovationsagentur erweiterte Bremer Nahrungsnetzwerk. Trotz der **Kooperation ungleicher Partner** lag die größte Entscheidungsmacht über die prozedurale Gestaltung der Nahrungsprozesse in Wien und Ferrara bei der Verwaltung; in Bremen wurde die Gestaltung in den regionalen Kontext gesellschaftlicher Selbstregulierung übertragen, durchbrochen jedoch durch die staatliche Förderung einzelner Projekte.

Verfahrensergänzungen im Sinne normativer Nachhaltigkeit wurden, zusammenfassend dargestellt, punktuell durch neue Kooperationsstrukturen institutionalisiert; davon profitierten allerdings nur selektiv beteiligte InteressenvertreterInnen und Betroffene.

Diese Arbeit identifiziert normative Nachhaltigkeitsleistungen in der materiellen Dimension als Integration widerstreitender Ansätze und Lösung von Konflikten insbesondere zwischen den drei Nachhaltigkeits-Säulen, zwischen Wissenschaftsdisziplinen und zwischen Reproduktions-, Konsum- und Produktionserfordernissen.

Drei Säulen

Was in den Modellgemeinden unter nachhaltiger Nahrung verstanden und politisch gefördert wurde, entwickelte sich in **Kontextualisierung**sprozessen in Großküchen und Produktion. Nachdem die ersten Ideen in Großküchen getragen worden waren, setzten sich die Beschäftigten mit neuen Produktqualitäten und Lieferbedingungen und die ProduzentInnen mit neuen Anforderungen aus den Großküchen auseinander. Die zwischen den drei Nachhaltigkeitssäulen auftretenden Konflikte wurden zu einem großen Teil gelöst, indem **begrenzte Entstehungskontexte entgrenzt, Kontexte rekombiniert und stufenweise rekonfiguriert** wurden. Es wurden Kenntnisse ausgetauscht und erweitert, Kommunikationsstrukturen und Arbeitsabläufe verändert. Im Endeffekt konnte biologisch bzw. regional produzierte Nahrung eingesetzt werden. Zudem stimulierte die steigende Nachfrage das Angebot und erleichterte den Einsatz der ökologischeren Produkte.

Der Stellenwert des Einsatzes biologischer Produkte variierte in den Projekten vom wichtigsten Ziel in Wien über eine wichtige Ergänzung neben der Speisenzusammenstellung und Ernährungserziehung in Ferrara bis zu einem Nebenschauplatz in Bremen. Die Projektentwicklungen sind auf die Artefakte, auf das **Materielle** zurückzuführen. Z.B. wurden aufgrund der Bioprodukte Zertifizierungsprozeduren und Kontrollen eingeführt und Kochvorgänge verändert.

In den beiden Projekten, die wegen des zentralen Lebensmitteleinkaufs mit Ausschreibungen arbeiteten, war der Einsatz biologischer Nahrung unvereinbar mit dem Kriterium der Regionalität, da Wettbewerbsregeln der EU dies einschränkten. In Bremen wurde das Regionalitätskriterium groß geschrieben, aber durch die Projektausweitung im Rahmen der staatlichen Förderung der Regionalprojekte inhaltlich abgeschwächt.

Im Ergebnis brachte hierarchische Koordination **die Unvereinbarkeit des gleichmäßigen Gebrauchs biologischer und regional produzierter Produkte sowie die Aufweichung des Regionalitätskriteriums mit sich; beides steht normativen Nachhaltigkeitszielen entgegen.**

Anfänglich bereitete die Bearbeitung des Querschnittsthemas Nahrung in Verwaltungs- und Projektfinanzierungs-Strukturen Probleme. Doch es entwickelte sich zu einem Vorteil für die Projekte, dass Nahrung sich unter verschiedene Policies subsumieren ließ und folglich diverse Nachhaltigkeitsaspekte realisiert wurden. Über den Gesundheits- und Vorsorge-Diskurs gewannen die Projekte Unterstützung in der Öffentlichkeit. **Politikfelder übergreifende Zusammenarbeit** kam zustande, als die spezialisierten Nahrungsnetzwerke mit Netzwerken aus anderen Policies kooperierten.

Dass neben normativ nachhaltigen Produktionseigenschaften der Säulen Ökologie und Ökonomie (biozertifiziert, lokal produziert) mit der Speisenzusammenstellung, Ernährungserziehung, Aufklärung und Bildung auch Ziele der Säule Soziales /Kultur verwirklicht wurden, kann auf die Bewältigung konkreter Konflikte zwischen Kontexten zurückgeführt werden: Zum Beispiel wurde in Wien durch Aufklärungsarbeit Akzeptanz für die Biolebensmittel hergestellt, in Ferrara profilierten sich lokale ErnährungsexpertInnen im und gegen den überörtlichen Erziehungsdiskurs; in Bremen hätte das Projekt ohne Weiterbildungsmaßnahmen nicht umgesetzt werden können.

Die in den Fallstudien nachgewiesenen Kontextualisierungen, **die neue Erfahrungen für die AkteurInnen und den Ausgleich zwischen den Anforderungen der Küchen, der Produktion, der KonsumentInnen und der die Projekte tragenden Gemeinden schafften, erklären damit die Lösung der Konflikte zwischen den drei Säulen. Die materielle Leistung und Erfüllung von normativen Nachhaltigkeitszielen der Säulen geschieht im Ergebnis auch und insbesondere durch Zielerreichungen der Säule Soziales /Kultur.**

Wissenschaftsdisziplinen

In allen drei Projekten waren jeweils mehrere Wissenschaftsdisziplinen beteiligt, die auch mit Hilfe wissenschaftlicher Studien Konflikte bearbeiteten. In Wien wurde neben der Gesundheitsbewertung auch der positive Klimaeffekt von Biolebensmitteln untersucht und bestätigt; in Ferrara lag der Fokus zuerst auf den gesundheitsbezogenen Vorteilen ökologischer Produkte, später auf erziehungsbezogenen Bereichen der Ernährungswissenschaft; in Bremen wurde der ökologische und regionalwirtschaftliche Fokus beteiligter WissenschaftlerInnen um betriebswirtschaftliche und technische Komponenten erweitert.

Die Auswahl der von lokaler Ebene beeinflussten Studien bzw. Einbeziehung von Wissenschaftsinstitutionen zeigt, dass Risikobewertungen staatlicher AkteurInnen **stark an überörtliche Diskurse anschlossen; dies kann auf Know-how -Transfer aus den Regionen und damit auf** Pfadabhängigkeiten **zurückgeführt werden.**

Ernährungstraditionen wurden in der Wissenschaft unterschiedlich bewertet: Während in Ferrara eine von WissenschaftlerInnen und Verwaltung getragene Kampagne erfolgreich zur Traditionsveränderung beitrug, fanden in Bremen Auseinandersetzungen über Ernährungsstile innerhalb einzelner Einrichtungen statt. In Wien schloss der dominante (auch unter WissenschaftlerInnen geführte) Diskurs Traditionsveränderungen aus.

Der Traditionsdiskurs bestimmt folglich über den Ausschluss von Kontexten.

Dieses Kriterium betrifft hier die materielle Dimension politischer Prozesse; es könnte hinsichtlich seiner Wechselbeziehungen mit prozeduralen Politiktraditionen genauer untersucht werden.

Die wissenschaftlichen Diskurse verweisen auch auf **Machtbeziehungen in den Netzwerken**; die Verschiebung des Fokus in allen drei Fallstudien weist unterschiedliche **Genderbezüge** auf: von eher „weichen" zu „harten" Policies in Wien und Bremen; in Ferrara dagegen rückten neben den Produktions- auch Reproduktionsfragen in das Interesse auch von Wissenschaft.

Reproduktions-, Konsum- und Produktionserfordernisse

Lokale Politikprozesse sorgten in den (nicht auf betriebswirtschaftlichen Gewinn ausgerichteten) Gemeinschaftsverpflegungseinrichtungen für den Ausgleich der Interessen beteiligter ProduzentInnen und KonsumentInnen, indem zu beiderseits annehmbaren ökonomischen Konditionen qualitativ hochwertige gesunde Nahrung eingesetzt wurde.[281]

Die Bedeutung von Gemeinschaftsverpflegung für eine normativ nachhaltige Produktion liegt u.a. in der Abnahme großer Mengen von Bio- bzw. regionalen Produkten. Da Großküchen möglichst normierte Produkte verwenden, sind kleine Zulieferer und landwirtschaftliche Betriebe strukturell benachteiligt bzw. auf zwischengeschaltete Unternehmen angewiesen. Dementsprechend bekamen in Wien und Ferrara zumeist große Firmen den Zuschlag in den Ausschreibungen. Zumindest in den Anfangsphasen der Projekte organisierten selbständige Küchen die Zulieferungen kleiner Betriebe[282]; dabei veränderten sich deren Angebote hin zu einer breiteren Produktpalette und mehr Vorverarbeitung.

Probleme zwischen der Produktion und dem in Großküchen gebündelten, entindividualisierten Konsum wurden also durch Kontextualisierungen **und** iterative Veränderungsprozesse **gelöst**[283].

Der Reproduktionsaspekt ergänzt Produktion und Konsum durch einen erweiterten ökonomischen Ansatz, der den Fokus auf die langfristige Bedeutung und gesellschaftliche Organisation von Produktions- und Konsumentscheidungen richtet. Mit dem Schwerpunkt Ernährungserziehung bearbeitete das Nahrungsprojekt in Ferrara solch ein Reproduktionsthema. Die eigenen Vorschulküchen wurden beibehalten, um das Thema Ernährung in den pädagogischen Alltag von Kindern integrieren zu können[284]. Dieser Integration wurde eine wichtige Funktion hinsichtlich sozialer Ziele zugeschrieben. Gemeinschaftsverpflegung stellte den Rahmen zur Integration von Reproduktions- und Konsumerfordernissen dar; langfristig sollte dies einer politisch koordinierten gesellschaftlichen Verantwortung für Ernährung und der Stärkung individueller Selbstbestimmung durch Ernährung dienen. Dass die eigenen Küchen als zentrale Weichenstellungen in den Projekten galten, um zukünftige Unsicherheit bezüglich Nahrungsmitteln zu reduzieren, wurde anhand des **Zukunftsfähigkeits-Paradoxes** herausgearbeitet.

Lokalpolitisch getragene Gemeinschaftsverpflegung bündelt nicht nur Konsuminteressen, wodurch sie als Grossabnehmerin bedeutsam für innovative, ökologisch ausgerichtete Produktion ist. Die Projekte zeigten vielmehr, dass mit Organisation und politischer

---

[281] Catering galt in den drei Projekten als ressourceneffizient und damit vorteilhaft für die Produktion und generell auch für den Konsum. In einigen Einrichtungen überwogen spezielle Konsuminteressen, z.B. bestimmte Nahrungsmittelqualitäten für Kranke, wodurch die dezentrale Verantwortung für spezielle Zubereitungen und damit für die Küchen gestärkt wurde. Jedoch ist es möglich, auch besondere Menus durch Caterer liefern zu lassen.

[282] Der Bremer Versuch, diese Bündelung über Kommunikation und Vernetzung zu lösen, war leider noch nicht abgeschlossen und konnte diesbezüglich noch nicht ausgewertet werden.

[283] Die Ausschreibungen von Gemeinschaftsverpflegung sind dabei als Anpassung an den rechtlichen Rahmen und lokalpolitische Möglichkeiten aufzufassen. Zudem spielten die prozeduralen Voraussetzungen hier eine Rolle: die bestehenden, zeitweise geschlossenen Netzwerke und die zeitweise ausgeschlossenen Marktmechanismen.

[284] Die Qualifizierung von KöchInnen und Eltern in Bremen und das politische Ziel der Entlastung berufstätiger Erziehender von Reproduktionsaufgaben in Wien bearbeiten das Thema Reproduktion ebenso, sind jedoch im Vergleich als geringere Leistungen anzusehen.

Verankerung dieser Einrichtungen langfristig gesellschaftliche Weichen für die Erfüllung lokaler Reproduktionserfordernisse gestellt werden können.

In dieser Arbeit wurden sowohl städtische als auch nicht-städtische aber lokal unterstützte Modelleinrichtungen untersucht. Beide Formen hatten durch die Einbindung in kommunalpolitische Prozesse Vorbildfunktionen, und zwar innerhalb der Gemeinden und darüber hinaus. Nachfolgende Studien könnten die Unterschiede zwischen Organisationsformen von Ernährung in staatlicher, teilstaatlicher und privater Trägerschaft und ihre jeweiligen Beiträge zur Erfüllung normativer Nachhaltigkeitsziele konkreter untersuchen.

5.4.3   Auswertung: Netzwerke in der Nachhaltigkeitsforschung

In dieser Arbeit wurden die Beiträge von in Netzwerken organisierten politischen Prozessen zu Nachhaltigkeits-Zielen, -Folgen und -Leistungen analysiert. Netzwerke sind dabei definiert als Koordinationsform, die das politisch-administrative System ergänzt. Ziele, Folgen und Leistungen wurden als Elemente sozialer Prozesse aufgefasst.

Die wichtigsten Ansätze aus der Beschreibung politischer Koordination durch Policy-Netzwerke-Konzepte und durch Innovationsnetzwerke-Konzepte wurden zu Kriterien verdichtet und in ein Instrumentarium integriert. Dieses wurde mit Hilfe der Trennung in die prozedurale und die materielle Dimension für Nachhaltigkeitsprozesse zugepasst und auf Fallstudien angewandt. Aufgrund der Ergebnisse der Anwendung wurden aus der Vielzahl der Kriterien diejenigen herausgestellt, die für die Erfassung von Nachhaltigkeitsprozessen besonders relevant waren.

In der prozeduralen Dimension trugen veränderte Entscheidungsrollen und die institutionelle Einbindung von Netzwerken zu normativer Nachhaltigkeit im Sinne erweiterter Beteiligung bei. In der materiellen Dimension wurden Konflikte insbesondere durch effektives, auch ressortübergreifendes Ressourcenpooling und iterative Kontextualisierungen gelöst.

Die Analyse erfolgte in zwei Schritten: erstens in einer explorativen Analyse der Akteurkonstellationen und Prozesse, getrennt nach den beiden Dimensionen. Damit wurde vermieden, vorschnell Wechselbeziehungen zwischen der prozeduralen Netzwerkeinbindung von AkteurInnen und den Folgen ihres Handelns zu konstruieren. Die zweitens erfolgte Bearbeitung der selben Prozesse mit Hilfe der Folie normativer Nachhaltigkeit ermöglichte dann, die Entwicklungen normativer Nachhaltigkeitsleistungen, getrennt nach der prozeduralen und der materiellen Dimension, auf Netzwerkdynamiken zurückzuführen.

Die Anwendung der Innovationsbausteine auf politische Prozesse und das aus den beiden Konzepten kombinierte Instrumentarium ermöglichten eine Perspektive, die Dynamiken in und zwischen Netzwerken, das politisch-administrative System und Pfadabhängigkeiten bzw. überörtliche Strukturen in einen Zusammenhang stellte. Innovationsbausteine dienten insbesondere der Identifizierung eigener Leistungen von Akteur- und Artefakt-Konstellationen innerhalb der lokalen Nahrungsnetzwerke – getrennt von überörtlichen Vorgaben. Das Schlüsselinstrument war die Kontextualisierung, die einerseits als prozedurales Kriterium Netzwerköffnungen und -schließungen beschrieb, und andererseits als materielles Kriterium Interaktionen der Netzwerke mit Kontexten und konkrete Folgen davon identifizierte. Mit dem Instrumentarium wurden zudem Komplexität, Iterativität und zeitliche Dynamiken der Prozesse abgebildet. Durch das explorative Vorgehen wurden auch Zwischenschritte und Widersprüchlichkeiten erfasst, die für die Erklärung der normativen Prozessfolgen enorm wichtig sind: Dass die sozial-kulturelle Säule Bedeutung in den Projekten bekam, stellte sich als Notwendigkeit zu ihrer Weiterführung, nicht als fakultative Ergänzung heraus. In Sachen Reproduktion dagegen ist das Ergebnis, dass Gemeinschaftsverpflegung teils mit, teils ohne Reproduktionsbezug behandelt wurde. Nahrung also mit einer engeren Wirtschaftsauffassung von Produktion und Konsum zu bearbeiten bedeutete, bestimmte Aspekte von Zukunftsfähigkeit und Langfristigkeit und damit weniger normative Nachhaltigkeitsaspekte bzw. weniger Potenziale in dieser Hinsicht zu realisieren.

Auch an dieser Stelle zeigt sich, dass die Ergebnisse, aufgrund der politikwissenschaftlichen Methodik, in einem Zusammenhang mit gesellschaftlicher Organisation stehen. Nachhaltigkeit betrifft damit z.B. nicht nur Ökologie und Ökonomie und Soziales /Kulturelles, sondern die drei Säulen können nicht ohne Nachhaltigkeit auch in der prozeduralen Dimension gedacht werden. Über die Erarbeitung von Parallelen zwischen Nachhaltigkeit und Innovation konnte begründet werden, dass nachhaltige Lösungen nicht allein durch Berücksichtigung ökologischer und sozialer neben Wirtschaftsbelangen zu organisieren sind, sondern dass es auf die gesellschaftliche Organisation und individuelle Teilhabe an nachhaltiger Entwicklung ankommt. Das Beispiel des Virtuellen Marktplatzes in Bremen zeigt, dass die Möglichkeit regionaler Wirtschaftsbeziehungen ohne die notwendige Bildung nicht unbedingt zu nachhaltiger Entwicklung führt; ein weiteres Beispiel ist die veränderte Nahrungszusammenstellung in Ferrara als Reaktion darauf, dass der Verzehr der falschen Mengen von gesunden Lebensmitteln als nicht gesundheitsfördernd identifiziert und daher familiäre und öffentliche Erziehungsangebote notwendig wurden.

In der Dreiteilung zwischen Produktion, Konsum und Reproduktion zeigen die Ergebnisse für den Bereich der Reproduktion, dass die langfristige Organisation von Produktion und Konsum nicht nur der Ergänzung um soziale Aspekte bedarf, sondern dass mit normativen Nachhaltigkeitsanforderungen konforme Produktions- und Konsumformen in einem gesellschaftlichen Zusammenhang stehen, den die drei Säulen allein nicht umfassen. Es geht nicht um sozialen oder kulturell eingebetteten Ausgleich dessen, was in den anderen Bereichen falsch oder richtig läuft. Reproduktion ist nicht das Soziale, sondern bildet die Grundlage von Produktion und Konsum. Insofern weisen die normativen Reproduktionsaspekte insbesondere auf die Erhaltung von Möglichkeiten nachhaltiger Entwicklung hin. Die Erfüllung der normativen Anforderung zur Integration von Produktion und Konsum mit Reproduktion, z.B. die Förderung von Wissen über die Herkunft und Herstellung von Lebensmitteln und die Förderung individueller und lokaler Selbständigkeit, zieht langfristig Folgen und Leistungen von Nachhaltigkeitspolitik nach sich, die der normativen Ausrichtung im Sinne sowohl einer erweiterten verfahrensbezogenen und beteiligungswirksamen als auch einer integrierenden und konfliktlösenden Entwicklung entsprechen.

Netzwerke, die durch die Kooperation von AkteurInnen verschiedener Kontexte und Bezugssysteme entstehen, wurden im Ergebnis als eine Koordinationsform identifiziert, die zur Verwirklichung normativer Nachhaltigkeit beiträgt. Netzwerke erbringen in Nachhaltigkeitsprozessen also Koordinationsleistungen durch die Verwirklichung Policies und Institutionen übergreifender Problemlösungen. Sie ergänzen repräsentativde-

mokratische Verfahren, die Rahmenbedingungen für nachhaltige Entwicklung schaffen und auch in konkrete Projekte eingreifen.

Im Reigen der bestehenden Koordinationsformen stellen Netzwerke zwar nur eine Option für staatliche AkteurInnen dar, um ihre Ziele zu verwirklichen. Dass politische FunktionsträgerInnen eigene Ansätze bei Nachhaltigkeitsthemen eher verwirklichten, wenn sie sich an die in Netzwerken erarbeiteten Lösungen anlehnten bzw. in Netzwerken mitarbeiteten, zeigt die Verwobenheit der verschiedenen Koordinationsformen untereinander und die Bedeutung von Netzwerken für politische Steuerung und Koordination zur Verwirklichung normativer Nachhaltigkeit insgesamt.

5.5 Fazit

Die Schere in aktuellen Nahrungstrends geht immer weiter auseinander; im Nachhaltigkeitsdiskurs wird die Spannbreite zwischen Zielen und Möglichkeiten von Individuen, aber auch von Zwängen und Freiheiten, denen Gruppen ausgesetzt sind, immer größer. Ziele im Bereich der drei Säulen reichen von „slow food" bis zur Sorge für die Ärmsten, in den Risikobearbeitungen von akuten Lebensmittelskandalen über die „Vogelgrippe" bis zu Adipositas, und beim Ausgleich zwischen Produktions-, Konsum- und Reproduktionserfordernissen vom Höfesterben über Singleküchen bis zum Verlust der individuellen Fähigkeit Erwachsener, einfachste Mahlzeiten zuzubereiten. Zukünftig werden sich wahrscheinlich unterschiedliche Organisationsformen im Nahrungsbereich insgesamt, insbesondere aber von Gemeinschaftsverpflegungseinrichtungen nebeneinander bilden, die jeweils unterschiedliche Teilziele normativer Nachhaltigkeit erfüllen. Welche Potenziale zur Erfüllung von normativen Nachhaltigkeitszielen in lokalen Politikprozessen liegen, dafür liefert diese Arbeit konkrete empirische Ergebnisse sowie die, nun abschließend exzerpierte, Forschungsmethodik für politische Nachhaltigkeitsprozesse.

Der erste Beitrag dieser Arbeit zur Nachhaltigkeitsforschung ist die Unterscheidung in die prozedurale und die materielle Dimension von Nachhaltigkeit. Nachhaltigkeit in beiden Dimensionen zu konzeptualisieren ermöglicht, die in dem Konzept angelegten Entwicklungs- und Konflikt-Potenziale zu begreifen und analytisch zu bearbeiten. Die beiden Dimensionen wurden sowohl in rein analytische als auch in normative Ausprägungen operationalisiert sowie angewandt. Zudem wurde aus dem Nachhaltigkeitskonzept selbst begründet, warum von einem an Policy-Zyklen anlehnenden Stufenmodell abgewichen und ein eher innovationstypisches Phasenmodell für Nachhaltigkeitsentwicklungen angenommen werden muss. Dieses wurde auf die empirische Forschung angewandt und erwies sich als geeignet, um Entwicklungen in ihrer Komplexität, also mit ihren Leistungen und auch mit Zwischenschritten und Widersprüchlichkeiten, zu erfassen.

Ein weiteres wichtiges Ergebnis dieser Arbeit stellt zudem die als relativ konzeptualisierte normative Nachhaltigkeitsdefinition dar. In der prozeduralen Dimension wurden sukzessive Erweiterungen von Beteiligung bereits als Erfüllung normativer Nachhaltigkeitselemente gedeutet und dies wurde empirisch bestätigt; daraus ergibt sich die grundsätzliche Anforderung an auf Nachhaltigkeit bezogene Prozessanalysen, auch Netzwerkbildungen und nicht nur formalisierte Beteiligungsprozesse einzubeziehen. In der materiellen Dimension wurde mit der normativen Definition vor allem die konfliktäre Beschaffenheit des Nachhaltigkeitsthemas in den Vordergrund gestellt und durch die empirische Analyse nachgewiesen; als Folgerung aus dieser Arbeit ergibt sich für weitere Nachhaltigkeitsanalysen, das Potenzial von Konfliktlösungsprozessen für Nachhaltigkeitsleistungen zu fokussieren.

In dieser Arbeit wurde ein Instrumentarium zur Analyse von Nachhaltigkeitsprozessen erarbeitet, das die empirische Erfassung insbesondere der Prozesselemente nachhaltiger Entwicklung ermöglicht. Das Instrumentarium ergänzte Analysebausteine aus Policy-Netzwerke-Ansätzen um Kriterien, die der sozialwissenschaftlichen Bearbeitung von Innovationsprozessen im Bereich der Technologieentwicklung entnommen wurden. Diese erwiesen sich als geeignet, um die besonderen Bedingungen und Charakteristika von Nachhaltigkeitsprozessen explorativ zu erfassen und die Prozesse, trotz der Komplexität der einbezogenen Faktoren, systematisch abzubilden. Im Sinne weiterer Perspektiven der Nachhaltigkeitsforschung könnte das hier entwickelte Instrumentarium auch für nicht-lokale Fallstudien verwendbar sein; insbesondere die Kontextualisierungskriterien sind auf höheren Politikebenen jedoch empirisch sehr viel aufwändiger anzuwenden, wenn, wie zur Messung von Nachhaltigkeitsleistungen in dieser Arbeit durchgeführt, Outcome (und teils Impact) statt nur Output von Prozessen berücksichtigt werden soll.

Durch die erstens explorative und zweitens normativ-analytische Forschungsperspektive wurden Nachhaltigkeits-Ziele, -Folgen und -Leistungen nur bedingt auf Motive und Interessen von AkteurInnen in den Netzwerken zurückgeführt. Es standen Ressourcen und Verfahren im Vordergrund, die jeweils in Netzwerken beteiligten Kontexten bzw. Kontexten außerhalb der Netzwerke zugeordnet wurden. AkteurInnen und Materielles wurden dabei als relational aufgefasst. Insofern erklärte diese Arbeit nicht, wie die Verwirklichung von Nachhaltigkeitszielen bestimmter AkteurInnen in politischen Prozessen vonstatten geht, sondern filterte, indem das normative Raster erst nach der explorativen Analyse aufgelegt wurde, die Charakteristika politischer Prozesse heraus, die normative Nachhaltigkeitsleistungen ermöglichten, unterstützten, verzögerten und verhinderten.

6 Zusammenfassung und Perspektiven

6.1 Zusammenfassung

Dieser Abschnitt fasst die Konzeption und die Ergebnisse der Arbeit zusammen.

Nachhaltige Entwicklung bzw. Nachhaltigkeit ist kein symbolisches, wenig umrissenes politisches Konzept, sondern manifestiert sich, seit der Verabschiedung der Agenda 21 auf der Konferenz der Vereinten Nationen zu Umwelt und Entwicklung (1992), in einer Vielzahl wissenschaftlicher und politischer Programme und Projekte. Entwicklungen und Leistungen einer Auswahl solcher Projekte werden in dieser Arbeit empirisch untersucht. Die Zielsetzung der Arbeit besteht in der Entwicklung und Evaluierung eines Instrumentariums zur Identifizierung von Erklärungsmustern für die Entstehung, Ausrichtung und Leistung politischer Nachhaltigkeitsprozesse. Sie hat eine prozessbezogene Perspektive.

Diese Arbeit strukturiert Nachhaltigkeit in zwei Dimensionen, in eine prozedurale, die Verfahren, Beteiligung, Entscheidungsfindungen, kurz: das Procedere, das „Wie" nachhaltiger Entwicklung beinhaltet, und in eine materielle, die Ziele, Ergebnisse, aber auch nicht-intendierte Folgen und nebenbei erzeugte Resultate von Nachhaltigkeit, also das „Was" umfasst.

Diese Strukturierung wird auf politische Prozesse nachhaltiger Entwicklung in drei Gemeinden Europas angewandt. Dazu werden lokale Modellprojekte ausgewählt, die Nahrung in Mensen und Kantinen von Kindergärten, Schulen bzw. Krankenhäusern und weiteren Einrichtungen der Gemeinschaftsverpflegung ökologisch, ökonomisch und sozial nachhaltiger zu gestalten anstreben. Die Unterscheidung der Dimensionen dient der Vermeidung vorschneller Erklärungen aus normativen Annahmen des Nachhaltigkeitsdiskurses, nach denen z.B. die Beteiligung Betroffener an Entscheidungen (also ein Aspekt der prozeduralen Dimension) automatisch zur Erreichung von materiellen Nachhaltigkeitszielen beiträgt. Vielmehr werden die Entwicklungen der Modellprojekte zuerst in der prozeduralen Dimensionen nachgezeichnet, um explorativ Charakteristika des „Wie" nachhaltiger Entwicklung zu erfassen, anschließend wird das „Was", die materielle Dimension, in jedem Prozess dezidiert über verschiedene Stufen der Projektentwicklungen herausgearbeitet.

Die Prozessanalysen erfolgen unter Rückgriff auf sozialwissenschaftliche Netzwerk-Ansätze, die insbesondere auf nicht-hierarchische und gemischte Koordinationsformen abstellen, also politische Prozesse als sowohl vom politisch-administrativen System als auch von ergänzenden Koordinationsformen bestimmt auffassen. Diese Netzwerk-Ansätze werden danach ausgewählt, dass sie stellenweise Parallelen zu normativen Nachhaltigkeits-Vorstellungen aufweisen, nach denen politische Nachhaltigkeitsprozesse komplexer verlaufen als es die idealtypische Konzeption von Implementation – als Umsetzung der in repräsentativdemokratischen Gremien entwickelten Willensbildung in Programme und Projekte – beschreibt. Die Netzwerk-Ansätze beruhen auf politischen Phänomenen, die aktuell immer stärker empirisch nachgewiesen und theoretisch bearbeitet werden; die Arbeit schließt damit an die politikwissenschaftliche Debatte um politische Koordination und Governance an. Neben der Policy-Netzwerke-Forschung werden sozialwissenschaftliche Innovationsnetzwerke-Ansätze aufgearbeitet, um mit ihnen Entwicklungen und Ergebnisse politischer Prozesse in den beiden Nachhaltigkeitsdimensionen zu erklären.

Aus den Netzwerke-Ansätzen werden Kriterien generiert und in Bausteine systematisiert, mit denen die Modellprojekte auf Netzwerke, Koordinationsformen, Entwicklungen und Ergebnisse untersucht werden. Anschließend werden diese Projekt-Analysen mit einer Schablone normativer Nachhaltigkeit neu bearbeitet, also bezüglich der Realisierung von im wissenschaftlichen und politisch-gesellschaftlichen Nachhaltigkeitsdiskurs definierten prozeduralen und materiellen Zielen, Folgen und Leistungen geprüft. Die Ergebnisse liegen in vier Bereichen:

6.1.1   Empirische Fallstudienanalyse

Die Analyse von Projekten in den Städten Wien, Ferrara und Bremen, durch die Gemeinschaftsverpflegung nachhaltiger gestaltet wird, ergibt, dass die Prozesse kleinschrittig verlaufen und sich die Zielvorstellungen von InitiatorInnen zum Teil erfüllen. Insgesamt jedoch bilden die Nahrungsprojekte lediglich einen zusätzlichen Schwerpunkt in vorhandenen lokalpolitischen Programmen. Im Rahmen dieser Programme werden die Nahrungsprojekte in bestehende Netzwerke eingebunden, institutionalisiert und abgesichert. Ein Ergebnis in allen drei Projekten ist die Verbesserung der Produktqualität der Gemeinschaftsverpflegungsmenus. Mehrkosten werden zum Teil durch öffentliche Gelder ausgeglichen, die Nahrungsmittelbudgets für die Verwendung von regionalen und Bioprodukten jedoch nur im Fall Ferrara erhöht.

In der prozeduralen Dimension ist die aus der Zusammenschau der Fallstudien gewonnene Erkenntnis, dass PraxisakteurInnen einen maßgeblichen Anteil am letztlich realisierten Konzept von Nachhaltigkeit im Bereich Nahrung haben. Es kann von einem teilweisen bottom-up -Prozess gesprochen werden. Dieser kommt durch einen phasenweise exklusiven Entwicklungsraum zustande, also unter Rahmenbedingungen, in denen die Anforderungen von Produktion, Logistik, Küchen und KonsumentInnen einander angepasst werden können. VerwaltungsakteurInnen haben dabei wichtige Koordinationsfunktionen. Klassische Netzwerk-Charakteristika wie Vertrauen und selektive Netzwerkerweiterungen dominieren die Arbeitsweisen. Durch Konkurrenz und Markt geprägte Koordinationsformen kommen erst zum Tragen, wenn die bestehenden Netzwerke zugunsten der Übertragung des Projekts auf weitere Einrichtungen erweitert werden und neue Verfahrensanforderungen, z.B. Ausschreibungen, das Verhältnis zwischen Produktion und Küchen bestimmen.

In allen drei Projekten tragen WissenschaftsakteurInnen zur Entwicklung der Nachhaltigkeitskonzepte für die Gemeinschaftsverpflegung bei. Ihre Aufgabe besteht darin, innerhalb der sich entwickelnden Netzwerke Hypothesen über die ökologische, ökonomische und/oder sozial-kulturelle Bedeutung der angestrebten Nahrungsinnovationen wissenschaftlich abzusichern und auch öffentliche Unterstützung für die Projekte zu garantieren.

Die Fallstudienergebnisse in der materiellen Nachhaltigkeitsdimension bestehen vor allem darin, dass die Nahrungsprojekte nicht nur ökologische und ökonomische Nachhaltigkeitsziele erreichen, indem biologisch bzw. regional produzierte Lebensmittel verwendet und die entsprechenden Märkte ausgebaut und stabilisiert werden. Ein wesentliches Ergebnis der Untersuchung ist, dass die sozial-kulturelle Nachhaltigkeitssäule keine zusätzliche oder erhöhte Anforderung darstellt, sondern dass sozial-kulturelle Aspekte, wie Gesundheitsförderung, Bildung und Integration von Reproduktionserfordernissen in die Gemeinschaftsverpflegung, gleichzeitig mit den beiden anderen Säulen verwirklicht werden und sogar unterstützend bis notwendig für die ökologische und ökonomische Zielerreichung sind.

6.1.2 Nachhaltigkeits-Konzeption

Die analytische Unterscheidung zwischen der prozeduralen und der materiellen Dimension von Nachhaltigkeit dient der Strukturierung der Inhalte der Agenda 21. Der Entwicklungsgedanke von Nachhaltigkeit kommt zum Tragen, indem die Ziele, Folgen und Leistungen von Akteurhandeln und Institutionalisierungen nach Dimensionen getrennt aufgefasst und empirisch untersucht werden. Sowohl Beteiligung und Verfahren als auch Ziele, Handlungen und Output können Nachhaltigkeitsvorgaben erfüllen oder ihnen widersprechen. Die analytische Trennung unterstreicht beider Dimensionen je eigenständige Bedeutung. Sie erlaubt, Entwicklungen und Leistungen unabhängig vom Einfluss der jeweils anderen Dimension zu betrachten und damit jede Dimension umfassend zu erfassen.

Nachhaltigkeit wird als normatives Konzept aufgefasst, das weitgehende Ideale beinhaltet, die auf einen komplexen, kaum in wenigen Menschengenerationen realisierbaren Idealzustand von Gesellschaft und gesellschaftlichen Naturverhältnissen verweisen. Normative Zielerreichung wird in dieser Arbeit daher als relative Kategorie verstanden, also als den Ist-Zustand sukzessive verbessernde Veränderungen, deren Ziele, Folgen und Leistungen an den normativen Idealen ausgerichtet sind.

Politische Nachhaltigkeitsprozesse werden in Abweichung von einem stufenförmigen Policy-Idealtypus als Phasen mit rekursiv verlaufenden Entwicklungen konzeptualisiert.

Im Beispielfeld nachhaltige Nahrung ist die normative Quintessenz dann nicht nur ein ökonomisch tragfähiges Angebot gesunder, ökologischer und für alle Gruppen erschwinglicher Produkte, sondern auch Traditionen achtende, alltagsadäquate und selbstverantwortliche Ernährung, die zudem durch Beteiligungsprozesse, die die bestehenden demokratischen Verfahren ergänzen, sicherzustellen und weiterzuentwickeln ist.

6.1.3 Bewertung und Schärfung des Instrumentariums

Aus Policy-Netzwerke-Konzepten und sozialwissenschaftlichen Innovationskonzepten wird ein originäres Instrumentarium zur Analyse von Nachhaltigkeitsprozessen entwickelt, empirisch angewandt und evaluiert. Das Besondere daran ist die Übertragung von Kriterien aus Innovationskontexten auf lokale Politikprozesse. Sie ermöglicht Prozessdynamiken nicht nur anhand von Akteurkonstellationen zu erfassen, sondern auch anhand der Kontexte, denen AkteurInnen angehören, und deren Veränderungen. Die Kriterien aus den Bausteinen, die die wichtigsten Analysebeiträge in beiden Dimensionen leisten, werden herausgefiltert:

Die Analyse in der prozeduralen Dimension anhand der Bausteine „fragile Kooperation", „Rolle staatlicher AkteurInnen" und „Paradoxien" zeigt, dass ein selektiver Zugang zu Netzwerken, die Möglichkeit des Wiederausschlusses und exklusive Räume der Erprobung sowie Entwicklung kooperativer Verfahren der Verwirklichung von Potenzialen nachhaltiger Nahrung dienen. Der Prozess wird auch durch eine Integration von Sichtweisen ermöglicht; politische FunktionsträgerInnen bleiben davon zeitweise ausgeschlossen. Sie und die Verwaltungen nehmen die in den Netzwerken entwickelten Nachhaltigkeitsinnovationen schrittweise in die Verfahren und Entscheidungen des politisch-administrativen Systems auf.

Die Bedeutung von Artefakten bzw. Materiellem in Netzwerken, exzerpiert aus der actor-network-theory, ist ein weiterer Analysebaustein. Mit diesem Baustein wird erklärt, welche Folgen und Leistungen innerhalb der Netzwerke gestaltet werden, die für die Entwicklung der lokalen Nachhaltigkeitsprozesse bestimmend sind. Zum Beispiel verändern die Verwendung von Bioprodukten und der Virtuelle Marktplatz Verfahren und Beziehungen zwischen Küchen und ProduzentInnen. Das Materielle kann somit unterschieden werden von den Prozessen äußerlichen Rahmenbedingungen. Das Materielle bekommt dabei aber keine von den AkteurInnen unabhängige Bedeutung, sondern es wird durch seine Verbindung mit den NetzwerkakteurInnen zum Bestandteil eines Netzwerks.

In der materiellen Dimension ermöglichen insbesondere die Bausteine „Ressourcen" und „Iterative Veränderungen", Ergebnisse über die erfolgreiche Umsetzung der Ziele aus den Nahrungsnetzwerken und die konkrete Einbindung dieser Strategien in bestehende lokale und überörtliche Politikprogramme zu generieren. Im Ergebnis werden die Ziele aus den Nahrungsprojekten verwirklicht, die anschlussfähig an die groben Linien der Lokalpolitik sind und für die Ressourcen bei lokal ansässigen privaten, teilstaatlichen und VerwaltungsakteurInnen mobilisiert werden können. Anhand des Bausteins „Kontext-Dynamiken" wird herausgearbeitet, dass sich die Projekte nicht nur an die großen Politiklinien anpassen, die in Wien im Klimaschutz, in Ferrara in Bildungsangeboten und in Bremen in Wirtschaftsförderung bestehen; vielmehr weisen die Nahrungsprojekte lokalpolitische Kontextualisierungen auf, die sich aus den speziellen Ressourcen lokaler ProjektprotagonistInnen speisen. In Wien können die Gesundheits- und Tierschutz-AkteurInnen ihre Ziele weitgehend verwirklichen, in Ferrara werden Umweltschutz und teilweise auch die Elternmitbestimmung vorangebracht, in Bremen Bildungsangebote und ernährungsbezogenes Regionalbewusstsein ausgebaut.

Das Instrumentarium bereichert bisherige Studien um eine Herangehensweise, die die Prozesse durch den Fokus auf ihre Verläufe, nicht vorrangig auf ihren Output, sowie durch die Betonung relationaler Elemente, insbesondere zwischen AkteurInnen und Materiellem, erklärt.

6.1.4 Beitrag zur politik- und sozialwissenschaftlichen Nachhaltigkeitsforschung

Das normative Nachhaltigkeitskonzept wird analytisch in zwei Dimensionen zerlegt, um politische Nachhaltigkeitsprozesse in ihrer Komplexität erfassen zu können. Die Einteilung in die beiden Dimensionen ist ein politikwissenschaftlicher Ansatz, der politische Verfahren und Beteiligung als eigenständige, als neben der materiellen gleichberechtigte Dimension betont. Die starke Bewertung der prozeduralen Dimension wird zudem aus dem Text der Agenda 21 abgeleitet und damit in einem politischen Kontext verortet. Die analytische Funktion der Dimensionen ermöglicht, Akteurkonstellationen und Prozesse über Politikfelder hinweg explorativ zu erfassen, und zudem, normative, als nachhaltiger Entwicklung zuträglich oder entgegenstehend definierte, Prozessleistungen auf prozedurale oder materielle Entwicklungen zurückzuführen. Die getrennte Bearbeitung der Fallstudien nach explorativen und normativen Kriterien erweist sich als fruchtbar, um die Prozessverläufe vollständig zu erfassen und, aufbauend auf dieser komplexen und gleichzeitig strukturierten Grundlage, normative Bewertungen zu treffen. Dieses speziell für Nachhaltigkeitsprozesse entwickelte und erprobte Vorgehen erweist sich damit als adäquate Methodik für Nachhaltigkeits-Untersuchungen.

Im Ergebnis führt die Verwirklichung normativer Leistungen auch über nicht-nachhaltige Zwischenschritte, z.B. über den Ausschluss von AkteurInnen aus Netzwerken (prozedural) oder über für eine begrenzte KonsumentInnengruppe wählbare Biomenus (materiell). Die untersuchten Fälle sind Modellprojekte, die normative Nachhaltigkeit in beiden Dimensionen verwirklichen, insbesondere indem die Beteiligung von AkteurInnen aus Küchen und Produktion erweitert und ökologischere und gesündere Produkte in der Gemeinschaftsverpflegung eingesetzt werden. Die Verwirklichung bleibt unvollständig: Andere Nachhaltigkeitsziele, z.B. die Etablierung von Strukturen zur Garantie langfristiger Gerechtigkeit in und zwischen den Generationen, werden nur ansatzweise etabliert und in jedem Projekt nur ausgewählte Schwerpunkte und kein umfassendes Konzept verwirklicht. Die Erklärung für die jeweils unterschiedlichen Projektschwerpunkte ist aus den dynamischen Beziehungen zwischen AkteurInnen und Kontexten erfolgt.

In der als relativ konzeptionalisierten normativen Nachhaltigkeitsdefinition gelten Netzwerkbildungen und konfliktäre Prozesse als Voraussetzungen für Nachhaltigkeitsleistungen. Das Beispiel Nahrung ist in dieser normativen Konzeption für Nachhaltigkeitsanalysen geeignet, da es ein Querschnittsthema ist, für dessen politische Bearbeitung in der Regel AkteurInnen mehrerer Politikfelder kooperieren. In der Analyse werden erwartungsgemäß Policy übergreifende Netzwerke und Konflikte zwischen institutionellen Zielen in unterschiedlichen Policies identifiziert. Zudem kommt es zu weitgehenden, den normativen Zielen entsprechenden Nachhaltigkeitsleistungen. Während in der prozeduralen Dimension Teilziele im Sinne der erweiterten Beteiligung an Zieldefinition und Umsetzung von Nachhaltigkeitsprozessen erfüllt werden, kann die materielle Zielerreichung in allen drei Projekten als recht weitgehende Integration der Anforderungen aus unterschiedlichen Bereichen gewertet werden. Vor dem Hintergrund der nur lokalen Reichweite der Projekte ist auffällig, dass sogar auf lokaler Ebene konfliktäre Bearbeitungen des Nahrungsthemas durch unterschiedliche Wissenschaftsdisziplinen erfolgen. Im Mittelpunkt der Konfliktlösungen steht die konkrete Umsetzungsrealität, die von Artefakten, von Materiellem ausgeht, also z.B. von der Verwendung innovativer Produkte in Großküchen. In iterativen Prozessen mit sich wandelnden Akteurkonstellationen werden sowohl das Materielle als auch weitere Kontexte, Verfahren und Konstellationen verändert. Im Ergebnis ist das nicht-nachhaltige Element prozeduraler Nachhaltigkeit, nämlich die Erprobung der neuen Nahrungsmittel in exklusiven Räumen, entscheidend für das Entstehen von Innovationen. Zudem werden nicht „gute Ideen" im Sinne normativer Nachhaltigkeit vor Ort umgesetzt, sondern erheblich für das, was als Nachhaltigkeits-Policy verwirklicht wird, ist die praktische Einbeziehung in lokalpolitische Programme, für die öffentlicher Konsens wahrscheinlich ist.

Das hier entwickelte relative normative Nachhaltigkeitskonzept erweist sich als geeignet, um verwirklichten und nicht erreichten normativen Nachhaltigkeitszielen in Analysen politischer Prozesse ihren je spezifischen Stellenwert für nachhaltige Entwicklung zuzuweisen und diese an Nachhaltigkeitspotenzialen zu messen.

6.2 Perspektiven

Diese Arbeit strukturiert das Nachhaltigkeitskonzept in eine prozedurale und eine materielle Dimension. Darauf aufbauend entwickelt sie ein Instrumentarium zur Analyse von politischen Nachhaltigkeitsprozessen, das Entstehung, Verlauf und Ergebnisse auf kontextbezogenes Akteurhandeln zurückführt. Dynamiken der prozeduralen und der materiellen Konstellationen werden untersucht und auf ihre Beiträge zu normativen Nachhaltigkeitszielen hin bewertet. Im Ergebnis werden Probleme und Erfolge aus Akteur- und Netzwerkkonstellationen erklärt, während deren Entwicklung die Veränderung der Ziele und der materiellen Grundlagen von Nachhaltigkeit eine wichtige Rolle spielen.

Empirisch überprüft wird das Instrumentarium am Beispiel Ernährung, konkret daran, wie die Städte Wien, Ferrara und Bremen in ca. 10jährigen Prozessen Nachhaltigkeitsprojekte verwirklichen: Lokal verantwortete Gemeinschaftsverpflegung (in Kindergärten, Schulen, Krankenhäusern und Altersheimen) wird auf biologisch bzw. regional erzeugte Lebensmittel umgestellt.

Aufbauend auf der Strukturierung des Nachhaltigkeitskonzepts, den empirischen Ergebnissen und dem erprobten Instrumentarium werden an dieser Stelle Perspektiven bearbeitet, die diese Arbeit eröffnet.

Die Perspektiven bestehen

- in der Weiterentwicklung des Nachhaltigkeitskonzepts aufbauend auf den hier eingeführten Dimensionen von Nachhaltigkeit;
- in den Konflikten, die das Nachhaltigkeitskonzept beinhaltet. Die Ergebnisse der Fallstudien werden hinsichtlich identifizierter (gelöster bzw. nicht-gelöster) Konflikte zusammengefasst und die Konflikt-Perspektive für das Thema nachhaltige Nahrung vertieft;
- in der Weiterentwicklung des Instrumentariums und
- in den Konstellationen und Dynamiken der bearbeiteten Politikprozesse, die zum Erfolg bzw. Misserfolg der lokalen Projekte führten; also in einer praktischen Perspektive auf Nachhaltigkeitspolitik, in Politikempfehlungen.

6.2.1   Dimensionen von Nachhaltigkeit

Das Nachhaltigkeitskonzept als Zielkonzept oder Leitbild aufzufassen greift zu kurz; vielmehr stellt es stark auf Dynamiken (nachhaltige Entwicklung) und Akteurbeziehungen ab. Zur Systematisierung des Nachhaltigkeitskonzepts unterscheidet diese Arbeit in eine materielle und eine prozedurale Dimension von Nachhaltigkeit. Die Einteilung in diese Dimensionen eröffnet folgende Perspektiven für die Nachhaltigkeitsforschung.

Im Ergebnis erfolgt eine Aufwertung der prozeduralen Dimension, eine Aufwertung der Verfahren und Akteurkonstellationen bei der Definition und Umsetzung von Nachhaltigkeit. Zentral ist dafür nicht nur die normative Vorgabe einer erweiterten gesellschaftlichen Mitwirkung, sondern die kritische politikwissenschaftliche Bearbeitung von Akteur-Netzwerken. Erweiterte Verfahren, Beteiligungsprozesse und Netzwerkkoordination bei der Definition und Umsetzung von Nachhaltigkeitszielen ergänzen institutionalisierte demokratische Verfahren und geraten in Konflikt mit ihnen.

Auch die komplexen Zielkonzepte in der materiellen Dimension führen zu Konflikten, weil nicht alle Ziele gleichzeitig und gleichwertig verwirklichbar sind.

Die hier eingeführte analytische Differenzierung in zwei Dimensionen ermöglicht, Entwicklungs- und Konflikt-Potenziale von Nachhaltigkeit entweder auf der Ebene von Akteurbeziehungen und Verfahren oder auf der Ebene inhaltlicher Ziele und Ergebnisse zu verorten. Dies strukturiert die Erklärung normativer Nachhaltigkeitsleistungen.

Diese Arbeit fokussiert gesellschaftliche Prozesse und politisch koordinierte Verläufe von nachhaltiger Entwicklung; es wird nicht nur der Output betrachtet. Insbesondere relationale Elemente treten in den Vordergrund, wenn das Akteurhandeln, seine Kontextualisierungen und Verläufe bearbeitet werden. Nachhaltigkeit wird wie ein innovationstypisches Phasenmodell aufgefasst, für dessen Output Zwischenschritte, Widersprüchlichkeiten und (nicht-) gelöste Konflikte konstitutiv sind.

Die Ergebnisse der Fallstudien werden nun getrennt nach den beiden Dimensionen zusammenge-fasst. In einem Satz: Normative Nachhaltigkeitsziele in der prozeduralen Dimension werden in An-sätzen, in der materiellen Dimension weitergehend realisiert.

In der prozeduralen Dimension ist Folgendes hervorzuheben:
- Bestehende politische Programme und darauf fußende Netzwerke werden strategisch für den Nah-rungsbereich genutzt. Neu entstehende Nahrungsnetzwerke kooperieren mit bestehenden Netz-werken zu anderen Nachhaltigkeitsbereichen bzw. integrieren sich in diese; ihre eigenständige Arbeit setzen sie parallel fort. Top-down- und bottom-up-Prozesse sowie Handlungen der Ent-wicklerInnen an der Basis und der öffentlichen Politik sind ineinander verwoben.
- Nahrungsnetzwerke bilden einen exklusiven Raum zur wechselseitigen Anpassung der am Projekt beteiligten Kontexte. Eine breite BürgerInnenbeteiligung findet nicht statt. Zwischenzeitlich, bei zielführenden Entscheidungen über die zu realisierende nachhaltige Nahrung, werden politische FunktionsträgerInnen aus den Netzwerken ausgeschlossen.

In der materiellen Dimension sind die wichtigsten Ergebnisse:
- Nicht nur die eingesetzten Lebensmittel werden verbessert, sondern insbesondere Information und Bildung in Sachen Ernährung ausgebaut. Die drei Säulen (Ökonomie, Ökologie, Soziales/Kultur) werden integriert. Der sozial-kulturelle Bereich erweist sich als wichtig: Bildungs- und Sozial-maßnahmen sind sogar notwendig zur Erreichung ökonomischer und ökologischer Ziele.
- Die materiellen Ergebnisse werden stetig weiterentwickelt; die in Modellphasen erzielten Ergeb-nisse (veränderte Zutaten, verbesserte Logistik, neue Menus, Bildungsangebote) werden anschlie-ßend kontinuierlich erweitert und in weitere Kontexte übertragen.
- Es werden nur Teilziele erreicht: Es wird vorwiegend regional *oder* biologisch produzierte Nah-rung eingesetzt; Gerechtigkeitsaspekte werden nur punktuell bearbeitet; überörtliche Programme beeinflussen die lokalen Projektschwerpunkte stark.

Der dynamische Ansatz der Arbeit, der sich in dem für beide Dimensionen geltenden Phasenmodell ausdrückt, führt zudem zu folgender Perspektive auf Nachhaltigkeit:
Wechselbeziehungen zwischen AkteurInnen und Materiellem bestimmen die Projekte. Die kon-kreten Leistungen sind nicht nur aus den Rahmenbedingungen und den Akteurkonstellationen der Projekte, sondern insbesondere aus dem Prozess der Verwendung bestimmter Lebensmittel und aus dem sozial eingebetteten Umgang mit diesen Produkten und Prozessen zu erklären. Normative Nach-haltigkeitsziele werden also durch politische Prozesse erreicht, die diese Wechselbeziehungen er-möglichen bzw. nicht blockieren.

6.2.2 Konflikte der Nachhaltigkeit

Das Zielbündel aus ökologischer, ökonomischer und sozial-kultureller Nachhaltigkeit, Gerechtig-keitszielen, Beteiligungs- und Verfahrensinnovationen ist zu komplex, als dass es vollständig ver-wirklicht werden könnte. Somit ist im Nachhaltigkeitskonzept angelegt, dass bestimmte Nachhaltig-keitsziele vorrangig verfolgt oder umgesetzt werden, was den Ausschluss anderer Nachhaltigkeits-ziele bedeutet und zu Konflikten führt.

Hier werden die Ergebnisse der Fallstudien hinsichtlich identifizierter – und gelöster bzw. nicht-gelöster – Konflikte dargestellt. Dies ist eine neue Perspektive für den politischen Umgang mit den im Nachhaltigkeitskonzept angelegten Widersprüchen und Konflikten.

6.2.2.1 Prozedurale Konfliktstrukturen

Fallstudie Wien

In Wien fehlte zu Beginn des Prozesses eine institutionelle Unterstützung für nachhaltige Nahrung: Die GesundheitswissenschaftlerInnen und die kooperierenden Küchen, also das Nahrungsnetzwerk, konnte Institutionen und Öffentlichkeit nur erreichen, indem es den Schritt ins größere Klimaschutz-programm tat. Im Ergebnis dient das Nahrungsnetzwerk der Umsetzungskontrolle der Nachhaltig-keitspolitik Wiens insgesamt, da die Aktiven im Nahrungsnetzwerk langfristig Druck auf die Einhal-tung beschlossener Maßnahmen ausüben.

Fallstudie Ferrara

In Ferrara, wo die Schul- und Kindergartenverpflegung von der kommunalen Verwaltung verant-wortet wurde, stand die Auslagerung eines Teils der Verantwortung an Private zur Debatte. Die De-legation an Caterer, die Kosten und Aufwand sparen sollte, wurde nur für einen Teil der Einrichtun-gen (Schulen) umgesetzt; diese zudem neuen Kontrollmechanismen unterworfen. In Ferrara ist ange-sichts von Rationalisierungsbestrebungen weiterhin öffentlicher Druck notwendig, um die hohe Nah-rungsqualität zu erhalten. Verknüpft damit ist die Einbindung von Küchen- und pädagogischem Per-sonal (teils vermittelt über die Verwaltung) in die Verantwortung für das Projekt. Diese zeichnet das prozedurale Setting des Projekts in Ferrara aus.

Fallstudie Bremen

In Bremen entstand der größte Konflikt daraus, dass das Nahrungsprojekt zwar im Rahmen der Lo-kalen Agenda 21 entwickelt wurde, dass der lokale Rahmen aber nicht tragfähig für seine Realisie-rung war. Es kam nicht zur angestrebten politischen Institutionalisierung auf lokaler Ebene; im Er-gebnis gab die Stadt Bremen ihre Verantwortung für das Projekt auf. Es beteiligten sich einige lo-kale, zudem aber neue AkteurInnen der weiteren Region am Projekt. In Folge dessen wurde die lo-kale Kooperation zwischen Gemeinschaftsverpflegungseinrichtungen, Produktion und Logistik nicht erweitert und damit einige dieser AkteurInnen ausgeschlossen.

Im Ergebnis gab es in allen Projekten eine Beteiligung von politischen FunktionsträgerInnen, admi-nistrativen sowie Wirtschafts- und zivilgesellschaftlichen AkteurInnen. An Entscheidungen waren nie AkteurInnen aller Gruppen beteiligt; einzelne wurden phasenweise ausgeschlossen. Netzwerke, die um die konkreten Artefakte entstanden – das Gesundheitsnetzwerk in Wien, die kritische Eltern-schaft in Ferrara und die Kita-Projektkerngruppe in Bremen – agierten zwar nur am Rande der Insti-tutionalisierung, sie beeinflussten gleichwohl die Koordinationsprozesse hinsichtlich tragfähiger Konfliktlösungen entscheidend. Marktliche und konkurrierende Koordination ergänzte die Koordi-nationsprozesse erst nach und nach.

	Wien	**Ferrara**	**Bremen**
Konflikte	anfänglich keine institutionelle Unterstützung des Nahrungsnetzwerks	Verantwortung der Küchen im lokalen Projekt oder Auslagerung der Verantwortung für Gemeinschaftsverpflegung	trotz des Engagements lokaler AkteurInnen: Lokale Agenda 21 als ungeeigneter Rahmen für das Nahrungsprojekt
Lösungen	Fusion der Netzwerke und dadurch Ausweitung des Klimaschutzprogramms auf ökologische Beschaffung (inkl. Nahrung)	Vorschul-Küchen bleiben gemeindlich, Schulen werden von Caterern bedient (deren gemeindliche Kontrollen werden verstärkt)	Regionalisierung des ursprünglich lokalen Projekts; erweitertes regionales Netzwerk
Bleibende Konflikte	Sicherung der Klimaschutz-Implementation durch kontinuierlichen Druck von Seiten des Nahrungsnetzwerks	kontinuierlicher öffentlicher Druck, um die gemeindliche Verantwortung beizubehalten	Ausschluss einiger lokaler Gemeinschaftsverpflegungs-einrichtungen; Aufgeben der gemeindlichen Verantwortung

Tabelle 27: Konfligierende Nahrungsthemen in der prozeduralen Dimension

Als Perspektive lässt sich formulieren, dass Konfliktlösungen auf dem Weg zur Institutionalisierung von Nachhaltigkeitsprojekten durch die Beteiligung von Netzwerken unterstützt werden, in denen AkteurInnen und Artefakte interagieren.

6.2.2.2 Materielle Konfliktstrukturen

Fallstudie Wien

Indem das Nahrungsprojekt Teil des Klimaschutzprogramms wurde, veränderten sich seine Zielsetzungen. Der Klimaschutz erforderte nachgewiesene Emissionsreduktionen; diesen Nachweis boten Nahrungsmittel in Bioqualität, nicht aber nicht-zertifizierte Lebensmittel. Einige Betriebe, die Küchen und die Logistik passten sich den neuen Anforderungen an. Die materiellen Aspekte, insbesondere das Ursprungsthema Gesundheitsförderung, aber auch regionale Produktion und Bildung / Information wurden zu nachrangigen Bestandteilen des Projekts. Die materielle Ausrichtung nachhaltiger Nahrung wurde stark auf Bioproduktion gelenkt.

Fallstudie Ferrara

Der am meisten bearbeitete Konflikt im Fall Ferrara war die Auseinandersetzung darum, ob von traditionellen Speiseplänen zugunsten gesünderer bzw. ökologischerer Nahrung abgegangen werden könnte. Mehr Hülsenfrüchte und weniger Fleisch zu verwenden wurde sowohl von Betroffenen (insbesondere den Eltern der Kinder, die in den Einrichtungen aßen) als auch von Küchen- und pädago-

gisch Verantwortlichen anfangs abgelehnt. Der Konflikt brach hier auch zwischen Ernährungsphy-
siologInnen verschiedener Schulen auf.

Gelöst wurde der Konflikt, indem unter Zuhilfenahme wissenschaftlicher Erkenntnisse die Gesundheitszuträglichkeit der nicht-traditionellen Nahrung erprobt und vermittelt wurde; insbesondere
der umfassende Ansatz, der nicht nur die Speisen der Gemeinschaftsverpflegung sondern auch die
private Ernährung umfasste und diese mit in die langfristige Gesundheitsbewertung einbezog, führte
zur Lösung der Konflikte und zur produktiven Entwicklung der Speisenplanung. Angesichts wach-
sender wirtschaftlicher Zwänge ist allerdings fraglich, ob die intensive Ernährungserziehung und -
bildung in Ferrara, die integraler Bestandteil der materiellen Entwicklung war, langfristig aufrechter-
halten werden kann.

Fallstudie Bremen

Im Bremer Projekt sollten Transportentfernungen zwischen Produktion und Küchen reduziert werden, um frische und gesunde Produkte in der Gemeinschaftsverpflegung zu verwenden. Logistik erwies sich als eine kritische Nahtstelle und logistische Fachkompetenz wurde einbezogen. Der Fokus
verschob sich von lokaler auf regionale Versorgung, denn diese war aus logistischer Sicht effizienter.
Indem Logistik und Effizienz an Bedeutung gewannen, wurden die Ziele geringe Transportentfer-
nung und Frische nicht aufgegeben, aber abgeschwächt. Das Projekt, das vorher auf persönliche
Kontakte und lokale Strukturen abgestellt hatte, veränderte seinen Charakter. Die ursprüngliche Ausrichtung kommt noch in Bildungsangeboten der seit Beginn beteiligten Institutionen zum Ausdruck.

Im Ergebnis waren alle drei Projekte in der materiellen Dimension unter normativen Vorzeichen erfolgreich. Jedoch wurden die ursprünglich von den ProtagonistInnen verfolgten Ziele nirgends vollständig erreicht.

Weil im Prozess der Projektentwicklung einige Nachhaltigkeitsziele aufgegeben werden müssen,
um andere zu realisieren, kristallisiert sich als Perspektive heraus, dass die jeweilige materielle Ausrichtung selektiv ist. Die Ausrichtung ist durch die kreative und pragmatische Anpassung der Projekte an konsensuale, teils überregional vorgegebene, Politiklinien bestimmt.

	Wien	**Ferrara**	**Bremen**
Konflikte	im Rahmen des Klimaschutz-Programms werden nur zertifizierte Bio-Produkte gefördert	traditionelle Ernährung versus gesündere Ernährung	lokale und regionale Produkte versus moderne Logistik
betroffene Säulen	Ökologie und Ökonomie/Ökologie	Soziales und Ökologie/Soziales	Ökologie und Ökonomie
Lösungen	Einsatz von Bio-Produkten; einige Produzenten und Teile des Handels ändern ihr Angebot	Forschung; Information und Ernährungserziehung für Küchenpersonal, Eltern und PädagogInnen	Regionalisierung des ursprünglich lokalen Projekts, um Logistik effizient zu machen
Bleibende Konflikte	steigende logistische Anstrengungen und ökonomischer Druck in den Küchen; Bio-Anteil nicht immer erfüllt, Gesundheitsförderung nachrangig	kontinuierliche Bildung kann nicht garantiert werden, weil wirtschaftliche Zwänge größer werden	durch erweiterten Regionen-Begriff wird das Ziel, Transportentfernungen zu verkürzen, nur teilweise erreicht

Tabelle 28: Konfligierende Nahrungsthemen in der materiellen Dimension

In beiden Dimensionen wird Nachhaltigkeit also nur schrittweise, und relativ bezogen auf die normativen Zielvorgaben verwirklicht.[285]

6.2.3 Weiterentwicklung des Instrumentariums

An dieser Stelle wird skizziert, welche Ansätze zur weiteren Verwendung und Weiterentwicklung das hier konzipierte und erprobte Instrumentarium bietet.

Diese Arbeit strukturiert das Konzept Nachhaltigkeit neu und operationalisiert es für empirische Untersuchungen. Zur Erklärung von Nachhaltigkeitsprozessen wird ein Instrumentarium entwickelt und erprobt, das auf Policy- und Innovationsnetzwerke-Konzepten aufbaut. Die Analysebausteine werden aus den Anforderungen hergeleitet, die das dynamische und relationale Nachhaltigkeitskonzept an politische Prozesse stellt. Programmatisch festgelegte Ziele und Implementationsprozesse bilden die Dynamiken und Leistungen der Nachhaltigkeitsprozesse nur zum Teil ab. Die Anwendung des Instrumentariums, insbesondere die Übertragung von Innovationsnetzwerke-Kriterien auf soziale Nachhaltigkeits-Netzwerke, ermöglicht, die in den Prozessen weichenstellenden Netzwerk-Dynamiken und nicht-linearen Entwicklungen zu erfassen. Die Übertragung ist ein innovatives Moment, das das Defizit bestehender Methoden der Nachhaltigkeitsforschung bei der Erklärung von Prozessen und Netzwerkkonstellationen beheben soll.

---

[285] Die jeweiligen Zwischenschritte, die teils normativen Zielen widersprechen, wurden in Abschnitt 4.4 dargestellt.

Das Instrumentarium unterscheidet strikt zwischen einer beschreibenden Ebene, die Netzwerkdy-namiken und Akteurbeziehungen in Nachhaltigkeitsprozessen erfassen soll, und einer Ebene, die auf angestrebte Nachhaltigkeitsziele abhebt, also normativ ausgerichtet ist. Die beiden Ebenen werden nacheinander auf die Fallstudienanalyse angewandt, um die Reduzierung der identifizierbaren Pro-zessentwicklungen auf normative Aspekte zu verhindern. Das Instrumentarium der normativ ausge-richteten Ebene fokussiert insbesondere Konflikte zwischen bestehenden und ergänzenden Verfah-ren. Zudem stellen die Kriterien auf konkrete Zielkonflikte in und zwischen verschiedenen Politikbe-reichen ab.

Die wichtigsten aus den Innovationsnetzwerke-Konzepten abgeleiteten Charakteristika von politi-schen Prozessen zur Erklärung normativer Nachhaltigkeitsleistungen sind Kontextualisierungen, Wechselbeziehungen zwischen AkteurInnen und Materiellem sowie die Fragilität von Kooperation.

• **Kontextualisierungen**

Die Nahrungsprojekte werden im Wechselspiel zwischen überörtlichen und lokalen Kontexten an überörtliche Nahrungspfade angepasst, jedoch sind die lokalen Kontexte für die schrittweise Ver-wirklichung konkreter Nachhaltigkeitsleistungen verantwortlich. Im Zuge von Kontextualisierungen werden die Leistungen in der sozial-kulturellen Nachhaltigkeitssäule notwendig zur Aufrechterhal-tung der Nahrungsprojekte.

• **Wechselbeziehungen zwischen Akteuren und Materiellem**

Die konkreten Projektleistungen sind nicht nur aus den Rahmenbedingungen und den Akteurkonstel-lationen der Projekte, sondern aus dem Prozess der Verwendung bestimmter Lebensmittel und aus dem sozial eingebetteten Umgang mit diesen Produkten zu erklären.

• **Fragile Kooperation**

Die Nahrungsnetzwerke bilden einen exklusiven Raum zur wechselseitigen Anpassung der am Pro-jekt beteiligten Kontexte. Die Netzwerke öffnen sich frühzeitig gegenüber den Küchen- und Produk-tionskontexten. So werden Anforderungen der Küchen, der Produktion und der lokalen Politik anein-ander angepasst. Private AkteurInnen werden aber nur selektiv einbezogen und teils wieder ausge-schlossen. Die Anpassungs-Erfolge werden zur Grundlage der Weiterentwicklung politischer Pro-gramme, wodurch wechselseitig verschränkte Interessen zwischen den jeweils aktiven privaten und staatlichen AkteurInnen entstehen und die Netzwerke sich stabilisieren bzw. geschlossen werden. Fragilität zeigt sich ebenso beim punktuellen Ausschluss politischer FunktionsträgerInnen. Von neuen Kooperationen profitieren insgesamt nur wenige InteressenvertreterInnen und Betroffene. Das prozedurale Nachhaltigkeitsziel breiter Beteiligung wird, um kontextualisierte Nahrungsangebote hervorzubringen, nur sehr selektiv verwirklicht.

Aus dem breiten Instrumentarium erweisen sich insbesondere die hier aufgegriffenen drei Kriterien als erklärungsleitend: Im Ergebnis wird die Auswahl der verwirklichten Aspekte von Nachhaltigkeit über die iterative Verknüpfung unterschiedlicher Kontexte erklärt; zudem sind die Wechselbeziehun-gen zwischen den AkteurInnen und den sukzessive verwirklichten materiellen Leistungen von Bedeutung. Selektiv erweiterte Netzwerke ergänzen formale kommunalpolitische Verfahren. Die Bearbeitung von Nachhaltigkeitsprozessen getrennt nach der prozeduralen und der materiellen Dimensionen zeigt, dass die (normativ nicht-nachhaltige) selektive Beteiligung von AkteurInnen in

Netzwerken eine Bedingung für die Zielerreichung in der materiellen Dimension ist, nämlich für ein in die Kontexte eingepasstes, insbesondere die drei Säulen integrierendes Nahrungsangebot. Die Dimensionen-Trennung verhindert, allein aus der Netzwerkeinbindung von AkteurInnen Ergebnisse ihres Handelns abzuleiten. So ist es im Fall Wien nicht die prozedurale Einbindung des Nahrungs-netzwerks in das Klimaschutznetzwerk, das zum klimafreundlichen Anstieg des Bioanteils bei den Lebensmitteln führt, vielmehr ermöglichen Marktveränderungen und kreative Küchenpraktiken die ausreichende Beschaffung von Bioprodukten.

Die Vielzahl der verwendeten Kriterien war notwendig für die hier durchgeführte Netzwerkana-lyse, die möglichst umfassend die Einflussnahme aller beteiligten AkteurInnen und Institutionen auf die nachhaltige Entwicklung rekonstruierte. Nun, basierend auf den drei genannten Mechanismen, könnte das Instrumentarium weiterentwickelt werden. Mittels der drei Mechanismen könnte der Stra-tegiestil einzelner Akteurgruppen und Institutionen genauer beleuchtet werden, um daraus konkretere Erklärungsfaktoren abzuleiten.

Das hier geschärfte Instrumentarium könnte auf nicht-lokale Fallstudien angewandt werden, um die erarbeiteten Erklärungen für Nachhaltigkeitsleistungen im Feld Nahrung mit denen aus überörtli-chen Kontexten zu vergleichen.

6.2.4   Perspektiven und Empfehlungen für Nachhaltigkeitspolitik

Zum Schluss werden aus den bearbeiteten Politikprozessen die politischen Strategien exzerpiert, auf die ein Großteil von Erfolg bzw. Misserfolg der lokalen Projekte zurückgeführt werden kann; es sol-len also Politikempfehlungen bzw. praktische Verwendungsmöglichkeiten der Ergebnisse für Nach-haltigkeitspolitik abgeleitet werden.

Im Ergebnis wurden die drei Nahrungsprojekte verwirklicht, indem sie in breitere Nachhaltig-keitsprogramme integriert wurden. Diese Programme waren jeweils Teil einer langfristigen und im Allgemeinen konsensualen lokalen Politik. D.h. dass die Nahrungsprojekte einen Rahmen fanden, der von den Mehrheiten von Parteien im Gemeindeparlament und von der breiten Bevölkerung unter-stützt wurde. So sind die Themen Klimaschutz in Wien, Gesundheit und Bildung von Kindern in Ferrara und Wirtschaftsförderung in Bremen als Ziele lokaler Politik weitgehend unumstritten. Die untersuchten Projekte wären also ohne die bereits vorhandene Ausrichtung lokaler Politik auf das Nachhaltigkeitsthema nicht zustande gekommen.

Zudem wurden sie durch mindestens einige wenige „kämpferische" und mit Wissens- und Strate-gie-Ressourcen ausgestattete AkteurInnen getragen, die als ProtagonistInnen der Nahrungsprojekte erreichten, dass Nahrung als Teil dieser konsensualen Themen bearbeitet wurde und somit in die breiteren Politikprogramme passte. Dafür wurde das Nahrungsthema auf diese Programme hin zuge-spitzt, dafür wurden Koalitionen mit Akteurgruppen geschaffen, die diese Zuspitzung unterstützten.

Die Integration in die breiten Politikprogramme war wertvoll für die Nahrungsprojekte, weil sie ihnen Unterstützung sicherte und Widerstand schwächte. Hinzu kam, dass die Institutionalisierung dieser Programme genutzt werden konnte: Bestehende Netzwerke, die bereits Erfahrungen in den Auseinandersetzungen um Ressourcenverteilung, Außendarstellung, politische Unterstützung und Institutionalisierung hatten, wurden strategisch für die Nahrungsziele genutzt. Sie ebneten den Nah-rungsprojekten den Weg. Und die Nahrungsprojekte nutzten diese Pfade, um nach und nach „nor-male" Bestandteile lokaler Politik zu werden.

Indem sie das vorhandene Know-how und insbesondere die Kapazitäten von bereits aktiven AkteurInnen verschiedener gesellschaftlicher und politischer Bereiche und Institutionen zusammenbrachten, funktionierten die Projekte.[286]

Dies ließ sich auf Ebene der politischen FunktionsträgerInnen gut verwerten: Die Projekte waren aus ihrer Sicht zu einem günstigem Preis zu haben. Weder gab es nennenswerten Widerstand, noch mussten einzelne Personen des öffentlichen Lebens kontinuierlich mitwirken oder eigene Überzeugungen und Strategien verändern. Im Grunde wurden ihnen die Nahrungsprojekte gut vorbereitet zu Füßen gelegt, damit sie diese verwenden und sich durch sie profilieren konnten.

Die involvierten Mitglieder lokaler Administration verstanden es, auch geringe Spielräume in ihrer Arbeit effektiv zu nutzen. Ohne das Engagement Einzelner wäre keines der drei untersuchten Projekte so erfolgreich geworden. Ihrer Findigkeit ist die Einbindung der strategischen Verwaltungsebene zuzuschreiben. An dieser Schnittstelle zu den politischen FunktionsträgerInnen wurden mögliche Reibungspunkte vermieden.

Nicht zuletzt brauchte es lokal verankerte AkteurInnen und Institutionen mit einem langem Atem. Die Modellphasen wirklich für die Erarbeitung von Know-how und zum Festzurren von Kontakten zu nutzen, bedeutet das Bohren dicker Bretter. Und genau dies lässt sich hier nachzeichnen: Es wurde nach den Modellphasen nicht neu begonnen, sondern schrittweise aber kontinuierlich weitergearbeitet.

Projekte der Nachhaltigkeit lassen sich also wie folgt verwirklichen:
- Integration spezieller Projekte in vorhandene breite Politikprogramme,
- Anpassung praktischer Initiativen an vorhandene Nachhaltigkeits-Themen, die bereits auf der lokalen Agenda stehen, die unumstritten sind und wenig Widerstand erwarten lassen: z.B. Klimaschutz, Gesundheit, Wirtschaftsförderung,
- Koalitionen mit bereits erfolgreichen Netzwerken und Projekten eingehen,
- auch geringe Verwaltungsspielräume effektiv nutzen.

In Ableitung ist nun noch darzustellen, wie Nachhaltigkeitsprojekte blockiert werden könnten:

Ein Schritt zur Verhinderung nachhaltigkeitsbezogener Projekte ist, bestehende Politikprogramme eng auszulegen. So könnte z.B. argumentiert werden, dass Mobilität viel klimarelevanter sei als Nahrung, so dass Ernährung im Klimaschutzprogramm keine Rolle spielen kann. Verwaltungsleitungen könnten ihren MitarbeiterInnen keine Spielräume für „Spielereien" lassen, und so die institutionelle Unterstützung für Projekte verwehren. Sie könnten auch gremienübergreifendes Arbeiten unterbinden, indem sie dafür keine Kapazitäten bereitstellen.

Dass normativ nachhaltige Entwicklung anstrebende Projekte auf das Zusammenwirken von AkteurInnen aus verschiedenen Institutionen angewiesen sind, hat diese Arbeit anschaulich gemacht und belegt. Weitere Politikstrategien sollen hier nicht entwickelt werden, denn diese Arbeit fokussierte eine analytische Perspektive auf Nachhaltigkeit, die nun ermöglicht, mit dem Konzept sowohl politikwissenschaftlich als auch praktisch strukturierter zu arbeiten.

---

[286] Die erarbeiteten Fallstudien geben diesbezüglich wahrscheinlich noch mehr her, als bisher erarbeitet wurde: Z.B. könnte tiefer untersucht werden, wie das Ressourcenpooling im Einzelnen funktioniert und wie es politiktheoretisch erklärt werden kann.

Literaturverzeichnis

Abels, Gabriele, Maria Behrens 1998. ExpertInnen-Interviews in der Politikwissenschaft. Das Beispiel Biotechnologie. *Österreichische Zeitschrift für Politikwissenschaft (ÖZP)* 27. 79-92

Agenda-Transfer 2003. *Gemeinsam empfohlene Indikatoren zur kommunalen Nachhaltigkeit.* Bonn: Agenda-Transfer. Agentur für Nachhaltigkeit GmbH. Bundesweite Servicestelle Lokale Agenda 21. 1-16. http://www.agenda-service.de (Themen/ Indikatoren), 02.02.2004

AIAB 2001. *Speciale Mense Biologiche. Le mense biologiche in Italia.* Rom: Associazione Italiana per l'Agricoltura Biologica. www.aiab.it/speciali/mensebio/mense_tabella.shtml, 06.08.01

Andreotti, M., M. Baldi, E. Canducci 1995. *L'alimentazione biologica nelle scuole d'infanzia. Un'esperienza pilota a Ferrara.* Ferrara: Líbrit

Bandelow, Nils C. 2003. Policy Lernen und politische Veränderungen. In Klaus Schubert, Nils C. Bandelow (Hg.): *Lehrbuch der Politikfeldanalyse.* München: Oldenbourg. 289-331

Barlösius, Eva 1999. *Soziologie des Essens. Eine sozial- und kulturwissenschaftliche Einführung in die Ernährungsforschung.* Weinheim, München: Juventa

Bauhardt, Christine 2004. Ökologie-Kritik: Das Mensch-Natur-Verhältnis aus der Geschlechterperspektive. In Ruth Becker, Beate Kortendiek (Hg.): *Handbuch Frauen- und Geschlechterforschung. Theorie, Methoden, Empirie.* Wiesbaden: VS. 277-282

Bechmann, Gotthard, Armin Grunwald 1998. *Was ist das Neue am Neuen, oder: wie innovativ ist Innovation?* In: TA-Datenbank-Nachrichten. Nr. 1. März 1998. Forschungszentrum Karlsruhe, Technik und Umwelt. Institut für Technikfolgenabschätzung und Systemanalyse (ITAS). http://www.itas.fzk.de/deu/TADN/TADN198/schwer.htm# schwer, 22.01.2006

Behrens, Maria 1999. *Nahrung als Kulturgut. Industrialisierung und Politisierung von Nahrungsmitteln.* Dortmund: Landesinstitut Sozialforschungsstelle Dortmund. 1-28

Behrens, Maria 2001. *Staaten im Innovationskonflikt. Vergleichende Analyse staatlicher Handlungsspielräume im gentechnischen Innovationsprozess Deutschlands und den Niederlanden.* Frankfurt a.M.: Peter Lang

Behrens, Maria 2003. Quantitative und qualitative Methoden in der Politikfeldanalyse. In Klaus Schubert, Nils C. Bandelow (Hg.): *Lehrbuch der Politikfeldanalyse.* München: Oldenbourg. 205-238

BEK /ISL 2002. *Entwicklung eines umweltentlastenden Logistik-Konzepts zur Vernetzung von Kindertageseinrichtungen mit landwirtschaftlichen Erzeugern.* Endbericht zum Projekt. Bremen: Bremische Evangelische Kirche, Landesverband Ev. Tageseinrichtungen für Kinder (BEK); Institut für Seeverkehrswirtschaft und Logistik (ISL). Im Auftrag von: Bremer Innovations-Agentur GmbH (BIA). 1-68

Belz, Frank 1997. Ökologische Sortimentsanalyse im schweizerischen Lebensmittelhandel: Eine explorative Untersuchung. St. Gallen: IWÖ- HSG. *IWÖ-Diskussionsbeitrag* Nr. 47

Belz, Frank 1998. Entstehung und Entwicklung des Biomarktes. Eine wirtschaftshistorische Analyse aus institutionstheoretischer und wettbewerbsstrategischer Perspektive. St. Gallen: IWÖ- HSG. *IWÖ-Diskussionsbeitrag* Nr. 66

Benz, Arthur 1997. Kooperativer Staat? Gesellschaftliche Einflussnahme auf staatliche Steuerung. In Ansgar Klein, Rainer Schmalz-Bruns (Hg.): *Politische Beteiligung und Bürgerengagement in*

Deutschland. Möglichkeiten und Grenzen. Bonn: Bundeszentrale für politische Bildung. 88-113

Benz, Arthur 2003. Einleitung: Governance – Modebegriff oder nützliches sozialwissenschaftliches Konzept? In Arthur Benz (Hg.): *Governance. Eine Einführung.* Hagen: FernUniversität Hagen. 13-30

Benz, Arthur, Dietrich Fürst, Heiderose Kilper, Dieter Rehfeld 1999. *Regionalisierung. Theorie – Praxis – Perspektiven.* Opladen: Leske+Budrich

Beyme, Klaus von 2000. *Die politischen Theorien der Gegenwart. Eine Einführung* (8. neubearbeitete und erweiterte Auflage). Wiesbaden: Westdeutscher Verlag

Biesecker, Adelheid, Sabine Hofmeister 2003. (Re)produktivität: Der "blinde Fleck" im Diskurs zu Nachhaltiger Entwicklung. In Sabine Hofmeister, Tanja Mölders, Maria-Eleonora Karsten (Hg.): *Zwischentöne gestalten: Dialoge zur Verbindung von Geschlechterverhältnissen und Nachhaltigkeit.* Bielefeld: Kleine. 38-56

Bischofberger, Elisabeth 2001. *Nachhaltige Wirtschaftsführung in Betrieben der Gemeinschaftsverpflegung.* Universität München. Institut für Sozialökonomik des Haushalts. Lehrstuhl für Wirtschaftslehre des Haushalts (Dissertation). München

BMBF 2000. *Sozial-ökologische Forschung. Zielsetzung.* http://www.sozial-oekologische-forschung.org/soef/zielsetzung/soef_00.htm, 24.02.2004

BMU 2000. *Umweltbewusstsein in Deutschland 2000.* Ergebnisse einer repräsentativen Bevölkerungsumfrage. Berlin: BMU

Böge, Stefanie 2001. *Vergleich des Transportaufwandes für Lebensmittel in den Modellkitas vor und nach der Durchführung des Projekts.* Kassel: Universität Kassel. 1-17

Bogumil, Jörg 2002. Kooperative Demokratie – Formen, Potenziale und Grenzen. In Michael Haus (Hg.): *Bürgergesellschaft, soziales Kapital und lokale Politik. Theoretische Analysen und empirische Befunde.* Opladen: Leske+Budrich. 151-166

Bogumil, Jörg, Lars Holtkamp, Gudrun Schwarz 2003. *Das Reformmodell Bürgerkommune. Leistungen – Grenzen – Perspektiven. HBS-Projekt 2000-237-4.* Hagen: FernUniversität Hagen. www.fernuni-hagen.de/POLAD/, 23.07.2004

Bondi, Loredana 2004. *"Cibo-uomo-ambiente". L'esperienza del Comune di Ferrara "citta-bio".* Ferrara: Comune di Ferrara. 1-4

Börzel, Tanja A. 1998. Organizing Babylon – On The Different Conceptions Of Policy Networks. *Public Administration* 76. Summer 1998. 253-273

Bovaird, Tony, Elke Löffler, Salvador Parrado-Diez 2002. *Emerging Practices in Network Management at Local Levels in Europe.* Brüssel: European Group of Public Administration, International Institute of Administrative Sciences. 9-23. http://www.iiasiisa.be/egpa/aggroup/locgouv/locgchp1.pdf, 23.07.2004

Brand, Karl-Werner (Hg.) 2002. *Politik der Nachhaltigkeit. Voraussetzungen, Probleme, Chancen – eine kritische Diskussion.* Berlin: edition sigma

Brand, Karl-Werner 2003. *Der steuerungstheoretische Ansatz der Akteur-Netzwerk-Theorie am Beispiel des Verbundprojekts "Von der Agrarwende zur Konsumwende?"* Berlin: Workshop der SÖF-QAG "Steuerung und Transformation". 1-8. http://www.konsumwende.de/Dokumente/Steuerung-ANT.pdf, 01.10.2004

Brand, Karl-Werner, Eva Christ, Angelika Heimerl, Andreas Rau, Günter Warsewa 2001. *Bedingungen institutioneller Stabilisierung Lokaler Agenda 21-Prozesse – modellhafte Stabilisierungs-*

pfade. Bremen, München: ZWE. 1-256. http://www.zwe.uni-bremen.de/publica_forber.php3, 12.03.2006

Brand, Karl-Werner, Volker Fürst, Hellmuth Lange, Günter Warsewa 2001. *Bedingungen einer Politik für Nachhaltige Entwicklung*. Bremen/München: gefördert vom BMBF, bearbeitet von Karl-Werner Brand und Volker Fürst. 1-64. http://www.gsf.de/ptukf/bmbf/laufSchwp/soef/material/enber_brand_warsewa.pdf, 05.02.2004

Brand, Karl-Werner, Georg Jochum 2000. *Der deutsche Diskurs zu nachhaltiger Entwicklung*. Abschlussbericht eines DFG-Projekts zum Thema "Sustainable Development / Nachhaltige Entwicklung – Zur sozialen Konstruktion globaler Handlungskonzepte im Umweltdiskurs". München: Münchner Projektgruppe für Sozialforschung e.V. 1-200

Brand, Karl-Werner, Volker Fürst 2002. Sondierungsstudie. Voraussetzungen und Probleme einer Politik der Nachhaltigkeit. In Karl-Werner Brand (Hg.): *Politik der Nachhaltigkeit. Voraussetzungen, Probleme, Chancen - eine kritische Diskussion*. Berlin: edition sigma. 17-109

Braun, Dietmar 1997. Handlungstheoretische Grundlagen in der empirisch-analytischen Politikwissenschaft. Eine kritische Übersicht. In Arthur Benz, Wolfgang Seibel (Hg.): *Theorieentwicklung in der Politikwissenschaft – eine Zwischenbilanz*. Baden-Baden: Nomos. 45-99

Bremen, Lokale Agenda 21 1996a. *Aufruf des Bürgermeisters*. Bremen. http://www.agenda21.bremen.de/modell/agenda21/dokumente/hb_aufruf.html, 25.11.2003

Bremen, Lokale Agenda 21 1996b. *Leitbild Landwirtschaft*. Bremen. http://www.agenda21.bremen.de/modell/agenda21/ag1/dokumente/leitlandwirtschaft.html, 25.11. 2003

Bröchler, Stephan (im Erscheinen). *Die Technik des Regierens* (Habilitationsschrift). Hagen: Fachbereich Kultur- und Sozialwissenschaften der FernUniversität Hagen

Brunner, Karl-Michael 2000. Soziologie der Ernährung und des Essens – die Formierung eines Forschungsfeldes? *Soziologische Revue* 23. 173-184

Brunner, Karl-Michael 2001. Zukunftsfähig essen? Kommunikation über die Nachhaltigkeit am Beispiel des Handlungsfeldes Ernährung. In Andreas Fischer, Gabriele Hahn (Hg.): *Vom schwierigen Vergnügen einer Kommunikation über die Idee der Nachhaltigkeit*. Frankfurt a.M.: VAS. 207-228

Brunner, Karl-Michael 2003a. Konsumprozesse im Ernährungsfeld: Chancen für Nachhaltigkeit? *Mitteilungen des Arbeitskreis für Kulturforschung des Essens (IAKE)* H.10. 22-29

Brunner, Karl-Michael 2003b. Menüs mit Zukunft: Wie Nachhaltigkeit auf den Teller kommt oder die schwierigen Wege zur gesellschaftlichen Verankerung einer nachhaltigen Ernährungskultur. In Gerhard Scherhorn, Christoph Weber (Hg.): *Nachhaltiger Konsum*. München: oekom. 257-267

Brunner, Karl-Michael 2005. Konsumprozesse im alimentären Alltag: Die Herausforderung Nachhaltigkeit. In Karl-Michael Brunner, Gesa U. Schönberger (Hg.): *Nachhaltigkeit und Ernährung. Produktion – Handel – Konsum*. Frankfurt, New York: Campus. 191-221

Brunner, Karl-Michael, Gesa U. Schönberger (Hg.) 2005. *Nachhaltigkeit und Ernährung. Produktion – Handel – Konsum*. Frankfurt, New York: Campus

Buchen, Judith, Kathrin Buchholz, Esther Hoffmann (Hg.) 1994. *Das Umweltproblem ist nicht geschlechtsneutral*. Bielefeld: Kleine

Bückmann, Walter, Yeong Heui Lee, Udo E. Simonis 2003. Nachhaltigkeit und das Recht. *Aus Politik und Zeitgeschichte* B 27. 27-32

Bundesregierung Deutschland 2002. *Perspektiven für Deutschland – Unsere Strategie für eine nachhaltige Entwicklung (Nationale Nachhaltigkeitsstrategie)*. Berlin: Regierung der Bundesrepublik Deutschland. 1-343. http://www.bundesregierung.de/Anlage585668/pdf_datei.pdf, 26.02.2004

Bundesregierung Österreich 2002. *Österreichs Zukunft Nachhaltig Gestalten. Die Österreichische Strategie zur Nachhaltigen Entwicklung* (Nationale Nachhaltigkeitsstrategie). Wien: Eine Initiative der Bundesregierung. 1-182. http://www.nachhaltigkeit.at/strategie/pdf/strategie020709_de.pdf, 30.12.2004

Busch-Lüty, Christiane 1996. Nachhaltige Entwicklung als Ziel und selbstorganisierender Verständigungsprozess. In Adelheid Biesecker, Klaus Grenzdörfer (Hg.): *Kooperation, Netzwerk, Selbstorganisation. Elemente demokratischen Wirtschaftens*. Pfaffenweiler: Centaurus. 141-160

Checkel, Jeffrey T. 2004. Social constructivism in global and European politics: a review essay. *Review of International Studies*. 02/2004. 229-244

Coenen, Reinhard, Armin Grunwald (Hg.) 2003. *Nachhaltigkeitsprobleme in Deutschland. Analyse und Lösungsstrategien*. Berlin: edition sigma

Collmer, Sabine, Peter Döge, Brigitte Fenner (Hg.) 1999. *Technik-Politik-Geschlecht. Zum Verhältnis von Politik und Geschlecht in der politischen Techniksteuerung*. Bielefeld: Kleine

Comune di Ferrara (Hg.) 2002. *Manuale degli Acquisti verdi*. Ferrara

Comune di Ferrara 2000a. *Atti del Consiglio Comunale. Seduta del 22 Maggio 2000.* beruhend auf Verbale n 3/46634/99 C.C., auf Antrag des Ratsmitglieds Francesca Cigala Fulgosi. Ferrara: Atti del Consiglio Comunale

Comune di Ferrara 2000b. *Capitolato d'Appalto per il Servizio di Refezione con Pasti Veicolati alle Scuole Statali Materne e dell'Obbligo ed ai Centri Estivi Comunali*. Ferrara: Servizio Economato. 1-ca.200

Comune di Ferrara 2000c. *Capitolato Speciale d'Appalto per la Somministrazione di Generi Alimentari alle Cucine degli Asili Nido e Scuole d'Infanzia Comunali*. Ferrara: Servizio Economato. 1-ca.200

Comune di Ferrara 2003a. *Determinazione n. 60/2003, Cod. R.P. 18, Ufficio Infanzia*. Ferrara: Servizio Istruzione e Formazione Professionale

Comune di Ferrara 2003b. *Premio Europeo Città Sostenibile 2003*. Comune di Ferrara. http://www.comune.fe.it/new/index.htm, 15.05.2004

CSD 2002. *Second Local Agenda 21 Survey.* submitted by ICLEI. United Nations Commission on Sustainable Development. http://www.iclei.org/documents/Global/final_document.pdf, 24.02.2006

Davies, Jonathan S. 2002. Urban Regime Theory: A Normative-Empirical Critique. *Journal of Urban Affairs* 24. 1. 1-17. http://www2.warwick.ac.uk/fac/soc/wbs/research/lgc/research/consortium/lsp/urban_regime.pdf, 30.07.2005

Der Senator für Bau und Umwelt 2000. *Vorlage für die Sitzung der Deputation für Umwelt und Energie (S). Zuwendung aus dem Abgabenanteil aus Wetten*. Bremen

Die Grünen Wien 2002. *Stadt Wien startet Bio-Offensive für Schulen und Kindertagesheime. Erfolgreiche Zwischenbilanz eines grün-roten Projekts*, 31.01.2002. Wien. http://wien.gruene.at/themen.php; Gesundheit, 14.12.2004

die tageszeitung 2004. *Pummelalarm!* von Urbach, Matthias. Berlin. 2./3. Oktober 2004

Die Welt 2000. *Frisches Gemüse statt Tiefkühlkost. "Kita-Küche der kurzen Wege" soll die regionale Landwirtschaft stärken.* von Lehmann, Karoline. Berlin. 27.04.2000

Döge, Peter 1999. Das Geschlecht der Forschungs- und Technologiepolitik. In Sabine Collmer, Peter Döge, Brigitte Fenner (Hg.): *Technik-Politik-Geschlecht. Zum Verhältnis von Politik und Geschlecht in der politischen Techniksteuerung.* Bielefeld: Kleine. 35-54

Dolata, Ulrich 2000. *Die Kontingenz der Markierung. Akteure, Interaktionsmuster und strukturelle Kontexte der Technikentwicklung: Ein techniktheoretischer Analyserahmen.* Bremen: Forschungszentrum Arbeit -Umwelt -Technik artec. 1-64

Dolata, Ulrich 2003. *Unternehmen Technik. Akteure, Interaktionsmuster und strukturelle Kontexte der Technikentwicklung: Ein Theorierahmen.* Berlin: edition sigma

Donkers, Robert 2000. Umweltpolitik in der Europäischen Union: Ein neuer Weg. In Martin Jänicke, Helge Jörgens (Hg.): *Umweltplanung im internationalen Vergleich.* Berlin, Heidelberg, New York, u.a.: Springer. 53-67

Dugdale, Anni 1999. Materiality: juggling sameness and difference. In John Law, John Hassard (Hg.): *Actor Network Theory and after.* Oxford: Blackwell. 113-135

Eberle, Ulrike, Uwe R. Fritsche, Doris Hayn, Claudia Empacher, Ulla Simshäuser, Regine Rehaag, Frank Waskow 2004. *Umwelt-Ernährung-Gesundheit. Beschreibung der Dynamiken eines gesellschaftlichen Handlungsfeldes.* Freiburg: Projekt Ernährungswende. 1-69. www.ernaehrungswende.de/fr_ver.html, 02.06.04

Eberle, Ulrike, Uwe R. Fritsche, Kirstin Wiegmann 2005. Lebensmittel, Ernährungsstile und Stoffströme. Woher, wie viel, wie weiter? *Ökologisches Wirtschaften.* oekom (Institut und Vereinigung für ökologische Wirtschaftsforschung). 1/2005. 19-20

Ehrke, Michael 2001. Frisch auf den Tisch. Die BSE-Krise, die europäische Agrarpolitik und der Verbraucherschutz. *Internationale Politik und Gesellschaft.* 3/2001. 276-286

Empacher, Claudia 2003. Zielgruppenspezifische Potentiale und Barrieren für nachhaltigen Konsum – Ergebnisse einer sozial-ökologischen Konsumentenuntersuchung. In Gerhard Scherhorn, Christoph Weber (Hg.): *Nachhaltiger Konsum.* München: oekom. 455-466

Empacher, Claudia, Konrad Götz 1999. *Ansprüche an ökologische Innovationen im Lebensmittelbereich.* Frankfurt a.M.: Institut für sozial-ökologische Forschung (ISOE) GmbH

Empacher, Claudia, Peter Wehling 2002. *Soziale Dimensionen* der Nachhaltigkeit. *Theoretische Grundlagen und Indikatoren.* Frankfurt a.M.: Institut für sozial-ökologische Forschung

Enquete Kommission 1994. Enquete Kommission des 12. Deutschen Bundestages: *Schutz des Menschen und der Umwelt. Die Industriegesellschaft gestalten – Perspektiven für einen nachhaltigen Umgang mit Stoff- und Materialströmen.* Bonn: Economica

Enquete Kommission 1998. *Konzept Nachhaltigkeit. Vom Leitbild zur Umsetzung.* Abschlussbericht der Enquete-Kommission "Schutz des Menschen und der Umwelt – Ziele und Rahmenbedingungen einer nachhaltig zukunftsverträglichen Entwicklung" des 13. Deutschen Bundestages. Bonn: Deutscher Bundestag

Erdmann, Lorenz, Sven Sohr, Siegfried Behrendt, Rolf Kreibich 2003. *Nachhaltigkeit und Ernährung.* Berlin: Institut für Zukunftsstudien und Technologiebewertung. 1-198. http://www.izt.de/ publikationen /werkstattberichte/wb57_-_nachhaltigkeit-und_ernährung.html, 10.11.2003

EU-Kommission 2001. *Nachhaltige Entwicklung in Europa für eine bessere Welt: Strategie der Europäischen Union für die nachhaltige Entwicklung.* KOM 2001 (264)endgültig. Brüssel:

Kommission der Europäischen Gemeinschaften. 1-20. http://europa.eu.int/eur-lex/de/com/cnc/2001/com2001_0264de01.pdf, 24.02.2006

EU-Kommission 2002. *Communication of the Commission on Impact Assessment.* COM (2002) 276 final. Brüssel: Kommission der Europäischen Gemeinschaften. 1-19. http://europa.eu.int/eur-lex/en/com/cnc/2002/com2002_0276en01.pdf, 24.02.2006

Fach, Wolfgang, Edgar Grande 1991. Space and Modernity: On the Regionalization of Innovation Management. In Ulrich Hilpert (Hg.): *Regional Innovation and Decentralization. High tech industry and government policy.* London, New York: Routledge. 35-58

Feindt, Peter Henning, Andrea Weber, Jürgen Wüst 2000. Strukturbildungsprobleme in lokalen und regionalen Agenda-Prozessen. In Hubert Heinelt, Eberhard Mühlich (Hg.): *Lokale Agenda 21-Prozesse. Erklärungsansätze, Konzepte und Ergebnisse.* Opladen: Leske+Budrich. 217-240

Feindt, Peter Henning, Jochen Tscheulin 1999. Lokale Agenda als Deutungs- und Prozessinnovation. In IFOK/ZKE (Hg.): *Was heißt hier Agenda? Analysen – Erfahrungen – Beispiele.* Dettelbach: Röll. 247-257

Fischer, Frank 2003. Beyond empiricism: policy analysis as deliberative practice. In Maarten A. Hajer, Hendrik Wagenaar (Hg.): *Deliberative Policy Analysis. Unterstanding Governance in the Network Society.* Cambridge: Cambridge University Press. 209-227

FocusLab 2002. *Agenda 21 Locale in Italia.* Modena: FocusLab. 1-70. www.focus-lab.it, 22.09.2002

Franz-Balsen, Angela 2001. Nachhaltigkeit und "Gender". Konsequenzen für die Umweltkommunikation. In Umweltbundesamt (Redaktion Dagmar Noll) (Hg.): *Perspektiven für die Verankerung des Nachhaltigkeitsbildes in der Umweltkommunikation – Chancen, Barrieren und Potenziale der Sozialwissenschaften.* Berlin: Erich Schmidt. 188-212

Fuchs, Doris A., Sylvia Lorek 2001. *Sustainable Consumption Governance in a Globalizing World.* München, Overath: Sustainable Europe Research Institut und LM Universität München. 1-31

Fülgraff, Georges 2000. Zum Beitrag der Enquête-Kommission "Schutz des Menschen und der Umwelt" zur Entwicklung einer Nachhaltigkeitsstrategie in Deutschland. In Martin Jänicke, Helge Jörgens (Hg.): *Umweltplanung im internationalen Vergleich. Strategien der Nachhaltigkeit.* Berlin, Heidelberg, New York u.a.: Springer. 205-220

Fürst, Dietrich 2002. Schwierigkeiten der fachübergreifenden Koordination. In Karl-Werner Brand (Hg.): *Politik der Nachhaltigkeit. Voraussetzungen, Probleme, Chancen - eine kritische Diskussion.* Berlin: edition sigma. 179-191

Gildemeister, Regine 2004. Doing Gender: Soziale Praktiken der Geschlechterunterscheidung. In Ruth Becker, Beate Kortendiek (Hg.): *Handbuch Frauen- und Geschlechterforschung. Theorie, Methoden, Empirie.* Wiesbaden: VS. 132-140

Gillwald, Katrin 2000. *Konzepte sozialer Innovation.* WZB-Paper P00-519. Berlin: Querschnittsgruppe Arbeit und Ökologie. Wissenschaftszentrum Berlin für Sozialforschung. 1-50. http://www.wzb-berlin.de, 04.04.2003

Glasersfeld, Ernst von 2002. Konstruktion der Wirklichkeit und des Begriffs der Objektivität. In Heinz von Foerster, Ernst von Glasersfeld, Peter M. Hejl, Siegfried J. Schmidt, Paul Watzlawick (Hg.): *Einführung in den Konstruktivismus.* München: Piper. 9-39

Götz, Konrad, Thomas Jahn, Engelbert Schramm 2001. Komplexe Vermittlung. Umweltkommunikation in sozial-ökologischer Perspektive. In Umweltbundesamt (Redaktion Dagmar Noll) (Hg.): *Perspektiven für die Verankerung des Nachhaltigkeitsleitbildes in der Umweltkommu-*

nikation – Chancen, Barrieren und Potenziale der Sozialwissenschaften. Berlin: Erich Schmidt. 281-302

Greenplanet 2004. *La Regione più Bio d'Italia? L'Emilia Romagna.* http://www.greenplanet.net/ Articolo573.html, 12.05.2004

Grunwald, Armin 1999. Transdisziplinäre Umweltforschung: Methodische Probleme der Qualitätssicherung. *TA-Datenbank-Nachrichten* 3/4. 32-39. http://www.itas.fzk.de/deu/tadn/tadn993/ grun99a.htm, 25.03.04

Grunwald, Armin 2004. Die gesellschaftliche Wahrnehmung von Nachhaltigkeitsproblemen und die Rolle der Wissenschaften. In Dirk Ipsen, Jan C. Schmidt (Hg.): *Dynamiken der Nachhaltigkeit.* Marburg: Metropolis. 313-341

Guerra, Daniela 2003. Mense biologiche: da utopia a realtà. In Achille Mingozzi, Rosa Maria Bertino (Hg.): *Tutto Bio.* Forlì: Distilleria Eco Editoria. 206-207

Haan, Gerhard de, Udo Kuckartz, Anke Rheingans-Heintze 2000. *Bürgerbeteiligung in Lokalen Agenda 21-Initiativen. Analysen zu Kommunikations- und Organisationsformen.* Opladen: Leske+Budrich

Hack, Lothar 1999. Sozialwissenschaftliche Technikforschung. In Stephan Bröchler, Georg Simonis, Karsten Sundermann (Hg.): *Handbuch Technikfolgenabschätzung.* Berlin: edition sigma. 193-204

Hajer, Maarten A., Hendrik Wagenaar 2003. Introduction. In Maarten A. Hajer, Hendrik Wagenaar (Hg.): *Deliberative Policy Analysis. Understanding Governance in the Network Society.* Cambridge: Cambridge University Press. 1-30

Hall, Peter A., Rosemary C.R. Taylor 1996. *Political Science and the Three New Institutionalisms.* Köln: Max-Planck-Institut für Gesellschaftsforschung. 1-32

Hammer, Carmen, Immanuel Stieß 1995. Einleitung. In Donna Haraway (Hg.): *Die Neuerfindung der Natur. Primaten, Cyborgs und Frauen.* Frankfurt a.M.: Suhrkamp. 9-31

Haraway, Donna 1995. Ein Mainfest für Cyborgs. Feminismus im Streit mit den Technowissenschaften. In Donna Haraway (Hg.): *Die Neuerfindung der Natur. Primaten, Cyborgs und Frauen.* Frankfurt a.M.: Campus. 33-72

Hauff, Volker (Hg.) 1987. *Unsere gemeinsame Zukunft. Der Brundtland-Bericht der Weltkommission für Umwelt und Entwicklung.* Greven: Eggenkamp

Haus, Michael 2002. Einleitung: Lokale Politikforschung als Frage nach Bürgergesellschaft und sozialem Kapital. In Michael Haus (Hg.): *Bürgergesellschaft, soziales Kapital und lokale Politik. Theoretische Analysen und empirische Befunde.* Opladen: Leske+Budrich. 9-30

Heincke, Maren, et al. 2003. Nachhaltigkeitsprobleme in gesellschaftlichen Aktivitätsfeldern: Ernährung und Landwirtschaft. In Reinhard Coenen, Armin Grunwald (Hg.): *Nachhaltigkeitsprobleme in Deutschland. Analyse und Lösungsstrategien.* Berlin: edition sigma. 170-187

Heinelt, Hubert 2000. Nachhaltige Entwicklung durch "Agenda 21"-Prozesse. Politikwissenschaftliche Fragen und Überlegungen zur Debatte. In Hubert Heinelt, Eberhard Mühlich (Hg.): *Lokale "Agenda 21"-Prozesse. Erklärungsansätze, Konzepte und Ergebnisse.* Opladen: Leske+Budrich. 51-66

Heinelt, Hubert 2002. Achieving Sustainable and Innovative Policies through Participatory Governance in a Multi-level Context. In Hubert Heinelt, Panagiotis Getimis, Grigoris Kafkalas, Randall Smith, Erik Swyngedouw (Hg.): *Participatory Governance in Multi-Level Context. Concepts and Experience.* Opladen: Leske+Budrich. 17-21

Heinelt, Hubert 2003. Governance auf lokaler Ebene. In Arthur Benz (Hg.): *Governance. Eine Einführung*. Hagen: FernUniversität Hagen. 33-47

Heinelt, Hubert, Margit Mayer 2001. Lokale Politikforschung in Deutschland - Entwicklungen und Besonderheiten im internationalen Vergleich. In Eckhard Schröter (Hg.): *Empirische Policy- und Verwaltungsforschung. Lokale, nationale und internationale Perspektiven*. Opladen: Leske+Budrich. 63-76

Hemmelskamp, Jens 1999. *Umweltpolitik und technischer Fortschritt. Eine theoretische und empirische Untersuchung der Determinanten von Umweltinnovationen*. Heidelberg: Physica

Herbold, Ralf, Wolfgang Krohn, Markus Timmermeister 2000. Innovationsnetzwerke: Organisationsbedingung für Innovationsdynamik- und Demokratie? In Renate Martinsen, Georg Simonis (Hg.): *Demokratie und Technik – (k)eine Wahlverwandtschaft?* Opladen: Leske+Budrich. 225-246

Hermanowski, Robert, Rainer Roehl, Monika Schreiber, Bettina Zülow, Monika Fritz 1997. *Erfolgreicher Einsatz ökologischer Lebensmittel in Gemeinschaftsverpflegung und Gastronomie*. Stuttgart: Matthaes

Hilpert, Ulrich 1991. The Optimization of Political Approaches to Innovation: Some Comparative Conclusions on Trends for Regionalization. In Ulrich Hilpert (Hg.): *Regional Innovation and Decentralization. High tech industry and government policy*. London, New York: Routledge. 291-302

Holland-Cunz, Barbara 2004. Demokratiekritik: Zu Staatsbildern, Politikbegriffen und Demokratieformen. In Ruth Becker, Beate Kortendiek (Hg.): *Handbuch Frauen- und Geschlechterforschung. Theorie, Methoden, Empirie*. Wiesbaden: VS. 467-475

Holler, Claus 2001. *Machbarkeitsstudie zur Maximierung des Einsatzes biologischer Lebensmittel in Grossküchen im Wiener Krankenanstaltenverbund unter Berücksichtigung der finanziellen, marktspezifischen und gesamtökologischen Aspekte*. Öko-Kauf-Projekt Wien: Ludwig Boltzmann Institut für Stoffwechselerkrankungen und Ernährung, im Auftrag der Gemeinde Wien. http://www.wien.gv.at/ma22/ pool/doc/grosskueche2.pdf, 16.12.2004

Holtkamp, Lars 2002. Das Leitbild der Bürgerkommune und die Interessenlage der kommunalen Entscheidungsträger. In Michael Haus (Hg.): *Bürgergesellschaft, soziales Kapital und lokale Politik. Theoretische Analysen und empirische Befunde*. Opladen: Leske+Budrich. 129-147

ICLEI 2000. *Green Purchasing Good Practice Guide, From health concern to a green purchasing programme – City of Ferrara, Italy* (Kapitel 4). Freiburg: International Council for Local Environmental Initiatives. Local Governments for Sustainability. 23-25. www.iclei.org/ europe/ecoprocura/info/prac_guide.htm, 21.05.2001

ICLEI 2002. *Local Governments' Response to Agenda 21. Summary Report of Local Agenda 21 Survey with Regional Focus*. International Council for Local Environmental Initiatives (ICLEI). 1-13. http://www.iclei.org/documents/Global/ la21summary.pdf, 24.02.2006

Il Corriere della Sera 2004. *Ferrara la città più "bio"*. ohne AutorIn. 09.01.2004

Il Salvagente 1995. *Mense scolastiche. Il biologico tra i banchi*. von Lisi, Roberta. Rom

Jahn, Thomas 2003. Sozial-ökologische Forschung. Ein neuer Forschungstyp in der Nachhaltigkeitsforschung. In Gudrun Linne, Michael Schwarz (Hg.): *Handbuch Nachhaltige Entwicklung. Wie ist nachhaltiges Wirtschaften machbar?* Opladen: Leske+Budrich. 545-554

Jänicke, Martin 2001. Vom instrumentellen zum strategischen Ansatz. Umweltpolitische Steuerung im Lichte der Politikanalyse. In Umweltbundesamt (Redaktion Dagmar Noll) (Hg.): *Perspek-*

tiven für die Verankerung des Nachhaltigkeitsbildes in der Umweltkommunikation – Chancen, Barrieren und Potenziale der Sozialwissenschaften. Berlin: Erich Schmidt. 63-79

Jänicke, Martin, Helge Jörgens, Claudia Koll 2000. Elemente einer deutschen Nachhaltigkeitsstrategie – Einige Schlussfolgerungen aus dem internationalen Vergleich. In Martin Jänicke, Helge Jörgens (Hg.): *Umweltplanung im internationalem Vergleich. Strategien der Nachhaltigkeit*. Berlin, Heidelberg, New York u.a.: Springer. 221-230

Jänicke, Martin, Helge Jörgens 2000. Vorwort der Herausgeber. In Martin Jänicke, Helge Jörgens (Hg.): *Umweltplanung im internationalem Vergleich. Strategien der Nachhaltigkeit*. Berlin, Heidelberg, New York u.a.: Springer. VII-VIII

Jänicke, Martin, Helge Jörgens 2004. Neue Steuerungskonzepte in der Umweltpolitik. *Zeitschrift für Umweltpolitik und Umweltrecht (ZfU)*. 3/2004. 297-348

Jansen, Dorothea, Klaus Schubert 1995. Netzwerkanalyse, Netzwerkforschung und Politikproduktion: Ansätze zur 'cross-fertilization'. In Dorothea Jansen, Klaus Schubert (Hg.): *Netzwerke und Politikproduktion. Konzepte, Methoden, Perspektiven*. Marburg: Schüren. 9-23

John, Peter 2001. Local Governance in Western Europe. London: Sage

John, Peter, Alistair Cole 2000. When do institutions, policy sectors, and cities matter? Comparing Networks of Local Policy Makers in Britain and France. *Comparative Political Studies* 33. 248-268

Keller, Ingrid 2005. Strategien der Weltgesundheitsorganisation. Ernährung, Bewegung und Gesundheit. *Ökologisches Wirtschaften*. oekom (Institut und Vereinigung für ökologische Wirtschaftsforschung). 1/2005. 12

Kenis, Patrick, Volker Schneider 1991. Policy Networks and Policy Analysis: Scrutinizing a New Analytical Toolbox. In Bernd Marin, Renate Mayntz (Hg.): *Policy Networks. Empirical Evidence and Theoretical Considerations*. Frankfurt a.M.: Campus. 26-59

Klemmer, Paul, Ulrike Lehr, Klaus Löbbe 1999. *Umweltinnovationen: Anreiz und Hemmnisse*. Berlin: Analytica

KliP 1999. *Klimaschutzprogramm Wien*. Wien

KliP 2002. *Klimaschutzprogramm der Stadt Wien – KliP Wien. Bericht 2002*. Wien

Kluge, Thomas, Engelbert Schramm 2001. *Regionalisierung als Perspektive nachhaltigen Wirtschaftens*. Frankfurt a.M.: Institut für sozial-ökologische Forschung

Knaus, Anja, Ortwin Renn 1998. Grundlagen und Konzepte für die Umsetzung von Nachhaltigkeit. In Anja Knaus, Ortwin Renn (Hg.): *Den Gipfel vor Augen. Unterwegs in eine nachhaltige Zukunft*. Marburg: Metropolis. 27-231

Knill, Christoph 2000. Policy-Netzwerke. Analytisches Konzept und Erscheinungsform moderner Politiksteuerung. In Johannes Weyer (Hg.): *Soziale Netzwerke. Konzepte und Methoden der sozialwissenschaftlichen Netzwerkforschung*. München, Wien: Oldenbourg. 111-133

Knill, Christoph, Andrea Lenschow 1999. *Governance im Mehrebenensystem: Die institutionellen Grenzen effektiver Implementation in der europäischen Umweltpolitik*. Bonn: Max-Planck-Projektgruppe. 1-35

Knothe, Bettina 2001. Zwischen Alltagsbewältigung und Alltagsorganisation. *Politische Ökologie* 70. 53-55

Koerber, Karl von, Jürgen Kretschmer 1999. Der Anspruch auf Nachhaltigkeit im Ernährungsbereich. Wie zukunftsfähig ist unser Ernährungsstil? *Verbraucherdienst* 44 /4. 88-95

Koerber, Karl von, Jürgen Kretschmer 2000. Zukunftsfähige Ernährung. Gesundheits-, Umwelt-, Wirtschafts- und Sozialverträglichkeit im Lebensmittelbereich. *ERNO – Zeitschrift für Ernährungsökologie* 1. 39-46

Koll, Claudia 2003. Die nationale und internationale Nachhaltigkeitspolitik im Kontext von Johannesburg und ihre Bedeutung für die Kommunen. In Michael Kopatz (Hg.): *Reformziel Nachhaltigkeit. Kommunen als Mitgestalter einer nachhaltigen Entwicklung.* Berlin: edition sigma. 23-44

Komarek, Otto 2002. *Eine Erfolgsgeschichte für Biolebensmittel.* Vortrag gehalten in Bozen (unveröffentlichtes Manuskript). Wien: Kuratorium Wiener Pensionistenwohnhäuser

Kopfmüller, Jürgen, Volker Brandl, Juliane Jörissen, Michael Paetau, Gerhard Banse, Reinhard Coenen, Armin Grunwald (Hg.) 2001. *Nachhaltige Entwicklung integrativ betrachtet. Konstitutive Elemente, Regeln, Indikatoren.* Berlin: edition sigma

Köpke, Ulrich 2000. *Ökologischer Landbau: Die nachhaltigste Form der Landwirtschaft.* Statement bei Podiumsdiskussion am Zentral-Landwirtschaftsfest München. Bonn: Institut für Organischen Landbau. 1-5

Kowol, Uli, Wolfgang Krohn 1997. Modernisierungsdynamik und Innovationslethargie: Auswege aus der Modernisierungsklemme. In Birgit Blättel-Mink, Ortwin Renn (Hg.): *Zwischen Akteur und System. Die Organisierung von Innovationen.* Opladen: Westdeutscher Verlag. 39-68

Kropp, Cordula 2002. *"Natur". Soziologische Konzepte. Politische Konsequenzen.* Opladen: Leske+Budrich

Kuhlmann, Stefan 1999. Politisches System und Innovationssystem in "postnationalen" Arenen. In Klaus Grimmer, Stefan Kuhlmann, Frieder Meyer-Krahmer (Hg.): *Innovationspolitik in globalisierten Arenen.* Opladen: Leske+Budrich. 11-39

Kuhlmann, Stefan, Frieder Meyer-Krahmer 2001. Internationalisation of innovation, interdependence and innovation policy for sustainable development. In Gerry Sweeney (Hg.): *Innovation, Economic Progress and the Quality of Life.* Cheltenham, Northhampton: Edward Elgar. 86-110

Kuntze, Uwe, Frieder Meyer-Krahmer, Rainer Walz 1998. Innovation and Sustainable Development - Lessons for Innovation Policies? Introduction and Overview. In Frieder Meyer-Krahmer (Hg.): *Innovation and sustainable development: Lessons for innovation policies.* Heidelberg: Physika. 3-34

Kutsch, Thomas 1993. Ernährungssoziologie. In Thomas Kutsch (Hg.): *Ernährungsforschung –interdisziplinär–.* Darmstadt: Wissenschaftliche Buchgesellschaft. 98-135

la Nuova Ferrara 1999. *Bambini a tavola, ma con giudizio. Esperti a convegno sui temi della corretta alimentazione.* von Mura, Alessandra. Ferrara. 21.03.1999

la Nuova Ferrara 2001a. *Ma in alcuni istituti i genitori preferiscono i cibi "convenzionali".* ohne AutorIn. Ferrara. 05.10.2001

la Nuova Ferrara 2001b. *A scuola si mangia biologico. Prodotti rigorosamente naturali nelle mense comunali.* ohne AutorIn. Ferrara. 03.10.2001

Lamping, Wolfram, Henning Schridde 2000. Umweltpolitische Steuerung in der Neuorientierung - Agenda 21 als Herausforderung für lokale Politik. In Hubert Heinelt, Eberhard Mühlich (Hg.): *Lokale "Agenda 21"-Prozesse. Erklärungsansätze, Konzepte und Ergebnisse.* Opladen: Leske+Budrich. 80-100

Landwirtschaft in Wien 2002. *Die Stadt der Gärtner – Wien, wie es isst.* Wien: Stadt Wien. http://wien.gv.at/stadtentwicklung/landwirtschaft/gaertner.htm, 14.12.2004

Lange, Hellmuth, Julia Blinde, Stefanie Böge, Hiltrud Burwitz, Günter Warsewa 2000. *Bericht über die Einführungsphase der Praxisprojekte: Kita-Küche der kurzen Wege. Lieferdienst Neustadt Anwohnerparken.* Bremen: Universität Bremen. Forschungszentrum Arbeit-Umwelt-Technik. 1-45

Lange, Hellmuth, Julia Blinde, Stefanie Böge, Hiltrud Burwitz, Günter Warsewa 2002. *Informieren – Anbieten – Verordnen. Wege zu nachhaltigen Konsummustern zwischen Konflikt und Konsens, Forschungsbericht.* Bremen: Universität Bremen, Forschungszentrum Arbeit - Umwelt - Technik. 1-161

Lange, Stefan, Uwe Schimank 2003. Governance und gesellschaftliche Integration: Zur Einleitung. In Stefan Lange, Uwe Schimank (Hg.): *Governance und gesellschaftliche Integration.* Hagen: FernUniversität in Hagen. Fachbereich Kultur- und Sozialwissenschaften. 3-23

Latour, Bruno 1996. On actor-network theory. A few clarifications. *Soziale Welt* 47/1996. 369-381

Latour, Bruno 1999. On recalling ANT. In John Law, John Hassard (Hg.): *Actor Network Theory and after.* Oxford: Blackwell. 15-25

Latour, Bruno 2001. *Das Parlament der Dinge. Für eine politische Ökologie.* Frankfurt a.M.: Suhrkamp

Latour, Bruno 2002. *Die Hoffnung der Pandora. Untersuchungen zur Wirklichkeit der Wissenschaft.* Frankfurt a.M.: Suhrkamp

Law, John 1999. After ANT: complexity, naming and topology. In John Law, John Hassard (Hg.): *Actor Network Theory and after.* Oxford: Blackwell. 1-14

Le Galès, Patrick 2002. *European Cities. Social Conflicts and Governance.* New York: Oxford University Press

Legambiente 2004. *EcoSistemaScuola 2004: l'indagine sullo stato di salute delle scuole.* http://www.greenplanet.net/Articolo1282.html, 12.05.2004

Löwenstein, Felix Prinz zu 2002. Nachhaltiges Wirtschaften und globaler Wettbewerb. In Margarete Wohlan (Hg.): *Landwirtschaft und Ernährung.* Bonn: Bundeszentrale für politische Bildung. 49-50

Lunati, Fabio, Rosa Maria Bertino 2003. *Mense Bio in Italia. Il Biologico in Cifre 2004.* Forlì: Bio Bank. 1-150

Lütz, Susanne 2004. Governance in der politischen Ökonomie. In Arthur Benz (Hg.): *Governance - Regieren in komplexen Regelsystemen. Eine Einführung.* Wiesbaden: Verlag für Sozialwissenschaften VS. 147-172

Maier, Simone 2002. *Bioprodukte in der Schweizer Gastronomiebranche. Vermarktung als Herausforderung für organisatorisches Lernen.* Zürich: vdf Hochschulverlag an der ETH Zürich

Maloney, William, Graham Smith, Gerry Stoker 2000. Social Capital and Urban Governance: Adding a More Contextualized 'Top-down' Perspective. *Political Studies* 48. 802-820

Mangels-Voegt, Birgit 2002. *Kooperative Steuerung einer diskursiven Umweltpolitik.* Frankfurt a.M.: Peter Lang

Marsh, David 1998. The development of the policy network approach. In David Marsh (Hg.): *Comparing Policy Networks.* Buckingham, Philadelphia: Open University Press. 3-17

Martinsen, Renate 2001. Das politische System der Bundesrepublik Deutschland aus einer Perspektive der Innovation: Ein politikwissenschaftlicher Zugang zum Konzept der nationalen Innovationssysteme und der Innovationsnetzwerke. *Zeitschrift für Politik* 48. 123-148

Mayntz, Renate 1993. Policy-Netzwerke und die Logik von Verhandlungssystemen. In Adrienne Héritier (Hg.): *Policy-Analyse. Kritik und Neuorientierung.* PVS-Sonderheft 24. Wiesbaden: Westdeutscher Verlag. 39-56

Mayntz, Renate 2000. Triebkräfte der Technikentwicklung und die Rolle des Staates. In Georg Simonis, Renate Martinsen, Thomas Saretzki (Hg.): *Politik und Technik. Analysen zum Verhältnis von technologischem, politischem und staatlichem Wandel am Anfang des 21. Jahrhunderts.* PVS-Sonderheft 31/2000. Wiesbaden: Westdeutscher Verlag. 3-18

Mayntz, Renate, Fritz W. Scharpf 1995. Der Ansatz des akteurzentrierten Institutionalismus. In Fritz W. Scharpf, Renate Mayntz (Hg.): *Gesellschaftliche Selbstregelung und politische Steuerung.* Frankfurt a.M., New York: Campus. 9-72

Meadowcroft, James 2000. Nationale Pläne und Strategien zur nachhaltigen Entwicklung in Industrienationen. In Martin Jänicke, Helge Jörgens (Hg.): *Umweltplanung im internationalen Vergleich. Strategien der Nachhaltigkeit.* Berlin, Heidelberg, New York u.a.: Springer. 113-129

Mediengespräch 2003. Bio-Offensive in Wiener Städtischen Kindergärten. Wien: Stadt Wien. 1-6

Melbeck, Christian 1998. Comparing Local Policy Networks. *Journal of Theoretical Politics* 10/4. 531-552

Messner, Dirk 1994. Fallstricke und Grenzen der Netzwerksteuerung. *Prokla* 4/1994. 563-596

Meyer, Rolf 2000. Nachhaltigkeit und Ernährung. *TAB-Brief* 18. August 2000. 7-16

Meyer-Krahmer, Frieder (Hg.) 1998. *Innovation and Sustainable Development: Lessons for Innovation Policies.* Heidelberg: Physica

Mirovitskaya, Natalia, William Ascher (Hg.) 2001. *Guide to Sustainable Development and Environmental Policy.* Durham, London: Duke University Press

Mittelstraß, Jürgen 1998. Interdisziplinarität oder Transdisziplinarität? In Jürgen Mittelstraß (Hg.): *Die Häuser des Wissens.* Frankfurt a.M.: Suhrkamp. 29-48

Moravcsik, Andrew 1997. Taking Preferences Seriously. A Liberal Theory of International Politics. *International Organization.* 4/1997. 513-553

Müller, Christa 1997. *Von der lokalen Ökonomie zum globalisierten Dorf: bäuerliche Überlebensstrategien zwischen Weltmarktintegration und Regionalisierung.* Frankfurt a.M.: Campus

Müller, Edda 2001. Grundlinien einer modernen Verbraucherpolitik. *Aus Politik und Zeitgeschichte* B 24. 6-15

Nardo, Valeria 2002. *Acquisti Verdi. Passato Presente e Futuro nel Comune di Ferrara.* Il Programma degli Acquisti Verdi del Comune di Ferrara. Ferrara: Comune di Ferrara. 1-22

Nardo, Valeria 2003. *La Definizione e Gestione di una Politica di GPP a Livello Comunale: Il Caso del Comune di Ferrara.* Rom: Federambiente: "Le Politiche di Prevenzione e Minimizzazione della Produzione di Rifiuti". 1-21. http://www.ferderambiente.it/download/convegni/politiche_prevenzione/Atti/valeria_nardo_comune_ferrara.pdf, 12.05.2004

Nardo, Valeria 2004a. Comune di Ferrara: L'individuazione di caratteristiche di prodotto. In Maurizio Fieschi (Hg.): *Le Forniture Verdi in Italia. Green Procurement: Norme, Capitolati ed Esperienze d'Acquisto di Prodotti Ambientalmente Preferibili.* Milano: Il Sole 24 Ore. 65-79

Nardo, Valeria 2004b. *Day to day implementation fo GPP policies in Ferrara.* Fourth European Conference for Sustainable Cities and Towns. Aalborg, Denmark. 9-11 june 2004

Nelson, Richard R. 1993. A Retrospective. In Richard R. Nelson (Hg.): *National Innovation Systems. A Comparative Analysis.* New York u.a.: Oxford University Press. 505-524

Nelson, Richard R., Nathan Rosenberg 1993. Technical Innovation and National Systems. In Richard R. Nelson (Hg.): *National Innovation Systems. A Comparative Analysis.* New York u.a.: Oxford University Press. 3-21

Noetzel, Thomas, André Brodocz 1996. Konstruktivistische Epistemologie und politische Steuerung. *Zeitschrift für Politik.* 1. 49-66

Nordlichter 2002. *Regionales Entwicklungskonzept. Mit den Verbrauchern – für neue Partnerschaften des Vertrauens in der Region Weserland. Regionales Entwicklungskonzept.* Wettbewerbsbeitrag für „Regionen aktiv – Land gestaltet Zukunft", 26.02.2002. Bremen. 1-47. http://www.nordlichter-region-weserland.de/download/ REK_ohneAnhang.pdf, 25.11.2003

Nordlichter 2003a. *Hochwertige Produkte aus der Region – attraktiv für die Großküche? Nordlichter laden zum Workshop ein.* Bremen: Nordlichter. Weserland: gute Partner, gute Produkte. http://www.nordlichter-region-weserland.de/download/030915_Pressemitteilung_VZ-Workshop.pdf, 01.10.2005

Nordlichter 2003b. *Wissen geht durch den Magen – Nordlichter qualifizieren Küchenchefs zum Einsatz regionaler Produkte.* Bremen: Nordlichter. Weserland: gute Partner, gute Produkte. http://www.nordlichter–region–weserland.de/download/031024_Pressemitteilungkochkurse 24.10.pdf, 01.10.2005

Nordlichter 2004a. *Halbzeitbericht der Nordlichter-Region Weserland im Rahmen des Modell- und Demonstrationsvorhabens Regionen aktiv – Land gestaltet Zukunft.* Regionen aktiv. 1-137. http://www.nova-institut.de/ra-attach/7879/Halbzeitbericht_Weserland_040220.pdf, 16.10.2004

Nordlichter 2004b. *Kochen mit regionalen Produkten – auch in Großküchen!* Nordlichter. Weserland: gute Partner, gute Produkte. http://www.nordlichter-region-weserland.de/ download/PresseMitt/040217_RAProjektDesMonats.pdf, 01.10.2005

Nowotny, Helga 1997. Die Dynamik der Innovation. Über die Multiplizität des Neuen. In Werner Rammert (Hg.): *Innovation – Prozesse, Produkte, Politik.* Frankfurt: Campus. 35-54

Nullmeier, Frank 1997. Interpretative Ansätze in der Politikwissenschaft. In Arthur Benz, Wolfgang Seibel (Hg.): *Theorieentwicklung in der Politikwissenschaft – eine Zwischenbilanz.* Baden-Baden: Nomos. 101-144

OECD 2002. *Governance for Sustainable Development.* Paris: OECD

Ortmann, Günther 1999. Innovation als Paradoxieentfaltung – Eine Schlussbemerkung. In Dieter Sauer, Christa Lang (Hg.): *Paradoxien der Innovation. Perspektiven sozialwissenschaftlicher Innovationsforschung.* München: Campus. 249-262

Parrott, Nicholas, Natasha Wilson, Jonathan Murdoch 2002. Spatializing Quality: Regional Protection and the Alternative Geography of Food. *European Urban and Regional Studies* 9/3. 241-261

Peters, B. Guy 1993. Alternative Modelle des Policy-Prozesses: Die Sicht "von unten" und die Sicht "von oben". In Adrienne Héritier (Hg.): *Policy-Analyse. Kritik und Neuorientierung.* PVS-Sonderheft 24. Wiesbaden: Westdeutscher Verlag. 289-303

Piazza Municipale 2001. *Mense biologiche. Dimmi come mangi e ti dirò.* ohne AutorIn. Ferrara. 01.12.2001

Pierre, Jon, B. Guy Peters 2000. *Governance, Politics and the State.* Houndmill, Basingstoke, Hampshire, London: Macmillan

Pleschberger, Werner 2000. Lokale Agenda 21 in Wien. Zur Umsetzung globaler Modernisierungsimpulse in die Stadtpolitik. In Hubert Heinelt, Eberhard Mühlich (Hg.): *Lokale Agenda 21-Prozesse. Erklärungsansätze, Konzepte und Ergebnisse*. Opladen: Leske+Budrich. 160-181

Powell, Walter W. 1996. Weder Markt noch Hierarchie. In Patrick Kenis, Volker Schneider (Hg.): *Organisation und Netzwerk. Institutionelle Steuerung in Wirtschaft und Politik*. Frankfurt a.M., New York: Campus. 213-273

Powell, Walter W., Paul J. DiMaggio 1991. Introduction. In Walter W. Powell, DiMaggio Paul J. (Hg.): *The New Institutionalism in Organizational Analysis* (Nachdruck 1998). Chicago: University of Chicago Press. 1-40

Pressekonferenz 2003. *Schriftliches Material zur Pressekonferenz (Mediengespräch)*. Wien: Stadt Wien

Prittwitz, Volker von (Hg.) 2000. *Institutionelle Arrangements in der Umweltpolitik. Zukunftsfähigkeit durch innovative Verfahrenskombinationen*. Opladen: Leske+Budrich

Prittwitz, Volker von 1990. *Das Katastrophenparadox. Elemente einer Theorie der Umweltpolitik*. Opladen: Leske+Budrich

Prittwitz, Volker von 1993. Katastrophenparadox und Handlungskapazität. Theoretische Orientierungen der Politikanalyse. In Adrienne Héritier (Hg.): *Policy-Analyse. Kritik und Neuorientierung*. PVS Sonderheft 24. Wiesbaden: Westdeutscher Verlag. 328-355

Putnam, Robert D. 1993. *Making Democracy Work. Civic Traditions in Modern Italy*. New Jersey: Princeton University Press

Rathausklub SPÖ 2004. *Umsetzung der 23 gemeinsamen Projekte von SPÖ und Grünen in Wien. Stand September 2004*. Wien. http://www.rathausklub.spoe.at/projekte/23rotgruen.html, 14.12.2004

Resto del Carlino 1999. *Niente "chimica" nel cibo dei bimbi. Mille firme raccolte del comitato genitori*. von Droghetti, Tania. Ferrara. 18.12.1999

Roehl, Rainer, Anja Erhart, Tana Petzinger, Robert Hermanowski 2000. *Nachhaltige Wirtschaftsansätze für Ver- und Entsorgungssysteme in der Gemeinschaftsverpflegung – Produkte aus der Region für die Region* – BMBF-Modellprojekt Nachhaltiges Wirtschaften. Dortmund, Frankfurt: Ökologischer Großküchenservice im Auftrag des Fraunhofer Instituts für Materialfluss und Logistik

Rösch, Christine, Maren Heincke 2001. Ernährung und Landwirtschaft. In Armin Grundwald, Reinhard Coenen, Joachim Nitsch, Achim Sydow, Peter Wiedermann (Hg.): *Forschungswerkstatt Nachhaltigkeit: Wege zur Diagnose und Therapie von Nachhaltigkeitsdefiziten*. Berlin: edition sigma. 141-263

Roth, Roland 1997. Die Kommune als Ort der Bürgerbeteiligung. In Ansgar Klein, Rainer Schmalz-Bruns (Hg.): *Politische Beteiligung und Bürgerengagement in Deutschland. Möglichkeiten und Grenzen*. Bonn: Bundeszentrale für politische Bildung. 404-447

Roth, Roland 2001. Auf dem Wege zur Bürgerkommune? In Eckhard Schröter (Hg.): *Empirische Policy- und Verwaltungsforschung. Lokale, nationale und internationale Perspektiven*. Opladen: Leske+Budrich. 133-152

Sabatier, Paul A. 1993. Advocacy-Koalitionen, Policy-Wandel und Policy-Lernen: Eine Alternative zur Phasenheuristik. In Adrienne Héritier (Hg.): *Policy-Analyse. Kritik und Neuorientierung*. PVS-Sonderheft 24. Opladen: Westdeutscher Verlag. 116-148

Saretzki, Thomas 1996. Wie unterscheiden sich Argumentieren und Verhandeln? Definitionsprobleme, funktionale Bezüge und strukturelle Differenzen von zwei verschiedenen Kommunikationsmodi. In Volker von Prittwitz (Hg.): *Verhandeln und Argumentieren. Dialog, Interessen und Macht in der Umweltpolitik.* Opladen: Leske+Budrich. 19-39

Saretzki, Thomas 2003. Aufklärung, Beteiligung und Kritik: Die "argumentative Wende" in der Policy-Analyse. In Klaus Schubert, Nils C. Bandelow (Hg.): *Lehrbuch der Politikfeldanalyse.* München: Oldenbourg. 391-417

Schäfer, Martina, Gudula Madsen, Heike Walk 2001. Einkaufsstätten: Profil im Biobereich ausbaufähig. *Ökologie & Landbau* 3. 33-34

Schäfer, Martina, Heike Walk, Gudula Madsen 2000. *Von Kundentypen und Konsummustern – Berliner Bio-Einkaufsstätten im Visier.* Berlin: Humboldt Universität. 1-7

Schäfer, Martina, Susanne Schön 2000. *Nachhaltigkeit als Projekt der Moderne: Skizzen und Widersprüche eines zukunftsfähigen Gesellschaftsmodells.* Berlin: edition sigma

Scharpf, Fritz 1970. *Demokratietheorie zwischen Utopie und Anpassung* (2. unveränderte Auflage 1972). Konstanz: Universitätsverlag

Scharpf, Fritz W. 1993. Positive und negative Koordination in Verhandlungssystemen. In Adrienne Héritier (Hg.): *Policy-Analyse. Kritik und Neuorientierung.* PVS-Sonderheft 24. Opladen: Westdeutscher Verlag. 57-83

Scherhorn, Gerhard 2001. Wie kommen wir zu nachhaltigem Konsum, nachhaltigen Märkten, nachhaltiger Kultur? *Wuppertal Paper* Nr. 107. Wuppertal: Wuppertal-Institut

Schmalz-Bruns, Rainer 2002. The Normative Desirability of Participatory Democracy. In Hubert Heinelt, Panagiotis Getimis, Grigoris Kafkalas, Randall Smith, Erik Swyngedouw (Hg.): *Participatory Governance in Multi-Level Context. Concepts and Experience.* Opladen: Leske+Budrich. 59-73

Schmidt, Dorothea 1999. Konzeptionalisierungen von Technik und Geschlecht. In Sabine Collmer, Peter Döge, Brigitte Fenner (Hg.): *Technik-Politik-Geschlecht. Zum Verhältnis von Politik und Geschlecht in der politischen Techniksteuerung.* Bielefeld: Kleine. 13-33

Schmidt, Götz, Ulrich Jasper 2001. *Agrarwende oder die Zukunft unserer Ernährung.* München: Beck

Schmidt, Hilmar 2000. Nachhaltige Entwicklung. Die Glokalisierung eines Leitbildes. In Hubert Heinelt, Eberhard Mühlich (Hg.): *Lokale "Agenda 21"-Prozesse. Erklärungsansätze, Konzepte und Ergebnisse.* Opladen: Leske+Budrich. 67-79

Schmidt, Jan C., Dirk Ipsen 2004. Dynamische Perspektiven einer nachhaltigen Entwicklung – Eine einleitende Skizze. In Dirk Ipsen, Jan C. Schmidt (Hg.): *Dynamiken der Nachhaltigkeit.* Marburg: Metropolis. 7-22

Schultz, Irmgard 1999. Neue Politikperspektiven für die Gestaltung von Produkten. Das Herstellen von Öffentlichkeit als politische Strategie des Empowerment von Frauen. In Brigitte Fenner, Peter Döge, Sabine Collmer (Hg.): *Technik - Politik - Geschlecht. Zum Verhältnis von Politik und Geschlecht in der politischen Techniksteuerung.* Bielefeld: Kleine. 99-110

Schultz, Irmgard 2001. Der blinde Fleck zwischen Politik und Technikwissenschaften. Strategien eines scientific-technological empowerment als Perspektive feministischer Wissenschaft und Politik. *femina politica* 2/2001. 116-128

Schulz-Schaeffer, Ingo 2000. Akteur-Netzwerk-Theorie. Zur Koevolution von Gesellschaft, Natur und Technik. In Johannes Weyer (Hg.): *Soziale Netzwerke. Konzepte und Methoden der sozialwissenschaftlichen Netzwerkforschung*. München, Wien: Oldenbourg. 187-207

Siebel, Walter, Oliver Ibert, Hans-Norbert Meyer 2002. Staatliche Organisation von Innovation: Die Planung des Unplanbaren unter widrigen Umständen durch einen unbegabten Akteur. *Leviathan* 4. 526-543

Silverman, David 1993. *Interpreting Qualitative Data: Methods for Analysing Talk, Text and Interaction*. London: Sage

Simonis, Georg 1999a. Die Gestaltung sozio-technischer Innovationen als Gegenstand politikwissenschaftlicher Forschung und Lehre. In Klaus Grimmer, Stefan Kuhlmann, Frieder Meyer-Krahmer (Hg.): *Innovationen in globalisierten Arenen*. Opladen. 105-117

Simonis, Georg 1999b. Die Zukunftsfähigkeit von Innovationen: das Z-Paradox. In Dieter Sauer, Christa Lang (Hg.): *Paradoxien der Innovation. Perspektiven sozialwissenschaftlicher Innovationsforschung*. Frankfurt a.M.: Campus. 149-173

Simonis, Georg 2004. *Weltumweltpolitik: Erweiterung von staatlicher Handlungsfähigkeit durch Global Governance?* Hagen: FernUniversität. Ursprüngliche Langfassung von Simonis 2005 (gleicher Titel). 1-53.

Simonis, Georg 2005. Weltumweltpolitik: Erweiterung von staatlicher Handlungsfähigkeit durch Global Governance? In Maria Behrens (Hg.): *Globalisierung als politische Herausforderung. Global Governance zwischen Utopie und Realität*. Wiesbaden: VS. 313-345

Simshäuser, Ulla 2005. Integrativer Forschungsansatz für eine Ernährungswende. Mittelpunkt Alltag. *Ökologisches Wirtschaften*. oekom (Institut und Vereinigung für ökologische Wirtschaftsforschung). 1/2005. 13-14

Spiller, Achim 2003. Zur (Hoch-)Preispolitik des Lebensmitteleinzelhandels bei ökologischen Lebensmitteln. In Gerhard Scherhorn, Christoph Weber (Hg.): *Nachhaltiger Konsum. Auf dem Weg zur gesellschaftlichen Verankerung*. München: oekom. 295-307

SRU 1999. Umwelt und Gesundheit. Risiken richtig einschätzen. Sondergutachten des Rates von Sachverständigen für Umweltfragen. Wiesbaden: Metzler-Poeschel

SRU 2002. *Umweltgutachten 2002. Für eine neue Vorreiterrolle*. Berlin/ Wiesbaden: Der Rat von Sachverständigen für Umweltfragen. 1-ca.600. www.umweltrat.de, 02.02.04

SRU 2004. *Umweltgutachten 2004. Umweltpolitische Handlungsfähigkeit sichern*. Berlin/ Wiesbaden: Der Rat von Sachverständigen für Umweltfragen. 1-1121. www.umweltrat.de, 25.05.04

Stadt Wien 2000. *Wiener Krankenhäuser verwenden nur noch Biomilchprodukte*. Pressemitteilung vom 17.08.2000. http://www.wien.gv.at/vtx/vtx-rk-xlink?DATUM=20000817&SEITE=02000 0817009, 10.02.2006

Stadt Wien 2001. *Bio-Lebensmittel bei Stadt Wien im Vormarsch. Pilotprojekt zeigt: bis zu 50 Prozent Bio-Anteil ist problemlos machbar*. Pressemitteilung vom 19.02.2001. http://www. wien.gv.at/vtx/vtx–rk–xlink?DATUM=20010219&SEITE=020010219011, 14.12.2004

Stadt Wien 2002. *Mehr Bio-Essen im Wiener Krankenanstaltenverbund (KAV). KAV steigt auf 100 Prozent Bio-Backwaren um*. Pressemitteilung vom 28.09.2002. http://www.Magwien. Gv.at/vtx/vtx–rk-xlink?DATUM20020928&SEITE=020020928001, 14.12.2004

Stadt Wien 2003. *Bio-Offensive in Wiener Städtischen Kindergärten. Rot-Grünes Erfolgsprojekt beschert seit Jahresbeginn 40% Bioanteil*. Pressemitteilung vom 12.06.2003.

http://www.magwien.gv.at/vtx/vtx–rk–xlink?SEITE=020030612019&DATUM=20030612&S0
=biolebensmittel, 14.12.2004

Stadt Wien 2004a. *"BIOBOX" – Spiele und Aktivitäten zur Bio-Ernährung. Laska und Sima präsentieren "BIOBOX" für alle Wiener Kindertagesheime.* Pressemitteilung vom 03.12.2004.
http://www.magwien.gv.at/vtx/vtx-rk-xlink?SEITE=020041203012, 14.12.2004

Stadt Wien 2004b. *Grete Laska startet Bio-Aktionstage 2004 in Wien.* Pressemitteilung vom
23.09.2004. http://www.magwien.gv.at/vtx/vtx–rk–xlink?SEITE=020040923004, 10.02.2006

Stadt Wien 2004c. *Kossina: Wien ist Vorreiter im ökologischen Einkauf. Fünf Jahre Projekt
"ÖkoKauf Wien".* Pressemitteilung vom 13.02.2004. http://www.magwien.gv.at/vtx/vtx-rk-
xlink?DATUM=20040213&SEITE=020040213007, 14.12.2004

Stadt Wien Spezial 2003. *Umwelt-/Klimaschutz.* Pressemitteilung vom 20.01.2001. http://www.wien.
gv.at/ma53/rkspez/2001/14/01.htm?S0=bio, 14.12.2004

Take It! 2004. *Aktuelle Informationen zum umweltfreundlichen Einkauf.* Der Newsletter des
BeschaffungsServiceAustria. Ausgabe 01/2004, 1-13. http://www.umweltverband.at/
downloads/871.htm, 14.12.2004

Teubner, Wolfgang 2000. Lokale Agenda 21 in Europa. Ein Vergleich zur Umsetzung von Kapitel
28 der Agenda 21 in fünf Ländern. In Hubert Heinelt, Eberhard Mühlich (Hg.): *Lokale
"Agenda 21"-Prozesse. Erklärungsansätze, Konzepte und Ergebnisse.* Opladen: Leske+
Budrich. 29-50

Teuteberg, Hans-Jürgen 1993. Essen und Trinken als Gegenstand der Geschichtswissenschaft. In
Thomas Kutsch (Hg.): *Ernährungsforschung –interdisziplinär–.* Darmstadt: Wissenschaftliche
Buchgesellschaft. 178-206

Theoriegruppe Vorsorgendes Wirtschaften 2000. Zur theoretisch-wissenschaftlichen Fundierung
Vorsorgenden Wirtschaftens. In Adelheid Biesecker, Maithe Mathes, Susanne Schön, Bebette
Scurell (Hg.): *Vorsorgendes Wirtschaften. Auf dem Weg zu einer Ökonomie des Guten Lebens.*
Bielefeld: Kleine. 27-69

Trionfi, Paola 2000. *Storia, evoluzione e situazione attuale delle mense biologiche in Italia.* Umbertide (PG): Associazione Italiana per l'Agricoltura Biologica; Workshop Internazionale
"Ristorazione Biologica e Sviluppo dell'Economia Locale". 1-5. www.aiab.it/associazione/
novita/mensebio_trionfi.shtml, 06.08.01

UBA 2002. *Nachhaltige Entwicklung in Deutschland. Die Zukunft dauerhaft umweltgerecht
gestalten.* Berlin: Erich Schmidt

UN 2002. Johannesburg 2002. *Bericht des Weltgipfels für nachhaltige Entwicklung.* Auszugsweise
Übersetzung. http://www.bmu.de/files/johannesburg_declaration.pdf, 27.01.2004

Velimirow, Alberta, Werner Müller 2003. *Die Qualität biologisch erzeugter Lebensmittel.
Ergebnisse einer umfassenden Literaturrecherche.* Endbericht im Auftrag von Bio Ernte
Austria. Niederösterreich/Wien. www.ernte.at/bio/Studie_190903.pdf, 23.10.2003

Villiger, Alex, Rolf Wüstenhagen, Arnt Meyer 2000. *Jenseits der Öko-Nische.* Basel: Birkhäuser

VST 1997. *Paradoxien der Innovation (Programm).* In: Mitteilungen Heft 19. Hg. von Christa Lang
und Dieter Sauer. Institut für Sozialwissenschaftliche Forschung e.V. München: Verbund
Sozialwissenschaftliche Technikforschung. 11-39

WCED 1987. *Our Common Future. Report of the World Commission on Environment and Development (Brundtland-Report).* Oslo: United Nations. 1-374. http://daccessdds.un.org/doc/
UNDOC/GEN/N87/184/67/IMG/N8718467.pdf?OpenElement, 24.02.2006

Weber, Jutta 1998. Feminismus und Konstruktivismus. Zur Netzwerktheorie bei Donna Haraway. *Das Argument* 227. 699-712

Weller, Ines 1999. Gestaltungsmacht von Frauen in neuen Absätzen der Umweltforschung zur Produktentwicklung. In Sabine Collmer, Peter Döge, Brigitte Fenner (Hg.): *Technik -Politik - Geschlecht. Zum Verhältnis von Politik und Geschlecht in der politischen Techniksteuerung.* Bielefeld: Kleine. 77-98

Weller, Ines 2001. *Geschlechterverhältnisse, nachhaltige Konsummuster und Umweltbelastungen.* Vorstudie zur Konkretisierung von Forschungsfragen und Akteurskooperationen. BMBF-Sondierungsstudie Abschlussbericht. München. http://www.gsf.de/ptukf/bmbf/laufSchwp/soef/material/endber_weller.pdf, 18.02.2003

Weller, Ines 2003. Produkte nutzen – Produkte gestalten: Perspektivwechsel für einen nachhaltigen Stoff-Wechsel. In Sabine Hofmeister, Tanja Mölders, Maria-Eleonora Karsten (Hg.): *Zwischentöne gestalten: Dialoge zur Verbindung von Geschlechterverhältnissen und Nachhaltigkeit.* Bielefeld: Kleine. 67-75

Weller, Ines 2004. *Nachhaltigkeit und Gender. Neue Perspektiven für die Gestaltung und Nutzung von Produkten.* München: oekom

Weser Kurier 2000. *Gesundes Essen direkt vom Bauernhof.* von Nölting-Bruns, Andrea. Bremen. 26.10.2000

Wetterer, Angelika 2004. Konstruktion von Geschlecht: Reproduktionsweisen der Zweigeschlechtlichkeit. In Ruth Becker, Beate Kortendiek (Hg.): *Handbuch Frauen- und Geschlechterforschung. Theorie, Methoden, Empirie.* Wiesbaden: VS. 122-131

Weyer, Johannes 1997. *Technik, die Gesellschaft schafft. Soziale Netzwerke als Ort der Technikgenese.* (gemeinsam mit Ulrich Kirchner, Lars Riedl, Johannes F.K. Schmidt). Berlin: edition sigma

Weyer, Johannes 2000. Einleitung. Zum Stand der Netzwerkforschung in den Sozialwissenschaften. In Johannes Weyer (Hg.): *Soziale Netzwerke: Konzepte und Methoden der sozialwissenschaftlichen Netzwerkforschung.* München, Wien: Oldenbourg. 1-29

Wichterich, Christa 2004. Überlebenssicherung, Gender und Globalisierung. Soziale Reproduktion und Livelihood-Rechte in der neoliberalen Globalisierung. *Wuppertal Paper* Nr. 141. Wuppertal: Wuppertal-Institut. 1-57.

Wiemeyer, Carsten 2002. *Sustainable development und die lokale Agenda 21: Ein neues Arrangement auf dem Weg zur Zukunftsfähigkeit?* Marburg: Tectum

Wien Lokale Agenda 21 2004. *Nachlese 2004.* Wien: Der Bürgermeister. 1-64. http://www.la21wien.at/Plone/Der%20Verein/NachleseD, 30.12.2004

Wiesenthal, Helmut, et al. 2001. *Verbraucherinteressen im Lebensmittelsektor. Eine sozialwissenschaftliche Analyse der aktuellen Risikenperzeptionen, Risikendefinitionen und Defizite der Interessenrepräsentation.* Forschungsbericht des Projektseminars ,Politische Ökonomie des Nahrungsmittelsektors (Politikfeldanalyse)'. Erarbeitet von Sandra Dalk, Alev Deniz, Stephan Grohs, Jan Hobohm, Torsten Idel, Henry Kirchner, Wieland Klaproth, Thorsten Kogge, Hilde Pohlmann, Helmut Wiesenthal und Jutta Wilhelmus. Berlin: Humboldt-Universität

Wilkesmann, Uwe 1995. Macht, Kooperation und Lernen in Netzwerken und Verhandlungssystemen. In Dorothea Jansen, Klaus Schubert (Hg.): *Netzwerke und Politikproduktion. Konzepte, Methoden, Perspektiven.* Marburg: Schüren. 52-73

Willke, Helmut 1997. *Supervision des Staates.* Frankfurt a.M.: Suhrkamp

Windhoff-Héritier, Adrienne 1987. *Policy-Analyse. Eine Einführung.* Frankfurt a.M.: Campus

Winkler, Elsbeth 2002. *Einsatzmöglichkeiten von Ökolebensmitteln in ausgewählten Gemeinschafts-verpflegungseinrichtungen in Rheinland-Pfalz.* Universität Gesamthochschule Kassel. Agrar-marktlehre/ Marketing. Witzenhausen (Diplomarbeit)

Wollmann, Helmut 2002. Zur "Doppelstruktur" der lokalen Ebene: zwischen politischer Kommune und ("zivil"-)gesellschaftlicher Gemeinde. In Michael Haus (Hg.): *Bürgergesellschaft, soziales Kapital und lokale Politik. Theoretische Analysen und empirische Befunde.* Opladen: Leske+Budrich. 328-339

Worldwatch Institut (Hg.) 2004. *Zur Lage der Welt. Die Welt des Konsums.* Münster: Westfälisches Dampfboot. In Zusammenarbeit mit der Heinrich-Böll-Stiftung und GERMANWATCH

Yin, Robert K. 1994. *Case study research: design and methods.* London: Sage

Zehetgruber, Rosemarie 2004. *Bedeutung der Regionalität beim Einsatz von Bio-Lebensmitteln in der Gemeinschaftsverpflegung. Am besten! Bio.* http://www.boku.ac.at/oekoland/ MitarbeiterInnen/Kratochvil/Regionale_Entwicklung/Seminar_Innovation2004/RK_Grosskuec hen_Zehetgruber.pdf, 14.12.2004

Anhang

Anhang 1: Abkürzungs-, Abbildungs- und Tabellenverzeichnis

Abkürzungsverzeichnis

ANT	actor-network-theory
Arpa	Agenzia Regionale Prevenzione ed Ambiente (regionale Umweltbehörde)
BMU	Bundesumweltministerium
BÖLW	Bund Ökologische Lebensmittelwirtschaft
CMA	Centrale Marketing-Gesellschaft der deutschen Agrarwirtschaft mbH
CSD	Commission on Sustainable Development der Vereinten Nationen
D.S.	Democratici di Sinistra (Links-Demokratische Partei)
ICLEI	International Council for Local Environmental Initiatives / Local Governments for Sustainability
KAV	Wiener Krankenanstaltenverbund
KliP	Klimaschutzprogramm der Stadt Wien
KWP	Kuratorium Wiener Pensionistenwohnhäuser
ÖVP	Österreichische Volkspartei
SLÖ	Arbeitsgruppe „Stadt-Land-Ökologie" (Bremer Beratungsbüro)
SPÖ	Sozialdemokratische Partei Österreichs
SRU	Sachverständigenrat für Umweltfragen
UBA	Umweltbundesamt
USL	Unità Sanitaria Locale (lokale Gesundheitsbehörde)
WBGU	Wissenschaftlicher Beirat der Bundesregierung Globale Umweltveränderungen

Abbildungsverzeichnis

Tabellenverzeichnis

Anhang 2: Informationen zu den Interviews

Interviewverzeichnis

Wien

	Akteurgruppe	Organisation	Datum
I1	Verwaltung	Umweltdirektion KAV	21.02.2003
	Wissenschaft	IFZ, TU Graz	21.02.2003
I2	Verwaltung	Magistratsabteilung Umwelt	28.03.2003
I3	Verwaltung	Magistratsabteilung Umwelt	11.06.2003
	Wissenschaft	Wirtschaftsuniversität Wien	11.06.2003
I4	Wissenschaft /Verwaltung	Umweltdirektion KAV KAV	12.06.2003
I5	Wissenschaft	Boltzmann-Institut	12.06.2003
I6	politische FunktionsträgerInnen	SPÖ Grüne Partei	12.06.2003
I7	Verwaltung	Magistratsabteilung Kindertagesheime	12.06.03
I8	Verwaltung	KAV	20.12.2004
I9	Verwaltung	KWP	11.01.2005
I10	Verwaltung	Umweltdirektion KAV	14.01.2005

Ferrara

	Akteurgruppe	Organisation	Datum
I1	Verwaltung	Umweltdezernat, LA 21	03.08.2001
I2	Verwaltung	Umweltdezernat, LA 21 Schuldezernat	22.07.2002
I3	Verwaltung	Umweltdezernat, LA 21	22.07.2002
I4	Verwaltung	Wirtschaftsdezernat	23.07.2002
I5	Verwaltung	Schuldezernat	24.07.2002
I6	Verwaltung	Umweltdezernat, LA 21	06.07.2004
I7	Verwaltung	Wirtschaftsdezernat	06.07.2004
I8	Verwaltung	Schuldezernat	06.07.2004
I9	politische FunktionsträgerInnen	Democratici di Sinistra	06.07.2004
I10	politische FunktionsträgerInnen	Schul- / Bildungsdezernat	06.07.2004

I11	Privat / Wissenschaft	Universität Bologna	07.07.2004
I12	Verwaltung	Landwirtschaftsverwaltung der Provinz Ferrara	08.07.2004
I13	politische FunktionsträgerInnen	Grüne Partei der Region Emilia Romagna	08.07.2004

Bremen

	Akteurgruppe	Organisation	Datum
I1	Wissenschaft	Universität Bremen / Kassel	28.07.2003
I2	Privat	Evang. Landesverband	31.07.2003
I3	Privat	Evang. Landesverband	03.12.2003
I4	Wissenschaft	ISL	03.12.2003
I5	Verwaltung	Senator für Bau und Umwelt	18.12.2003
I6	Privat	Evang. Kirche	27.11.2003

Interviewleitfaden

Alle Fragen werden jeweils für die verschiedenen Phasen eines Prozesses wiederholt, je nachdem, an welchen Phasen die Interviewten beteiligt waren.
* Entstehungsphase: Idee und Kommunikation
* Projekt: konkrete Zieldefinition
* Planung: Federführung, Beteiligung, Finanzierung, usw.
* Umsetzung, Planungs-Veränderung
* Weiterentwicklung

Wer hat die Initiative ergriffen?
NGO, Verein, Private, Politik, Partei, Wissenschaft, Verwaltung, Einzelpersonen

Welche Ziele wurden verfolgt?
* gesundheitliche Aspekte
* ökologische Fragen und Landschaft usw.
* politisch-programmatische Ziele, z.B. als strategisches Zukunftsprogramm
* ökonomisch-regionale (Landwirtschaft vor Ort, Wirtschaft ...)

Welchen Auslöser hatte das (Hintergrund)?
Motivation für die Sache? gab es gesellschaftliche Forderung oder Anforderung von außen (z.B. gesetzlich Regulierung)? politische Profilierung von Personen / FunktionsträgerInnen? Profilierung der Gemeinde nach außen?

Wie ist die politische Einbettung? Wie hat sie sich entwickelt?
* institutioneller Rahmen (z.B. Lokale Agenda 21; Gremien; soziale bzw. Protest-Bewegung)
* Parteien, andere Gruppierungen, Mehrheit / Opposition
* Politische Spitze (BürgermeisterIn)

- weitere machtvolle Akteure aus Ökonomie und Gesellschaft
- Formalisierung (politischer Beschluss, Programm, Zielsetzung, Parteiprogramm, formal mit Umsetzung / Realisierung beauftragte Akteure)
- Öffentlichkeit und Presse und Politisierung des Themas in der Öffentlichkeit
- Beteiligung der Verwaltung
- Ressorts - und Abteilungen: Ämter (Federführung)
- übergreifende Zusammenarbeit oder Verschiebung zwischen Ressorts
- welche Hierarchien sind beteiligt (VerwaltungschefIn, Leitungen von Verwaltungsbereichen)

Konstellationen / Welche Zusammenarbeit der verschiedenen Akteure findet statt oder nicht?
Mit wem haben Sie zusammengearbeitet?
An welcher Stelle? Welche Arbeitsschritte? Warum? Was?
An welcher Stelle hörte die Zusammenarbeit auf? Warum? Aufgabe gelöst / Woran scheiterte die Zusammenarbeit? Von wem aus?
Haben Sie die Zusammenarbeit wieder aufgenommen? War das Ihr Wunsch? Welche Schritte haben Sie dafür getan?
Mit wem würden Sie gern zusammenarbeiten? Warum tun Sie das / nicht?

Wodurch entstanden Veränderungen in der Zielsetzung?
- durch neu hinzukommende Akteure oder Ausscheiden einzelner Akteure
- durch neue Marktangebote: neues Produkt, neue Dienstleistung
- durch Kommunikation (in welcher Form?)
- durch eine neue Zusammenarbeit oder Beendigung einer Zusammenarbeit
- durch den Finanzierungsrahmen (welche Akteure hatten hier Einfluss und Zugang)
- durch Rahmenbedingung (Europäische Regulierung, Naturkatastrophe, ökonomische Faktoren)
- oder aus einem Prozess, der aus einer Wechselwirkung von a bis f hervorging
Erklärung aus Ihrer Sicht
Erklärung aus Sicht der anderen

Wodurch war die Umsetzung geprägt? Tauchten in der Umsetzungsphase Probleme auf? Wie wurde damit umgegangen? Wurden programmatische Vorgaben nicht oder nur teilweise oder verändert umgesetzt?
Dadurch neue Veränderung in Zielsetzung oder Umsetzung? (wieder von oben beginnen)

Beschreiben Sie bitte den Prozess der Veränderung (aus Ihrer Sicht) zusammenfassend:
Behinderungen und Probleme; Erfolg (und Gründe dafür); Wünsche

An Dokumenten liegt mir Folgendes vor: (z.B. angefordertes Material)
Gibt es weitere **Dokumentationen** der Prozesse (in elektronischer oder Papierform)?
Wissenschaftliche Arbeiten und Tagungsbeiträge; Gemeinderatsbeschlüsse; Programme, Arbeitspapiere der Verwaltung, Ausschreibungstexte; Anträge, Zuwendungsbescheide; Broschüren, Informationsblätter; Pressemitteilungen und Veröffentlichungen, weitere Berichterstattung (Zeitungen, Radio, Parteiorgane, wichtige lokale Organisationen)
Wen empfehlen Sie mir als weitere InterviewpartnerInnen? (Tipps für Zugang oder Empfehlung)

Hochschulschriften im oekom verlag

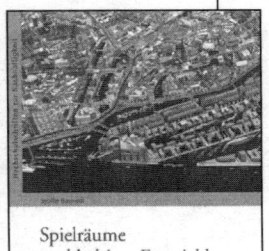

S. Bauriedl

Spielräume nachhaltiger Entwicklung
Die Macht stadtentwicklungspolitischer Diskurse

Von der »Solidarischen Stadt« zur »Wachsenden Stadt«: Das Leitbild der Hamburger Stadt-entwicklungspolitik hat sich gewandelt. Die Stadt soll größer werden – die Spielräume nachhaltiger Entwicklung werden dabei kleiner. Über die Macht stadtentwicklungspoli-tischer Diskurse lesen Sie in der vom Deutschen Institut für Urbanistik ausgezeichneten Forschungsarbeit.

München 2007, Hochschulschriftenreihe zur Nachhaltigkeit, Band 27
220 Seiten, 34,90 EUR, ISBN 978-3-86581-029-8

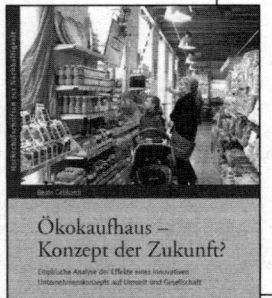

B. Gebhardt

Ökokaufhaus – Konzept der Zukunft?
Empirische Analyse der Effekte eines innovativen Unternehmenskonzepts auf Umwelt und Gesellschaft

Wer ein Ökokaufhaus betritt, findet allerhand Ökologisches unter einem Dach – von der Biobanane über die Schaffelldecke bis hin zu Angeboten für umweltverträgliche Reisen und Niedrigenergiehäuser. Können Ökokaufhäuser, wie die Rommelmühle in Baden-Württemberg, nachhaltiges Wirtschaften und eine nachhaltige Lebensweise befördern?

München 2006, Hochschulschriftenreihe zur Nachhaltigkeit, Band 28
384 Seiten, 39,80 EUR, ISBN 978-3-86581-030-4

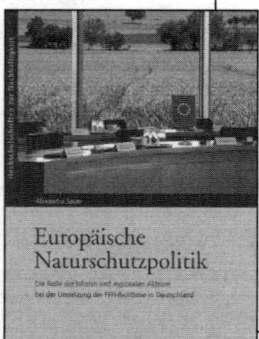

Alexandra Sauer

Europäische Naturschutzpolitik
Die Rolle lokaler und regionaler Akteure bei der Umsetzung der FFH-Richtlinie in Deutschland

Wie wird aus abstraktem EU-Recht praktisches Handeln zum Schutz der Biodiversität? Wie kann die Verwaltung Vorgaben aus Brüssel umsetzen und gleichzeitig Anliegen der Men-schen vor Ort berücksichtigen? Wie lassen sich Naturschutzgebiete einrichten, wenn sich Anwohner(innen) dagegen wehren? Alexandra Sauer untersucht, wie sich Strategien der Naturschutzverwaltungen auf die Umsetzung der Flora-Fauna-Habitat-Richtlinie auswirken.

München 2007, Hochschulschriften zur Nachhaltigkeit, Band 29
263 Seiten, 34,80 EUR, ISBN 978-3-86581-048-9

Erhältlich bei: oekom@de.rhenus.com, Fax +49/(0)81 91/970 00-405

www.oekom.de

Hochschulschriften im oekom verlag

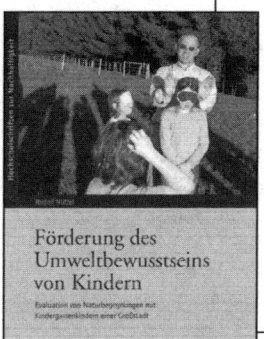

Rudolf Nützel

Förderung des Umweltbewusstseins von Kindern
Evaluation von Naturbegegnungen mit Kindergartenkindern einer Großstadt

Großstadtkinder haben meist eine negative Einstellung gegenüber Regenwurm, Spinne & Co – die Naturentremdung der deutschen Jugend nimmt zu, ihr Umweltbewusstsein ab. Dennoch findet das Angebot pädagogisch geleiteter Naturexkursionen großen Anklang. Dabei stellt sich die Frage, ob bereits Kindergartenkinder von solchen Naturbegegnungen profitieren können. Rudolf Nützel hat für diese Zielgruppe eine naturpädagogische Waldexkursion entwickelt und diese evaluiert.

München 2007, Hochschulschriften zur Nachhaltigkeit, Band 30
209 Seiten, 29,80 EUR, ISBN 978-3-86581-057-1

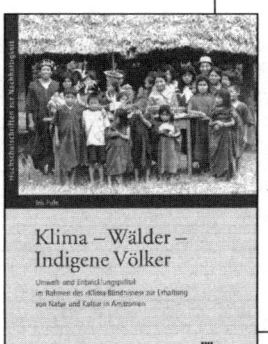

Iris Pufe

Klima – Wälder – Indigene Völker
Umwelt- und Entwicklungspolitik im Rahmen des »Klima-Bündnisses« zur Erhaltung von Natur und Kultur in Amazonien

Die Folgen des Klimawandels bedrohen unser aller Existenz! Doch gerade die Interessen der Völker, die unmittelbar von einer der Ursachen – der Abholzung der Regenwälder – betroffen sind, werden meist ignoriert. Iris Pufe untersucht die globalen Auswirkungen des Klimawandels auf Wälder und die Entwicklungschancen indigener Völker. Sie zeigt Möglichkeiten auf, klimapolitische Maßnahmen erfolgreich umzusetzen.

München 2007, Hochschulschriften zur Nachhaltigkeit, Band 31
280 Seiten, 39,80 EUR, ISBN 978-3-86581-063-2

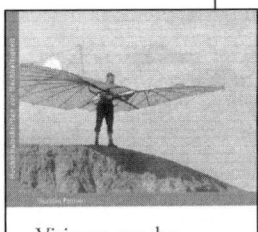

Thorsten Permien

Visionen aus der Vergangenheit
Spuren der nachhaltigen Entwicklung in den Lebenswerken bekannter Persönlichkeiten aus Mecklenburg und Vorpommern

Fritz Reuter, Otto Lilienthal, Laura Witte – dieses Buch stellt 14 herausragende historische Persönlichkeiten aus Mecklenburg-Vorpommern dar, deren Lebensentwürfe im Kontext der nachhaltigen Entwicklung zeitlos und beispielhaft sind. Das Leitbild der Nachhaltigkeit wird so in einen historischen und regionalen Kontext eingebettet und wird von Gesichtern und Geschichte geprägt.

München 2007, Hochschulschriften zur Nachhaltigkeit, Band 32
300 Seiten, 44,90 EUR, ISBN 978-3-86581-071-7

Erhältlich bei: oekom@de.rhenus.com, Fax +49/(0)81 91/970 00-405

www.oekom.de